中国古代疾病防治学
现代医学语言的诠释

黄帝内经素问新编

陈国印　编著

中医古籍出版社

图书在版编目（CIP）数据

黄帝内经素问新编/陈国印编著．-北京：中医古籍出版社，2006.7

ISBN 7-80174-354-7

Ⅰ.黄… Ⅱ.陈… Ⅲ.素问 Ⅳ.R221.1

中国版本图书馆 CIP 数据核字（2005）第 123286 号

黄帝内经素问新编

陈国印　著

责任编辑：杜杰慧
封面设计：于天水
出版发行：中医古籍出版社
社　　址：北京东直门内南小街 16 号（100700）
印　　刷：三河市三佳印刷装订有限公司
开　　本：850×1168 毫米　1/32
印　　张：16.875
字　　数：418 千字
版　　次：2006 年 7 月第一版　2006 年 7 月第一次印刷
印　　数：0001~2500 册
书　　号：ISBN 7-80174-354-7/R·353
定　　价：26.00 元

内容提要

中医经典《素问》，光照医学千载。新编为了方便学习应用，将原篇次进行调整，分为诊治、疾病、讨论、养生、运气诸编。新编参用现代医学用语，酌用现代医学知识，对历代注解认识不同者，提出个人新证。非敢因古贤标新，但愿与时师讨论，为本书编写由衷。讨论、争鸣，为学术理论发展繁荣的进行曲。敬请岐黄师友，验证此编。

编者寄语

黄帝内经素问，汉前医论聚英。模范中医经典，引领医学前进。所涉领域广阔，重点防治养生。探求经中奥秘，古今接踵未停。发掘伟大宝库，首要读懂经文。新编面向大众，意在古为今用。新编新解新意，方便易学易用。经中疑点难点，提出观点讨论。应用现代医学语言，参考通用临证知识。让经书走出殿堂，靠近基层医生。指导中医中药，求得精益求精。理论联系实际，发展源于继承。愿我岐黄师友，同来宏扬内经；促进中医繁荣，服务世界人民。

前　言

《内经》是成书于两千年前的中国疾病防治学汇编。它不仅汇集了战国至汉代的医著精华，而且引领着两千多年来中华民族医学的发展。汉之后中国有成就的医药学家，无不得益于从《内经》中汲取营养，从而使他们的功绩光照后人。我还坚定地认为，随着独具特色的中国现代医药学的开拓性发展，《内经》必将继续发挥重要的启迪作用。

要想让《内经》真正发挥更大的作用，就不能只把《内经》当作经书置于书架上，而应该作为必备的参考书放在案头，就是不能只读《内经》，而要应用《内经》。正是出于此种愿望，我在着手编写《灵枢经新识》时就确定了方向：让《内经》走出经堂，走近现代，服务基层，切近实用。

《内经》由《灵枢》和《素问》两部书组成。《灵枢》着重于临证实用，《素问》着重于医理阐发；两部书的针法内容均占有相当比重。但比较而言，《灵枢》的针刺理法更突出，《素问》的用药指导较全面。实际上，两书的取材并不分明。就像神殿里坍塌了五百罗汉，取用原胎重塑成两尊金身，已是你中有我，我中有你。

我在《灵枢经新识》前言中推想，黄帝作书为人善之本，或者即为《灵枢》书名之义。对于《素问》书名，诸贤多趋向于素常之问的解释。我意不那么简单。《广雅》：“素：本也，博也”；《方言》：“素：广也”。马王堆汉墓竹简《经法·道法》：“故能至素至精，浩弥无形，然后可以为天下正。”问：有论难，探讨意。《易·乾》：“君子学以聚之，问以辨之”。帛书的至素至精，用《素问》里的“至真要大论”篇名“至真要”三字可为确解；浩弥无形，素问文的大矣哉，都是广大无边之意。黄帝以广博浩大的本真之学，用岐黄问答形式学以聚之，问以辨之，当可为《素问》书名的本意所在。如此，则《灵枢》和《素问》两书的命名，便有同一个中心思想：黄帝为解救百姓疾病之苦，共享天寿，进行了浩大的医学工程，著作《内经》。

让我们为《内经》而自豪吧！它不但为我们保存了丰富的古代医学精华，而且还为我们记录了许多伟大的科学发现。它讲道：所谓地，是承载一切物类的，大得难以丈量的物体，无依无凭，被厚厚的大气托举着，在广袤的太空中运行。心脏，位于左乳下，搏动应衣，是人身众多脉搏的原动力。显示了血液循环及循环系统。它揭示了心、脑中风的机理。这些发现，比之1616年英国人威廉·哈维宣布血液循环与心脏缩张有关，到1628年发表《心血运动论》。德国人哥白尼发表天体之运行论在1530年。上距《内经》成书时代下限也至少相差500年。

中国一代伟人毛泽东讲过：“中国医药学是一个伟大的宝库，应当努力发掘，加以提高。”《内经》中蕴含着永不枯竭的矿藏，而且是愈发掘愈放光。由于编者愚笨，新编并未在《内经》中发掘出宝藏，但是发现了一些矿苗，阅读本书自有感受。为了提高并发展有着广阔前景的中医事业，正在从事及准备投身于中医事业的岐黄学友们，让我们共同努力发掘不止，使《内经》这一伟大宝库，为人类健康献宝。

凡　例

一、本书取名《素问新编》，因为是对王冰本原编次进行了新的编排、新的分类、新的段移、新的解释。用意只有一点：方便学习，切近实用。

二、所以进行新的编排，因《素问》古本并无范本。单看王冰批判他所见到的《素问》世本，便已列出十条“纰缪”，且已“袭以成弊”。应当说，王冰实为光扬《素问》的功臣。但他编次的《素问》，并非尽善。由于朱书不存，已不能“古今必分，字不杂糅”。重要的是时过境迁，应该给今日有不同需求的读者以更多拥有《素问》的选择。有一部学习不觉困难，应用较为方便的《素问》，并非多余。为使新编目与王冰编次清明，目录前之阿拉伯数字为新编次，目录后之数字为原编次。方括号内为新校正保留之全元起本篇名或说明。

三、所以有段移，因原文个别章、节、句学者认为前后文不属，断为衍文或它篇错简。新编的措施，凡能讲得通的尽量使其留于原处，游离明显者，为其于本篇或别篇寻一适当位置。移出处与移入处均有标明。

四、《素问》原编次已具有大致的以类相从的编排，但王冰是以道家的观点安排先后，于医用欠妥。由于历史的原因，《内经》大多篇章皆为理论与实践结合，可以独立为用。为适合现代读者习惯，新编将全书约略分为诊治总论编、疾病论治编、医学讨论编、预防保健编、气候疾病编。并使每篇在内容或文字上有大体的衔接。目的无非为醒目和便于检索。

五、与《灵枢经新识》同例，本编在每段原文之后所列项目不是现代语译，也非讲经释义，而是尽量用现代医学知识、现代医学语言认识《素问》，探讨《素问》，故设为新编。如此便省去了许多中医专用术语。新编后据需要设按语，除对原文个别字句加以阐释外，主要是对一些问题表明自己不同于前贤的观点，再就是对有些原文病症提出可能的现代病名。

六、为方便各篇内容检索，在每篇目录之下列出该篇主要内容。或以一段内容择题，或以一段主句标目，以①②…分之并使其与正文位置一致。

七、本编意在实用，不专为研究而编，故不作版本的考证和字句的辨析。原文不同者，直取能显明全段之意者；文字有异者，唯利于切用。所以只用意解，不求语切。

八、古云，诗无达诂；今可否言，经无善解？本编意为《内经》鼓吹，使有志于中医和中西医结合为业者肯在《内经》下功夫，使得《内经》读之不觉枯涩、用之易于检索，所以编者只为达意努力，不为训诂搜肠。谚曰：愚者千虑，必有一得。愚已将学经之每一心得，记于新编。愿与岐黄师友共享之。

目　录

诊治总论编上

诊治总论编下

疾病论治编

医学讨论编

养生保健编

气候疾病编上

气候疾病编下

✻ 诊治总论编上 ✻

天覆地载，万物悉备，莫贵于人。人以天地之气生，四时之法成。君王众庶，尽欲全形。形之疾病，莫知其情，留淫日久，著于骨髓。

——宝命全形论

天所覆盖，地所承载，物类全备，最为宝贵的便是人的生命。人以环境条件生存，四季气候长养。上至帝王下至百姓，皆希望健康无病。身生疾病，常在不知不觉中蔓延发展，日渐深入，以至不治。

1. 宝命全形论篇第二十五［刺禁］

生命宝贵，健康为本

①〔**原文**〕 天覆地载，万物悉备，莫贵于人，人以天地之气生，四时之法成，君王众庶，尽欲全形。形之疾病，莫知其情。留淫日深，著于骨髓。心私虑之。余欲针除其疾病，为之奈何？

岐伯对曰：夫盐之味咸者，其气令器津泄；弦绝者，其音嘶败；木敷者，其叶发；病深者，其声哕。人有此三者，是谓坏府，毒药无治，短针无取，此皆绝皮伤肉，血气争黑。

〔**新编**〕 黄帝问道：天所覆盖，地所承载，物类全备，其中最宝贵的便是人的生命。人以环境条件生存，四季气候长养。上至帝王，下至百姓，皆希望健康无病。然而身生疾病，常于不知不觉中发生，病邪留住日久，以至不治。使我内心忧虑。我想用医针祛除他们的疾病，可有什么方法？

岐伯答道：如果盐受了潮湿，盛盐的器皿外面便有水渗出；琴弦受到损伤，发声便嘶破难听；树木内有腐损，枝叶便会废落；人病深重后，便呃逆不止。病人出现身汗不止，声音低嘶，毛发脆皮色枯，呃声不断，表明脏器功能衰竭，则药治无效，针治无功。这是因为病人皮败肉损，气血尽黑。

按：器津泄：古人盛盐多用陶、瓦器皿。故盐受潮后水易渗出。喻病人汗出不止。

声嘶败：喻病人言语低尖，即言声与素常异。

木敷叶发：敷当作腐，发当作废。树木内有伤害，枝叶黄落。喻病人毛发脆皮色枯，即毛萃色夭。

②〔**原文**〕 帝曰：余念其痛，心为之乱惑，反甚其病，不

可更代，百姓闻之，以为残贼，为之奈何？

岐伯曰：夫人生于地，悬命于天，天地合气，命之曰人。人能应四时者，天地为之父母；知万物者，谓之天子。天有阴阳，人有十二节；天有寒暑，人有虚实。能经天地阴阳之化者，不失四时；知十二节之理者，圣智不能欺也；能存八动之变，五胜更立；能达虚实之数者，独出独入，呿吟至微，秋毫在目。

〔**新编**〕 黄帝说：我每想起病人的痛苦，心便为此思绪不宁没有主见。病在一天天加重，又没有别的办法。百姓们知道这些后，认为是医生在害人。又该如何？

岐伯讲：人生于天地之间，性命仰寄于自然环境。大自然所具备的条件，提供人的生活必需，人能顺应四季寒热者，便会得到天地的照应；能掌握物产的特性，便能得到其供养。天有阴阳来去转化，人有十二节气制功；天有寒暑之异，人有虚实之殊。能适应天地寒暑之变者，便不会因病因不明受欺蒙；能熟记八风邪正之异，便可立制胜之法；能通虚实现象者，便可独来独往，呼吸呻吟至精细微，有神无神全在目光。

③〔**原文**〕 帝曰：人生有形，不离阴阳，天地合气，别为九野，分为四时，月有小大，日有短长，万物并至，不可胜量，虚实呿吟，敢问其方。

岐伯曰：木得金而伐，火得水而灭，土得木而达，金得火而缺，水得土而绝，万物尽然，不可胜竭。故针有悬布天下者五，黔首共余食，莫知之也。一曰治神，二曰知养身，三曰知毒药为真，四曰制砭石小大，五曰知府藏血气之诊。五法俱立，各有所先。今末世之刺也，虚者实之，满者泄之，此皆众工所共知也。若夫法天则地，随应而动，和之者若响，随之者若影，道无鬼神，独来独往。

〔**新编**〕 黄帝说：人的身体，离不开阴阳气血的供养，天地所形成的气候和地形，仅中原地区就分为九州九野，又有四季的差异，十二月有小尽大尽的不同，昼夜有长短的循环，物类万千，不可数计。敢问您讲的虚实伸张，是什么方法？

岐伯讲：（以五行相克为例）木遇金器即伐，火遇水可灭，土得木而穿，金经火而破，水因土而阻。万物都有相生相克属性，不能尽举。诊治内容有布告于世的五条注意事项，平民与富人，都没有全知道的。一是调动病人注意力；二是指导病人饮食调养；三是知制药物剂量；四是制作砭石大小依据需要；五是精于脏腑血气之诊。五种方法全应重视，依据需要灵活应用。当今针医治疗时，只知脉虚用补法，脉实用泄法。这是任何针医都会用的方法。若是遵循天时地理，随气候环境而变动，调和血气如声之随响，随症用针如影之随形。医事不疑，正行不问。

④〔**原文**〕 帝曰：愿闻其道。

岐伯曰：凡刺之真，必先治神，五藏已定，九候已备，后乃存针，众脉不见，众凶弗闻，外内相得，无以形先，可玩往来，乃施于人。人有虚实，五虚勿近，五实勿远，至其当发，间不容瞚。手动若务，针耀而匀，静意视义，观适之变，是谓冥冥，莫知其形，见其乌乌，见其稷稷，从见其飞，不知其谁，伏如横弩，起如发机。

〔**新编**〕 黄帝说：愿听其讲！

岐伯讲：凡刺之精者，必先集中医、患之神。五脏虚实已确定，三部九候之诊已完成，然后备针。勿再辨析脉象，勿再倾听众声，病证与脉象无逆征，不必以经穴为先。各种针法已练熟于心，方可应用于病人。病有虚实，五虚慎刺，五实可针，针机已至，不待瞬目。握针力专，针光而匀，沉稳端庄，观察适针时机，形不外现，内心斟酌，但现乌乌之脉形，又现稷稷之效至，徒见有人走动，并不留意何人。待气如横弩之专，出针如发机之箭。

按：五虚、五实：《调经论》有五虚五实段。

⑤〔**原文**〕 帝曰：何如而虚？何如而实？

岐伯曰：刺虚者须其实，刺实者须其虚，经气已至，慎守勿失，深浅在志，远近若一，如临深渊，手如握虎，神无营于众物。

〔**新编**〕 黄帝问：虚脉如何刺？实脉如何针？

岐伯讲：针实脉应使其脉转和缓，刺虚脉需待脉充实有力。如觉带胃气的和缓常脉已至，便不可再变更针法失去经气。针刺深浅依病情及季节酌意而定，取远穴或近穴守气的方法相同。心意专注如在深渊之边，手之持针如刚按住凶猛之虎，注视病人双目，不可分心旁视。

按：此乃强调用针专心致志的重要性。

2. 八正神明篇第二十六

八正，八方正气；神明，血气也。

①〔**原文**〕 黄帝问曰：用针之服，必有法则焉，今何法何则？

岐伯对曰：法天则地，合以天光。

帝曰：愿卒闻之。

岐伯曰：凡刺之法，必候日月星辰四时八正之气，气定乃刺之。是故天温日明，则人血淖液而卫气浮，故血易写，气易行；天寒日阴，则人血凝泣，而卫气沉。月始生，则血气始精，卫气始行；月郭满，则血气实，肌肉坚；月郭空，则肌肉减，经络虚，卫气去，形独居。是以因天时而调血气也。是以天寒无刺，天温无疑。月生无写，月满无补，月郭空无治，是谓得时而调之。因天之序，盛虚之时，移光定位，正立而待之。故日月生而写，是谓藏虚；月满而补，血气扬溢，络有留血，命曰重实；月郭空而治，是谓乱经。阴阳相错，真邪不别，沉以留止，外虚内乱，淫邪乃起。

〔新编〕 黄帝问道：《针论》里讲，从事针治工作，都有遵守的常法和原则。现在应注意什么常法和原则？

岐伯回答：上观天气的阴晴风雨，下察节气的寒暖燥湿，结合日与月的出没规律。

黄帝说：请您全面讲述！

岐伯讲：针刺应守之法，必观日月五星的位置，四季八节之气象，条件适合时再用针。因为天气温暖日光明亮，则人体血气和畅而卫气上浮，行泻则血易出，用补则气易行；当气候寒冷又逢阴天，人的血气涩滞而卫气下沉。每当初月时，人的血气始增长，卫气始灵动；满月时，人血气充实，肌肉强盛；残月时，人肌肉松软，经络虚弱，卫气衰减，身体处于虚弱时期，应该依据天时调治血气。所以天寒冷时不宜针刺，（可以先用热熨）天温暖时不必生疑。月初生时勿用泻法，满月时勿用补法，残月时不宜用针。这便是待时而调治。因天之时序，血气盛衰时，立表移光，庄重待时。所以讲，月初用泻法，便是重虚，月圆用补法，血气盈溢，络易瘀血，便是重实；月空用针，便是干扰经血。人气阴阳相错，真气邪气不分，误补邪深入，错泻易虚经，疾病由此而增。

〔**原文**〕 帝曰：星辰八正何候？

岐伯曰：星辰者，所以制日月之行也。八正者，所以候八风之虚邪以时至者也。四时者，所以分春秋冬夏之气所在，以时调之也，八正之虚邪，而避之勿犯也。以身之虚，而逢天之虚，两虚相感，其气至骨，入则伤五藏，工候救之，弗能伤也。故曰天忌不可不知也。

〔**新编**〕 黄帝问：星辰八正有什么作用？

岐伯讲：二十八星的位置，可以标示日月视运动的位置；八方配八个节气，以遵循所在之日的风向判断其邪正。四季者，所以划分春夏秋冬气候寒暖以决定针法；八节之虚邪，以时避之不可冒犯也。以人身血气之虚，再加日月节气虚风，两虚相合，邪深入骨，可伤五脏。医生察邪入而救治，使邪不能伤人也。所以讲，天忌是不可不注意的。

②〔**原文**〕 帝曰：善。其法星辰者，余闻之矣。愿闻法往古者!

岐伯曰：法往古者，先知针经也。验于来今者，先知日之寒温、月之虚盛，以候气之浮沉，而调之于身，观其立有验也。观其冥冥者，言形气荣卫之不形于外，而工独知之，以日之寒温，月之虚盛，四时气之浮沉，参伍相合而调之，工常先见之，然而不形于外，故曰观于冥冥焉。通于无穷者，可以传于后世也，是故工之所以异也。然而不形见于外，故俱不能见也。视之无形，尝之无味，故谓冥冥，若神仿佛。虚邪者，八正之虚邪气也。正邪者，身形若用力，汗出，腠理开，逢虚风，其中人也微，故莫知其情，莫见其形。

〔**新编**〕 黄帝说：经所讲的法星辰一段，我清楚了。愿知道法往古者是什么意思？

岐伯讲：法往古的目的，应先知道《针经》的内容。验于来今的意思，应先观察当时的天气寒暖，月的盈亏，判断人气的浮沉，以定进针浅深适于补泻，如此才能有显著的效验。观于冥冥的意思，讲病人形气荣卫在外表没有表现，而医者却以其对日月气候的了解，对病因已了然于心。（以天气的寒热，月的圆缺，四季人气的浮沉，参照相合，然后以针调之。医者先明于心，因为外无形症可见，所以被称为通神的冥冥。）通于无穷的意思，因此种方法可以传于后世而长远应用。（所以称此医生神奇，是由于没有形症现于外，谁也看不出来病状，视之无形状，尝之无气味，所以称作冥冥，象有神灵。）虚邪者，与八节气相反的虚邪气也；正邪者，身体因用力疲劳汗出，腠理开张，适逢虚风，风气中人轻微，不知原因，没有感觉。

③〔**原文**〕 上工救其萌芽，必先见三部九候之气，尽调不败而救之，故曰上工。下工救其已成，因败其形。救其已成者，言不知三部九候之相失，因病而败之也。知其所在者，知诊三部九候之病脉处而治之，故曰守其门户焉，莫知其情而见邪形也。(由篇末提此)：三部九候为之原，九针之论不必存也。

〔**新编**〕 所讲的上医救治疾病于初始阶段，即是必先诊三部九候之脉，全都不现死脉而救治，十治十愈，所以称上医。下医延治于疾病已成，致败其身。救其已成的意思，是讲未诊出三部三候脉象不一致，治非病所在，遗病于身而致败的。知病所在的意思，是诊知三部九候病脉之处而针治，所以称把守病邪门户，不知病状而已诊出邪脉。（三部九候为本源，则九针论不必存在了。）

④〔**原文**〕 帝曰：余闻补写，未得其意。

岐伯曰：泻必用方，方者，以气方盛也，以月方满也，以日方温也，以身方定也。以息方吸而内针，乃复候其方吸而转针，乃复候其方呼而徐引针，故曰写必用方，其气而行焉。补必用员，员者行也，行者移也，刺必中其荣，复以吸排针也。故员与方，非针也。

故养神者，必知形之肥瘦，荣卫血气之盛衰。血气者，人之神，不可不谨养。

〔**新编**〕 黄帝说：《针论》所讲的补泻，我还是有疑点。

岐伯讲：泻必用方，方指脉气方盛，月方圆满，日光方温，心方镇定。待病人方吸气时进针，再待其吸气时转针，然后待其呼气时缓慢退针。所以讲“泻必用方，切而转之，其气乃行。”补必用圆。用圆是为促进血液循环。只有血循正常了病邪才有排除的可能。补法针必达荣血，复其脉气，然后候吸气时挤压针体而退针也。因此讲，针经所讲的方和圆，并非指医针的形状而言。

至于所讲的“用针之要，无忘其神。”主要讲针刺过程一定注意病人的血气，因此要观察病人的胖瘦，荣卫血气的盛和虚。血气，就是人的神气，不可不慎重养护。

⑤〔**原文**〕 帝曰：妙乎哉论也。合人形于阴阳四时，虚实之应，冥冥之期，其非夫子孰能通之。然夫子数言形与神，何谓形，何谓神，愿卒闻之。

岐伯曰：请言形、形乎形、目冥冥，问其所病，索之于经，慧然在前，按之不得，不知其情，故曰形。

帝曰：何谓神？

岐伯曰：神乎神，耳不闻，目明心开而志先，慧然独悟，口弗能言，俱视独见，适若昏，昭然独明，若风吹云，故曰神。

（此处三部九候句上提）

〔**新编**〕 黄帝称赞道：讲得多深透啊！把人的生理与阴阳、四季、日月虚实之应，如有神明。除了先生，谁能通晓！但是先生多次提到形与神，什么是形？什么是神？愿全知道！

岐伯答：先讲形。形就是病的表现。眼只能看大体，问过病史，与经论对照，即可领悟于心。由于扪按不到，不知其形状，所以称作形。

黄帝问：什么是神呢？

岐伯答：接着讲神。神就是人的血气。耳听不到其声音。目察心明而知识在先，聪明独悟，口讲不清。众人俱看，自己独明。就象天色昏暗，自己眼前光明，象风把阴云吹开一样，都是称赞医生的神明。

《灵枢·九针十二原》讲的“效之信，若风之吹云，明乎若见苍天。”

（用三部九候为根源，《九针论》便不必存在了）。

按：本篇全为重点解释《灵枢·针论（现灵枢篇名〈官能〉）》经文。

从本篇可以看出，《三部九候论》是《内经》成书过程的后期之作。《灵枢（针经）》未收入，在《素问》所占比重很少。但可以看出当时确实热了一段时间。因为应用此方法比较简便，属于何处发现病，就在何处治疗的方法。因此当时有用三部九候作依据，九针之论就不需要了的论调。但较之针经中的整体方法来，终有其局限性，更由于没有全面的实践经验作支持，所以后世效法者寥寥。

3. 三部九候论篇第二十

三部九候，诊病除疾。

①〔**原文**〕 黄帝问曰：余闻九针于夫子，众多博大，不可胜数。余愿闻要道，以属子孙，传之后世，著之骨髓，藏之肝肺，歃血而受，不敢妄泄，令合天道，必有终始，上应天光星辰历纪，下副四时五行，贵贱更立，冬阴夏阳，以人应之奈何，愿闻其方！岐伯对曰：妙乎哉问也！此天地之至数。帝曰：愿闻天地之至数，合于人形血气，通决死生，为之奈何？岐伯曰：天地之至数，始于一，终于九焉。一者天，二者地，三者人。因而三之，三三者九，以应九野。故人有三部，部有三候，以决死生，以处百病，以调虚实，而除邪疾。

〔**新编**〕 黄帝问岐伯：我听先生讲《九针》，内容众多，范围广泛，不能全部尽述。我想知道比较简略的方法，以便嘱咐子孙、传于后世、刻在骨髓、藏于肝肺。歃血盟誓收受，不敢盲自外传。使其合于天地之道，有始有终，上应日月星位运行规律，下配四季五行转化，互为轻重，冬阴寒夏阳热，人如何适应。请讲其法！

岐伯回答道：好细致的问题呀！这是天地的至数。

黄帝说：愿听天地的至数，使其合于人体的血气，判断预后，都有什么？

岐伯讲：天地间的至数，始于一数，终于九数。一数代表天，二数代表地，三数代表人。天地人代表人体上中下三个部位，每一部位又分出天地人三处脉位，三三共九处，以对应九州九野。由于人有天地人三部，每部又有三候之脉，可以用以判断预后，诊断疾病，调和虚实，祛除疾病。

②〔**原文**〕 帝曰：何谓三部？

岐伯曰：有下部，有中部，有上部。部各有三候。三候者，有天有地有人也，必指而导之，乃以为真。上部天，两额之动脉；上部地，两颊之动脉；上部人，耳前之动脉。中部天，手太阴也；中部地，手阳明也；中部人，手少阴也。下部天，足厥阴也；下部地，足少阴也；下部人，足太阴也。故下部之天以侯肝，地以候肾，人以候脾胃之气。

帝曰：中部之候奈何？

岐伯曰：亦有天，亦有地，亦有人。天以候肺，地以候胸中之气，人以候心。

帝曰：上部以何候之。

岐伯曰：亦有天，亦有地，亦有人；天以候头角之气，地以候口齿之气，人以候耳目之气。三部者，各有天，各有地，各有人。三而成天，三而成地，三而成人。三而三之，合则为九。九分为九野，九野为九脏。故神脏五，形脏四，合为九脏。五脏已败，其色必夭，夭必死矣。

〔**新编**〕 黄帝问：三部九候指什么讲？

岐伯答：三部指下部、中部、上部。每部各有三候。三候中也都有天、有地、有人，必须亲为指导，才可明白准确穴位。上部天，两额之动脉（今足阳明经的头维穴）。上部地，两侧面颊之动脉（今足阳明经的大迎穴）。上部人，耳前之动脉（今手少阳经的和髎穴）。中部天，为手太阴寸口诊脉处（手太阴经的经渠穴）。中部地，手阳明的动脉处（手阳明经合谷穴，似应为手厥阴的间使穴）。中部人，手少阴经动脉处（手少阴经神门穴）。下部天，足厥阴的动脉（足厥阴经的太冲穴）。下部地，足少阴的动脉（足少阴的太溪穴）。下部人，足太阴动脉处（可取足阳明经的冲阳穴）。所以下部天太冲穴可诊肝气，下部地太溪穴可诊肾气，下部人冲阳穴可诊脾胃之气。

黄帝问：中部诊什么？

岐伯答：中部也有天、有地、有人。中部天经渠穴处诊肺气，中部地间使穴处诊胸中之气，中部人神门穴处诊心气。

黄帝问：上部都诊什么？

岐伯答：上部有天、有地、有人。天之头维穴诊头角邪气，上部地大迎穴诊口齿病气，上部人和髎穴诊耳目病气。

上中下三部者，每部都有天、都有地、都有人，即三部中有三处候天，有三处候地，有三处候人。三部各有三候，合起来共九处。九可应于九野，九野应于九脏。因神脏五，形脏四，合为九脏。如五神脏已衰败，病人神色必然晦暗枯瘦。见到此种病色，即使九候无异常，也是绝症。

按：形脏四：有谓头角、口齿、耳目、胸中者；有谓胃、大肠、小肠、膀胱者；有谓胆、骨、脑、女子胞者。皆无确据。但不在脏腑之列的膏（余以为胰腺）、肓（余以为盲肠、阑尾）、三焦（余以为精囊腺（一对）、前列腺），是否也应在考虑之列。

三部的天地二部，均指明为动脉处，而地部三候均为三阴经。中部天地两候均为阴经，唯独人为手阳明经，而所诊为胸中之气，其意难通。而古今注家少有疑者。我认为此处也应是阴经动脉处，而手厥阴间使穴恰治胸中诸疾，姑妄解之，以与时师讨论。

③〔**原文**〕 帝曰：以候奈何？

岐伯曰：必先度其形之肥瘦，以调其气之虚实，实则泻之，虚则补之。必先去其血脉而后调之，无问其病，以平为期。

帝曰：决死生奈何？

岐伯曰：形盛脉细，少气不足以息者，危。形瘦脉大，胸中多气者，死。形气相得者，生。参伍不调者，病。三部九候皆相失者，死。上下左右之脉相应如参舂者，病甚。上下左右相失不可数者，死。中部之候虽独调，与众藏相失者，死。中部之候相减者，死。目内陷者死。(由后“真脏脉见者胜死”下提此)：足太阳气绝者，其足不可屈伸，死必戴眼。(由篇末提此)：瞳子高者，太阳不足，戴眼者，太阳已绝，此决死生之要，不可不察也。

〔**新编**〕 黄帝问：怎样诊断？

岐伯答：先审度病人身型胖瘦，脉的虚实，作为进针深浅，调和虚实的依据。脉实者用泻法，脉虚者用补法。如脉有波涌，或坚满弯曲而紫赤，均宜先决除之，然后调和虚实。不能仅依自觉症状为疗效判定，当以恢复平脉为准。

黄帝问：怎样用三部九候判断预后？

岐伯答：身体胖壮但脉细弱，气少呼吸气短者病危。身体消瘦但脉粗大，胸闷难以呼吸者多为死症。身形与脉气相称者可愈。九候脉大小不一者病，九候脉脉律全部失调者死。上下左右脉搏相互如杵臼，时快时慢，时大时小者病重，上下左右之脉散乱失调不可计数者死。中部寸口脉虽如常，但与其他脏脉失调者死。寸口脉脉率渐慢者将死。眼球内陷者死。足太阳气绝者，两腿足不能屈伸，死时上眼睑覆盖黑眼，瞳孔上吊者为太阳气不足，上眼睑覆盖黑眼者太阳气已绝。此为判断临死征象的要点，不可不细心观察。

④〔**原文**〕 帝曰：何以知病之所在？

岐伯曰：察九候独小者病，独大者病，独疾者病，独迟者病，独热者病，独寒者病，独陷下者病。

以左手足上去踝五寸按之，右手当踝而弹之，其应过五寸以上，蠕蠕然者不病；其应疾，中手浑浑然者病；中手徐徐然者病；其应上不能至五寸，弹之不应者死。是以脱肉身不去者死。中部乍疏乍数者死。其脉代而钩者，病在络脉。九候之相应也，上下若一，不得相失。一候后则病，二候后则病甚，三候后则病危。所谓后者，应不俱也。察其腑脏，以知死生之期。必先知经脉，然后知病脉，真脏脉见胜者死。

（此处“足太阳气绝者”三句，上移至“中部三候相减者死”下）

〔**新编**〕 黄帝问：怎样知道有病的部位？

岐伯答：诊察九候中只有一处脉细小的部位有病，只一处脉粗大的部位有病，只一处脉迅疾的部位有病，只一处脉迟缓的部位有病，只局部皮温高者有病，只局部发凉者病，只局部脉下陷者病。

用左手置于足踝上五寸（约10厘米）骨处按实，用右手指弹击内踝，其震动感应超过五寸，手感轻盈者不病；其震动不能延续，手感重浊者有病；手感沉闷者病；其传感不到五寸，弹之手无感觉者死。再有，瘦得皮包骨头身不能行动者死。寸口脉时快时慢者死。脉有间歇脉形有钩曲者为病在心络脉。九候之脉相对应，应搏动一致，不能失调，有一候搏动错失者为有病，有二候搏动错失者为病重，有三候搏动错失者为病危。所讲的后，即搏动不一致。察其脏腑之脉，可以推知病愈及病死之期。应先熟知无病之常脉，之后才可知有病之脉。（“足太阳绝者”三句上移“中部之候相减者”句下）

按：左手骨上，右手弹踝：此为诊察骨的传导及震动能力。

可间接察知骨的健康状况，骨密度，含水量等。骨健康，质密，含水量高，则传导远，震动感轻盈；骨质疏松，含水量少，则传导近，震动感差；至病垂危期，扣诊如同枯骨者，则无传导和震动感可言。

⑤〔**原文**〕 帝曰：冬阴夏阳奈何？

岐伯曰：九候之脉，皆沉细悬绝者为阴，主冬，故以夜半死。盛躁喘数者为阳，主夏，故以日中死。是故寒热病者，以平旦死。热中及热病者，以日中死。病风者，以日夕死。病水者，以夜半死。其脉乍疏乍数乍迟乍疾者，日乘四季死。形肉已脱，九候虽调，犹死。七诊虽见，九候皆从者不死。所言不死者，风气之病，及经月之病，似七诊之病而非也，故言不死。若有七诊之病，其脉候亦败者死矣，必发哕噫。必审问其所始病，与今之所方病，而后各切循其脉，视其经络浮沉，以上下逆从循之，其脉疾者不病，其脉迟者病，脉不往来者死，皮肤着者死。

〔**新编**〕 黄帝问：冬阴夏阳指什么讲？

岐伯讲：三部九候之脉，皆呈现沉细悬绝者为阴脉。如冬之阴寒，一日分为四季则夜半为冬，所以见此脉象之病，多在夜半死。九候脉皆盛躁滑数者为阳脉。象夏之茂隆，一日之中午如四季之夏，故病有见此脉而死者多在中午。从症状讲，间歇性发热者，死期多在阴阳交替的日出时。里热及长期发热者，死期多在正午时，患风病者，死期多在傍晚。患水肿者，死期多在夜半。如脉搏时而稀疏时而紧密时而缓慢时而快速者，死期多在辰戌（上午与下午的 7—9 时）丑未（白天与夜间的 1—3 时）。如消瘦得失去原来形貌，虽九候如一，也多不治。虽有独大独小等七诊之脉，但九候浮沉应四季者不为死症。（所讲不死者，风气之病与月经之病，脉虽似七诊之脉实际不是，所以讲不是死症。）如是有七诊之病但脉候均现败状却是死症。死前多发生呃逆及嗳腐气。必须追问病人初发病状，以及现病状，然后切循其当病之脉，察其经络浮沉，从上部或下部依次切按之，单是脉疾速者为短暂之疾，脉迟慢者必为久病，脉无往来之状，如水滴漏者为死脉。皮肤附著于骨，不可滑动者为死症。

按：此段经文显示，对死症的判断，仅凭症状、体征、脉象之一种作出是片面的，必须是形症无起色，脉诊无生色，久治无效，败象丛生，方可言死。

⑥〔**原文**〕帝曰：其可治者奈何？

岐伯曰：经病者治其经，孙络病者治其孙络血，血病身有痛者，治其经络。其病者在奇邪，奇邪之脉则缪刺之。留瘦不移，节而刺之。上实下虚，切而从之，索其结络脉，刺出其血，以见通之。（此处“瞳子高者，太阳不足”等四句接前“死必戴眼”句下。）

〔**新编**〕黄帝问：其病可治者怎样治疗？

岐伯答：经脉病者据虚实而补泻。小经脉饱满红赤者刺出其血。病在血有症状者治其经之络穴。邪在络与经脉缪处，病痛在一侧肢体，可在对侧取穴，称缪刺法。顽疾缠绵不愈，消瘦行动困难，属于可治的病例，可行节段性治疗，不致损伤真气。一脉上实下虚，切循可见有结络横于经上，可刺出结血，其经可通。此称解结刺法。

（末句原文疑为别篇错简）

按：留瘦不移，节而刺之：留瘦不移，与《通评虚实论》之“瘦留著”同意。为肌肉消瘦，皮肤结著。多为中风及神经病变之后遗症所致，似应包括肢体不遂在内。

4. 离合真邪论篇第二十七

邪气入脉，真邪已合的刺法

①〔**原文**〕 黄帝问曰：余闻九针九篇，夫子乃因而九之，九九八十一篇，余尽通其意矣。经言气之盛衰，左右顷移，以上调下，以左调右，有余不足，补泻于荥输，余知之矣。此皆荣卫之顷移，虚实之所生，非邪气从外入于经也。余愿闻邪气之在经也，其病人何如？取之奈何？

岐伯对曰：夫圣人之起度数，必应于天地，故天有宿度，地有经水，人有经脉。天地温和，则经水安静；天寒地冻，则经水凝泣；天暑地热，则经水沸溢；卒风暴起，则经水波涌而陇起。夫邪之入于脉也，寒则血凝泣，暑则气淖泽，虚邪因而入客，亦如经水之得风也。经之动脉，其至也亦时陇起，其行于脉中循循然，其至寸口中手也，时大时小，大则邪至，小则平，其行无常处，在阴与阳，不可为度，从而察之，三部九候，卒然逢之，早遏其路。

〔**新编**〕 黄帝问道：我知道《九针》原有九篇，先生在此基础上重新增扩编排，久而久之，成为九九八十一篇。我已经全都通晓意义。经所讲的脉气盛衰，左右倾移之诊断，上病治下，左病治右的针法，有余不足，补泻于荥输的原则，我已经领会了。此皆由荣卫气的失衡，经脉的实虚所致，并非由风雨寒暑外邪内入经脉成病。我想知道外邪进入经脉，有什么表现？怎样针治？

岐伯讲：大凡圣人称名论物，必使其适应于自然界的物类现象。比如天空有标示日月位置的星座，地表有江河与泉脉，人体有通达全身的经脉。气候温和，则河水平稳地流淌；天寒地冻，则河水凝冰；天暑地热，则河水扬溢；暴风突起，则河水波涌而浪翻。人的经脉亦似江河之水，天寒则血凝涩，暑热则脉湿滑。外邪随血入脉，也象河水之遇风。经中的动脉，邪气来时也会出现涌波之状，在循环时有规律的出现。邪至寸口脉时，其搏动时大时小。脉大时便是有邪脉，脉小时便是正常脉。邪脉循环没有固定部位，或在阴经或在阳经，不能预先知道。随时诊察三部九候，如突然发现，应及早泻除阻断其路。

②〔**原文**〕（由后"此之谓也"下提此）帝曰：补写奈何？

岐伯曰：此攻邪也，疾出以去盛血，而复其真气，此邪新客，溶溶未有定处也，推之则前，引之则止，逆而刺之，温血也。刺出其血，其病立已。吸则内针，无令气忤；静以久留，无令邪布；吸则转针，以得气为故；候呼引针，呼尽乃去；大气皆出，故命曰泻。

〔**新编**〕　黄帝问：怎样补泻？

岐伯答：此为治邪，迅速泻出盛脉之血，恢复其真气。此邪新入脉，溶于血中尚无固定部位，推之则向前，牵引则停止，逢而刺之，刺出蕴血，病可速愈。在病人吸气时进针，不使真气错乱；专意地留针，不使邪气布散。候吸时转针，当脉气转平之后，待呼气时提针，呼尽出针。邪气尽出，此即为泻。

按：温血也之温，通蕴。有积、蓄意。蕴也当盛讲。

③〔**原文**〕　帝曰：善。然真邪以合，波陇不起，候之奈何？

岐伯曰：审扪循三部九候之盛虚而调之，察其左右上下相失及相减者，审其病藏以期之。不知三部者，阴阳不别，天地不分，地以候地，天以候天，人以候人，调之中府，以定三部。故曰刺不知三部九候病脉之处，虽有大过且至，工不能禁也。诛罚无过，命曰大惑，反乱大经，真不可复。用实为虚，以邪为真，用针无义，反为气贼，夺人正气，以从为逆，荣卫散乱，真气已失，邪独内著，绝人长命，予人夭殃。不知三部九候，故不能久长。因不知合之四时五行，因加相胜，释邪攻正，绝人长命。邪之新客来也，未有定处，推之则前，引之则止，逢而写之，其病立已。

〔**新编**〕 黄帝说：讲得好。如果真与邪已经相合，脉之波陇也未出现，该怎样诊断？

岐伯讲：顺次审扪三部九候脉的虚实进行补泻，详察一脉的左右上下之脉缺失搏动及相比减慢者，断之属于何脉针之，以期其愈。不知天地人三部之诊者，不能分别病之在阴在阳，不别阴阳即是天地不分。地之三候诊地部之邪。调治内府，也诊三部。所以讲，针刺不知道三部九候病脉的部位，虽有大邪将来，医不能阻止。所决非邪血，即是盲目之针，干犯大经，真气难复，把实邪当虚脉，认邪气作真气。用针未能去病，反成真气之害，损人正气，以顺为反，荣卫气错乱，真气失用，邪独内留，绝人正常寿命，给人增加灾殃。不知三部九候之用，所以诊术不能长久。由于不熟知以诊合于四季五行，气运相胜，因而错失邪气，反泻真气，缩短人的寿命。应牢记，邪气新入于脉，没有固定部位，推之则前，牵引则停止，逢则泻出之，病可速愈。

按：此节讲误诊误治之害。中医讲，医者仁术。仁者，爱人。即医应存爱人之心。又讲，医为司命。即所业关乎人命。上医所需者，一为饱学，将古今精术了然于心，以免临证无术可施。二为敬业。一心一意，全面诊断，细心治疗。三为易心不易钱。多为病家着想，即知应如何做。须知，见钱眼开，见心智开。

5. 通评虚实论篇第二十八

虚实的定义、现象、治疗、预后

①〔**原文**〕 黄帝问曰：何谓虚实？

岐伯对曰：邪气盛则实，精气夺则虚。

帝曰：虚实何如？

岐伯曰：气虚者肺虚也，气逆者足寒也，非其时则生，当其时则死。余藏皆如此。

帝曰：何谓重实？

岐伯曰：所谓重实者，言大热病，气热脉满，是谓重实。

帝曰：经络俱实何如？何以治之？

岐伯曰：经络皆实，是寸脉急而尺缓也，皆当治之，故曰滑则从，涩则逆也。

（由“经满络虚，刺阴灸阳”下提此）

②帝曰：何谓重虚？

岐伯曰：脉气上虚尺虚，是谓重虚。

帝曰：何以治之？

岐伯曰：所谓气虚者，言无常也。尺虚者，行步恇然。脉虚者，不象阴也。如此者，滑则生，涩则死也。夫虚实者，皆从其物类始，故五藏骨肉滑利，可以长久也

〔**新编**〕黄帝问道：什么是虚实？

岐伯回答：邪气方盛时为实，荣卫已衰者为虚。

黄帝问：虚实有什么表现？

岐伯答：气虚是肺功能降低的结果，气逆表现为两足发凉。不是被克的时月则生，正当被克的时月则死。其他脏的虚实依此类推。

黄帝问：什么是重实？

岐伯答：所讲的重实，就是发高热时，呼气热脉盛满，便称重实。

黄帝问：经络皆实什么样？怎样治疗？

岐伯答：经络皆实，指寸口脉急紧尺肤松缓，均应治疗。一般讲脉与尺肤缓滑为从证，脉涩尺干为逆证。

黄帝问：什么是重虚？

岐伯答：脉气虚弱呼吸气短尺肤松软，便称重虚。

黄帝问：有什么表现？

岐伯答：所说气虚者，少气无力，连说话音声也细微不续。尺虚者，行动困难，走路也不敢迈步。脉虚者，脉气虚弱，不称太阴之脉。如此脉象，滑有胃气则生，涩滞无根则死。

虚实的现象，皆从脏腑所主的外周组织开始。所以五脏骨肉筋脉协调和顺，便具备健康长寿的条件。

③〔**原文**〕 帝曰：络气不足，经气有余，何如？

岐伯曰：络气不足，经气有余者，脉口热而尺寒也，秋冬为逆，春夏为从，治主病者。

帝曰：经虚络满，何如？

岐伯曰：经虚络满者，尺热满，脉口寒涩也，此春夏死秋冬生也。

帝曰：治此者奈何？

岐伯曰：络满经虚，灸阴刺阳；经满络虚，刺阴灸阳。

（此处何谓重虚节上提“夫虚实者”上）

〔**新编**〕 黄帝问：络脉血气不足，经脉血气有余怎样诊断？

岐伯答：络脉血气不足，经脉气血有余的表现，为脉口部位热而尺肤皮寒也，发生在秋冬为逆，春夏为顺。治可泻经灸络。

黄帝问：经气虚络脉满怎样诊断？

岐伯答：经脉虚络脉满的表现，为尺肤热而饱满但脉口皮寒脉涩，发于春夏死而秋冬生。

黄帝问：经络虚实怎样治疗？

岐伯答：络满经虚者，灸阴经刺阳络；经满络虚者，刺阴经灸阳络。

④〔**原文**〕 帝曰：寒气暴上，脉满而实何如？

岐伯曰：实而滑则生，实而逆则死。帝曰：脉实满，手足寒，头热，何如？

岐伯曰：春秋则生，冬夏则死。脉浮而涩，涩而身有热者死。

帝曰：其形尽满何如？

岐伯曰：其形尽满者，脉急大坚，尺涩而不应也，如是者，故从则生，逆则死。

帝曰：何谓从则生，逆则死？

岐伯曰：所谓从者，手足温也；所谓逆者，手足寒也。

〔新编〕 黄帝问：寒气突然上犯，脉盛满而充实会怎样？

岐伯答：脉满实带滑为有胃气为顺，能好转；脉满实而涩为逆，属险恶。

黄帝问：脉实满，手足凉，头身热，预后怎样？

岐伯答：发于春秋则生，发于冬夏则死。如脉浮而涩，脉涩身热者也是死症。

黄帝问：病人全身水肿者怎么样？

岐伯答：全身肿满者，脉急粗硬，尺肤粗涩与肉不相接也。脉症如此，从则活，逆则死。

黄帝问：什么叫从则活，逆则死？

岐伯答：所讲从的表现，病人手足温暖；所讲逆的表现，病人手足冰凉。

按：手足寒，也叫四逆，由末梢循环障碍所致，如得不到及时有效的抢救，确实危险。

⑤**〔原文〕** 帝曰：乳子而病热，脉悬小者何如？

岐伯曰：手足温则生，寒则死。

帝曰：乳子中风热，喘鸣肩息者，脉何如？

岐伯曰：喘鸣肩息者，脉实大也，缓则生，急则死。

帝曰：肠澼便血何如？

岐伯曰：身热则死，寒则生。

帝曰：肠澼下白沫何如？

岐伯曰：脉沉则生，脉浮则死。

帝曰：肠澼下脓血何如？

岐伯曰：脉悬绝则死，滑大则生。

帝曰：肠澼之属，身不热，脉不悬绝何如？

岐伯曰：滑大者曰生，悬涩者曰死，以藏期之。

帝曰：癫疾何如？

岐伯曰：脉搏大滑，久自已；脉小坚急，死不治。

帝曰：癫疾之脉，虚实何如？

岐伯曰：虚则可治，实则死。

帝曰：消瘅虚实何如？

岐伯曰：脉实大，病久可治；脉悬小坚，病久不可治。

〔**新编**〕 黄帝问：产妇发热，脉细小者预后怎样？

岐伯答：手足温暖者活，手足寒凉者凶。

黄帝问：产妇受风发热，气喘喉鸣，纵肩呼吸，脉象如何？

岐伯答：发热，气喘喉鸣，呼吸肩纵，脉象实而粗。脉兼缓和预后尚可，脉急紧者预后凶险。

黄帝问：痢疾便血预后怎样？

岐伯答：身发热者多死，身无热者可愈。

黄帝问：痢疾里急后重，排白沫便怎样？

岐伯答：脉沉身无热可愈，脉浮身有热者凶。

黄帝问：痢疾脓血便预后怎样？

岐伯答：脉悬绝如游丝多死，脉滑大可活。

黄帝问：痢疾病，身不发热，脉不悬绝怎样？

岐伯答：脉滑大者可治，悬而涩者死，死期以经终之论判断。

黄帝问：痢疾病的预后怎样？

岐伯答：脉搏滑大，有自然病愈可能；脉小硬紧，难以根治。

黄帝问：痢疾病脉虚实怎样？

岐伯答：脉虚缓有望治愈，脉实急难以治愈。

黄帝问：长期发热消瘦，虚实预后怎样？

岐伯答：病程久，脉充实粗大可治；病程久，脉细小坚紧难治。

按：乳子病热：可为产褥热；乳子中风热：可为产后肺炎；肠澼便血：可为阿米巴痢疾；肠澼下白沫：见于菌痢；肠澼下脓血：菌痢；癫病：一般原发性者易愈，继发性者难愈；消瘅：慢性发热消瘦，多见于结核病。

〔**原文**〕 帝曰：形度、骨度、脉度、筋度，何以知其度也？

帝曰：春亟治经络；夏亟治经输；秋亟治六府；冬则闭塞，闭塞者，用药而少针石也。所谓少针石者，非痈疽之谓也，痈疽不得顷时回。

痈不知所，按之不应手，乍来乍已，刺手太阴傍三痏与缨脉各二。

掖痈大热，刺足少阳五；刺而热不止，刺手心主三，刺手太阴经络者大骨之会各三。

暴痈筋软，随分而痛，魄汗不尽，胞气不足，治在经俞。腹暴满，按之不下，取手太阳经络者，胃之募也，少阴俞去脊椎三寸傍五，用员利针。

霍乱，刺俞傍五，足阳明及上傍三。

刺痫惊脉五，针手太阴各五，刺经太阳五，刺手少阴经络傍者一，足阳明一，上踝五寸刺三针。

（由三部九候论篇末移此）手指及手外踝上五指留针。

〔**新编**〕 黄帝问：形度、骨度、脉度、筋度，用什么方法知道其尺度？

黄帝讲：春季治病宜刺经的络脉，夏季病宜刺经的俞穴，秋季病宜刺六腑合穴，冬季则闭穴，不宜用针。闭穴期间，可以用药而少用针石。所讲的少用针石，不是针对痈疽讲的，因为痈疽不能延误，需要及时用针石泻毒排脓。

痈不知部位，按压也无硬块或空软处，病状时而出现时而隐没，可刺手少阳天容穴三次，与气舍穴各两针。

腋下痈肿，发高热，刺足少阳临泣、丘墟、阳辅等穴，刺后热不退，刺手心主中冲，内关间使穴，刺手太阴络者肩贞穴各三次。

急性痈发筋肉紧缩，周围胀痛，有渗出，脓未形成时，可在其上下左右放血泄毒。

急性腹部胀满，揉按而不下，可刺胃募中脘穴，背肾俞穴，用圆利针。

霍乱，可刺肾俞旁志室穴，及足阳明络穴中脘和背俞阳纲穴。

治癫痫惊叫脉五处：手太阴各五：少商、鱼际、列缺、经渠、尺泽；刺手太阳五：（由三部九候篇末移此）手指及手外踝上五指留针，后溪、腕骨、阳谷；手少阴络穴通里；足阳明解溪穴：足上五寸下廉穴。

按：《三部九候论》篇末“手指及手外踝上五指留针”句，全篇无其位，而此刺惊痫脉之“刺经太阳五，”可连接此句。《明堂经》手太阳腕骨穴主治有：惊、五指瘛，恰合。

形度，骨度，脉度，筋度之问，王冰说形度在《三备经》，骨度，脉度，筋度在《灵枢经》中。现《灵枢经》有《骨度》《脉度》而无筋度。但《经筋》篇有十二经筋的起止点，也可作度量之据。就是形度，在《寿夭刚柔》、《逆顺肥瘦》篇可见其大概。

〔**原文**〕 凡治消瘅、仆击、偏枯、痿厥、气满发逆，肥贵人，则高梁之疾也。隔塞闭绝，上下不通，则暴忧之疾也。暴厥而聋，偏塞闭不通，内气暴薄也。不从内外中风之病，故瘦留著也。蹠跛，寒风湿之病也。黄帝曰：黄疸暴痛，癫疾厥狂，久逆之所生也。五藏不平，六府闭塞之所生也。头痛耳鸣，九窍不利，肠胃之所生也。

〔新编〕 凡诊消瘦痺热，驼背跛行，半身枯瘦，痿弱足凉，胸中气满，呼吸上逆，多是生活优裕，富贵肥胖之人，因过食甘肥，膏粱厚味造成的疾病。

咽隔食阻，闭塞不通，便结尿少，上下不通，多因突遭精神打击，忧愁难解留下的祸患。

突发的神识昏迷，呼之不应，后遗半身荣卫不通而不遂，因气血急迫阻溢所致。因非外风内入之病可祛除，所以疾病留著而瘦也。如踮跳而行或偏脚而行，则因风寒湿所致之病。

黄帝又讲：黄疸，急性疼痛，癫痫，厥逆肢冷，躁狂症，均为荣卫气长久逆乱生成的病。

五脏不和平，为六腑不通畅的原因。

头痛，耳鸣之类的九窍不顺利，多为肠胃等六腑功能失衡所引发之病。

按：仆击：比喻身体有残疾的人。仆，应为伛，喻驼背；击，读 xí 同觋，喻跛行。古以占卜事神为职业的人，女为巫，男为觋伛，多为有残疾者担当。《荀子·王制》：知其吉凶妖神，伛巫跛击之事也。

暴薄：暴：突发的；薄：草木丛生不通行。又通缚。《释名·释言语》：“缚，薄也，使相薄著也。”故释为气血急迫阻或溢。

6. 调经论篇第六十二

调经之虚实，为刺之旨

①〔**原文**〕 黄帝问曰：余闻刺法言，有余写之，不足补之，何谓有余？何谓不足？

岐伯对曰：有余有五，不足亦有五，帝欲何问？

帝曰：愿尽闻之。

岐伯曰：神有余有不足，气有余有不足，血有余有不足，形有余有不足，志有余有不足，凡此十者，其气不等也。

帝曰：人有精气津液，四支、九窍、五藏，十六部、三百六十五节，乃生百病，百病之生，皆有虚实。今夫子乃言有余有五，不足亦有五，何以生之乎？

岐伯曰：皆生于五藏也。夫心藏神，肺藏气，肝藏血，脾藏肉，肾藏志，而此成形。志意通，内连骨髓，而成身形五藏。五藏之道，皆出于经隧，以行血气，血气不和，百病乃变化而生，是故守经隧焉。

〔**新编**〕 黄帝问道：我知道《刺法》上讲，有余用泻法，不足用补法。什么为有余，什么为不足？

岐伯回答道：有余有五种，不足也有五种。您想问哪一种？

黄帝说：我想全知道。

岐伯讲：属心神的有实证也有虚证，属肺气的有实证也有虚证，属肝血的有实证也有虚证，属脾形的有实证也有虚证，属肾志的有实证也有虚证，这十种虚实证，其表现程度是有差别的。

黄帝说：人的身体有精、气、津、液、四肢、九窍、五脏、六腑、十二经脉皮部、三百六十五络脉，都可发生疾病。所有疾病的发生，都有虚或实的表现。这是指什么讲呢？

岐伯讲：这是由五脏来归类的，因为心统领着精神，肺统领着体气，肝统领着血液，脾统领着形肉，肾统领着意志，共同组成了身形。运动和感觉通达全身，皮肉筋骨连为一体，有脏腑的参与和供养，才成为活动自如的身体。脏腑之间和组织之间的通路，皆出于大血管，以运行血气。如血气不和调，便可发展为各类疾病。所以诊断疾病、判断疗效、推断预后，都需要通过血脉进行。

按：十六皮部：应指经脉在体表分布的区域。《皮部论》：皮者有分部，不与而生大病也。三百六十五节：似指络脉。《徽四失论》：夫经脉十二，络脉三百六十五，此皆人之所明知，工之所循用也。

〔**原文**〕 帝曰：神有余不足何如？

岐伯曰：神有余则笑不休，神不足则悲。血气未并，五藏安定，邪客于形，洒淅起于毫毛，未入于经络也，故命曰神之微。

帝曰：补写奈何？

岐伯曰：神有余，则写其小络之血，出血勿之深斥，无中其大经，神气乃平。神不足者，视其虚络，按而致之，刺而利之，无出其血，无泄其气，以通其经，神气乃平。

帝曰：刺微奈何？

岐伯曰：按摩勿释，著针勿斥，移气于不足，神气乃得复。

〔**新编**〕 黄帝问：神有余与神不足有什么表现？

岐伯答：神有余常表现为嘻嘻而笑，神不足表现为忧心重重。邪气未影响血气时，内脏不呈现病象。邪初侵犯身形时，表现为淅洒，如冷水激身，毫毛起立，但尚未侵入经络，所以命名为神之微。

黄帝问：补泻用什么方法？

岐伯答：对神有余的喜笑不止，只泻其小络的血，出血即可，不可深刺，以免刺入经脉，神气便可平复。对神不足的忧心重重，察看其虚陷之络，推按使其起，刺之使其通，出针后急按穴孔，勿使血出，勿使气泄。只使经脉通利，神气便可平复。

黄帝问：对洒淅起毫毛的神之微怎样用针？

岐伯答：按摩虚络勿放手，置针于穴勿推入，血气流通于虚陷处，神气便可平复。

按：对洒淅（即抖战）之神之微，古人主张治未病，所以需要治疗。后世轻微不适之症，病者多忽而不医。真气强者祛邪外出，身体弱者便发展为疾病。

〔**原文**〕 帝曰：善。气有余不足奈何？

岐伯曰：气有余则喘咳上气，不足则息利少气。血气未并，五藏安定，皮肤微病，命曰白气微泄。

帝曰：补写奈何？

岐伯曰：气有余，则写其经隧，无伤其经，无出其血，无泄其气。不足，则补其经隧，无出其气。

帝曰：刺微奈何？

岐伯曰：按摩勿释，出针视之，曰我将深之，适人必革，精气自伏，邪气散乱，无所休息，气泄腠理，真气乃相得。

〔**新编**〕 黄帝说：我明白了。气有余与气不足有何表现？

岐伯答：气有余表现气喘咳嗽，气向上涌，气不足虽呼吸通利但气短不足用。病邪未侵犯血气时，内脏血脉不出现病状。病邪初犯皮肤时，可有轻微的紧束感，或微微汗出，名为白气微泄。

黄帝问：怎样补泻？

岐伯答：对喘咳气粗的气有余病，只泄其经穴，勿伤其经脉，勿使血出，微泄其气。对呼吸气短的气不足，留针补气后出针急闭针孔，勿使气出。

黄帝问：对白气微出的微病怎样处治？

岐伯答：按摩之左手勿离穴，右手亮出针盯着，说：我要向深处扎。病人畏痛，内心抗拒，邪气受扰，无处潜伏，即向外泄，真气方得安。

按：出针：为从针包内拿出针，做样子给病人看，非指从穴内退针。

无泄其气：无应为微，即稍泄其气。

〔**原文**〕 帝曰：善。血有余不足奈何？

岐伯曰：血有余则怒，不足则恐。血气未并，五藏安定，孙络外溢，则经有留血。

帝曰：补写奈何？

岐伯曰：血有余，则写其盛经出其血。不足，则视其虚经，内针其脉中，久留而视；脉大，疾出其针，无令血泄。

帝曰：刺留血奈何？

岐伯曰：视其血络，刺出其血，无令恶血得入于经，以成其疾。

〔**新编**〕 黄帝说：好。血有余与血不足有什么表现？

岐伯讲：血有余则容易着急发怒。血不足则胆小恐惧。邪未干扰血气时，脏腑脉象正常。如小络发生血外溢，可在经脉中形成瘀血。

黄帝问：怎样补泻？

岐伯讲：对易怒的血有余，可在经穴粗盛处出血，对胆小易恐的血虚者，则察找虚陷的经脉，以针刺入留针，待脉粗上下一致时，迅速出针急按穴孔，勿使脉中血出。

黄帝问：对经有留血怎样刺？

岐伯答：视察红赤饱满的血络，刺出其血，可防止瘀血进入经脉，遗留后患。

按：久留而视：《甲乙》作“久留之血至，”《太素》作“久留，血至”。虽可知是血至虚脉处，但不若此经文之“久留而视，脉大”更直观。先视其经虚陷，留针后视其脉大（粗），两个视字，更可见针医之经心矣。

〔**原文**〕 帝曰：善。形有余不足奈何？

岐伯曰：形有余则腹胀、泾溲不利，不足则四支不用。血气未并，五藏安定，肌肉蠕动，命曰微风。

帝曰：补写奈何？

岐伯曰：形有余则写其阳经，不足则补其阳络。

帝曰：刺微奈何？

岐伯曰：取分肉间，无中其经，无伤其络，卫气得复，邪气乃索。

〔**新编**〕 黄帝说：血我知道了。形有余与形不足有什么表现？ ，

岐伯答：形有余则腹膨胀，月经，大小便不通利。形不足则四肢无力。病邪未影响血气时，五脏脉象正常。如病邪初犯肌肉组织，可出现肌肉震颤，叫作微风。

黄帝问：怎样补泻？

岐伯答：对腹胀经溲不利之有余症，可泻足阳明之解溪穴，丰隆穴，四肢无力可取手五里，足三里。

黄帝问：对肌肉颤动的微风怎样治？

岐伯答：刺震颤肌肉间隙取卫气，勿刺入经脉，勿伤及阳脉。卫气（神经）功能恢复，微风便可消散。

〔**原文**〕 帝曰：善。志有余不足奈何？

岐伯曰：志有余则腹胀飧泄，不足则厥。血气未并，五藏安定，骨节有动。

帝曰：补泻奈何？

岐伯曰：志有余则写然筋血者，不足则补其复溜。

帝曰：刺未并奈何？

岐伯曰：即取之，无中其经，邪所乃能立虚。

〔**新编**〕 黄帝说：明白了。志有余与志不足有什么表现？

岐伯答：志有余则腹鼓胀，食后即泄。志不足则肢体厥冷。邪气未与血气结合时，脏腑脉象正常。如邪气内犯至骨，关节可有不适感觉。

黄帝问：怎样补泻？

岐伯答：对消化不良性腹泻，可泻然谷穴处红赤或充起的血脉，对肢体厥冷的厥逆可补复溜穴。

黄帝问：对关节不适的微病怎样治？

岐伯答：直接针刺不适处，勿刺中经脉，病处可立即感觉轻松。

按：关节有动：既不必把动改为伤，也无须当作关节有变动。因为五个微病均属于邪初犯体，未侵犯经脉阶段。将关节有动理解为已有不适感觉更合经旨。

〔**原文**〕 帝曰：善。余已闻虚实之形，不知其何以生？

岐伯曰：气血以并，阴阳相顷，气乱于卫，血逆于经，血气离居，一实一虚。血并于阴，气并于阳，故为惊狂；血并于阳，气并于阴，乃为炅中；血并于上，气并于下，心烦惋善怒；血并于下，气并于上，乱而喜忘。

帝曰：血并于阴，气并于阳，如是血气离居，何者为实？何者为虚？

岐伯曰：血气者，喜温而恶寒，寒则泣不能流，温则消而去之，是故气之所并为血虚，血之所并为气虚。

帝曰：人之所有者，血与气耳。今夫子乃言血并为虚，气并为虚，是无实乎？

岐伯曰：有者为实，无者为虚，故气并则无血，血并则无气，今血与气相失，故为虚焉。络之与孙脉俱输于经，血与气并，则为实焉。血之与气并走于上，则为大厥，厥则暴死，气复反则生，不反则死。

〔**新编**〕 黄帝说：很好。我已经明白虚实的表现，但不知是怎样发生的？

岐伯讲：病邪已经与气血结合，气口脉与人迎脉大小呈现成倍的差别，形成气乱于脉外的神经系统，血乱于脉管之内的血液循环，神经对血管失去了正常的调节，便出现了虚实小大的脉象。血并于阴经，邪气并于阳经，则病内热。血气并于上，邪气并于下，则心烦躁易怒。血气并于下，邪气并于上，则志乱而多忘。

黄帝问：血并于阴，气并于阳，如此便是血气离居，但哪个是实，哪个是虚呢？

岐伯讲：血气的特性，适宜于温暖的环境不适应寒冷的天气。寒则血凝涩致循环不畅，温暖则凝涩消解血循正常。因此讲，邪气并于气便是气实血虚，邪气并于血便是血实气虚。

黄帝说：人所依赖的生命物质，只有血与气。现在先生讲血并为虚，气并也为虚，难道没有实么？

岐伯讲：有邪者为实，无邪者为虚。所以气并于邪则血虚，血并于邪则气虚。由于血与气不能协同做功，所以失去了正常功能。络脉与孙络脉之邪皆输注入经，经中之血与邪气并合，则经已为实。如经血与邪气相并奔冲于头巅，则突发大厥，人突然间无知如同死状，能苏醒者则有生望，不能苏醒则易死亡。

按：实、虚：《通评虚实论》开篇即讲邪气盛则实，精气夺则虚。邪气就是病原体，精气就是人的真气。所以经所讲的血并，气并，即是血与邪气并或气与邪气并。与邪气并者为实，未并者为虚。这是相对而言。所讲的无血，无气，应理解为不能正常发挥作用而已。

〔**原文**〕 帝曰：实者何道从来？虚者何道从去？虚实之要，愿闻其故。

岐伯曰：夫阴与阳，皆有俞会，阳注于阴，阴满之外，阴阳匀平，以充其形，九候若一，命曰平人。夫邪之生也，或生于阴，或生于阳。其生于阳者，得之风雨寒暑；其生于阴者，得之饮食居处，阴阳喜怒。

〔**新编**〕 黄帝问：经脉的虚与实，实脉之血是从何道过来的？虚脉之血又从何道出去的？请讲虚实的要点？

岐伯讲：阴经与阳经运行血液均有交会处。体表阳脉盈满后便输入深部阴脉，深部阴脉盈满后分输于外表阳脉。阴脉与阳脉保持生理性平衡，通达全身。如果上下九候之脉搏动大小一律，便是无病之人。病邪的发生，或始于体表，或生于体内。由体表引起者，多因外界的风雨寒湿六邪所生；由体内发生者，多由饮食环境，内伤七情所致。

按：俞会：脉与脉之间的交会处。从《阴阳类论》更可知，经脉既有分支，又有交通支与吻合支。

〔**原文**〕 帝曰：风雨之伤人奈何？

岐伯曰：风雨之伤人也，先客于皮肤，传入于孙脉，孙脉满则传入于络脉，络脉满则输于大经脉，血气与邪并客于分腠之间，其脉坚大，故曰实。实者外坚充满，不可按之，按之则痛。

帝曰：寒湿之伤人奈何？

岐伯曰：寒湿之中人也，皮肤不收，肌肉坚紧，荣血泣，卫气去，故曰虚。虚者聂辟，气不足，按之则气足以温之，故快然而不痛。

帝曰：善。阴之生实奈何？

岐伯曰：喜怒不节，则阴气上逆，上逆则下虚，下虚则阳气走之，故曰实矣。

帝曰：阴之生虚奈何？

岐伯曰：喜则气下，悲则气消，消则脉虚空，因寒饮食，寒气熏满，则血泣气去，故曰虚矣。

〔**新编**〕 黄帝问：风雨是怎样病人的？

岐伯答：风雨致人病，先留于皮肤，传入于毛细血管。毛细血管传满则传入小血管。小血管传满则输入大血管。血气与邪气并合留于肌肉间隙，其脉硬而粗，所以称为实。实则外硬内充，不能重按，重按则痛。

黄帝问：寒湿病人有什么表现？

岐伯答：寒湿致人病时，皮肤不易拉动，肌肉胀起无弹性，荣血涩而循环不畅，卫气去则感觉麻木，因而称虚症。病久则表现为气不充皮，干燥褶皱，末梢循环不良，经按摩则血循增加温度增高，所以感觉舒适而不痛。

黄帝问：七情致病的实症是怎样发生的？

岐伯答：喜怒无节制则阴血上冲，上冲则下部血虚少，虚少则阳气进占，所以称为实症。

黄帝问：七情致病的虚症是怎样发生的？

岐伯答：人喜则气下降，心悲则气消耗，气下气消则脉气少，脉气少则脉虚软。这是七情所致。经常进冷饮食，冷气熏脉，则血涩气少，脉也虚软。这是饮食所伤。

按：本节主讲外感六淫，内伤七情的发病机理，而血脉系统既是病传的途径，又是诊断的主要依据。

〔**原文**〕 帝曰：经言阳虚则外寒，阴虚则内热；阳盛则外热，阴盛则内寒。余已闻之矣，不知其所由然也。

岐伯曰：阳受气于上焦，以温皮肤分肉之间。今寒气在外，则上焦不通，上焦不通，则寒气独留于外，故寒慄。

帝曰：阴虚生内热奈何？

岐伯曰：有所劳倦，形气衰少，谷气不盛，上焦不行，下脘不通，胃气热，热气熏胸中，故内热。

帝曰：阳盛生外热奈何？

岐伯曰：上焦不通利，则皮肤致密，腠理闭塞，玄府不通，卫气不得泄越，故外热。

帝曰：阴盛生内寒奈何？

岐伯曰：厥气上逆，寒气积于胸中而不写，不写则温气去，寒独留，则血凝泣，凝则脉不通，其脉盛大以濇，故中寒。

〔**新编**〕 黄帝说：《医经》上讲的阳虚则体表发冷，阴虚则内里发热；阳盛则外呈热象，阴盛则内里寒凉。我已经明白其意思，但不知是怎样发生的？

岐伯答：身体从上焦心肺得到温热，温暖全身皮肉之间。现在寒气侵袭体表，使热气不能外散，皮肤无热气增温，只有寒气留在体表，所以寒战而起皮栗。

按：寒慄即寒战。是肌肉在寒冷环境中自发的不随意阵发性收缩，以增加产热。

黄帝问：阴虚则内中发热是怎样发生的？

岐伯答：因为劳累，体力下降，又处于饥饿状态。上面不进食，胃容不下输，胃中不断产热，热气熏胸腹，所以自觉心中发热。

按：此处的阴，指营养机体的营养物质。

黄帝问：阳盛则体表发热是怎样发生的？

岐伯答：上焦不通畅，皮肤、肌理、汗孔闭塞不通，卫气不能调节使热外泄消散，致使体表温度增高。

按：皮肤是人体主要的散热组织。皮肤密闭失去散热功能，导致体温增高。妙的是卫气不得泄越一句，把神经系统的体温调节功能道尽了。

黄帝问：阴盛则内生寒症是怎样发生的？

岐伯答：足部厥逆寒冷向上发展，寒气聚积于胸腹不能消散，致使正常温度下降，寒气留于内，使血循受阻，脉不通畅，血滞留脉中，脉现充盈粗大而滞涩，血流减少形成内寒。

按：此节经论符合循环障碍导致体温下降的现代医学认识。

厥气上逆：就是厥逆肢冷向上扩展。

⑥〔**原文**〕 帝曰：阴与阳并，血气以并，病形以成，刺之

奈何？

岐伯曰：刺此者，取之经隧，取血于营，取气于卫，用形哉，因四时多少高下。

帝曰：血气以并，病形以成，阴阳相顷，补写奈何？

岐伯曰：写实者气盛乃内针，针与气俱内，以开其门，如利其户；针与气俱出，精气不伤，邪气乃下，外门不闭，以出其疾；摇大其道，如利其路，是谓大写，必切而出，大气乃屈。

帝曰：补虚奈何？

岐伯曰：持针勿置，以定其意，候呼内针，气出针入，针空四塞，精无从去，方实而疾出针，气入针出，热不得还，闭塞其门，邪气布散，精气乃得存，动气候时，近气不失，远气乃来，是谓追之。

〔新编〕黄帝说：阴经与阳经已有相并，血与气已经与邪气并合，病状已经出现，该怎样针刺？

岐伯讲：对此种状况应刺大经脉，刺血调理营气，取气调节神经。这要通过身形穴位，还需根据四季气候考虑刺之深浅和用针多少。

黄帝说：血与气已经与邪气并合，症状已经显现，人迎脉与寸口脉大小有倍数之别，该怎样补泻？

岐伯讲：泻实，待脉气盛时进针，针与盛气俱入穴内，以开气门，而利气户，针引气出，精气无损伤，邪气即退，穴孔不闭，以出其病，摇针孔大，以通邪路。这是大泻法。必左手切压穴孔，大邪才可屈服。

黄帝问：补虚脉用什么方法？

岐伯讲：执针置穴处、勿刺入，以吸引病人注意力。推移穴处皮肤，待病人呼气时进针，气出针入，使针孔内收，精气血气无隙可出。待虚脉充实时迅速出针，气吸针出，纳还皮肤，关闭针孔，邪气消散，精气得以保存。脉气充实须留针候时，穴处近气不失，远气来充。此称追而济之。

〔原文〕 帝曰：夫子言虚实者有十，生于五藏，五藏五脉耳。夫十二经脉皆生其病，今夫子独言五藏，夫十二经脉者，皆络三百六十五节，节有病必被经脉，经脉之病，皆有虚实，何以合之？

岐伯曰：五藏者，故得六府与为表里，经络支节，各生虚实，其病所居，随而调之。病在脉，调之血；病在血，调之络；病在气，调之卫；病在肉，调之分肉；病在筋，调之筋；病在骨，调之骨；燔针劫刺其下及与急者；病在骨，焠针药熨；病不知所痛，两蹻为上；身形有痛，九候莫病，则缪刺之；痛在于左而右脉病者，巨刺之。必谨察其九候，针道备矣。

〔新编〕 黄帝说：先生讲虚实共有十种表现，都发生于五脏。五脏只有五对脉。但十二经脉皆生经病及所属内脏病。现在先生只讲了五脏。还有，十二经脉皆通三百六十五支络。支络有病必然波及经脉。经脉之病皆有虚实。十种虚实该与哪个对应呢？

岐伯讲：我说的五脏，自然包括与其相表里的六腑，还有经络所连系的三百六十五支节，受邪后各有虚实。其病所在的部位，随需要而调治。病在经脉，即调治经中血；病在血液，调治血络；痛麻属气，调治卫气；病在肌肉，调治肌肉间隙；病在肌腱韧带，调治局部；病在骨，治用烧针或加药熨，这叫在骨守骨，在筋守筋。阴部病难以启齿，选取阴跻照海，阳跻申脉。身有病痛，九候脉正常，可用对侧取穴的缪刺法。病症在左而右脉病者，先治脉病之侧，这叫巨刺法。还须细心地应用三部九候针法，针法方称得完备。

按：经文所列病在脉，调之血六种病诊治法，均属于局部诊治法。

病不知所痛：不知所痛，即感觉丧失，无论中枢性的或周围性的，均非照海和申脉所能担当。检《明堂经》照海穴主治有男子阴暴起，妇女淋沥（带下），阴挺出（子宫脱垂）诸症。则经文之病不知所痛，非无痛也，只是难以启齿罢了。

7. 缪刺论篇第六十三

病痛与病脉交叉出现的刺法

①〔**原文**〕 黄帝问曰：余闻缪刺，未得其意，何谓缪刺？

岐伯对曰：夫邪之客于形也，必先舍于皮毛，留而不去，入舍于孙脉，留而不去，入舍于络脉，留而不去，入舍于经脉，内连五藏，散于肠胃，阴阳俱感，五藏乃伤，此邪之从皮毛而入，极于五藏之次也，如此则治其经焉。今邪客于皮毛，入舍于孙络，留而不去，闭塞不通，不得入于经，流溢于大络，而生奇病也。夫邪客大络者，左注右，右注左，上下左右，与经相干，而布于四末，其气无常处，不入于经俞，命曰缪刺。

帝曰：愿闻缪刺，以左取右以右取左，奈何？其与巨刺何以别之？

岐伯曰：邪客于经，左盛则右病，右盛则左病，亦有移易者，左痛未已而右脉先病，如此者，必巨刺之，必中其经，非络脉也。故络病者，其痛与经脉缪处，故命曰缪刺。

〔**新编**〕 黄帝问道：我听您提及缪刺，但不知它的意思。什么是缪刺？

岐伯讲：外邪侵犯人体，必先在皮毛层出现症状，未得到去除，便进犯到孙络。邪留而未去，便扩展到络脉。仍未得到医治，便进入经脉，从而累及五脏，散入胃肠。阴阳内外俱已受病，五脏便可受到伤害。这是外邪从皮毛进犯人体，最后病及脏腑的顺序。如此则从经脉调治。现在的情况是，外邪侵袭皮毛，进入孙络，稽留未被去除，也未得一步步进入经脉，只是由小络蓄积后溢入大络，仅表现出络病的症状。当邪留蓄于大络时，只在左右络之间流串，其上下虽与经脉干连，但只向下流布于四肢远端，络中病邪没有固定部位，也不进入经穴，所以要用缪刺法。

黄帝问：愿问缪刺法，左病取右穴，右病取左穴怎样取穴？它与巨刺法有什么区别？

岐伯讲：病邪存在经脉时，出现左侧脉盛右侧有病状，右侧脉盛左侧有病状，也有变化的情况，先左侧病痛尚存在而右脉已出现病象。遇到这种状况，应该用巨刺法，必须刺中经脉，而不是浮络。但是在络病时，其病痛与病脉交错出现，所以要用缪刺法。

②**〔原文〕** 帝曰：愿闻缪刺奈何？取之何如？

岐伯曰：邪客于足少阴之络，令人卒心痛，暴胀，胸胁支满，无积者，刺然骨之前出血，如食顷而已。不已，左取右，右取左。病新发者，取五日已。

〔新编〕 黄帝问：我想知道缪刺的病状，怎样针刺？

岐伯讲：病邪留住在足少阴之络，使人发生急性心胃痛，随之腹部胀满，牵连胸胁，如查腹部无积块，可刺然谷穴处盛络出血，一顿饭时间便可缓解。如无效，可在病痛对侧取穴，如系新发病，针治五天即可痊愈。

按：左病右取，可取对侧然谷，也可取病痛部位对侧。

〔原文〕 邪客于手少阳之络，令人喉痹舌卷，口干心烦，臂外廉痛，手不及头，刺手中指次指爪甲上，去端如韭叶各一痏，壮者立已，老者有顷已，左取右，右取左，此新病数日已。

〔新编〕 病邪留在手少阳经的支络，使人喉头阻塞而痛，舌缩上卷，口咽干燥，心中烦乱，臂外侧痛，手臂不能上举至头，可刺手第四指指甲上的关冲穴各一次，少壮者即时效，老弱者待时效。也用左病右取方法。新发病数日可愈。

〔**原文**〕 邪客于足厥阴之络，令人卒疝暴痛，刺足大指爪甲上，与肉交者各一痏，男子立已，女子有顷已，左取右，右取左。

〔**新编**〕 病邪入留在足厥阴的支络，使人发生急性疝气痛，可刺足大指内侧大敦穴各一次，男性立时效，女性稍时效。也用左病右取的缪刺法。

〔**原文**〕 邪客于足太阳之络，令人头项肩痛，刺足小指爪甲上，与肉交者各一痏，立已，不已，刺外踝下三痏，左取右，右取左，如食顷已。

〔**新编**〕 病邪入留在足太阳之络，使人头，后项，肩背痛。可刺足小指端外侧至阴穴各一次，立时有效。如无效，再刺足外踝上飞扬穴三次。用左病右取，右病左取法，稍时即效。

按：足外踝下之申脉，金门均不主治头项肩痛，而外踝上之飞扬穴主治头眩痛，颈项痛。飞扬为太阳络穴。故改为《甲乙》之外踝上。

〔**原文**〕 邪客于手阳明之络，令人气满胸中，喘息而支胠，胸中热。刺手大指次指爪甲上，去端如韭叶各一痏，左取右，右取左，如食顷已。

〔**新编**〕 病邪留在手阳明的支络，使人胸中膨满，呼吸气喘撑胸胁，胸内热。刺手食指端商阳穴各一处。左取右，右取左，稍时愈。

〔**原文**〕 邪客于臂掌之间，不可得屈，刺其踝后，先以指按之痛，乃刺之，以月死生为数，月生一日一痏，二日二痏，十五日十五痏，十六日十四痏。

〔**新编**〕 病邪住留在手腕上下，屈指掌即痛，刺其踝后，先以手按压腕上下，疼痛明显即刺之，以月生月没为针刺天数，一日一次，十五之前渐增之，十五之后渐减之。

按：此症似为腱鞘炎，为肌腱劳损所致。如为腱鞘囊肿，针愈后易复发。

〔**原文**〕 邪客于足阳蹻之脉，令人目痛从内眥始，刺外踝之下半寸所各二痏，左刺右，右刺左，如行十里顷而已。

〔**新编**〕 病邪在足部阳跻脉，使人眼痛从内眦开始。可刺足外踝下的申脉穴皆二次，左刺右，右刺左，如步行十里路的时间即效。

〔**原文**〕 人有所堕坠，恶血留内，腹中满胀，不得前后，先饮利药，此上伤厥阴之脉，下伤少阴之络，刺足内踝之下，然骨之前血脉出血，刺足跗上动脉，不已，刺三毛上各一痏，见血立已，左刺右，右刺左。善悲惊不乐，刺如右方。

〔**新编**〕 人由高处跌落坠下，造成内出血，积血留于体内，出现腹中鼓满膨胀，不能大小便。（此为上伤足厥阴之脉，下伤足少阴之络）应先服泻下药，再刺足内踝下照海穴，刺然骨前血络出血，刺足跗上动脉冲阳穴。如无效，刺三毛上大敦穴出血，即刻有效。左病刺右，右病刺左。经常悲伤害怕，也可用此方法刺治。

按：《灵枢·五邪》邪在肝条，及《灵枢·寒热病》身有所伤条有相关条文，可参阅。

〔**原文**〕 邪客于手阳明之络，令人耳聋，时不闻音，刺手大指次指爪甲上，去端如韭叶各一痏，立闻，不已，刺中指爪甲上与肉交者，立闻，其不时闻者，不可刺也。耳中生风者，亦刺之如此数，左刺右，右刺左。

〔**新编**〕 病在手阳明之络，使人耳聋，间断性听不到声音。刺手食指指甲上，距甲床如韭叶宽皆一次，立效。如无效，刺中指端与肉接者，可立时闻声。如不能间断性听到声音，针刺效果不佳。耳鸣喧闹如风者，也可用上法治疗。左病刺右，右病刺左。

〔**原文**〕 凡痹往来行无常处者，在分肉间痛而刺之，以月死生为数，用针者随气盛衰，以为痏数，针过其日数则脱气，不及日数则气不写，左刺右，右刺左，病已，止，不已，复刺之如法，月生一日一痏，二日二痏，渐多之；十五日十五痏，十六日十四痏，渐少之。

〔**新编**〕 痹痛呈间歇性，也无固定部位，病在肌肉间隙。随痛而刺之。以月生日数为刺数，月生一日刺一次，月生二日刺二次，渐次增加，至月十五日刺十五次，至十六日十四次，渐减少。(用针的医生，应随天气和人气的盛衰作为针刺的次数，如超过日数易损气，不够日数则病气不除)。左刺右，右刺左，病愈为止。不愈，可再刺一疗程。

〔**原文**〕 邪客于足阳明之络，令人鼽衄上齿寒，刺足中指次指爪甲上，与肉交者各一痏，左刺右，右刺左。

〔**新编**〕 病邪留在足阳明经之络，使人鼻塞流鼻血，上齿怕冷热刺激，可刺足次指爪甲上的厉兑穴一次。左刺右，右刺左。

按：《灵枢·经脉》足阳明出于中指。疑本节原文为中指，后人生疑改为次指。要之，应以实践验证之。

〔**原文**〕 邪客于足少阳之络，令人胁痛不得息，咳而汗出，刺足小指次指爪甲上，与肉交者各一痏，不得息立已，汗出立止，咳者温衣饮食，一日已。左刺右，右刺左，病立已，不已，复刺如法。

〔**新编**〕 病邪在足少阳经的支络，使人胁痛影响呼吸，每咳嗽便冒汗。可刺足第四指爪甲上的窍阴穴。左病刺右，右病刺左，立有效验。如无效，可用同样方法再刺，影响呼吸的胁痛即可缓解，咳嗽冒汗现象亦可减轻。治疗咳嗽，可配合给病人穿上温暖的衣裳，进温热饮食，一天即有效验。

〔**原文**〕 邪客于足少阴之络，令人嗌痛，不可内食，无故善怒，气上走贲上，刺足下中央之脉各三痏，凡六刺，立已，左刺右，右刺左。

嗌中肿，不能内唾，时不能出唾者，刺然骨之前，出血立已，左刺右，右刺左。

〔新编〕 病邪在足少阴之络脉，使人咽痛影响进食。因咽部难受不堪，常发脾气。胃气上反，阻而喷出。可刺足心涌泉穴各三次，共六次。可很快有效。

扁桃体肿大，不能咽唾液，有时不能吐出唾液，也用缪刺法，刺然谷穴血脉，出血后即可减轻。左病刺右，右病刺左。

按：扁桃体肿大，用三棱针局部点刺出血，效果更明显。

〔**原文**〕 邪客于足太阴之络，令人腰痛，引少腹控胁，不可以仰息，刺腰尻之解，两胂之上，是腰俞，以月死生为痏数，发针立已，左刺右，右刺左。

〔**新编**〕 病邪在足少阴之络，使人腰痛，前引小腹连及软胁，不能仰身呼吸。刺腰骶骨解之间，脊旁起肉之上。（是腰俞）以月生日数渐增，以月亏日数渐减为刺数，疗后即可有效。

按："是腰俞"三字可能为夹注。所刺应为膀胱俞。在十九椎下，脊突旁一寸五分，内平第二骶孔（次髎穴）。

〔**原文**〕 邪客于足太阳之络，令人拘挛背急，引胁而痛，刺之从项始，数脊椎侠脊，疾按之应手如痛，刺之傍三痏，立已。

〔**新编**〕 病邪留在足太阳之络，使人背部拘挛紧急，前引胁肋而痛。针刺取穴从后项部开始按压脊柱两旁，速按之至手下明显疼痛处，即在痛处刺三针，即时减轻。

按：此局部取穴法，痛点少则取穴少，痛点多则取穴多。

〔**原文**〕 邪客于足少阳之络，令人留于枢中痛，髀不可举，刺枢中，以毫针，寒则久留针，以月死生为数，立已。

治诸经刺之，所过者不病，则缪刺之。

〔**新编**〕 病邪留在足少阳之络，使人长期髋关节痛，髋关节活动困难。用毫针刺环跳穴，遇寒痛重者久留针，也以月增月减为刺数，立效。

治各经脉病，以经所过穴刺治；如病不在经所过部位，则用缪刺法。

〔**原文**〕 耳聋，刺手阳明，不已，刺其通脉出耳前者。

齿龋，刺手阳明，不已，刺其脉入齿中，立已。

〔**新编**〕 耳聋，间断性听不见声音，刺手阳明商阳穴。如无效，刺其脉通耳内出于耳前之穴。

齿龋疼痛，刺手阳明商阳穴。无效时，刺其经脉入齿中者，立即止痛。

按：通脉出耳前者：《灵枢·经脉》"三焦手少阳之脉……从耳后入耳中，出走耳前。耳屏上切迹前有耳门穴。胆足少阳之脉……从耳后入耳中，出走耳前。耳屏间切迹前有听会穴"。

其脉入齿中：《灵枢·经脉》足阳明入上齿；手阳明入下齿。大迎、内庭、合谷、温留皆治。

〔**原文**〕 邪客于五脏之间，其病也，脉引而痛，时来时止，视其病，缪刺之于手足爪甲上，视其脉，出其血，间日一刺，一刺不已，五刺已。缪传引上齿，齿唇寒痛，视其手背脉血者去之，足阳明中指爪甲上一痏，手大指次指爪甲上各一痏，立已，左取右，右取左。

〔**新编**〕 病邪在五脏之间，每病发时，筋脉抽引而痛，时发时止。察看其病的部位属何经，刺其病对侧手或足爪甲上穴位，再察络脉充盈色赤者出其血，隔日一刺，一至五刺可愈。

脉引痛交错转引上齿，唇与齿冷痛。察其手背皮静脉有充盈红赤者决除之，再刺足阳明中指爪甲上一次，手食指爪甲上商阳穴一次，用左病右取，右病左取法，可迅速见效。

按：此节所述病状，颇似三叉神经痛。如此认识经意，则五脏改五官最恰。

缪传引上齿节，似指有将三叉神经痛误诊为齿痛者，有时患者也诉说不清。三叉神经痛属难治病，现代治疗多为损伤性。针疗远端取穴疗效较好。

③〔**原文**〕 邪客于手、足少阴、太阴、足阳明之络，此五络皆会于耳中，上络左角。五络俱竭，令人身脉皆动，而形无知也，其状若尸，或曰尸厥，刺其足大指内侧爪甲上，去端如韭叶，后刺足心，后刺足中指爪甲上各一痏，后刺手大指内侧，去端如韭叶，后刺手心主，少阴锐骨之端各一痏，立已。不已，以竹管吹其两耳，鬄其左角之发方一寸，燔治，饮以美酒一杯，不能饮者灌之，立已。凡刺之数，先视其经脉，切而从之，审其虚实而调之，不调者经刺之，有痛而经不病者缪刺之，因视其皮部有血络者尽取之，此缪刺之数也。

〔**新编**〕 病邪留在手少阴、足少阴、手太阴、足太阴和足阳阴之络，此五络皆会合于耳中，上络于左额角。因五络俱衰竭不能上达，使人上下脉皆有搏动，但身形无知觉，形状象死尸，或称尸厥。针治取足大指内侧之隐白穴，足心之涌泉穴，足中指爪甲上一穴，再刺手大指内侧少商穴，手少阴锐骨前神门穴，即可苏醒。如用针无效，可用竹管向耳中吹气，再剃左鬓角头发一方寸（指长发）烧存性研面，用好酒（应是黄酒）一杯送下，不能自咽者可灌之，可很快见效。

凡针刺之法，应诊察其经脉，切按循查，据其虚实而进行调治。脉有寒热虚实之象者，行虚补实泻热疾寒留之法。有病状而脉无异常者用缪刺法。不管是经刺还是缪刺，但检查发现体表有充盈赤色的脉络者应尽决除之。这就是缪刺的方法。

按：对尸厥，身脉皆动，便可排除休克或虚脱症，还应排除各种原因引起的中枢神经伤病所致昏迷，但皆非经所出方能治者。符合本节所述者，有癔病，精神病的木僵状态等。针刺治疗有效。但对癔病，针前予以周到的心理开导或暗示诱导是必要的。

8. 异法方宜论篇第十二

治病方法来自地理环境与生活习惯

①〔**原文**〕 黄帝问曰：医之治病也，一病而治各不同，皆愈何也？

岐伯对曰：地势使然也。故东方之域，天地之所始生也，鱼盐之地，海滨傍水，其民食鱼而嗜咸，皆安其处，美其食。鱼者使人热中，盐者胜血，故其民皆黑色疏理，其病皆为痈疡，其治宜砭石。故砭石者，亦从东方来。

〔**新编**〕 黄帝问道：医生们治病，同样的病，所用方法各不相同，却都能治愈，是什么原因？

岐伯回答：是地理环境形成的。如东方地域，天气春早物先生。滨海傍水，盛产鱼盐，此方人食鱼多而口味咸，地湿皆安然，鱼咸自美食；常食鱼使人内热，盐味多令人血浓。因此这里人肤色较黑肌理疏松，所病多为痈疡。痈疡之病，治宜砭石。所以用砭石治病的方法，皆从东方来。

〔**原文**〕 西方者，金玉之域，沙石之处，天地之所收引也，其民陵居而多风，水土刚强，其民不衣而褐荐，其民华食而脂肥，故邪不能伤其形体，其病生于内，其治宜毒药，故毒药者，亦从西方来。

〔**新编**〕 西方地域，出产金属美玉，地多黄沙乱石，天气早凉，田禾单季早成。民居高陵而多风。水硬土坚。不产丝麻，人无长衣，只用粗毛短褐遮身，食半生半熟兽肉而饮酥酪，皮脂厚而肥壮。故外邪难伤其肌肤而病生于肠胃。肠胃病治宜药物内服。所以服药治病的方法，皆从西方来。

〔**原文**〕 北方者，天地所闭藏之域也，其地高陵居，风寒冰冽，其民乐野处而乳食，藏寒生满病，其治宜灸焫，故灸焫者，亦从北方来。

〔新编〕 北方地域，天地闭藏，作物不收。地势高旷，依陵而居，风寒水冰。此方人以游牧为业，习惯于随需包居野处，食肉饮乳，脏寒难消化，多病腹胀满。治宜艾灸热疗。所以艾灸火疗治法，皆从北方来。

〔原文〕 南方者，天地所长养，阳之所盛处也，其地下，水土弱，雾露之所聚也。其民嗜酸而食胕，故其民皆致理而赤色，其病挛痹，其治宜微针，故九针者，亦从南方来。

〔新编〕 南方地域，夏长而物茂，阳强热盛之处。地势低下，水软土弱，露水多，雾气大。民食喜辣，熏烤腊制，久储常食。其民皮理密致而赤色。其病多热挛湿痹。治病宜九针。所以九针治法，皆从南方来。

〔原文〕 中央者，其地平以湿，天地所以生万物也众，其民食杂而不劳，故其病多痿厥寒热，其治宜导引按蹻，故导引按蹻者，亦从中央出也。

②故圣人杂合以治，各得其所宜，故治所以异而病皆愈者，得病之情，知治之大体也。

〔新编〕 中央地区，地平而土湿，天气温和，适于各种动植物生长。人民可食之物多而获食易，故不须过劳而损身。地湿易病痿，血不周流则病厥。治宜捏肌推皮，摩骨伸脉，吐纳引气，摇动肢体。所以导引按蹻治法，皆自中央出。

名医所以采用多种方法治病，是由于各有其适用的环境条件。之所以治法异而病皆能愈者，是因为掌握着疾病的内外因由，正确地采用了医治方法。

9. 移精变气论篇第十三

移精变气属心理治疗，适于往古

①〔**原文**〕 黄帝问曰：余闻古之治病，惟其移精变气，可祝由而已。今世治病，毒药治其内，针石治其外，或愈或不愈，何也？

岐伯对曰：往古人居禽兽之间，动作以避寒，阴居以避暑，内无眷慕之累，外无伸宦之形，此恬憺之世，邪不能深入也。故毒药不能治其内，针石不能治其外，故可移精祝由而已。当今之世不然，忧患缘其内，苦形伤其外，又失四时之从，逆寒暑之宜，贼风数至，虚邪朝夕，内至五藏骨髓，外伤空窍肌肤，所以小病必甚，大病必死，故祝由不能已也。

〔**新编**〕 黄帝问岐伯：我听说古代治病，只须转移精神，回复气血，由神巫祈祷即可治愈。现今治病，虽然药物治内病，医针砭石治外病，也是有能治愈的，有不能治愈的，是什么原因？

岐伯讲：远古人居住旷野，与禽兽相邻，隆冬季节加强活动以御寒，酷暑时月背阴穴居防暑热。内无眷恋贪慕之累心，外无追求仕宦而劳形。（此为无忧无虑之世，故病邪不能深入）所以无须服药治内病，针石治外病，通过神巫祈祷即可治愈疾病。当今之世却不是这样。忧患得失耗其精，劳累辛苦伤其形，又忽于顺从四时之气，违寒暑所宜。邪风累至，早晚邪侵，内入筋骨或五脏，外伤孔窍与肌肤，以致小病转重，大病至危，因此神巫移精变气的方法难以奏效。

②〔**原文**〕 帝曰：善。余欲临病人，观死生，决嫌疑，欲知其要，如日月光，可得闻乎？

岐伯曰：色脉者，上帝之所贵也，先师之所传也。上古使僦贷季理色脉而通神明，合之金木水火土，四时八风六合，不离其常，变化相移，以观其妙，以知其要。欲知其要，则色脉是矣。色以应日，脉以应月，常求其要，则其要也。夫色之变化，以应四时之脉，此上帝之所贵，以合于神明也，所以远死而近生。生道以长，命曰圣王。

〔新编〕 黄帝说：懂了。我想在察看病人时，能够判断预后，决断疑难，掌握重要的诊断方法，如同白昼日光之照形，黑夜月光之现影，可以讲述吗？

岐伯讲：察色和切脉的诊断方法，为前代的帝王所重视，历代先师所传承。（上古时让僦贷季审辨色脉诊，使其在诊断方法上达到神而明之，再结合金木水火土五行的生克理论，四季气候，八风邪气，上下四方物候，正常现象，变化转换，观察奥妙，知病大要。预知疾病的大要，便须精通色脉诊）色诊如日光之明显，脉诊如月相之不差。知其常可察其变。经常学习，临诊验证，熟其精要，了然于心，便可左右逢源。以色之变化，应对脉之四季诊。这便是前代帝王所重视，为诊断中神明之诊法。诊断正确，施治不差，能让病人不应死者不死，尚可生者得生。十全之法广布，得救之家称颂。

③〔原文〕 中古之治病，至而治之，汤液十日，以去八风五痹之病，十日不已，治以草苏草荄之枝，本末为助，标本已得，邪气乃服。暮世之治病也则不然，治不本四时，不知日月，不审逆从，病形已成，乃欲微针治其外，汤液治其内，粗工凶凶，以为可攻，故病未已，新病复起。

〔新编〕 至中古时治病，病起方治。为作五谷宜治热汤，以治八方之邪风，四季寒湿之痹病。十日汤液未愈，接治用紫苏、香附煎服。由于病浅药轻，药病相投，邪气降服。

近世治病却不是这样。针治不参看四季气候，不知用望诊与切诊结合，不辨病脉逆从，延至病症全现，欲以医针治筋骨，汤液治内脏。学识短浅的医生，趾高气扬，扬言可以药到病除，结果旧症未减，新病又起。

按：汤液十日：邪浅病轻，治疗及时，只须热饮食治疗即可。

草苏草荄：寻常易得之物。紫苏，异名苏；香附，莎草之球形根，同用可发表解肌止痛，宜于感冒体痛之症。苏：用枝也；香附，用荄也。

④〔**原文**〕 帝曰：愿闻要道。

岐伯曰：治之要极，无失色脉，用之不惑，治之大则。逆从倒行，标本不得，亡神失国。去故就新，乃得真人。

帝曰：余闻其要于夫子矣，夫子言不离色脉，此余之所知也。

岐伯曰：治之极于一。

帝曰：何谓一？

岐伯曰：一者，因得之。

帝曰：奈何？

岐伯曰：闭户塞牖，系之病者，数问其情，以从其意，得神者昌，失神者亡。

帝曰：善。

〔**新编**〕 黄帝说：请讲诊断中的重要方法？

岐伯讲：诊断中的最主要方法，不可忽视色脉诊。用它诊断可以认准寒热虚实大纲，据以治疗可得补泻温清的原则。如果逆从反施，医病不符，可致丧失神志，形体日损。改换错误的施治，接受正确的疗法，方显医生高明，病者得救。

黄帝：我已经听过先生讲授要道。先生所提的色脉诊，我已经知道了。

岐伯讲：诊之中最紧要的，在于一。

黄帝问：一指什么？

岐伯讲：这个一，可以从病因中得到。

黄帝问：怎样得到？

岐伯讲：关住屋门，堵住窗户，取得病人的信任，追问得病的原因，以便找到投其心意的治法。病人提起精神增强信念，便有了生的欲望，丧失精神信念，便拒治而等死。

黄帝说：讲得好。

按：本篇主导思想是有病早治。所以八风五痹病在表，则汤液，草苏草荄可治。心因性疾病起于内，投其所好施治可霍然。如病形已成，败象丛生，则非本篇所出方法可医。

末段经文显示，切实有效的问诊，不但于诊断有助，也可使治疗得益。

10. 汤液醪醴论篇第十四

汤液醪醴，上古为备，中古疗疾

〔**原文**〕 黄帝问曰：为五谷汤液及醪醴，奈何？

岐伯对曰：必以稻米，炊之稻薪，稻米者完，稻薪者坚。

帝曰：何以然？

岐伯曰：此得天地之和，高下之宜，故能至完，伐取得时，故能至坚也。

①帝曰：上古圣人作汤液醪醴，为而不用，何也？

岐伯曰：自古圣人之作汤液醪醴者，以为备耳，夫上古作汤液，故为而弗服也。中古之世，道德稍衰，邪气时至，服之万全。

帝曰：今之世不必已何也。

岐伯曰：当今之世，必齐毒药攻其中，镵石针艾治其外也。

〔**新编**〕 黄帝问岐伯：作五谷汤液和醪醴有什么要求？

岐伯回答：用稻米作汤液，用稻杆作柴火；稻米用上好的，稻杆用结实的。

黄帝问：为什么？

岐伯答：上好的稻米得天地合和之气，耕地高下适宜，所以品质高。稻杆因割取适时，所以秸秆结实。

黄帝问：上古圣明的人制作汤液，醪醴，只制作不服用是什么原因？

岐伯答：上古圣明的人制作汤液和醪醴，只为及时医病预备，所以制作后不须当时服用。至近古时代，人的生活方式已有变化，虽有邪气时至，但入体不深，及时服汤液仍可皆愈。

黄帝问：当今用汤液治疗，却不能痊愈，是什么原因？

岐伯答：当今之世治病，必须调剂药物治其内，镵石、针艾治其外，方能奏效。

按：①此处有“夫上古作汤液”句，上下不衔接，故删去。如留，则宜将前篇《移精变气论》首段之“此恬憺之世，邪不能深入也”插入，方文意完全。

②〔**原文**〕 帝曰：形弊血尽而功不立者何？

岐伯曰：神不使也。

帝曰：何谓神不使？

岐伯曰：针石，道也。精神不进，志意不治，故病不可愈。今精坏神去，荣卫不可复收。何者，嗜欲无穷，而忧患不止，精气弛坏，营泣卫除，故神去之而病不愈也。

〔**新编**〕 黄帝问：（用针、石治病）已经身形损坏血气衰竭，但疗效不显者是什么原因？

岐伯答：是神志不守的原故。

黄帝问：什么是神不守？

岐伯答：针石治疗，有引导气血的作用。精神不参与，心神不调理，所以病不能愈。现在形坏血失，荣卫气未能恢复，原因何在？病人欲望无穷尽，忧患不能止，精神散乱不能恢复，营血涩滞，卫气失常，所以血气离散病难痊愈。

③〔**原文**〕 帝曰：夫病之始生也，极微极精，必先入结于皮肤。今良工皆称曰：病成名曰逆，则针石不能治，良药不能及也。今良工皆得其法，守其数，亲戚兄弟远近，音声日闻于耳，五色日见于目，而病不愈者，亦何暇不早乎。

岐伯曰：病为本，工为标，标本不得，邪气不服。此之谓也。

〔**新编**〕 黄帝说：疾病初发生时，极其轻微，一般先在皮肤表现出症状。名医们都讲，病状已出现便是逆症，医针砭石不能医，内服药物不能达了。现在的医生均已掌握了疾病发生的诊断方法，遵守其原则步骤，亲戚家人相距很近，其声音每日都能听到，面色天天都能见到，但疾病未能治愈，还能说诊治不够早吗？

岐伯讲：在治病过程中，病为根本，医为帮助。如二者结合得不得当，病气不能服。讲的就是这个道理。

④〔**原文**〕 帝曰：其有不从毫毛而生，五藏阳以竭也，津液充郭，其魄独居，精孤于内，气耗于外，形不可与衣相保，此四极急而动中，是气拒于内，而形施于外，治之奈何？

岐伯曰：平治于权衡，去宛陈莝，微动四极，温衣，缪刺其处，以复其形。开鬼门，洁净府，精以时服，五阳已布，疏涤五藏，故精自生，形自盛，骨肉相保，巨气乃平。

帝曰：善。

〔**新编**〕 黄帝说：也有的病不是从皮肤发生的。五脏阳气已经衰竭，水邪充溢肌肤，阴精在体内无气布化而成死精，阳气不能运化阴精成为空耗，形体臃肿，以致病前衣裳已不适体。此为四肢水胀皮急影响内气运行，血气不能畅行四肢受阻于内，水形现于外不能化于内。应如何治疗？

岐伯答：杂合而治，如同秤锤与秤杆一样，求得阴阳平衡。去宛陈除去瘀络，活动四肢以交通阴阳。温覆衣被，有助于毛孔疏通。缪刺水聚之处，水外溢则皮肉亲和。开魄门以发体汗，洁净府以下秽液，精气便可待时而复，五脏已竭之阳复布，脏腑功能渐复，则阴精自生，身形自盛，骨肉亲合，血气平复。

黄帝说：讲得好！

按：平治于权衡，《太素》平作卒，系杂字。观所列治方，真可谓杂也。

巨气乃平之巨字，恐为篆文血字之误认。

11. 玉版论要篇第十五

欲著于玉版，喻色脉诊之重要也

①〔**原文**〕 黄帝问曰：余闻揆度、奇恒，所指不同，用之奈何？

岐伯对曰：《揆度》者，度病之浅深也。《奇恒》者，言奇病也。请言道之至数：《五色》、《脉变》，《揆度》、《奇恒》，道在于一。神转不回，回则不转，乃失其机，至数之要，迫近于微，著之玉版，命曰合玉机。

〔**新编**〕 黄帝问岐伯：我知道《揆度》和《奇恒》两篇医论，内容不同，有什么作用呢？

岐伯回答：《揆度》是辨别疾病的新旧轻重程度的；《奇恒》主要讲述疑难病的诊断。请让我介绍传世医书中的重要医籍：《五色》、《脉变》、《揆度》、《奇恒》都有一个中心内容——神。神就是血气所变化。面色与脉象的转异而不回复，或是有回复而不能正常运转，都是失去了人体的正常气机。血气状态在人体的主要表现，就在于色诊与脉诊方面。最高深的诊断要领，虽贴身之近却精细而微妙。应该把它刻在玉石版上，教下面结合《玉机》学习。

按：经文所出四篇医著，可能下文已涉及。《灵枢》有《五色》篇，主要讲望诊及脉诊，以之判断病的久新，可能有《揆度》内容。本书的《脉要精微论》、《平人气象论》，或者已包含《脉变》内容。《奇病论》、《大奇论》，很可能就是《奇恒》的扩充篇。

②〔**原文**〕 容色见上下左右，各在其要。其色见浅者，汤液主治，十日已。其见深者，必齐主治，二十一日已。其见大深者，醪酒主治，百日已。色夭面脱，不治，百日尽已。脉短气绝死，病温虚甚死。

色见上下左右，各在其要。上为逆，下为从。女子右为逆，左为从；男子左为逆，右为从。易，重阳死，重阴死。阴阳反他，治在权衡相夺，《奇恒》事也，《揆度》事也。

〔**新编**〕 病色现于颜面的上下左右，全身器官都有相应的望诊部位。病色出现轻浅者，只须五谷汤液主治，十日可愈。病色明显者，必须调剂药物主治，二十一日可愈。病色出现太深者，需要药酒主治，疗程须一百天方愈。如面色晦暗外貌脱形，未经治疗，百日后可能死亡。脉短欲绝呼吸不能接续，随时都有死亡危险。温热病脉虚难触，体弱不支者也是死征。

了解病色出现于颜面的上下左右，脏腑肢节都有其相应的部位，还应注意病色向上发展为加重，向下消散为减轻。女子向右发展为加重，向左移动为减轻；男子向左发展为加重，向右移动为减轻。如果易位，男为重阳，死；女为重阴，死。医生治疗时，可以阴阳反施，阳病治阴，阴病治阳，治其阴阳偏胜，使阴阳趋于平衡。详细内容，都在《奇恒》和《揆度》两篇医论中。

按：古人有男左女右的观念。男女有其生理和解剖的特殊性，疾病也有其特有性。但在诊断治疗时既要考虑其特殊性，更要考虑其共通性。

③〔**原文**〕 搏脉痹躄，寒热之交。脉孤为消气，虚泄为夺血。孤为逆，虚为从。行奇恒之法，以太阴始。行所不胜曰逆，逆则死；行所胜曰从，从则活。八风四时之胜，终而复始，逆行一过，不复可数，论要毕矣。

〔**新编**〕 脉搏上击顶指，痹痛跛行，此为外寒而内热。脉孤短不应尺寸，人虚弱少气。脉虚，见于久泄或大失血，脉孤短为逆，脉虚长为从。

用《奇恒》篇诊法判断预后，可以手太阴寸口脉为主要依据。脉象与四季五行相克为逆，不利于疾病恢复；脉象与四季五行相生为从，有利于疾病向愈。四时八风有正有反，循环往复。如气候反常，就不能按常理判断预后了。

按：关于四时八风内容，可参看《灵枢·九宫八风》相关论述。

12. 灵兰秘典论篇第八

以官职喻脏腑生理功能

①〔**原文**〕 黄帝问曰：愿闻十二藏之相使，贵贱何如？

岐伯对曰：悉乎哉问也，请遂言之：

心者，君主之官也，神明出焉。

肺者，相傅之官，治节出焉。

肝者，将军之官，谋虑出焉。

胆者，中正之官，决断出焉。

膻中者，臣使之官，喜乐出焉。

脾胃者，仓廪之官，五味出焉。

大肠者，传道之官，变化出焉。

小肠者，受盛之官，化物出焉。

肾者，作强之官，伎巧出焉。

三焦者，决渎之官，水道出焉。

膀胱者，州都之官，津液藏焉，气化则能出矣。

凡此十二官者，不得相失也。故主明则下安，以此养生则寿，殁世不殆，以为天下则大昌。主不明则十二官危，使道闭塞而不通，形乃大伤，以此养生则殃，以为天下者，其宗大危，戒之戒之。

〔**新编**〕 黄帝问岐伯：请用官职比喻十二脏的功能，其重要程度如何？

岐伯对道：您的问题好详细啊，现在就讲：

心脏，好比国家的君主，应表现出神气精明。

肺脏，好比国家的首相，应表现出治理有节制的才能。

肝脏，好比国家的将军，担负保疆守土的重任，应智谋周到，出奇制胜。

胆府，禀正执法之官，裁断公平。

膻中，使命之官，上传下达，喜乐由出。

脾脏与胃府，为容纳之官，饮食由之入出。

大肠，传导之官，用利出废。

小肠，受盛之官，消化饮食营养输送精微物资。

肾脏，以精造强之官，智巧入化出神。

三焦，掌决通开沟渠之官，通利水道。

膀胱，州与都之官，藏尿液，经气化方可排出。

所有这十二官，应密切配合，不可孤立独行。所以君主明正则下安。用此法养生则长寿，一世无灾病。用此治理国家则兴盛。主不明则十二官不安分，命令闭塞难实行，形体大伤。用此养生则夭殃，用此治理国家，则政权可危。要警惕啊，警惕！

按：有人研究本篇医论为《内经》之晚出者，可能在东汉。

那是个战乱频繁动荡不安的朝代，医家自然会为国家忧心，盼望国家安定，所以用国家君主官职喻人体脏腑功能。虽有些牵强，但道理是相通的。

〔原文〕 至道在微，变化无穷，孰知其原；窘乎哉，消者瞿瞿，孰知其要；闵闵之当，孰者为良。恍惚之数，生于毫氂，毫氂之数，起于度量，千之万之，可以益大，推之大之，其形乃制。

黄帝曰：善哉！余闻精光之道，大圣之业，而宣明大道，非斋戒择吉日，不敢受也。黄帝乃泽吉日良兆，而藏灵兰之室，以传保焉。

〔新编〕 至高至深的道理精细入微，变化无穷尽，谁能了解最原始的物质是什么！难了吧！道中仿效的人常怀敬惧，谁能推知其要妙呢！悯苦医疾之人，那个更好呢！恍与惚是最小的数，可以进数至毫氂，毫氂之数，就可用物度量了，再千倍万倍增上去，可以益加大上去，再推算再大，便出现了各种物质的形状。

黄帝说：太好了！听您讲光明大道，神圣事业。而宣传光明大道，非敬斋戒杂念，择吉日选良兆，不敢接受。黄帝便择吉日选良兆，藏于洁净具防腐设备的灵兰之室，受传而宝之。

按：恍、惚、毫、氂：均为最小的计量单位。恍惚被认为是无器可量。《孙子算经》：蚕吐丝为忽，十忽为杪，十杪为毫，十毫为氂，十氂为分，十分为寸。毫又作豪，氂又作厘釐。

13. 五藏生成篇第十

与五脏关联的组织生理

①**〔原文〕** 心之合脉也，其荣色也，其主肾也。肺之合皮也，其荣毛也，其主心也。肝之合筋也，其荣爪也，其主肺也。

脾之合肉也，其荣唇也，其主肝也。肾之合骨也，其荣发也，其主脾也。

是故多食咸则脉凝泣而变色；多食苦则皮槁而毛拔；多食辛则筋急而爪枯；多食酸则肉胝而唇揭；多食甘则骨痛而发落，此五味之所伤也。故心欲苦，肺欲辛，肝欲酸，脾欲甘，肾欲咸，此五味之所合也。

〔**新编**〕 心关联的外周组织为脉，其功能状态表现在面色上，它受肾水的制约。肺关联的外周组织为皮，其功能状态表现在皮毛上，它受心火的制约。肝关联的外周组织为筋，其功能状态表现在指甲上，它受肺金的制约。脾关联的外周组织为肉，其功能状态表现在口唇上，它受肝木的制约。肾关联的外周组织为骨，其功能状态表现在头发上，它受脾土的制约。

所以过食咸味，易血黏稠致面色沉浊。过食苦味，易皮枯槁而毛脱。过食辛辣，易筋缩而指甲干枯。过食酸味，易肌皱缩唇上翻。过食甜味，易骨痛而发落。此均为过食五味招致的损害。

心与脉宜苦味食物。肺与皮宜辣味食物。肝与筋宜酸味食物。脾与肉宜甜味食物。肾与骨宜咸味食物。此为有益的食物气味。

按：肾荣发也。《内经》有的篇章作齿。依齿为骨之余。似应为齿。

经所言五味，不可仅理解为口味，还应包含五脏生理宜或禁的食物性质。《灵枢·五味》有谷物、果品、肉类、蔬菜的五味归类。《五味论》有过食五味易致的病理反应。

②〔**原文**〕 五藏之气：故色见青如草兹者死，黄如枳实者死，黑如炲者死，赤如衃血者死，白如枯骨者死，此五色之见死也。

青如翠羽者生，赤如鸡冠者生，黄如蟹腹者生，白如豕膏者生，黑如乌羽者生，此五色之见生也。

生于心，如以缟裹朱；生于肺，如以缟裹红；生于肝，如以缟裹绀；生于脾，如以缟裹栝楼实，生于肾，如以缟裹紫，此五藏所生之外荣也。

〔**新编**〕 五脏之气色：其面色外现，青如已割待用之草者为死色，黄如已干枳实者为死色，黑如烟熏者为死色，赤如已凝之血为死色，白如所弃之骨者为死色。此五色外现枯槁为死症。

病人面色青如翠鸟羽毛者为生色，红如鸡冠者为生色，黄如活蟹之腹者为生色，白如新取猪脂者为生色，黑如乌鸦羽毛者为生色。此五色外现因其润泽，故为生色。

面色红来自心血，如用白绸裹朱砂；白色来自肺气，应如白绸内包粉色绸；青色来自肝气，应如白绸包红青色绸；黄色来自脾运，应如白绸裹瓜蒌果实；黑色来自肾气，应如白绸裹紫绸。此为五脏功能表现的健康色。

〔**原文**〕 色味当五藏：白当肺，辛；赤当心，苦；青当肝，酸；黄当脾，甘；黑当肾，咸。故白当皮，赤当脉，青当筋，黄当肉，黑当骨。

〔**新编**〕 五色五味应五脏：肺应白色，宜于辣味；心应赤色，宜于苦味；肝应青色，宜于酸味；脾应黄色，宜于甜味；肾应黑色，宜于咸味。因此，肺应白色及其所主的皮肤，心应赤色及其所主的脉管，肝应青色及其所主的韧带，脾应黄色及其所主的肌肉，肾应黑色及其所主的骨骼。

③〔**原文**〕 诸脉者皆属于目，诸髓者皆属于脑，诸筋者皆属于节，诸血者皆属于心，诸气者皆属于肺，此四支八谿之朝夕也。

故人卧血归于肝，肝受血而能视，足受血而能步，掌受血而能握，指受血而能摄。

卧出而风吹之，血凝于肤者为痹，凝于脉者为泣，凝于足者为厥。此三者，血行而不得反其空，故为痹厥也。

人有大谷十二分，小谿三百五十四名，少十二俞，此皆卫气之所留止，邪气之所客也，针石缘而去之。

〔**新编**〕 有些脉连通于目，众髓皆上升于脑，韧带皆连系关节，全身的血皆连通于心，血之气都出入于肺。此都为四肢腋肘股腘从早至晚所运用。

目得血则视力良，足得血则步履健，掌得血则握力强，指得血则抓得紧。人睡眠时循环血量减少，多余的血储于肝内。睡卧时出至户外被寒风吹袭，寒凝于脉者为脉涩滞，凝于皮者为麻木不仁，凝于足者为足胫厥冷。此三种情况，皆由于血循环未达到的部位出现痹厥。

人有大经穴会十二处，小络穴会三百五十三处（因把十二大经穴会已除外）。此皆由于胃气在此受抑，使邪气得以存留。医针或砭石可由此穴会去除之。

按：人卧血归于肝：我认为，《内经》所讲的肝脾，应与西医解剖所指肝脾名实互换，则中医之肝正是西医的脾了。（见拙编《灵枢经新识》附录《中西医肝脾名实颠倒证》）

④〔**原文**〕 诊病之始，五决为纪，欲知其始，先建其母，所谓五决者，五脉也。是以头痛巅疾，下虚上实，过在足少阴，巨阳，甚则入肾。徇蒙招尤，目冥耳聋，下实上虚，过在足少阳、厥阴，甚则入肝。腹满䐜胀，支鬲胠胁，下厥上冒，过在足太阴，阳明。咳嗽上气，厥在胸中，过在手阳明、太阴。心烦头痛，病在鬲中，过在手巨阳，少阴。

〔**新编**〕 诊断疾病，要以五脏脉作为辨别要领，同样重要的是，审察卫气，为百病母。如头痛及巅顶疾病，是由经脉的上虚下实所致，即足少阴虚足太阳实。如病情加重，肾即受累。

心迷手摇，目昏耳聋，是经脉的上实下虚所致，即足少阳实，足厥阴虚。如病情加重，病即入肝。

腹部胀满，胸肋撑胀，为下部寒厥上犯，为足太阴虚，足阳明实所致。如病情加重，即病入脾。

咳嗽气喘，气上不下，为寒厥在胸，病在手阳明实，手太阴虚。病重者病已入肺。

心烦闷头痛，病在胸鬲，病为手太阳实，手少阴虚。病重入心。

按：经文下三条，缺病因虚实及病重入脏。但不是缺，是省略了。从所病者为虚，所入者为虚，即可推出。

〔**原文**〕 夫脉之小、大、滑、涩、浮、沉，可以指别；五藏之象，可以类推；五藏相音，可以意识；五色微诊，可以目察。能合脉色，可以万全。赤脉之至也喘而坚，诊曰有积气在中，时害于食，名曰心痹，得之外疾，思虑而心虚，故邪从之。白脉之至也，喘而浮，上虚下实，惊，有积气在胸中，喘而虚，名曰肺痹寒热，得之醉而使内也。青脉之至也长而左右弹，有积气在心下支胠，名曰肝痹，得之寒湿，与疝同法，腰痛足清头痛。黄脉之至也大而虚，有积气在腹中，有厥气，名曰厥疝，女子同法，得之疾使四支，汗出当风。黑脉之至也，上坚而大，有积气在小腹与阴，名曰肾痹，得之沐浴清水而卧。

⑤凡相五色之奇脉，面黄目青，面黄目赤，面黄目白，面黄目黑者，皆不死也。面青目赤，面赤目白，面青目黑，面黑目白，面赤目青，皆死也。

〔**新编**〕 脉象的细、粗、滑、涩、浮、沉，可用切诊之手指辨别；五脏的生理及病理状况，可通过皮、脉、肉、筋、骨推论；五脏的声音，可通过知识的积累识别出来；五脏的气色，可从面诊部位观察出来。能用此四诊综合起来诊断，可以正确无误。

心脉有病的脉象，有细颤感而坚硬，这是食气积于内，时常影响进食，病名心痹。得于外有忧患，思虑不解致心虚，故病乘机而入。

肺脉有病的脉象，有细颤而浮，为上虚下实所致。因悲伤过度，气积胸中，抽泣致虚，病名肺痹。伴发弛张热。多因酒醉后行房事所致。

肝脉有病的脉象，脉直长且向左右弹动，为有积气在胃下旁支软胁，病名肝痹。得之伤于寒湿，与疝气相似，可有头痛腰痛足凉。

脾脉有病的脉象，脉粗而虚软，为有积气在腹中，（有厥冷气）病名脾痹。（厥与疝，妇女也有类似表现）多由强力劳动四肢汗出迎风所致。

肾脉有病的脉象，尺部脉硬而粗，为有积气在小腹与外阴，病名肾痹。多由用冷水洗头与身之后即入睡。

凡察五脏的病色，只要颜面黄润有生色，无论目色青、赤、白、黑，预后多佳。而面青目赤，面赤目白，面青目黑，面黑目白，面赤目青，预后多凶险。

按：面部色诊重点在额头，眉间，鼻部。目诊重在巩膜。《灵枢·五色》讲得详细。

色脉诊是经验性极强的诊断方法，非长期实践难得要领。不经过综合分析临症资料，不可轻易言生死。

14. 脉要精微论篇第十七

各种诊法要领、精微在色脉

①〔**原文**〕 黄帝问曰：诊法何如？

岐伯对曰：诊法常以平旦，阴气未动，阳气未散，饮食未进，经脉未盛，络脉调匀，气血未乱，故乃可诊有过之脉。

切脉动静，而视精明，察五色，观五藏有余不足，六府强弱，形之盛衰，以此参伍，决死生之分。

〔**新编**〕 黄帝问岐伯：诊脉有什么讲究？

岐伯回答：正确的诊脉方法，应当在日出时分。此时血气未因日事受扰动，卫气未因繁思而外散，未进饮食，血未内聚，大经未盛，小络尚匀，血与气尚未干乱，因而可以诊断有病之脉。在切脉变化的同时，还应观察眼睛的五色逆顺，以诊断五脏的虚实，六腑的消化功能，身体的胖瘦。以此参比，综合分析，才可判断预后，制定措施。

〔**原文**〕 夫脉者，血之府也，长则气治，短则气病，数则烦心，大则病进，上盛则气高，下盛则气胀，代则气衰，细则气少，涩则心痛，浑浑革至如涌泉，病进而色弊，绵绵其去如弦绝，死。

〔**新编**〕 脉管，是血气的内府。脉搏长者血气正常，脉搏短者血气有病，脉率快则心慌，脉滑大表明病在发展，寸脉盛则胃气隔阻，不能进食，尺脉盛则肠满腹胀。脉率不齐为心气衰弱，脉细小为血气少，脉涩滞为心胃痛。脉体粗硬，滑如泉涌，面色惨白，表明病势险恶；脉来软弱无力，搏动难辨，为将死的征兆。

按：上盛则气高：全元起本高作鬲。《史记·扁鹊仓公列传》："气鬲病，病使人烦懑，食不下，时时呕沫"。为食道癌症状。故据释之。

〔**原文**〕 夫精明五色者，气之华也。赤欲如白裹朱，不欲如赭；白欲如鹅羽，不欲如盐；青欲如苍璧之泽，不欲如蓝；黄欲如罗裹雄黄，不欲如黄土；黑欲如重漆色，不欲如地苍。五色精微象见矣，其寿不久也。夫精明者，所以视万物，别白黑，审短长。以长为短，以白为黑，如是则精衰矣。

〔**新编**〕 眼的视力，面的五色，是人体血气的外在反映。颜面赤色宜如白绸裹朱砂，不可如赭石；白色宜如鹅羽光泽，不可如土盐；青色宜如青玉有光泽，不可如蓼蓝；黄色宜如白罗裹雄黄，不可如黄土色；黑色宜如重漆之光亮，不可如地苍之晦暗。五色所宜皆透光泽，生机尚存；不欲之色枯暗干涩，寿命不长。

眼睛，其功能是观察物象，辨别色彩，审度形状，如果分不出长短，辨不清白黑，如此便证明人的精血衰退了。

〔**原文**〕 五藏者，中之守也，中盛藏满，气胜伤恐者，声如从室中言，是中气之湿也。言而微，终日乃复言者，此夺气也。衣被不敛，言语善恶不避亲疏者，此神明之乱也。仓廪不藏者，是门户不要也。水泉不止者，是膀胱不藏也。得守者生，失守者死。

夫五藏者，身之强也。(由“骨将惫矣”下提此）得强则生，失强则死。头者精明之府，头倾视深，精神将夺矣。背者胸中之府，背曲肩随，府将坏矣。腰者肾之府，转摇不能，肾将惫矣。膝者筋之府，屈伸不能，行则偻附，筋将惫矣。骨者髓之府，不能久立，行则振掉，骨将惫矣。(此处“得强则生，失强则死。”上移)

〔**新编**〕 五脏的功能，各藏其精，共守于内。中气壅盛脏气盛满，气胜恐惧，言声沉闷，如从室中传出，为湿气中阻所致。言声低微，语不相续，为内气丧失的表现。生活懒散，蓬头垢面，行不整衣，卧不盖被，语无伦次，不识亲疏，为神识丧乱的表现。肠胃不储，饮食不留，食过即泻，为五门（咽、贲、幽、兰、肛）不能约束所致。小便失禁，为膀胱约尿功能失用。饮食不留，小便失禁，经治疗能够恢复守固者生，久治不愈者死。

黄帝问：身体的强健与衰弱有什么表现？

岐伯答：五脏功能良好，是身体强健的保证。因而能够保持五脏功能者生命可保，丧失五脏功能者生命可危。头脑为精神内府，如头垂难举，视物费力（老花），是精力减退的表现。脊背为心肺内府，如背驼肩垂，是心肺功能开始衰退的表现。腰为肾之府，俯仰转摇受限，是肾功能疲惫的表现。膝为筋之府，屈伸困难，行则屈身，为筋力疲惫之态。骨内有髓，久站无力，行则颤摇，为骨软髓减所致。

按：本节经文意在表述人至老年后，五脏生理性衰退，其外周组织随之老化，于是出现一系列老态龙钟的状态。

（此处反四时节下移到“以知死生”下）

②〔**原文**〕 帝曰：脉其四时动奈何，知病之所在奈何，知病之所变奈何，知病乍在内奈何，知病乍在外奈何，请问此五者，可得闻乎。

岐伯曰：请言其与天运转大也。万物之外，六合之内，天地之变，阴阳之应，彼春之暖，为夏之暑，彼秋之忿，为冬之怒，四变之动，脉与之上下，以春应中规，夏应中矩，秋应中衡，冬应中权。是故冬至四十五日，阳气微上，阴气微下；夏至四十五日，阴气微上，阳气微下。阴阳有时，与脉为期，期而相失，知脉所分，分之有期，故知死时。微妙在脉，不可不察，察之有纪，从阴阳始，始之有经，从五行生，生之有度，四时为宜，补写勿失，与天地如一，得一之情，以知死生。（由“得强则生，失强则死”下移此）岐伯曰：反四时者，有余为精，不足为消。应太过，不足为精；应不足，有余为消。阴阳不相应，病名曰关格。是故声合五音，色合五行，脉合阴阳。

〔**新编**〕 黄帝问：脉象与四季气候有什么影响？怎么诊知病的部位？怎么诊知病在发展或减退？怎样诊知病在内部？怎样诊知病在外部？这六个问题，可以讲吗？

岐伯讲：请让我用脉象与天时气候的大运转比喻。世上所有生物，上下四方之内，天地运转之变，阴阳消长之应。春天的温暖，渐至夏季的炎暑；秋风的萧瑟，渐近隆冬的严寒。四季气候的变化，脉也随之浮沉。春脉应如规之轻圆，夏脉当似矩之盛满，秋脉应似称梁而俯仰，冬脉应如权码之下沉。尚须知冬至后的四十五日，阳气渐升，阴气渐降；夏至后的四十五日，阴气渐长，阳气渐退。阴阳气的升降有时，与脉象之浮沉为期。如脉与气至时期相反，则知脉因病而变。其变以五行生克断之，则可参伍判断生死之期。四诊微妙在脉候，不可忽略应细审，脉象虽杂有纲纪，首从辨别阴阳始，知阴阳后参五行，脏腑五行有专名，与四季五行参同异，脉时同参勿相失，与天地气应一致，人气时气一于心，判断预后有寸尺。如脉气相反时气者，脉气盛于时气者为邪气实，不足于时气者为精气虚。如气候早于节令者，脉气不足为病增；如气候晚于节令者，脉气有余为病减。寸口脉与人迎脉大小不相应，相差数倍者，为关格脉，为险恶之征。因此讲，病人语声合五音，面色合五行，脉象合阴阳，进行综合诊断。

按：经文反四时者一节，在文内颇感孤立，当为脱简所致。接于下段，虽不协调，亦可勉强为用。

（此处梦象节移篇末）

〔**原文**〕 是故持脉有道，虚静为保。春日浮，如鱼之游在波；夏日在肤，泛泛乎万物有余；秋日下肤，蛰虫将去；冬日在骨，蛰虫周密，君子居室。故曰：知内者按而纪之，知外者终而始之。此六者，持脉之大法。

〔**新编**〕 切脉有要求，平心静气最重要。春季脉浮，如鱼游水波之中；夏季在皮下，浮而充满鼓指；秋季浮毛有下坠之势，如蜇虫即将入伏；冬季下沉至骨，如蜇虫深藏，人入内室。此外，诊内脏病，应沉取细辨之；诊外感病，应反复推求。此六条，为最常用的诊脉方法。

③〔**原文**〕 心脉搏坚而长，当病舌卷不能言；其耎而散者，当消环自已。肺脉搏坚而长，当病唾血；其耎而散者，当病灌汗，至令不复散发也。肝脉搏坚而长，色不青，当病坠若搏，因血在胁下，令人喘逆；其耎而散色泽者，当病溢饮，溢饮者，渴暴，多饮，而易入肌皮肠胃之外也。胃脉搏坚而长，其色赤，当

病折髀；其耎而散者，当病食痹。脾脉搏坚而长，其色黄，当病少气；其耎而散色不泽者，当病足骱肿，若水状也。肾脉搏坚而长，其色黄而赤者，当病折腰；其耎而散者，当病少血，至令不复也。（由后“征其脉与五色俱不夺者，新病也”下提此）肝与肾脉并至，其色苍赤，当毁伤不见血，已见血，湿若中水也。

〔新编〕 心脉之来硬而长，则病舌上缩不能言，如脉软而浮散者，当消缓自愈。

肺脉之来硬而长，当病咳唾血，其脉软而散者，当汗出如注。

肝脉之来硬而长，如面色不青，乃因坠跌或斗殴所致外伤，因有胸腔积血或血气胸，使人气喘影响呼吸。如脉软而散，面色亮泽者，则为溢饮病。溢饮病，因口渴厉害，常大量饮水，水溢至肌皮之间，腹腔之内。

胃脉之来硬而长，面色红，为病大腿痛如折一般。脉软而散者，当病食后饱闷不能食。

脾脉之来硬而长，皮肤黄，当病乏力。脉软而散，面黄无光泽，当病足与小腿肿，象水肿之状。

肾脉之来硬而长，面黄带赤，为病急性腰扭伤。若脉软而散者，为病贫血，病多致不易恢复。

肝脉与肾脉并至，面色青赤，为闭合性外伤，若血已外出，则为受湿或伤已进水。

④**〔原文〕** 帝曰：诊得心脉而急，此为何病，病形何如？

岐伯曰：病名心疝，少腹当有形也。

帝曰：何以言之。

岐伯曰：心为牡藏，小肠为之使，故曰少腹当有形也。

帝曰：诊得胃脉，病形何如？

岐伯曰：胃脉实则胀，虚则泄。

帝曰：病成而变何谓？

岐伯曰：风成为寒热，瘅成为消中，厥成为巅疾，久风为飧泄，脉风成为疠。病之变化，不可胜数。

⑤帝曰：诸痈肿筋挛骨痛，此皆安生。

岐伯曰：此寒气之肿，八风之变也。

帝曰：治之奈何？

岐伯曰：此四时之病，以其胜治之愈也。

〔**新编**〕 黄帝问：诊到心脉急紧，此为什么病，有什么病状？

岐伯答：病名为心疝，腹股沟处应有肿物。

黄帝问：为什么这样讲？

岐伯答：心为单脏为雄，小肠与其相表里，所以推测小腹部应有肿物。

按：少腹：脐下至会阴部均是。此讲小肠疝气。

黄帝问：诊到胃脉，有什么病状？

岐伯答：胃脉实者为腹胀满，胃脉虚者为消化不良性泻泄。

黄帝问：外感成病后会转化出什么？

岐伯答：伤风久可转为长期弛张热。发热消瘦可转为消谷善饥。厥气上逆可转为头颠之疾。发热久可转为晨起腹泄。发热出斑之脉风可转为皮厚面瘤如狮面的厉风。病的变化，难以尽述。

按：疠：喻形如疠鬼。脉风可解为筋脉风，即神经风。为今之麻风病。

黄帝问：各种痈肿，筋挛，关节痛，都是怎么发生的？

岐伯答：此皆因寒气所中，八方邪风病人发展而来。

黄帝问：怎样治疗？

岐伯答：此类四时八风不正之气致病，以其所胜施治。如用针则对症治之，在筋守筋，在骨守骨，痈肿则刺其肿上。

⑥〔**原文**〕 帝曰：有故病五藏发动，因伤脉色，各何以知其久暴至之病乎。

岐伯曰：悉乎哉问也。徵其脉小色不夺者，新病也；徵其脉不夺其色夺者，此久病也；徵其脉与五色俱夺者，此久病也；徵其脉与五色俱不夺者，新病也。（此处肝与肾脉并至条已提前"当病少血，至令不复也"下）

〔**新编**〕 黄帝问：有旧病使五脏发病，因而脉象和面色也有改变，如何从色脉上辨别出是久病还是新病呢？

岐伯答：您问得好全面啊！证其脉小色不脱者，多为新病；证其脉不脱但色脱者，多是久病之轻者；证其脉与色俱脱者，多是久病之重者；证其脉与色俱不脱者，多是新病。

按：脉小，相对于邪脉之大而言，为病未进，气未虚也。

⑦〔**原文**〕 尺内两傍，则季胁也，尺外以候肾，尺里以候腹。中附上，左外以候肝，内以候鬲；右外以候胃，内以候脾。上附上，右外以候肺，内以候胸中；左外以候心，内以候膻中。前以候前，后以候后。上竟上者，胸喉中事也；下竟下者，少腹腰股膝胫足中事也。

〔**新编**〕 （寸口脉的诊脉部位）靠近尺脉两侧，定为肋缘下髂骨上的季胁部位。两手尺脉外侧诊双肾，内侧诊脐内腹腔。连着尺脉为中部关脉。左手关脉外取诊肝，内取诊鬲；右手关脉外取诊胃，内取诊脾。连着关脉为上部寸脉。右手寸脉外取诊肺，内取诊胸中；左手外取诊心，内取诊膻中。脉前诊体腔之前，脉后诊体腔之后。上部寸脉再靠上者，则诊心肺上部的气管咽喉诸器官，尺脉再靠下者则诊小腹、腰、大腿、膝、小腿、足各部位。

按：《内经》作者对脉诊部位的设计，意在与体腔内的器官对应。《灵枢·五色》的面诊部位亦属此法。此种以局部反应全体，以全体反应局部的理论，不一定完全来源于医学实践，但可能具有一定的生物进化因素。

〔**原文**〕 （由"阳受气也"下提此）有脉俱沉细数者，少阴厥也；沉细数散者，寒热也；浮而散者为眴仆。粗大者，阴不足阳有余，为热中也。来疾去徐，上实下虚，为厥巅疾；来徐去疾，上虚下实，为恶风也。故中恶风者，阳气受也。（此处“有脉俱沉细数者”六个分句上提段首）其有静者在足。诸浮不躁者皆在阳，则为热，其有躁者在手。诸细而沉者皆在阴，则为骨痛；数动一代者，病在阳之脉也，泄及便脓血。

诸过者，切之，涩者阳气有余也，滑者阴气有余也；阳气有余，为身热无汗，阴气有余，为多汗身寒。阴阳有余，则无汗而寒。

推而外之，内而不外，有心腹积也。推而内之，外而不内，身有热也。推而上之，上而不下，腰足清也。推而下之，下而不上，头项痛也。按之至骨，脉气少者，腰脊痛而身有痹也。

〔**新编**〕再有，两手寸关尺俱沉细而数的脉，为发热所致两足厥冷；沉细而数且软散之脉，为弛张热；脉浮而虚散者，为头晕目眩仆倒。脉粗大者，为阴不足阳有余，多有内热。脉搏起快下落慢，为上实下虚，为头巅之疾；脉搏起缓下落快，为上虚下实，为惧怕冷风吹袭。（怕风吹者，因阳气虚也）各部脉浮数者为病在阳而发热，如兼躁急者病在足经。各部脉细而沉者病在阴，多为关节痛。脉搏动几次便出现一次间歇者，病在阳腑，见于腹泄及便脓血。（钾代谢紊乱）

切辨各有病脉，脉涩者为阳气有余，主发热不出汗；脉滑者为阴气有余，主出汗多身发凉。切脉循按时，向外推脉，脉仍在内而不外移，为腹内有积块；向内推，脉仍在外而不内移，为体表发热之象。向上推脉，脉上而不回复，主腰至足发凉。向下推脉，脉下而不回复，主头颈部疼痛。脉沉按至骨，脉细气少者，主腰脊关节有痹痛。

按：代脉为脉有间歇，系内脏无气的表现。此处所述为肠炎或痢疾，可出现血钾过高或过低，均可致心律不齐。

〔**原文**〕（由“是故持脉有道”节上移此）是知阴盛则梦涉大水恐惧，阳盛则梦大火燔灼，阴阳俱盛则梦相杀毁伤；上盛则梦飞，下盛则梦堕；甚饱则梦予，甚饥则梦取；肝气盛则梦怒，肺气盛则梦哭；短虫多则梦聚众，长虫多则梦相击毁伤。

〔**新编**〕（当人体生理出现失衡，往往会反映到梦境中。）由此推知，阴气盛时易梦涉大水惟恐被淹，阳气盛时易梦大火燎烧，阴阳俱盛则梦斗杀被伤。上盛则梦振臂飞起，下盛则梦坠落深处。过饱易梦予人食物，过饥易梦在锅灶寻食。肝气盛则梦发怒生气，肺气盛则梦哭泣悲伤。肠内短虫多则梦聚众拥挤，长虫多则梦斗殴相伤。

按：做梦是一种睡眠过程。梦境多与醒觉时感官刺激相关。本文系医学著作，故梦相侧重于自身生理性或病理性刺激所致者。

本节经文又见于《灵枢·淫邪发梦》，只肠寄生虫句为彼篇所无。

15. 平人气象论篇第十八

从平人脉象论及病脉、死脉

①〔**原文**〕 黄帝问曰：平人何如？

岐伯对曰：人一呼脉再动，一吸脉亦再动，呼吸定息脉五动，闰以太息，命曰平人。平人者，不病也。常以不病调病人，医不病，故为病人平息以调之为法。人一呼脉一动，一吸脉一动，曰少气。人一呼脉三动，一吸脉三动而躁，尺热曰病温，尺不热脉滑曰病风，脉涩曰痹。人一呼脉四动以上曰死，脉绝不至曰死，乍疏乍数曰死。

〔**新编**〕 黄帝问岐伯：常人的脉象什么样？

岐伯讲：人呼气时脉搏动两次，吸气时脉也搏动两次，加上每一次呼吸之间的休息期，脉共搏动五次，还有不定时的深呼吸，便是正常人的脉搏次数。正常人就是无病的人。应当以无病的人作对照诊断病人。医生无病，所以为诊断病人而平定好自己的呼吸，作为对照标准。如在呼气时病人脉搏动一次，吸气时脉搏动一次，表示心气无力。在呼气时病人脉搏动三次，吸气时脉搏动三次，如臂尺皮肤发热者为温热病，尺肤不热，但脉兼滑者为外感风寒，脉兼涩者为寒痹。呼气时病人脉搏动四次以上为凶症，脉已无搏动为死亡，脉忽快忽慢也是险症。

按：古代计时器为滴漏，不便携带。故常以医生呼吸为计病人脉率方法。以现代钟表计，正常人呼吸每分钟以 14—20 次计，则脉率相当于 60—80 次。女性较男性略快，入眠状态略慢，运动或情绪激动增幅较多。一次呼吸脉搏两次者，叫心动过缓，见于现代的房室传导阻滞，多见于风心病和冠心病者。

经文所述的三种死脉，不可冒然言死。一个呼吸脉搏动八次以上者，常见于窦性心动过速，若没有休克，心力衰竭者，多无严重后果。脉绝不至者应除外闭塞性动脉炎所致的无脉症。病程可相当长，且有经治疗好转者。我院有一二十多岁时因无脉症住院，现已六十多岁，仍形如完人。脉乍疏乍数者见于阵发性心动过速及多种心律紊乱者。预后取决于是否有严重的心脏病，多数不影响生命及正常生活，且有严重心脏病者现代也多可治疗。

②〔**原文**〕 平人之常气禀于胃，胃者，平人之常气也，人无胃气曰逆，逆者死。春胃微弦曰平，弦多胃少曰肝病，但弦无胃曰死，胃而有毛曰秋病，毛甚曰今病。藏真散于肝，肝藏筋膜之气也，

夏胃微钩曰平，钩多胃少曰心病，但钩无胃曰死，胃而有石曰冬病，石甚曰今病。藏真通于心，心藏血脉之气也。

长夏胃微软弱曰平，弱多胃少曰脾病，但代无胃曰死，软弱

有石曰冬病，弱甚曰今病。藏真濡于脾，脾藏肌肉之气也。

秋胃微毛曰平，毛多胃少曰肺病，但毛无胃曰死，毛而有弦曰春病，弦甚曰今病。藏真高于肺，以行荣卫阴阳也。

冬胃微石曰平，石多胃少曰肾病，但石无胃曰死，石而有钩曰夏病，钩甚曰今病。藏真下于肾，肾藏骨髓之气也。

（由后“命曰反四时也”下提此）人以水谷为本，故人绝水谷则死，脉无胃气亦死，所谓无胃气者，但得真藏脉不得胃气也。所谓脉不得胃气者，肝不弦肾不石也。

③胃之大络，名曰虚里，贯鬲络肺，出于左乳下，其动应衣，脉宗气也。盛喘数绝者，则病在中；结而横，有积矣；绝不至曰死。乳之下其动应衣，宗气泄也。

〔**新编**〕 正常人的血气源于胃肠消化吸收的营养物质。脉有胃气就是正常无病之脉。脉无胃气证明人失去了消化吸收功能，也就失去了支持生命活动的能量来源。

春季脉有胃气微带弦意为正常脉，弦直明显少胃气之和缓者为肝有病，只有弦直毫无胃气为无生气。尚有胃气带浮散者可延至秋季发肝病，浮散明显者当时就已有肝病。正常时五脏功能气分走肝脏者，即储藏为供应其外周组织的筋膜之气。

夏季脉有胃气微带钩意为正常脉，钩曲明显少胃气者为心有病，只有沟曲毫无胃气者为脉无生气。尚有胃气带石沉意者可延至冬季发病，石沉明显者当时就有心病。正常时五脏功能气进入心脏，就成为心脏所作用的血脉循环之气。

长夏有胃气微带粗而软为正常脉，粗而明显少胃气为脾有病，只粗软无胃气为脉无生气。尚有胃气而带石沉意者可延至冬季发病，石沉明显者当时就已有脾病。正常时五脏功能气滋养于脾，脾即储藏供应肌肉的功能气。

秋季有胃气微带浮散意为正常脉，浮散明显少胃气者为肺有病，只有浮散毫无胃气者为脉无生气。尚有胃气而带弦直者可延至春季发病，弦直明显者当时就有肺病。正常时五脏功能气上高入肺，以循环荣血卫气养护生命。

冬季有胃气微带石沉者为正常脉，石沉明显少胃气者为肾有病，只有石沉毫无胃气为脉无生气。尚有胃气带有钩曲意者可延至夏季发肾病，钩曲明显者当时就有肾病。五脏功能气下输于肾，肾藏骨髓之气。

人以饮食为维持生命之本，所以人如断绝饮食便会死亡，脉无胃气也是死亡征象。此处所讲脉无胃气者，是只可诊到真脏脉形不兼有胃气。所讲脉无胃气者，为肝脉只有弦肾脉只有石也。

胃的大络，因内有大腔，故称虚里。其气向下穿膈入腹，向上连接于肺，出现于左乳下，搏动应衣，为众脉的本原之气。（左乳之下，搏动应衣，为心气泄越的征象。）

按：本脏脉之弦脉，如弓弦之状，有直紧意；钩脉如曲钩，有脉波左右冲击之意；长夏之代脉非间歇脉，乃粗而兼软，其与胃脉的区别是：脾的本脏脉是粗而软弱，脉有胃气是和缓有力。毛脉应是浮而分散，如抚兽毛；石脉为沉而兼硬，如隔水摸石。

虚里应指心脏。因脉之胃气为心所行。胃气应是指胃肠所吸收的营养物质，即营气。营气与血气可谓异名同类。营气为水谷之精微，自然处于胃肠。血气和营气是通过心血管系统输送至全身的。我们中国人常有以心为胃，以胃称心的习惯。以胃称心更为普遍。有把胃痛叫心痛的。烧心，恶心本是胃的症状，已有成为医学术语的趋势。

“乳之下其动应衣，宗气泄也”句，全元起本及《甲乙经》均无，可能是对虚里节的夹注。

④〔**原文**〕 欲知寸口太过与不及，寸口之脉中手短者，曰头痛。寸口脉中手长者，曰足胫痛。寸口脉中手促上击者，曰肩背痛。寸口脉沉而坚者，曰病在中。寸口脉浮而盛者，曰病在外。寸口脉沉而弱，曰寒热及疝瘕少腹痛。寸口脉沉而横，曰胁

下有积，腹中有横积痛。寸口脉沉而喘，曰寒热。脉盛滑坚者，曰病在外。脉小实而坚者，病在内。脉小弱以涩，谓之久病。脉滑浮而疾者，谓之新病。脉急者，曰疝瘕少腹痛。脉滑曰风。脉涩曰痹。缓而滑曰热中。盛而紧曰胀。

〔**新编**〕 想了解寸口脉的太过与不及主病：切寸口脉入手短者，病头痛。切寸口脉入手长者，病脚及小腿痛。切寸口脉急促击手者，病肩背痛。寸口脉沉而硬者，为病在内；寸口脉浮而有力者，为病在外。寸口脉沉而无力，病弛张热及疝瘕而少腹痛。寸口脉沉而横向硬，病胁下有积，腹中至两侧痛。寸口脉沉颤如猫喘，当有弛张热。脉盛滑有力者，为病在表阳；脉细硬有力者，为病在里阴。脉细弱且涩滞，成病已久；脉浮滑而疾速，新得之病。脉急紧为小肠疝气小腹坠痛。脉滑为伤风，脉涩为痛痹。脉缓而滑为里热，脉盛而紧为腹胀。脉盛有细颤，兼有短暂之缺跳，为病已入心。脉缓时止而横坚，为胁腹有积块。脉绝无搏动便宣告死亡。

〔**原文**〕 脉从阴阳，病易已；脉逆阴阳，病难已。脉得四时之顺，曰病无他；脉反四时及不间藏，曰难已。臂多青脉，曰脱血。尺脉缓涩，谓之解㑊。安卧脉盛，谓之脱血。尺涩脉滑，谓之多汗。尺寒脉细，谓之后泄。脉尺常热者，谓之热中。

⑤〔**原文**〕（由后“手少阴脉动甚者，妊子也”下移此）脉有逆从四时，未有脏形，春夏而脉瘦，秋冬而脉浮大，命曰逆四时也。风热而脉静，泄而脱血脉实，病在中，脉虚，病在外，脉涩坚者，皆难治，命曰反四时也。

〔**新编**〕 脉象与病之内外寒热相合，病易治愈；脉与病之内外寒热相反，病必缠绵。脉从四季气候与脏相应，为顺无虞；脉反四季气候与脏相克不间脏，必费周折。臂尺皮脉青细，失血所致，尺肉软弱且脉涩，懈怠乏力。卧床不动而脉盛大，必新近有大失血。尺肤滑腻脉涩，为体汗不干。尺肤凉而脉细，泻泄已久。尺肤粗涩而热，为有内热。

脉有随从四时之脉与逆反四时之脉。如不兼五脏脉形，在春夏季而脉沉细，在秋冬季而脉浮大，便是反四季脉象。病发热脉不躁数反迟静，久泄而脉不细弱反粗大，失血脉不细弱而盛实，病在内脉不虚细而实大，病在外脉不盛滑反坚涩，均为脉逆阴阳，病多难治。

按：尺寒脉细：尺寒，非寒凉之谓，为无发热也，《内经》所讲死症，一为有死亡危险，一为难以复原。

（此处“肝见庚辛死”下移篇末）

⑥〔**原文**〕 颈脉动、喘、疾欬，曰水。目裹微肿如卧蚕起之状，曰水。溺黄赤、安卧者，黄疸。已食如饥者，胃疸。面肿曰风。足胫肿曰水。目黄者，曰黄疸。妇人手少阴脉动甚者，妊子也。

〔**新编**〕 颈动脉搏动明显，呼吸气短，下肢浮肿，为水肿病。（心原性浮肿）

眼睑浮肿，睡起后眼下睑如蚕状，也是水肿病。（肾病性水肿）

颜面肿为风水病。（急性肾炎，接触性皮炎，丹毒）

足及小腿肿也是水肿病。（营养不良性浮肿，心原性浮肿）

尿黄以至如茶色，卧床懒动，为黄疸病。眼巩膜黄者也是黄疸病。（肝细胞性黄疸或阻塞性黄疸）

已进食仍有饥饿感者，为消化机能亢盛的胃疸病（甲亢、糖尿病）

妇女手少阴脉或足少阴脉搏动欢快者，为妊娠脉。

按：颈脉动条又见于《灵枢·水胀》篇。此条及目裹肿条，黄疸条，妊子条，又见于《灵枢·论疾诊尺》篇。

（此处“脉有逆从四时”节前移“胃之热中”后），（“人以水谷为本”节移前“肾藏骨髓之气也”后）

⑦〔**原文**〕 太阳脉至，洪大以长；少阳脉至，乍数乍疏，乍短乍长；阳明脉至，浮大而短。

〔**新编**〕 太阳经脉来时，脉洪大且长；少阳经脉来时，脉律脉形变化多；阳明经脉来，脉浮大而短。

按：乍数乍疏：此脉前已言为死脉，不应又是少阳常脉。验之临证，也属凶脉。

⑧〔**原文**〕 夫平心脉来，累累如连珠，如循琅玕，曰心平，夏以胃气为本，病心脉来，喘喘连属，其中微曲，曰心病，死心脉来，前曲后居，如操带钩，曰心死。

平肺脉来，厌厌聂聂，如落榆荚，曰肺平，秋以胃气为本。病肺脉来，不上不下，如循鸡羽，曰肺病。死肺脉来，如物之浮，如风吹毛，曰肺死。

平肝脉来，软弱招招，如揭长竿末梢，曰肝平，春以胃气为本。病肝脉来，盈实而滑，如循长竿，曰肝病。死肝脉来，急益劲，如新张弓弦，曰肝死。

平脾脉来，和柔相离，如鸡践地，曰脾平，长夏以胃气为本。病脾脉来，实而盈数，如鸡举足，曰脾病。死脾脉来，锐坚如乌之喙，如鸟之距，如屋之漏，如水之流，曰脾死。

平肾脉来，喘喘累累如钩，按之而坚，曰肾平，冬以胃气为本。病肾脉来，如引葛，按之益坚，曰肾病。死肾脉来，发如夺索，辟辟如弹石，曰肾死。

（由“谓之热中”下移此）肝见庚辛死，心见壬癸死，脾见甲乙死，肺见丙丁死，肾见戊己死，是谓真藏见，皆死。

〔**新编**〕 正常心脉到指下，如成列之圆珠，如光滑之玉串，可断为正常心脉，夏季脉应以柔和有力之胃气为本。有病心脉，似粗喘样涩涩颤动，脉波向左右冲击如曲钩，可断为有心病。心的险脉，一曲一直，如抚摸挂带之钩，可诊为心的凶脉。

正常肺脉到指下，边平中圆，如落地之榆荚，可断为正常肺脉，秋脉也应以胃气为本。有病肺脉，突起突落，孤立不连，如按鸡羽，中硬外抗，可断为有肺病。肺的险脉，如物浮水面，如风吹毛飘，前后不连，可断为肺的凶脉。

正常肝脉到指下，柔弱招摇，如抚竹枝末梢，中直外柔，可诊为正常肝脉，春脉以柔和有力为本。有病肝脉，饱满而滑，如抚长竹之竿，可诊为有肝病。肝的危脉，紧急而硬，如新张弓弦，毫无弹性，可诊为肝的危脉。

正常脾脉到指下，和柔如抚琴弦，如迎落地鸡足，舒缓悠闲，可断为正常脾脉，长夏时脉以和缓有力为本。有病脾脉，盛实满数，如鸡抬足之顶手，可诊为有脾病。脾的险脉，尖锐如乌鸦嘴硬，如鸟之爪尖，散落如屋漏滴水，如聚水旁流，入手孤硬，可诊为脾的危险脉。

正常肾脉来指下，串串累累如钓钩，如水中触石，可诊为正常肾脉，冬时脉以和缓有力为本。肾的病脉，如牵葛条，按之更硬，可诊为有肾病。肾的险脉，来如牵绳索，过如弹石击手，可诊为肾的险脉。

按：五脏脉是一种界定。是以四季气候的转变，人脉随之形成的生理性变化。古代医家依据五脏的生理特性及其所主的外周组织的功能，对脉象作出性类相近的规定。其中平脉、病脉、死脉，都是在四季脉基础上所兼有和缓胃气的多少作出的划分。

16. 玉机真藏论篇第十九

论五脏脉大要，合观天玉机

①〔**原文**〕 黄帝问曰：春脉如弦，何如而弦？

岐伯对曰：春脉者肝也，东方木也，万物之所以始生也，故其气来，软弱轻虚而滑，端直以长，故曰弦，反此者病。

帝曰：何如而反？

岐伯曰：其气来实而强，此谓太过，病在外；其气来不实而微，此谓不及，病在中。

帝曰：春脉太过与不及，其病皆何如？

岐伯曰：太过则令人善忘，忽忽眩冒而巅疾；其不及，则令人胸痛引背，下则两胠胁满。

〔**新编**〕 黄帝问：春脉象弓的弦，为什么象弦？

岐伯讲：春季的脉象属于肝脉，在五行属东方木。春季是草木开始发生的季节，人的脉气也具有此种特性。因而脉气来时，软弱轻虚滑利，端直而长，象柔和的弓弦。与此相反者为病脉。

黄帝问：相反脉是什么形状？

岐伯答：脉气满实而硬，此为太过，主病在体表；脉气细小而虚，此为不及，主病在内脏。

黄帝问：春季肝脉太过或不及各有什么病状？

岐伯讲：脉太过使人做事恍惚不经心，阵发性昏眩脑胀头难受；脉不及使人胸痛牵引后背，下兼胁下胀满。

按：善忘：王冰注谓怒字之误。但后之忽字，说文也解为忘。且怒为情绪变化，而遗忘却是老年性常见病。故对《内经》常例不可看作定例。

〔**原文**〕 帝曰：善。夏脉如钩，何如而钩？

岐伯曰：夏脉者心也，南方火也，万物之所以盛长也，故其气来盛去衰，故曰钩，反此者病。

帝曰：何如而反？

岐伯曰：其气来盛去亦盛，此谓太过，病在外；其气来不盛去反盛，此谓不及，病在中。

帝曰：夏脉太过与不及，其病皆何如？

岐伯曰：太过则令人身热而肤痛，为浸淫；其不及，则令人烦心，上见欬唾，下为气泄。

〔**新编**〕 黄帝问：夏季的脉象如钩，为什么如钩？

岐伯答：夏季的脉象属于心脉，在五行心属南方火。生物生长茂盛，因而脉搏起盛落虚，其状如钩。与此相反便称病脉。

黄帝问：相反脉是什么形状？

岐伯答：脉搏起盛实下落充满，此为太过，主病在外；脉搏起无力下落反鼓满，此为不及，主病在内。

黄帝问：夏季心脉太过或不及，都是什么病状？

岐伯答：脉太过为身发热，皮肤痛，可发黄水疮或疱疹；脉不及则有心慌，上有咳嗽呕唾，下为矢气下泄。

按：浸淫：有发热，有皮肤痛，则浸淫疮便最有可能了。

〔**原文**〕 帝曰：善。秋脉如浮，何如而浮？

岐伯曰：秋脉者肺也，西方金也，万物之所以收成也，故其气来，轻虚以浮，来急去散，故曰浮，反此者病。

帝曰：何如而反？

岐伯曰：其气来，毛而中央坚，两傍虚，此谓太过，病在外；其气来，毛而微，此谓不及，病在中。

帝曰：秋脉太过与不及，其病皆何如？

岐伯曰：太过则令人逆气而背痛，愠愠然；其不及，则令人喘，呼吸少气而欬，上气见血，下闻病音。

〔**新编**〕 黄帝问：秋季的脉象如浮，为什么如浮？

岐伯讲：秋季的脉象属于肺脉，在五行肺属西方金。谷物收成，草木飘摇。因而脉气也呈轻虚飘浮，搏动起紧落散，便称为浮脉。与此相反者便是病脉。

黄帝问：反脉是什么形状？

岐伯答：脉气来如毛羽，中央硬，两旁虚，此为太过，主病在外；脉气来如毛而轻飘，此为不及，主病在内。

黄帝问：秋季肺脉的太过或不及，各有什么病状？

岐伯答：脉太过则气上逆而后背痛，焦急；脉不及则呼吸气短，气喘咳嗽，痰如泡沫带血，胸喉内如水沸之响。

按：下闻病音：急喘喷出泡沫状痰时，喉中痰鸣声及肺中水泡破裂声，即粗啰音。

〔**原文**〕 帝曰：善。冬脉如营，何如而营？

岐伯曰：冬脉者肾也，北方水也，万物之所以合藏也，故其气来，沉以搏，故曰营，反此者病。

帝曰：何如而反？

岐伯曰：其气来如弹石者，此谓太过，病在外；其去如数者，此谓不及，病在中。

帝曰：冬脉太过与不及，其病皆何如？

岐伯曰：太过，则令人解㑊，脊脉痛而少气不欲言；其不及，则令人心悬如病饥，眇中清，脊中痛，少腹满，小便变。

帝曰：善。

〔**新编**〕 黄帝问：冬季脉象如营，为什么如营？

岐伯讲：冬季的脉象属于肾脉，在五行为北方水。生物属于封藏时期。因而脉气之来沉以附骨，所以名为营。与此相反者为病脉。

黄帝问：反脉是什么形状？

岐伯答：脉气来如弹子石击手者，此为太过，主病在表；脉去如数蓍草，此为不及，主病在内。

黄帝问：冬季肾脉太过或不及，各有什么病状？

岐伯答：脉太过的病状为懈怠无力，脊柱痛，乏力不愿说话；脉不及则腹中空，常有饥饿感，软胁处清冷，脊内痛，小腹满，小便变黄。

黄帝说：讲得好。

〔**原文**〕 帝曰：四时之序，逆从之变异也，然脾脉独何主？

岐伯曰：脾脉者土也，孤藏以灌四傍者也。

帝曰：然则脾善恶，可得见之乎？

岐伯曰：善者不可得见，恶者可见。

帝曰：恶者何如可见？

岐伯曰：其来如水之流者，此谓太过，病在外；如鸟之喙者，此谓不及，病在中。

帝曰：夫子言脾为孤藏，中央土以灌四傍，其太过与不及，其病皆何如？

岐伯曰：太过，则令人四支不举；其不及，则令人九窍不通，名曰重强。

帝瞿然而起，再拜而稽首曰：善。吾得脉之大要，天下至数。《五色》、《脉变》、《揆度》、《奇恒》，道在于一，神转不回，回则不转，乃失其机。至数之要，迫近以微，着之玉版，藏之藏府，每旦读之，名曰《玉机》。

〔新编〕 黄帝问：四季气候与脉象有顺序，脉与四季物候相应者为常脉，与物候相反者为逆脉，是有区别的。但是脾脉主什么季节呢？

岐伯答：脾脉在五行属中央土，在四季之外，以五谷精微灌溉四旁的脏。

黄帝问：然而脾脉的正常与相反，有什么表现吗？

岐伯答：正常脉无特殊表现，但病脉是有表现的。

黄帝问：病脉是什么表现？

岐伯答：脉来如流水外泄者，此为太过，主病在外；如鸟嘴啄食者，此为不及，主病在内。

黄帝问：先生讲脾在四季之外，居中央灌溉四旁四脏。脉的太过与不及，都有什么病状？

岐伯答：脉太过的病状是四肢无力不愿活动；脉不及的病状是九窍无知觉，身体如僵尸。

黄帝肃然起敬地起身，致谢道：讲得好。我已经得到脉诊的大纲和要领，医道的至学。《五色》、《脉变》、《揆度》、《奇恒》，其道理是一致的。遵循经论的指导，为医就不会发生误诊误治；脱离经论的原则，就会干扰人的正常生理，给病人造成不应有的损失。医学至上的精华，应该近在身边而密藏，将其著刻于玉版上，藏于珍籍之府，每晨诵读，署名《玉机》。

按：《五色》、《脉变》、《揆度》、《奇恒》，应是《内经》成书时期通行的诊断用书。

②〔**原文**〕 五藏受气于其所生，传之于其所胜，气舍于其所生，死于其所不胜。病之且死，必先传行至其所不胜，病乃死。此言气之逆行也，故死。肝受气于心，传之于脾，气舍于肾，至肺而死。心受气于脾，传之于肺，气舍于肝，至肾而死。脾受气于肺，传之于肾，气舍于心，至肝而死。肺受气于肾，传之于肝，气舍于脾，至心而死。肾受气于肝，传之于心，气舍于肺，至脾而死。此皆逆死也。一日一夜五分之，此所以占死生之早暮也。

五藏相通，移皆有次，五藏有病，则各传其所胜。不治，法三月若六月，若三日若六日，传五藏而当死，（是顺传所胜之次）故曰：别于阳者，知病从来；别于阴者，知死生之期。（言知至其所困而死。）

〔**新编**〕（五脏传病之序，受五行生克所制。）受病气于自体所生之脏，传于自己所克之脏，病气留住于生己之脏，病传至克己之脏病危。

（此讲病气反传，故有死亡危险）

肝受病气于心，即传于脾，病气留于肾，再传至肺即有死亡危险。

心受病气于脾，即传于肺，病气留于肝，再传至肾即危。

脾受病气于肺，下传于肾，病气留于心，再传至肝者凶。

肺受病气于肾，下传于肝，病气留于脾，再传至心者险。

肾受病气于肝，即传于心，病气留于肺，再传至脾者死。

（此皆因逆转而死）

把一昼夜分为五份，比作四季和长夏之时，用为判断五行生克预后的时段。即日出时为春肝，日午为夏心，傍晚为秋肺，半夜为冬肾，午后为长夏脾。

五脏之气互为交通，脏气传递有其顺序。五脏有病时，容易转移至己所克之脏。如得不到有效的治疗，任其发展，长者可在三个月至六个月之间，短者只在三天至六天之间，传遍五脏，而致死亡。（这是顺传相克致死状况）因此讲，能辨别体表征象，可知疾病始发之因；能诊知内脏脉象，可判断预后吉凶。（此讲可推知至克己之脏而死）

③〔**原文**〕是故风者百病之长也，今风寒客于人，使人毫毛毕直，皮肤闭而为热，当是之时，可汗而发也；或痹不仁肿痛，当是之时，可汤熨及火灸刺而去之。弗治，病入舍于肺，名曰肺痹，发欬上气。弗治，肺即传而行之肝，病名曰肝痹，一名曰厥，胁痛出食，当是之时，可按若刺耳。弗治，肝传之脾，病名曰脾风，发瘅，腹中热，烦心出黄，当此之时，可按可药可浴。弗治，脾传之肾，病名曰疝瘕，少腹冤热而痛，出白，一名曰蛊，当此之时，可按可药。弗治，肾传之心，病筋脉相引而急，病名曰瘛，当此之时，可灸可药。弗治，满十日，法当死。肾因传之心，心即复反传而行之肺，发寒热，法当三岁死，此病之次也。然其卒发者，不必治于传，或其传化有不以次，不以次入者，忧恐悲喜怒，令不得以其次，故令人有大病矣。因而喜大虚则肾气乘矣，怒则肝气乘矣，悲则肺气乘矣，恐则脾气乘矣，忧则心气乘矣，此其道也。故病有五，五五二十五变，及其传化。传，乘之名也。

〔**新编**〕由于伤风症状，是许多疾病初起时的共同症状，如风寒侵犯人体，使人皮缩毛直，汗孔闭而发热。在此阶段，可用发汗退热。有的因寒成痹，或为麻木不仁，或为肿胀而痛，可用热汤外敷，火烤，艾灸，针刺治之。如未经治疗，邪内入病肺，病名肺痹，发生咳嗽，气上涌。仍未得治，病从肺传至肝，病名肝痹，又称肝厥。主症胁痛，食后呕吐。此时可用按摩，针刺治疗。未治，病从肝传至脾，名脾风。症状为发热消瘦，腹中热，恶心，皮肤出现黄疸。在此期间，可按摩，可服药，可药浴。仍未得治，病从脾传至肾，病名为疝瘕，小腹部屈缩有软块，局部发热而疼痛，或成痈出白脓，或有蛔虫外出。病当此时，可按，可药。如未能治疗，病从肾传至心，症为筋脉互为抽引搐急，病名叫瘛。病当此时，可灸疗，可服药。不治，满十日，按常例有死亡危险。如病人能挺过来，在肾传至心时，心又反传到肺，出现弛张性发热，按常例可延续数年而死。这是一般的疾病传变规律及治法。如果病没有上述转化规律，未按常规下传，而由于受忧、恐、悲、喜、怒，情绪的干扰，未能自然发展，出现突然恶化的趋势。因过喜致虚，则肾气乘而克心，过怒则肝气乘而克脾，悲而不止肺气乘而克肝，恐惧不释则脾气乘而克肾，忧思不解则心气乘而克肺。虚则被克，此为常道。所以病本五脏五组病状，相互传变即可发展为五五二十五组，再加上其他因素的干扰，转化远不止此。(转化，即五行相乘的别名)

按：疝瘕：即腹股沟斜疝。如嵌入的肠段未能纳还，可发生缺血性坏死，不经外科手术，便从腹壁溃破，出脓，出虫，便不足为奇了。

对忧恐悲喜怒，令人有大病，我有亲见。1960年冬，一病人因食欲不振肝区痛入院。因全身情况，精神状况尚好，开出查肝功能后，予三级护理，低脂普通饭。周一查房时，该病人泣不成声地说：大夫，我不能活了。我回护办室了解情况。护士说，前天夜其妻从仓州老家来，对他说父亲饿死了，母亲天天哭。不想病人因此病情急转直下，一月之后死亡。又，1966年3月8日邢台地震时，平时病人住病房，有余震时急转防震棚。人在惊恐不安气氛中度日。半月之内，内科十名晚期肝硬化病人，即有三位死亡。此足证经文源于实践。

④〔**原文**〕 大骨枯槁，大肉陷下，胸中气满，喘息不便，其气动形，期六月死，真藏脉见，乃予之期日。大骨枯槁，大肉陷下，胸中气满，喘息不便，内痛引肩项，期一月死，真藏见，乃予之期日。

大骨枯槁，大肉陷下，胸中气满，喘息不便，内痛引肩项，身热脱肉破䐃，真藏见，十月之内死。

大骨枯槁，大肉陷下，肩髓内消，动作益衰，真藏来见，期一岁死，见其真藏，乃予之期日。

大骨枯槁，大肉陷下，胸中气满，腹内痛，心中不便，肩项身热，破䐃脱肉，目匡陷，真藏见，目不见人，立死，其见人者，至其所不胜之时则死。

急虚身中卒至，五藏绝闭，脉道不通，气不往来，譬如堕溺，不可为期。其脉绝不来，若人一息五六至，其形肉不脱，真藏虽不见，犹死也。

〔**新编**〕（病到晚期，呈重病容）皮干骨突，肌形消失，胸中气闷，喘息气不利，呼吸耸肩背，预期六月之内死，如真脏脉出现，死期才可以日判断。（主为肺病所致）

皮干骨突，肌形下陷，胸内气闷，喘息不利，又加胸内痛向肩臂颈项部放射，预期一月死，如真脏脉出现，不可以日判断。（肺，心併病）

皮骨羸瘦，肌肉脱形，胸中气闷，心痛引肩臂颈项，又加发热，肉消溃烂，真脏脉出现，十日之内可能死亡。（肺，心，脾併病）

皮骨干枯，肌肉尽脱，皮包骨头，言语动作更加衰弱，真脏未现，尚可迁延数月，出现真脏脉，死期只在数日间。（肺，心，脾，肾併病）

骨瘦肌消，胸中憋闷，腹内痛，心痛引肩项不便，身热，肌肉破溃脱落，目眶内陷，目不识人，真脏脉现，随时可能死亡。如仍能识人，尚可迁延时日。（五脏全罹患）

急伤急病，暴脱卒中，昏迷无知，指下无脉，看不出呼吸，譬如高处坠堕，失足溺水，均不可妄言死期。如脉无搏动，或一吸搏动五六次，虽形肉未脱，真脏未现，多是死征。

按：破䐃脱肉：应是重症病人最易发生的褥疮。

脉一息五六至：如每次呼吸脉搏五、六次，绝不会是死脉。即使一呼一吸脉搏各五、六次者，如无其它严重病象，也不一定是死脉。所以判断预后一定要全面检查，综合分析，只以实情，明告病家。

〔原文〕 真肝脉至，中外急，如循刀刃责责然，如按琴瑟弦，色青白不泽，毛折，乃死。

真心脉至，坚而搏，如循薏苡子累累然，色赤黑不泽，毛折，乃死。

真肺脉至，大而虚，如以毛羽中人肤，色白赤不泽，毛折，乃死。

真肾脉至，搏而绝，如指弹石辟辟然，色黑黄不泽，毛折，乃死。

真脾脉至，弱而乍数乍疏，色黄青不泽，毛折，乃死。

诸真藏脉见者，皆死，不治也。

黄帝曰：见真藏曰死，何也?

岐伯曰：五藏者，皆禀气于胃，胃者，五藏之本也，藏气者，不能自致于手太阴，必因于胃气，乃至于手太阴也，故五藏各以其时，自为而至于手太阴也。故邪气胜者，精气衰也，故病甚者，胃气不能与之俱至于手太阴，故真藏之气独见，独见者病胜藏也，故曰死。

帝曰：善。

〔**新编**〕 肝的真脏脉之来，浮取沉取皆紧急，如按刀刃直而坚，又如抚琴弦直顶手，如兼面色青白无光泽，体毛枯脆易折，方是死征。

心的真脏脉之来，坚硬光溜，如按薏苡子入指即逝，兼之面色青黑无光泽，毛枯脆易折，方是死征。

肺的真脏脉之来，粗大中虚，如用毛羽触人皮肤，再兼面色如白底涂红，体毛枯脆易折，已近死期。

肾的真脏脉之来，硬而无头尾，如弹石击手乒乒然，兼面色黄黑无光泽，体毛枯脆，死期不远。

脾的真脏脉之来，虚弱而时快时慢，面色黄中透青无光泽，体毛枯脆易折，已近死期。

上述真脏脉的出现，随时有死亡危险，治必无功。

黄帝问：真脏脉出现判断为死征，是什么原因？

岐伯讲：五脏之气，都是从胃肠消化吸收之营养物中获取的，胃肠的营养物质是五脏气的本源。五脏的生理气，不能自行进入血循环抵达手太阴脉，必由胃气吸收进入血循环方可输送至手太阴脉。因为五脏脉是各以所值的季节性界定的脉象，随胃气在切诊的手太阴部位显现出来的。当病邪肆虐时，血之精气必然耗损。当疾病沉重时，和缓有力的胃气缺乏，不能与季节性脉气共至手太阴部位，只剩受气候影响的脉气，即真脏脉出现于手太阴部位。所以真脏脉的出现，表示病理性脉象取代了生理性脉象，所以称死脉。

黄帝说：讲得好。

按：《内经》所讲的胃，有时是包括心脏功能的。《平人气象论》讲，胃之大络，名曰虚里，为脉的宗气，即指心脏。

⑤〔**原文**〕 黄帝曰：凡治病，察其形气色泽，脉之盛衰，病之新故，乃治之无后其时。形气相得，谓之可治；色泽以浮，谓之易已；脉从四时，谓之可治；脉弱以滑，是有胃气，命曰易

治，取之以时。形气相失，谓之难治；色夭不泽，谓之难已；脉实以坚，谓之益甚；脉逆四时，为不可治。必察四难，而明告之。所谓逆四时者，春得肺脉，夏得肾脉，秋得心脉，冬得脾脉，其至皆悬绝沉涩者，命曰逆。四时未有藏形，于春夏而脉沉涩，秋冬而脉浮大，名曰逆四时也。病热脉静，泄而脉大，脱血而脉实，病在中脉实坚，病在外脉不实坚者，皆难治。

〔**新编**〕 黄帝总结说：凡治病前，必诊察病人体形，发育胖瘦，精神状态，营养程度，面色表现，皮肤枯润，脉的盛衰长短，病的急缓新久，然后治疗。体形与精神状态一致，便是可治之例；脉软滑利，为有胃气，与时季相合，治之易效；体形与精神相反，治之费时；病色沉浊，必然难愈；脉实坚紧，为病加重；脉反四时，尚须斟酌。察有四难之征，必告病家实情。所讲的脉反四季，为春季诊得肺脉，夏季诊得肾脉，秋季诊得心脉，冬季诊得脾脉，其来皆搏动无头尾，孤而不连续，沉而不易触，往来艰涩者，均为反四时脉。虽无真脏脉形，但在春夏季脉沉涩，秋冬季脉浮大，也属于反四时脉。还有，发热但脉徐缓，久泻而脉粗大，大失血却脉充实，病在里脉虚弱，病在外脉坚涩者，皆为难治之脉。

〔**原文**〕 黄帝曰：余闻虚实以决死生，愿闻其情。

岐伯曰：五实死，五虚死。

帝曰：愿闻五实五虚。

岐伯曰：脉盛，皮热，腹胀，前后不通，闷瞀，此谓五实。脉细，皮寒，气少，泄利前后，饮食不入，此谓五虚。

帝曰：其时有生者，何也？

岐伯曰：浆粥入胃，泄注止，则虚者活；身汗得后利，则实者活。此其候也。

〔**新编**〕 黄帝问：我听说从虚实可以决死生，想知道是什么内容？

岐伯答：同时有五实可能死，同时有五虚可能死。

黄帝问：愿闻五实和五虚的内容？

岐伯答：脉盛实，身发热，腹胀满，大小便不通，头脑昏乱，此为五实；脉细小，身发凉，无气力，尿多泻痢不止，饮食不进，此为五虚。

黄帝问：有上述症状却有好转者是为什么？

岐伯答：饮食不进者能渐进饭食，泄利前后者泄停尿减，则虚症好转；身热无汗者汗出热降，前后不通者大小便得下，则实症渐复。这都是诊断要点。

17. 藏气法时论篇第二十二

五脏生理及病情发展与四季气候的关系

①〔原文〕 黄帝问曰：合人形以法四时五行而治，何如而从，何如而逆，得失之意，愿闻其事。

岐伯对曰：五行者，金木水火土也，更贵更贱，以知死生，以决成败，而定五藏之气，间甚之时，死生之期也。帝曰：愿卒闻之。

岐伯曰：肝主春，足厥阴少阳主治，其日甲乙，肝苦急，急食甘以缓之。

心主夏，手少阴太阳主治，其日丙丁，心苦缓，急食酸以收之。

脾主长夏，足太阴阳明主治，其日戊己，脾苦湿，急食苦以燥之。

肺主秋，手太阴阳明主治，其日庚辛，肺苦气上逆，急食苦以泄之。

肾主冬，足少阴太阳主治，其日壬癸，肾苦燥，急食辛以润之。

开腠理，致津液，通气也。

〔**新编**〕 黄帝问岐伯：您讲过诊病应结合病人身形及发育营养状况，五脏脉候，用四季气候五行生克而诊。怎样算相从？怎样算相逆？有什么得失表现？请讲其内容。

岐伯讲：五行，就是金木水火土五类物品属性，用其代表的脏腑之间相互促进又互为制约的关系，定义为相生相克，在轮回作用时有主贵主贱的不同。用以判断疾病预后，医事成败，脉气的盛衰，病情的轻重，转归的时间。

黄帝说：请讲具体内容？

岐伯讲：肝配于春季，属木，用足厥阴肝经和足少阳胆经主司。天干排序的甲日乙日配木。肝及其外周组织筋易病抽搐，宜用甘味药物缓解之。

心配于夏季，属火，用手少阴心经和手太阳小肠经主司。天干的丙日丁日配火。心及其外周组织脉易病缓散，宜用酸味药物收敛之。

脾配阴历六月的长夏，属土，用足太阴经与足阳明经主司。天干的戊日己日与其相配。脾及其所主的肌肉易病湿，宜用苦味药物燥之。

肺配于秋季，属金，用手太阴肺经和手阳明大肠经主司。天干的庚日辛日与其相配。肺与其外周组织皮毛易病上气喘，宜用苦味药物泄之。

肾配于冬季，属火，用足少阴经和足太阳膀胱经主司。天干的壬日癸日与之相配。肾与其外周组织骨易病燥，宜用辛味药物滋润之。（辛味具有开皮孔，致汗液，交通营卫的作用）

②〔**原文**〕 病在肝，愈于夏，夏不愈，甚于秋，秋不死，持于冬，起于春。禁当风。肝病者，愈在丙丁，丙丁不愈，加于庚辛，庚辛不死，持于壬癸，起于甲乙。肝病者，平旦慧，下晡

甚，夜半静。肝欲散，急食辛以散之，用辛补之，酸泻之。

〔**新编**〕 春得肝病，好转于夏，夏未好转，至秋加重，如秋未病死，能维持过冬季，至春季便可有起色。（出至户外应避风）肝病之人，好转多在丙丁日，未得好转，加重在庚辛日，庚辛未死，坚持过壬癸日，至甲乙旺日好转。有肝病者，晨时清爽，午后觉重，半夜时安静。治肝病宜散郁，可用辛味药物散解，散即是补，病去后用酸收之。

〔**原文**〕 病在心，愈在长夏，长夏不愈，甚于冬，冬不死，持于春，起于夏，禁温食热衣。心病者，愈在戊己，戊己不愈，加于壬癸，壬癸不死，持于甲乙，起于丙丁。心病者，日中慧，夜半甚，平旦静。心欲软，急食咸以软之，用咸补之，甘泻之。

〔**新编**〕 夏得心病，好转于六月长夏，长夏未好转，至冬季加重，冬未病死，相持于春季，至夏自旺时便有起色。（禁忌热食热衣）心病之人，好转多在戊己相生时，未得好转，多在壬癸相克时加重，壬癸日未死，邪正相持于甲乙日，至丙丁自旺日即可自起。患心病者，中午见轻，夜半加重，日出安静。心病急，治欲软，用咸味药物软之，祛邪即是补正，用甘泻其子。

〔**原文**〕 病在脾，愈在秋，秋不愈，甚于春，春不死，持于夏，起于长夏，禁温食饱食湿地濡衣。脾病者，愈在庚辛，庚辛不愈，加于甲乙，甲乙不死，持于丙丁，起于戊己。脾病者，日昳慧，日出甚，下晡静。脾欲缓，急食甘以缓之，用苦写之，甘补之。

〔**新编**〕 脾有病，好转于秋季，秋未好转，至春季加重，春未病死，相持于夏季，至六月长夏向愈。（忌热食过饱湿处湿衣）脾病患者，多在庚辛日好转，庚辛未好转，会在甲乙两日被克时加重。此两日未死，邪正相持于丙丁日，能挺至戊己日自旺时渐复。脾病患者，每日在日偏西时觉轻，日出时沉重，日落前安静。治脾病欲舒缓，宜用甘味药物和缓之，甘缓即是补，壅则以苦泄之。

〔**原文**〕　病在肺，愈在冬，冬不愈，甚于夏，夏不死，持于长夏，起于秋，禁寒饮食寒衣。肺病者，愈在壬癸，壬癸不愈，加于丙丁，丙丁不死，持于戊己，起于庚辛。肺病者，下晡慧，日中甚，夜半静。肺欲收，急食酸以收之，用酸补之，辛泻之。

〔**新编**〕　肺有病，好转于冬季，冬未好转，至夏季加重，夏能挺住，相持于长夏，至秋自旺时渐复。（忌寒食寒衣）肺病患者，多在壬癸日好转，壬癸未愈，到丙丁日会加重，能挺过丙丁日，至戊己日相持后，至庚辛日趋于平复。肺病病人，半下午觉轻快，中午时沉重，半夜时安静。治肺病欲收敛，宜用酸味药物收敛肺气，敛即是补，用辛散。

〔**原文**〕　病在肾，愈在春，春不愈，甚于长夏，长夏不死，持于秋，起于冬，禁犯焠烪热食温炙衣。肾病者，愈在甲乙，甲乙不愈，甚于戊己，戊己不死，持于庚辛，起于壬癸。肾病者，夜半慧，四季甚，下晡静。肾欲坚，急食苦以坚之，用苦补之，咸泻之。

〔**新编**〕　肾有病，好转于春季，春未好转，加重于长夏，长夏能熬过，邪正相持于秋季，至冬季即可转复。（禁犯烧、灼、火热之物，忌热饮食，温烤衣被。）患肾病者，多在甲乙两日好转，如此两日未好转，便会在戊己日加重。此两日无变，相持于庚辛日，至壬癸日病有起色。肾病者，常在夜半时轻快，一日四分之初加重，半下午时安静。治肾欲守固，宜用苦味守固之，用苦补，用咸泻。

按：上述均为慢性病的自然病程。

〔**原文**〕　夫邪气之客于身也，以胜相加，至其所生而愈，至其所不胜而甚，至于所生而持，自得其位而起。必先定五藏之脉，乃可言间甚之时，死生之期也。

〔**新编**〕　病邪在人体内，其轻重发展变化，常受四季气候的影响。配属关系为：春木肝，夏火心，长夏（六月）土脾，秋金肺，冬水肾。遵循着五行生克关系增减。在其所生（季、日、时）好转，在其受克时加重，在生己之时相持，回至自主位转复。必先明知五脏脉象，才可辨知其生克状况，从而判断轻重时期、死生日期。

按：疾病除受情绪影响外，受环境与气候的影响也是明显的。但是否如经文所述的五行相克理论所定义的季、日、时的情况，尚需研究。

③〔**原文**〕 肝病者，两胁下痛引少腹，令人善怒，虚则目䀮䀮无所见，耳无所闻，善恐，如人将捕之，取其经，厥阴与少阳，气逆，则头痛耳聋不聪，颊肿。取血者。

〔**新编**〕（除五脏脉之外）肝病的症状：两胁下痛放射至下腹部，病人经常发怒。虚症为视物不清，听力减退，心中恐惧，象有人要抓捕自己。刺其经脉，足厥阴肝经与足少阳胆经。如经气上逆，可有头痛，耳聋听力减退，面颊肿。点刺肿周出血。

按：气逆为一组症状。头痛，听力减退可能由颊肿（腮腺炎）所引起。

〔**原文**〕 心病者，胸中痛，胁支满，胁下痛，膺背肩甲间痛，两臂内痛；虚则胸腹大，胁下与腰相引而痛，取其经，少阴太阳，舌下血者。其变病，刺郄中血者。

〔**新编**〕 心病的症状：胸内痛，胁撑满，胁下痛，前胸，后背，两肩胛之间痛，两臂内侧痛。虚症为胸腹部肿起，胁下与腰相互牵引痛。针刺取经脉，手少阴和太阳经，舌下金津玉液。对病胁下及腰痛，可刺委中血脉。

〔**原文**〕 脾病者，身重善肌肉痿，足不收，行善瘈，脚下痛；虚则腹满肠鸣，飧泄食不化，取其经，太阴阳明，少阴血者。

〔**新编**〕 脾病的症状：身沉重，四肢肌肉软弱无力，抬腿费力，行走时易抽筋，脚不敢着地。虚症为腹胀肠鸣，水泄，食不消化。针治取其经足太阴和足阳明，再去除足少阴经的赤红血脉。

按：善肌肉痿：四肢无力的意思，不可作善饥，肉痿解。此组症状为现代肝病的常见症状。

〔**原文**〕 肺病者，喘咳逆气，肩背痛，汗出，尻、阴股、膝、髀、腨、胻足皆痛；虚则少气不能报息，耳聋嗌干，取其经，太阴足太阳之外厥阴内血者。

〔**新编**〕 肺病的症状：气喘，咳嗽，气上涌，肩背痛，自汗出。尾骶、会阴、大腿、膝、髋、小腿前后，足皆痛。虚症为气短，呼吸不能接续，耳聋，咽干。针治取其经手太阴，及下肢内侧后缘血脉。

按：此组症状为肺之脏病及足太阳经病。

〔**原文**〕 肾病者，腹大胫肿，喘咳身重，寝汗出，憎风；虚则胸中痛，大腹小腹痛，清厥意不乐，取其经少阴太阳血者。

〔**新编**〕 肾病的症状：腹水大腹，小腿浮肿，气喘，咳嗽，身体沉重，自汗出，怕风。虚症为胸痛，全腹痛，手足发凉，郁郁不乐。针治取其经脉足少阴与足太阳血脉。

按：此五脏病状乃抽取《灵枢·经脉》的症状梗概，亦有舛错者。治则也基本沿彼篇轨迹。

〔**原文**〕 肝色青，宜食甘，粳米牛肉枣葵皆甘。心色赤，宜食酸，小豆犬肉李韭皆酸。肺色白，宜食苦，麦羊肉杏薤皆苦。脾色黄，宜食咸，大豆豕肉栗藿皆咸。肾色黑，宜食辛，黄黍鸡肉桃葱皆辛。辛散，酸收，甘缓，苦坚，咸软。毒药攻邪，五谷为养，五果为助，五畜为益，五菜为充，气味合而服之，以补精益气。此五者，有辛酸甘苦咸，各有所利，或散，或收，或缓，或急，或坚，或软，四时五藏，病随五味所宜也。

〔**新编**〕 （对五脏病的食疗）肝病面色青，食宜甘味。五谷大米，五畜牛肉，五果枣，五菜冬葵皆属甘味食物。

心病面色为赤，宜食酸味食物。五谷小豆，五畜犬肉，五果李，五菜韭皆属酸味食物。

肺病面色为白，宜食苦味食物。五谷麦，五畜羊肉，五果杏，五菜薤皆属苦味食物。

脾病面色为黄，宜食咸味食物。五谷大豆，五畜猪肉，五果栗，五菜藿皆属咸味食物。

肾病面色为黑，宜食辛味食物。五谷黄黍，五禽鸡肉，五果桃，五菜葱皆属辛味食物。

上述五味：辛性散，酸性收，甘性缓，苦性坚，咸性软。人有疾病，要用药物祛病邪，用五谷养身体，用五果为辅助，用五畜肉补益精血，用五菜补所缺。以食物性味与所病相宜而服食，起到补精益气作用。此粮、肉、果、菜，均有辛、酸、甘、苦、咸之性味，对病人各有所利，其功用或散，或收，或缓，或急，或坚，或软。四季五脏，食物五味对五脏疾病各随所宜而用之。

按：上述食物所宜，与《灵枢·五味》篇同。唯心宜之小豆彼篇作麻，即大麻仁。

18. 宣明五气篇第二十三

宣明有关人体的生理与病理五气

①〔**原文**〕 五味所入：酸入肝，辛入肺，苦入心，咸入肾，甘入脾，是谓五入。

（由“五脏化液”节下提此）五味所禁：辛走气，气病无多食辛；咸走血，血病无多食咸；苦走骨，骨病无多食苦；甘走肉，肉病无多食甘；酸走筋，筋病无多食酸；是谓五禁，无令多食。

〔**新编**〕 五味进入人体，最能显示作用的脏器和组织：酸入肝与筋，辛入肺与皮，苦入心与脉，咸入肾与骨，甘入脾与肉。这是五味所入的五脏及其外周组织。

五脏所忌五味：辛辣对气有影响，气病不可多食辣味食物；咸味对血有影响，血病不可多食咸味食物；苦味对骨有影响，骨病不可过食苦味食物；甜味对肉有影响，肉病不可过食甜味食物；酸味对筋有影响，筋病不可过食酸味食物。这是五味五忌。病人非常想食其味时，不可多食，可少少与食之。

按：《灵枢·五味论》对理解本节有帮助。

〔**原文**〕 五气所病：心为噫，肺为咳，肝为语，脾为吞，肾为欠为嚏，胃为气逆，为哕为恐，大肠小肠为泄，下焦溢为水，膀胱不利为癃，不约为遗溺，胆为怒，是谓五病。

五精所并：精气并于心则喜，并于肺则悲，并于肝则忧，并于脾则畏，并于肾则恐，是谓五并，虚而相并者也。

〔**新编**〕 五种生理气的病态表现：心胃上反为嗳腐气，肺气受刺激为咳嗽，肝气闷郁言语多，脾不健运为吞酸，肾阳不振哈欠不止。

膈寒胃逆为呃逆，大小肠受寒易下泄，下焦气不化为水溢，膀胱不通为癃闭，无约束为遗尿，胆气泄为口苦。此为五气所病。

五种情绪并病：情绪发于心为喜，发于肺为悲，发于肝为忧，发于脾胃畏怯，发于肾为恐惧。由脏气不足所致者也。

按：此五气所病，准确地讲应为五种生理气的过度或异常，为机体受到外内刺激时，发出的反射性动作或信号。对六腑的异常，有的是病状，有的是情绪表现，已超出了五气范围，恐为后人所续。

〔**原文**〕 五藏所恶：心恶热，肺恶寒，肝恶风，脾恶湿，肾恶燥，是谓五恶。

五藏化液：心为汗，肺为涕，肝为泪，脾为涎，肾为唾，是谓五液。

〔新编〕 五脏所忌的气：心忌热，肺忌寒，肝忌风，脾忌湿，肾忌燥。这是五脏所忌的五气。

五脏所化的排泄液：心液为汗，肺液为涕，肝液为泪，脾液为涎，肾液为唾。这是五种排泄液。

（此处“五味所禁”节移前“五味所入”节下）

〔原文〕 五病所发：阴病发于骨，阳病发于血，阴病发于肉，阳病发于冬，阴病发于夏。是谓五发。

五邪所乱：邪入于阳则狂，邪入于阴则痹，搏阳则为巅疾，搏阴则为瘖，阳入之阴则静，阴出之阳则怒，是谓五乱。

〔新编〕 阴阳病所生：骨骼之病生于阴寒，血液之病生于阳热，肌肉之病生于阴静；阳热之病发于冬，阴寒之病发于夏。此为阴阳生五病。

病邪乱阴阳所病：病邪乱卫阳病躁狂，病邪乱营阴病痛痹。邪乱足太阳经病头巅疾，邪乱足少阴经病失音。阳热入于阴则静，阴盛出于阳则怒。这是病邪所乱致五病。

（此处“五邪所见”移后）

〔原文〕 五脏所藏：心藏神，肺藏魄，肝藏魂，脾藏意，肾藏志。是谓五藏所藏。

五藏所主：心主脉，肺主皮，肝主筋，脾主肉，肾主骨。是谓五主。

五劳所伤：久视伤血，久卧伤气，久坐伤肉，久立伤骨，久行伤筋。是谓五劳所伤。

〔新编〕 五脏所藏的精神：心藏神明，肺藏气魄，肝藏游魂，脾藏心意，肾藏志向。这是五脏所藏精神活动。

五脏关联的外周组织：心与脉相连主血，肺与皮相关主气，肝与筋相关主关节，脾与肉相关主运动，肾与骨相关主髓。这是五脏相关的外周组织。

五种体位劳损：久视不休损血，久卧不动损气，跪坐不更损肉，站立不移损骨，久行不息损筋。此为体位劳损。

〔**原文**〕 五脉应象：肝脉弦，心脉钩，脾脉代，肺脉毛，肾脉石，是谓五藏之脉。

（由“五脉所乱”下移此）五邪所见：春得秋脉，夏得冬脉，长夏得春脉，秋得夏脉，冬得长夏脉。（名曰阴出之阳，病善怒不治）是谓五邪。（皆同命，死不治）

〔**新编**〕 五脏脉象：肝脉弦柔，心脉钩曲，脾脉和缓，肺脉浮散，肾脉沉硬。这是应季节的五脏生理性脉象。

五邪脉所现：春现秋脉金克木，夏现冬脉水灭火，长夏现春脉木制土，秋现夏脉火刑金，冬现长夏脉土堰水。

按：名曰阴出之阳，病善怒不治：为上节“阴出之阳则怒”的夹注误入正文所致。皆同命，死不治同。

✻ 诊治总论编下 ✻

形乐志苦，病生于脉，治之以灸刺。
形乐志乐，病生于肉，治之以针石。
形苦志乐，病生于筋，治之以熨引。
形苦志苦，病生于咽嗌，治之以百药。
形数惊恐，经络不通，病生于不仁，
治之以按摩醪药。

——血气形志篇

……

生活优裕内心苦闷，病血脉滞涩，治用针灸。生活优裕处世乐观，病肌肉痈疮，治用锋针砭石。生活劳累苦中求乐，病筋骨劳损，治用热熨牵引。生活艰难内心愁苦，病咽噎食不下，治用甘药。累遭惊吓恐惧，筋脉不通，病麻木不仁，治用按摩药酒。

19. 血气形志篇第二十四

六经气血多少，生活与精神致病

①〔**原文**〕 夫人之常数，太阳常多血少气，少阳常少血多气，阳明常多气多血，少阴常少血多气，厥阴常多血少气，太阴常多气少血，此天之常数。

（由篇末移此）刺阳明出血气，刺太阳出血恶气，刺少阳出气恶血，刺太阴出气恶血，刺少阴出气恶血，刺厥阴出血恶气也。

〔**新编**〕 人在正常情况下，太阳经脉表现为多血少气，少阳经脉表现为少血多气，阳明经脉表现为多气多血，少阴经脉表现为少血多气，厥阴经脉表现为多血少气。此种状况是与生俱来的。

因此刺阳明经可出血出气，刺太阳经可出血忌出气，刺少阳经可出气忌出血，刺太阴经可出气忌出血，刺少阴经可出气忌出血，刺厥阴经可出血忌出气。

按：六经气血多少，对阴经的记述本篇与《灵枢·五音五味》所记相反，《太素》、《甲乙》又有不同，必有传写错误。究竟何去何从呢？不妨略作探讨。足阳明经多气多血各书是一致的。《灵枢·经水篇》讲："足阳明，五脏六腑之海也。其脉大，血多气盛"。脉大就是脉粗。这是血多气盛的主要标志。还有，《灵枢·骨度》讲："是故视其经脉之在于身也，其见浮而坚，其见明而大者，多血，细而沉者，多气也"。浮而坚就是浮于肌表而鼓指，明而大意为显现而粗大，表明脉体大和充盈度高是多血的标准，与上述对足阳明的讲法是一致的。相对讲，血少的经脉便是多气之经。由此标准，我们便可依据体表所现经脉的粗细及其充盈度，决定取舍了。

②〔**原文**〕 足太阳与少阴为表里，少阳与厥阴为表里，阳明与太阴为表里，是为足阴阳也。手太阳与少阴为表里，少阳与心主为表里，阳明与太阴为表里，是为手之阴阳也。今知手足阴阳所苦，凡治病必先去其血，乃去其所苦，伺之所欲，然后写有余，补不足。

〔**新编**〕 足太阳经与足少阴经走行于下肢外侧与内侧的后缘，相为表里；足少阳经与足厥阴经走行于下肢外侧与内侧的中线，相为表里；足阳明经与足太阴经走行于下肢外侧与内侧的前缘，相为表里。此为下肢阴阳经的命名。

手太阳经与手少阴经走行于上肢外内侧的后缘，相为表里；手少阳经与手厥阴经走行于上肢外内侧的中线，相为表里；手阳明经与手太阴经走行于上肢外内侧的前缘，相为表里。这是上肢的阴阳经命名。

知道了手足阴阳经的走行，便知道是何经病痛。凡治病，应先决除盛实之赤脉，去其苦痛，察所欲而知寒热，然后据虚实而行补泻。

③〔**原文**〕 欲知背俞，先度其两乳间，中折之，更以他草度，去半已，即以两隅相拄也，乃举以度其背，令其一隅居上，齐脊大柱，两隅在下，当其下隅者，肺之俞也。复下一度，心之俞也。复下一度，左角肝之俞也，右角脾之俞也。复下一度，肾之俞也。是谓五藏之俞，灸刺之度也。

〔**新编**〕 要想找准背部五脏穴位，先用草梗量病人两乳头间的距离为长，从中间折为相连的等分，再用另一草量，取其二分之一，即以其两端与前草两端相抵使成等边三角形，举向病人背脊，使一角在上，对准大椎穴脊突，另两角在下，当其两下角者，为肺俞穴。下移一位，使上角在肺俞中间，当身柱穴处，其两下角即是心俞穴。再下移一位，左下角为肝俞穴，右下角为脾俞穴。再下移一位，两下角便是肾俞穴。此便是五脏穴位，针灸时取穴方法。

按：此种取五脏穴方法有其独特处。与《灵枢·背俞》篇最大的不同，是肝脾两俞，每脏只一穴，肝在左，脾在右。再结合内经寸口脉诊脏腑部位的排列，很值得注意。我有论文《中西医肝脾颠倒证》，认为西医所指的肝即是中医所讲的脾，而西医所指的脾正是中医所讲的肝，只是名实颠倒了。

④〔**原文**〕 形乐志苦，病生于脉，治之以灸刺。

形乐志乐，病生于肉，治之以针石。

形苦志乐，病生于筋，治之以熨引。

形苦志苦，病生于咽嗌，治之以百药。

形数惊恐，经络不通，病生于不仁，治之以按摩醪药。是谓五形志也。

〔**新编**〕 生活优裕但内心苦闷，致血脉生病，可用艾灸和针刺治疗。

生活优裕且情绪乐观，病肌肉疮痈，可用锋针和砭石治疗。

生活劳累苦中求乐，病伤于肌键劳损，可用药物热敷和牵引。

生活艰难内心愁苦，病发于咽噎食不下，可用甘缓药物图治。

接连不断的身心打击，气结致筋脉不通，易发生肌肤麻痹不仁，可用按摩和药酒治疗。

以上即是五种因生活条件和精神影响容易发生的病。

按：经络不通：《灵枢·九针论》作筋脉不通。经络不通为循环受阻，筋脉不通是神经失用。

病生于筋之筋指肌腱和韧带。筋脉不通指神经功能降低，方与不仁症状相合。

20. 经脉别论篇第二十一

非常情况下的脉象变化

①〔**原文**〕 黄帝问曰：人之居处动静勇怯，脉亦为之变乎？

岐伯对曰：凡人之惊恐恚劳动静，皆为变也。是以夜行则喘出于肾，淫气病肺。有所堕恐，喘出于肝，淫气害脾。有所惊恐，喘出于肺，淫气伤心。度水跌仆，喘出于肾与骨，当是之时，勇者气行则已，怯者则着而为病也。故曰：诊病之道，观人勇怯，骨肉皮肤，能知其情，以为诊法也。

故饮食饱甚，汗出于胃。惊而夺精，汗出于心。持重远行，汗出于肾。疾走恐惧，汗出于肝。摇体劳苦，汗出于脾。故春秋冬夏，四时阴阳，生病起于过用，此为常也。

〔**新编**〕 黄帝问岐伯：人在蹲坐、休息、活动、安静、勇敢、怯懦时，脉会因此改变吗？

岐伯答道：凡是人因为惊吓、恐惧、愤怒、劳累、活动、休息时，脉都会因而改变的。譬如行夜路惧有不测，呼吸急促出自肾，气乱病肺。不意间堕坠受惊，呼吸急促出自肝，乱气妨脾。曾受惊恐，呼吸急促出自肺，气乱扰心。过河失足，仆倒呛水，急促呼吸出自肾及骨。遇到这种境况，体壮勇敢者，气平复则安，体弱而怯懦者，后怕不已则着而成病。所以讲，诊病的范围，尚须观察人性格的勇敢与怯懦，骨肉皮肤的状态，以便了解其成病之因，作为诊断内容。

如素常习惯于热食饱食过度，汗出于胃精蒸腾；大惊而失精，汗出于精神慌乱；负重物行远路，汗出由于精力消耗；躲追急行，唯恐追及，汗出由于惊魂不定；辛苦劳动，四肢并用，汗出由于体力消耗；所以年复一年，四季寒暑，体态因于劳损过用。上述只是常见的。

按：经文的四个喘，前贤时师有解为脉象的。如扣问句便不错，且《内经》中有喘脉之例。但四处喘起因不同，喘脉能一样吗？此四种喘的起因都有惊恐相伴，因而心跳加速，呼吸急促最有可能。滑脉与迟脉可与喘联系，但不可能出现于上述状态。结合下述的五个汗，还是以呼吸急促解为顺，但也不可以呼吸困难的喘作解，因为那样便是肺心有病，而不属于身体劳累致损了。

②〔**原文**〕 食气入胃，散精于肝，淫气于筋。食气入胃，浊气归心，淫精于脉。脉气流经，经气归于肺，肺朝百脉，输精于皮毛。毛脉合精，行气于府。府精神明，留于四脏，气归于权衡。权衡以平，气口成寸，以决死生。饮入于胃，游溢精气，上输于脾。脾气散精，上归于肺，通调水道，下输膀胱。水精四布，五经并行，合于四时五藏，阴阳揆度，以为常也。

〔**新编**〕 饮食入于胃肠，分出部分精微物质到肝，肝复化合浸润至筋膜韧带。饮食入胃肠，吸收之营养液归脾，将厚浊血气入心，合为经气入脉，脉气流入大经，经气回至肺，肺气朝心君而分输周身百脉，输精气于末端皮毛，毛脉汇合精气，复行于血府脉内，府精行心肺神明君相之变，分留于周四脏，经脏气的生理性变化调和，血气平衡，出现于气口寸脉，即可据之决死生，诊百病，断虚实。饮食中的液体，游溢其精华，先上输于脾，脾行气化后发出精气，上行归至肺，通过肾调至输尿管，下输至膀胱。水与血气在体内周身分布，脏腑经脉并行，顺合于四季气候，五脏五行，结合阴阳以审度之，使其成为常法。

按：古文尚简约，故有肺朝百脉而略心，府精神明又隐心，通调水道不会肾。非古人粗心，须后人审读也。

③〔**原文**〕 太阳藏独至，厥喘虚气逆，是阴不足阳有余也，表里当俱写，取之下俞。阳明藏独至，是阳气重并也，当写阳补阴，取之下俞。少阳藏独至，是厥气也，蹻前卒大，取之下俞。

少阳独至者，一阳之过也。太阴藏搏者，用心省真，五脉气少，胃气不平，三阴也，宜治其下俞，补阳写阴。一阳独啸，少阳厥也，阳并于上，四脉争张，气归于肾，宜治其经络，写阳补阴。一阴至，厥阴之治也，真阴痟心，厥气留薄，发为白汗，调食和药，治在下俞。

〔**新编**〕 太阳脏脉独至，病状有肢凉，气喘，虚气上逆，系少阴不足，太阳有余，表里经均当用泻法，取肾经足俞涌泉，膀胱足穴至阴。

阳明脏脉独至，三阳经脉并至，外踝前脉粗大，取足部穴丘墟。(少阳独至，为少阳所过有异常)

太阴脏脉搏指者，应在寸口脉细心省察，是否有真脏脉出现。五脏脉气少，为胃气不足。(太阴脉为三阴) 宜治其下肢穴：补足三里，泻阴陵泉。

二阴独召显，为少阴热厥。阳热并于上而不下，四肢脉张起，气归于肾阴不足。先刺去阳络血，再泻阳补阴。

一阴独至，为厥阴之病。体气本虚，急恨愤怒，逆气冲胸，体汗自流。先调素善之食，再和顺气之药，后刺足俞行间。

④〔**原文**〕 帝曰：太阳脏何象？

岐伯曰：象三阳而浮也。

帝曰：少阳脏何象？

岐伯曰：象一阳也，一阳脏者，滑而不实也。

帝曰：阳明脏何象？

岐伯曰：象大浮也，太阴藏搏，言伏鼓也。二阴搏至，肾沉不浮也。

〔**新编**〕 黄帝问：太阳脏病是什么脉象？

岐伯答：象太阳平脉的浮大以长但却浮似肺脉。

黄帝问：少阳脏病是什么脉象？

岐伯答：象少阳脉的忽短忽长，但少阳脏病，脉滑而不充实。

黄帝问：阳明脏病是什么脉象？

岐伯答：象阳明脉的浮大而短，但只大浮而不短。

太阳脏脉搏至，讲的是伏而鼓指。二阴脉搏至，是肾脉沉而不浮也。

按：以上脉象，很可能包括有首段喘汗症的脉象。

21. 阴阳别论篇第七

辨阳脉知病因，辨阴脉判预后

①〔**原文**〕黄帝问曰：人有四经十二从，何谓？

岐伯对曰：四经应四时，十二从应十二月，十二月应十二脉。脉有阴阳，知阳者知阴，知阴者知阳。凡阳有五，五五二十五阳。所谓阴者，真藏也，见则为败，败必死也；所谓阳者，胃脘之阳也。别于阳者，知病处也；别于阴者，知死生之期。三阳在头，三阴在手，所谓一也。别于阳者，知病忌时；别于阴者，知死生之期。谨熟阴阳，无与众谋。所谓阴阳者，去者为阴，至者为阳；静者为阴，动者为阳；迟者为阴，数者为阳。

〔**新编**〕黄帝问道：人有四经，十二节，怎么讲？

岐伯回答：四肢四经应四季，肩、肘、腕、髋、膝、踝十二节应十二月，十二月应十二脉。脉可分为阴阳二纲。能辨知阳脉与其对应的便是阴脉，同理，能审知阴脉便可推知阳脉。五脏各有五阳脉，配季节又各有五脉，属正常脉。此处所讲的阴脉，特指真脏脉而言，出现则表示胃气已绝，绝则为不祥之兆。此处所讲的阳脉，指由胃脘鼓动的胃阳之气。三阳经脉可诊颈部的人迎脉，三阴经脉可诊手腕的寸口脉，正常时脉应大小一致，搏动一律。能谨慎辨识阴阳在诊疗过程中的现象，便可心有主见，不为众说左右。常见的阴阳纲领脉的区分，从脏向四末去者为阴脉，从四末向脏来者为阳脉；平静者为阴脉，躁动者为阳脉；迟缓者为阴脉，快速者为阳脉。

按：十二从，应是十二节。《灵枢·邪客》："岁有十二月，人有十二节"。

去者为阴，至者为阳：有解为脉回落为阴，脉搏起为阳。凡动脉皆有起落，阴阳尚有何义。故我以离心与回心解。离心动脉多行深部，故为阴；回心静脉显于皮下，故为阳。

②〔**原文**〕 凡持真脉之藏脉者，肝至悬绝急，十八日死；心至悬绝，九日死；肺至悬绝，十二日死；肾至悬绝，七日死；脾至悬绝，四日死。

曰：二阳之病发心脾，有不得隐曲，女子不月；其传为风消，其传为息贲者，死不治。

曰：三阳为病，发寒热，下为痈肿，及为痿厥腨痟；其传为索泽，其传为颓疝。

曰：一阳发病，少气善咳善泄；其传为心掣，其传为隔。二阳一阴发病，主惊骇，背痛，善噫善欠，名曰风厥。

二阴一阳发病，善胀心满善气。

三阳三阴发病，为偏枯痿易，四支不举。

〔**新编**〕 凡持脉现真脏脉者，肝弦脉变为悬绝如空飘之丝，十八日内有死亡危险。心钩曲脉变为悬绝如空飘之丝，九日内死；肺浮毛脉变为悬绝如空飘之丝，十二日内危；冬石沉脉至悬绝如空飘之丝，七日内险；脾弱缓脉变为悬绝如空飘之丝，四日内凶。

还要讲：阳明经病可发展至脾胃病，能正常进食却渐形消瘦，可有外阴疾患，妇女闭经，并可转为水肿消瘦，如转为喷气性呼吸者，难以治愈。

按：脉至悬绝：见于现代临床的虚脱，休克，阿—斯二氏综合症。冠以五脏名为兼有受气候影响的春弦、夏钩、秋浮、冬石、长夏弱脉。但脉已至悬绝时五脏本脉已不易分辨，还应依据五脏病证。如单现脉悬绝而全身状态可支，现代抢救尚有成功者。

不得隐曲：因生殖系统或外阴疾患不能过性生活，对医生难以启齿的疾病。

风消：风水消瘦。

息贲：可能为急性左心衰竭，肺水肿引起的极度呼吸困难。

死不治：不应理解为必死无疑，还应包括不易彻底治愈的顽疾。

接着讲：太阳经病，为弛张性发热，经脉走行线可发生痈肿，小腿酸困，双脚发凉无力。此病可转为皮肤干皱，也可发展为会阴疝痛。

往下讲：少阳经发病，全身无力，经常咳嗽，间断性腹泻，也可转为心口部位痉挛性痛，或为隔症食入还出，二便不通利。

按：此节所述可能为结核病。乏力是结核病的共同症状，咳嗽为肺结核，泻痢为肠结核。少阳症还有一个特有症状，那就是往来寒热，即弛张热，经文未及。心掣，《太素》文为心瘛，意思是一样的，便是胃痉挛。

如是阳明经与厥阴经共病，主要症状有惊呼，背痛，常有嗳腐气，哈欠，病名风厥。

按：风厥表明本病为阵发性，见于痛风，或神经性关节痛。

如少阴少阳发病，便有腹胀，心满，打饱嗝儿。

按：此为消化不良性肠胀气。

如太阳太阴发病，则有半侧肌肉萎缩，肢体拖曳，难以运用。

按：如单纯偏枯，只是半侧肌肉萎缩，不能称作偏瘫，加上瘘易，四肢不举，才可名为半身不遂。

〔原文〕 鼓一阳曰钩，鼓一阴曰毛，鼓阳胜急曰弦，鼓阳至而绝曰石，阴阳相过曰溜。

〔新编〕 脉当冬至后一阳起状为钩曲；脉当夏至后一阴起状为浮毛；脉当阳胜紧急如弓弦为弦；脉当秋分后阳气渐绝为沉石；二至日阴阳过度期脉如滴水之状称溜。

按：鼓：非脉之鼓指，为物之外壳，此指脉体。此节以一年的阴阳升降解释脉象，与四季五脏的精神是一致的。溜：水下流貌，若作弱或缓，方是脾的平脉。

④**〔原文〕** 阴争于内，阳扰于外，魄汗未藏，四逆而起，起则熏肺，使人喘鸣。阴之所生，和本曰和。是故刚与刚，阳气破散，阴气乃消亡。淖则刚柔不和，经气乃绝。

死阴之属，不过三日而死；生阳之属，不过四日而死。所谓生阳死阴者，肝之心，谓之生阳。心之肺，谓之死阴。肺之肾，谓之重阴。肾之脾，谓之辟阴，死不治。

〔新编〕 阴寒上争于内，阳热扰动于外；外则体汗不止，内则四肢逆冷上犯。凉气熏束肺脏，使人发生哮喘。阴逆之气所生时，治应使与体气相通使之和。如果身热而脉盛，大发其汗，不但阳气不存，阴气也随之衰亡。日常汗湿如浴或体内聚水也为阴阳不和，为阴气不循于经而溢于外，为经气阻断的表现。

病脏受克的内脏疾病，不超过三日即死，五脏相生的疾病，至四日即现生机。什么叫生阳死阴呢？如肝病传至心（木生火），便为生阳；心病传至肺（火克金），便为死阴。肺病传之肾（金生水），即为生阴；肾病传至脾（水侮土），便为辟阴，也属不治。

按：淖：本指汗湿所致的皮肤湿腻，此述阴盛，所以也应包括水肿。

⑤**〔原文〕** 结阳者，肿四支。结阴者，便血一升，再结二升，三结三升。阴阳结斜，多阴少阳曰石水，少腹肿。二阳结谓

之消，三阳结谓之隔，三阴结谓之水，一阴一阳结谓之喉痹。阴搏阳别谓之有子。阴阳虚肠辟死。阳加于阴谓之汗。阴虚阳搏谓之崩。

三阴俱搏，二十日夜半死。二阴俱搏，十三日夕时死。一阴俱搏，十日死。三阳俱搏且鼓，三日死。三阴三阳俱搏，心腹满，发尽，不得隐曲，五日死。二阳俱搏，其病温，死不治，不过十日死。

〔**新编**〕 外之阳脉闭结不通，主要表现为肢体浮肿；里之阴脉结塞不通，脉溢而便血，结少便血少，结多便血多。阴阳脉结邪，阴多水液积，阳少不化阴，渐成腹水，腹大如鼓。二阳结邪，口渴消瘦。三阳结邪，上隔食阻，下隔便闭。三阴脾脉闭结，症为全身水肿。一阴一阳结，津少热郁，喉痛咽肿。妇女少阴脉搏动滑利，而无阳热之症，为妊娠有子。阴阳脉俱虚，水泄不止，为死症。脉燥动而人烦乱，为将要出汗。阴部脉虚，阳部脉数，见于血崩之后。三阴脾肺脉俱搏击鼓指，二十日夜半病危。二阴心肾脉搏动鼓指，十三日傍晚危。一阴肝与心主脉俱搏击鼓指，十日险。三阳脉俱搏动鼓指，三日险。三阴三阳脉俱搏击鼓指，症现心腹胀满，毛发脱落，阴部生疮，五日凶。二阳脉俱搏击鼓指，病温热不退，不过十日死。

按：经文经两千多年的传写，数字最易出错，所以阴阳之前的数字，还是以脉象和病状诊断为好。对阴阳脉搏与鼓，必有其险恶的病状伴随，应小心地综合判断，不可冒然言死。

本篇“谨熟阴阳，无与众谋”之下，皆为阴阳应用之举例。

22. 五藏别论篇第十一

脏与腑的定义

①〔**原文**〕 黄帝问曰：余闻方士，或以脑髓为藏，或以肠胃为藏，或以为府，敢问更相反，皆自谓是。不知其道，愿闻其说！

岐伯对曰：脑、髓、骨、脉、胆、女子胞，此六者，地气之所生也，皆藏于阴而象于地，故藏而不写，名曰奇恒之府。夫胃、大肠、小肠、三焦、膀胱，此五者，天气之所生也，其气象天，故写而不藏，此受五藏浊气，名曰传化之府，此不能久留，输泻者也。魄门亦为五藏使，水谷不得久藏。所谓五藏者，藏精气而不写也，故满而不能实。六府者，传化物而不藏，故实而不能满也。所以然者，水谷入口，则胃实而肠虚；食下，则肠实而胃虚。故曰：实而不满，满而不实也。

〔**新编**〕 黄帝问岐伯：我听到方士们讲，有的人把脑髓称为脏，有的人把肠胃称为脏，有的称为腑。请问这些相反的称名，却都以为自己对。我不知哪种讲法正确，请给讲解？

岐伯讲道：脑、脊髓、骨骼、脉管、胆囊、子宫，此六类器官，生长守恒如地，皆藏精气而象地土，具藏而不泻之性，像脏而有输送精气之性，像腑而无转运化物之能，无脏腑相配之称，故名奇恒之腑。而胃、大肠、小肠、三焦、膀胱、此五处器官，聚于上而降于下，其功能象天，所以泻而不能藏。它们尚须接受五脏的代谢物，所以名为传化之腑。（因其内容物不能久留，而要不断传输下泻）肛门也为五脏排泄代谢物，食物之糟粕不能久留，被称为五脏役使。

五脏，共同的性能是生储精气以供体用，而不外泻，故自生而满而无来物之实。六腑，共有的性能传输消化物而不储藏，故有来物之实而无自生之满。所以如此，因为进食后，胃容满实而肠尚处于虚空状态。待胃容下排，则肠充实而胃处于空虚状态。所以用实而不满，满而不实来形容。

按：据《灵枢·平人绝谷》讲，虽然胃满则肠虚，肠满则胃虚，但饮食物在胃肠之间并不是全量下排的，而是逐渐排空。正常情况下，胃肠之中常存有不等量的消化物。

从奇恒之腑的问答可以看出，对五脏六腑名实的共识是经过一段争鸣过程的。尽管如此，对膏（胰腺?）肓（盲肠阑尾?）仍未得到落实。

②〔**原文**〕 帝曰：气口何以独为五藏主？

岐伯曰：胃者，水谷之海，六府之大源也。五味入口，藏于胃，以养五藏气，气口亦太阴也。是以五藏六府之气味，皆出于胃，变见于气口。故五气入鼻，藏于心肺，心肺有病，而鼻为之不利也。

③凡治病必察其下，适其脉，观其志意与其病也。拘于鬼神者，不可与言至德。恶于针石者，不可与言至巧。病不许治者，病必不治，治之无功矣。

〔**新编**〕 黄帝问：为什么单用寸口脉就能作出五脏脉诊？

岐伯讲：胃在人体就像容纳饮食的大海，为六腑消化物的唯一来源。饮食入口后，先储于胃用于供养五脏精气。寸口脉便是太阴肺脉。因为五脏六腑的功能和营养，皆来源于胃，经转化为血液后出现于寸口脉。还由于大气经呼吸从鼻而入，经心肺吸收才能为身体所用。如果心肺有病，鼻的呼吸便不通畅了。

凡诊治疾病，必须了解病人上之呼吸饮食状况，下之二便色量，切求脉象寒热虚实，形志苦乐，当时所欲，及其病状。信奉鬼神者，难以与言医方之精妙；畏惧针砭之痛者，不可与讲针法的神效。病家内心拒治，必已错过最好时机，再治难以收功。

按：即使现在，由于种种原因，有的病家登庙求香灰，请明眼（以看环境风水，冲撞鬼仙招数等骗取钱财的人）使疾病延治。尤可叹者，信游医之巧说，遗害不浅。

23. 阴阳离合论篇第六

三阴三阳，部位则分，为用则合

①〔**原文**〕 黄帝问曰：余闻天为阳，地为阴，日为阳，月为阴，大小月三百六十日成一岁，人亦应之。今三阴三阳，不应阴阳，其故何也？岐伯对曰：阴阳者，数之可十，推之可百，数之可千，推之可万，万之大不可胜数，然其要一也。天覆地载，万物方生，未出地者，命曰阴处，名曰阴中之阴；则出地者，命曰阴中之阳。阳予之正，阴为之主。故生因春，长因夏，收因秋，藏因冬，失常则天地四塞。阴阳之变，其在人者，亦数之可数。

〔**新编**〕 黄帝问道：我知道天为阳，地为阴，日为阳，月为阴，大小月相加三百六十天算一年。人身阴阳也与其对应。但是人的三阴三阳经脉，不能对应天地日月之阴阳，是什么道理？

岐伯讲道：阴阳是一对概念性哲学理论代名词。适用范围广泛，任何事物的对立统一性，一个物体的内外上下左右位置，大至宇宙，小至分子，都可分出阴阳属性，可以从一到无限。归结起来就是，一个体，两方面。天下地上，万物发生，未出地表者，称为阴居，名为阴中之阴；出于地表者，名为阴中之阳。阳气使之扶上，阴质为之供养。所以生因春之温暖，长因夏之暑热，收因秋之燥凉，藏因冬之寒闭。如四季气候失常，则天地万物失却生长收藏之规律。阴阳理论应用于人体，主要体现在内外上下浅深寒热动静的阴阳属性。

②〔**原文**〕 帝曰：愿闻三阴三阳之离合也。

岐伯曰：圣人南面而立，前曰广明，后曰太冲，太冲之地，名曰少阴，少阴之上，名曰太阳，太阳根起于至阴，结于命门，名曰阴中之阳。中身而上，名曰广明，广明之下，名曰太阴，太阴之前，名曰阳明，阳明根起于厉兑，名曰阴中之阳。厥阴之表，名曰少阳，少阳根起于窍阴，名曰阴中之少阳。是故三阳之离合也，太阳为开，阳明为阖，少阳为枢。三经者，不得相失也，搏而勿浮，命曰一阳。

〔**新编**〕 黄帝问：愿听讲三阴经和三阳经的离合关系。

岐伯讲：圣明的人面南站立，身前部位叫广明，身后部位称太冲，太冲范围内，连着足少阴经，少阴经之上，有足太阳经，足少阴之下，连接膀胱腑。太阳经根源起于至阴穴，上连结明门的目，名为阴中之阳。中身自脐而上，名为广明，广明的下部，脏名太阴脾，太阴之前，有腑阳明胃。阳明经根源起于厉兑穴，(上连结颈前人迎穴）名为阴中之阳。足厥阴经外表，名足少阳经。少阳经根源起于窍阴穴，(上连结窗笼耳中)，名为阴中之少阳。所以三支阳经分则前后中，合则去而回。太阳为表开，阳明为里合，少阳为转枢。三支经脉，搏动应上下一致，搏指不浮散，为三阳为一的脉象。

③〔**原文**〕 帝曰：愿闻三阴？

岐伯曰：外者为阳，内者为阴。然则中为阴，其冲在下，名曰太阴，太阴根起于隐白，名曰阴中之阴。太阴之后，名曰少阴，少阴根起于涌泉，名曰阴中之少阴。少阴之前，名曰厥阴，厥阴根起于大敦，阴之绝阳，名曰阴之绝阴。是故三阴之离合也，太阴为开，厥阴为阖，少阴为枢。三经者不得相失也。搏而勿沉，名曰一阴。

阴阳曈曈，积传为一周，气里形表而为相成也。

〔**新编**〕 黄帝问：请讲三阴经的离合关系？

岐伯讲：体表为阳，内里为阴。以腹中部为阴，冲脉在下，名为太阴。太阴根源起于隐白，（连结于太仓中脘穴）。太阴之后，为少阴脉。少阴根源起于涌泉，（上连结于廉泉穴），名为阴中之少阴。少阴经之前，名厥阴经。厥阴经根源起于大敦穴，阴尽未交阳，名为阴之绝阴。所以三阴经分则中上下，合则上下连。太阴收而发，厥阴储而藏，少阴为转输。三条阴脉，先后应一致，搏指勿附骨，为三阴脉一致。

阴阳脉冲冲循行，连续下传成一个循环，气动于里，脉行于表，亦离亦合地完成周身的血液循环。

按：开：为开启、通达、通过，即太阳、太阴脉为开通，穿过脉。

阖：通合，关闭，即阳明，厥阴脉为关闭，会合脉。

枢：门轴，门臼，以转动门扇。可解为少阳，少阴为可交通阴阳的脉。

阴阳冲冲句总结全篇。应是形容血液循环的。𩅦𩅦即冲冲，是形容心和动脉搏动的。《内经》中讲阴经多指里之动脉，讲阳经多指表浅静脉。气里应是在内的动脉，形表应是形于皮表的静脉，二者虽功能不同，但在血液循环中却是相互协同作用于周身。

24. 太阴阳明论篇第二十九

脾与胃的密切关系

①〔**原文**〕 黄帝问曰：太阴阳明为表里，脾胃脉也，生病而异者何也？

岐伯对曰：阴阳异位，更虚更实，更逆更从，或从内，或从外，所从不同，故病异名也。

帝曰：愿闻其异状也！

岐伯曰：阳者，天气也，主外；阴者，地气也，主内。故阳道实，阴道虚。故犯贼风虚邪者，阳受之；食饮不节，起居不时者，阴受之。阳受之，则入六府，阴受之，则入五藏。入六府，则身热不时卧，上为喘呼；入五藏，则䐜满闭塞，下为飧泄，久为肠澼。故喉主天气，咽主地气。故阳受风气，阴受湿气。故阴气从足上行至头，而下行循臂至指端；阳气从手上行至头，而下行至足。故曰阳病者上行极而下，阴病者下行极而上。故伤于风者，上先受之；伤于湿者，下先受之。

〔**新编**〕 黄帝问岐伯：足太阴和足阳明表里配合，二脉相通，但生病症状不同是什么原因？

岐伯回答：太阴脉和阳明脉走行部位不相同，虚实不一致，有上行有下行，受病有内外，有此许多不同，所以病名症状有异。

黄帝问：请讲其道理？

岐伯讲：人体之阳，如同天气，与外环境交通；人体之阴，如同地气，与内环境交流。故阳道通水谷为实，阴道通大气为虚。如虚邪贼风犯体，由毛孔孙脉先受；饮食不洁，生活无规律成病，起病必在内腑。阳受病则内入六腑，阴受病则病成于五脏。入六腑的症状为身发热而烦躁难平卧，粗喘呻呼；入五脏的症状为腹部胀满不思进食，出现消化不良性腹泻，久则转为里急后重的痢疾。由于气管与外界的大气相通，食管与所进食物相接，所以风寒之气冒犯人体上部，冷湿之气进犯人体下部。还由于阴经之气是从足部上行至头，再由头部循臂外至手指端；阳经脉气从手指端上行至头，再从头部下行至足。所以阳经受病向上漫延尽时又向下发展，阴经受病下行到一定程度再向上发展。举例讲，伤风病，头颈部先出现病状；水湿病，足踝部先出现体征。

②〔**原文**〕 帝曰：脾病而四支不用何也？

岐伯曰：四支皆禀气于胃，而不得径至，必因于脾，乃得禀也。今脾病不能为胃行其津液，四支不得禀水谷气，气日以衰，脉道不利，筋骨肌肉，皆无气以生，故不用焉。

〔**新编**〕 黄帝问：脾有病却四肢无力是什么原因？

岐伯答：四肢皆由胃肠消化食物获取营养，但是不能直接得到，必须经过脾把消化物质转化运输，四肢才能得到营养。现在因脾有病，不能转化运输物质，使之得不到营养，逐日衰减，脉血中缺乏营养物质，筋骨肌肉得不到所需营养物质，所以四肢运动无力。

③〔**原文**〕 帝曰：脾与胃以膜相连耳，而能为之行其津液何也？

岐伯曰：足太阴者三阴也，其脉贯胃属脾络嗌，故太阴为之行气于三阴。阳明者表也，五藏六府之海也，亦为之行气于三阳。藏府各因其经而受气于阳明，故为胃行其津液，四支不得禀水谷气，日以益衰，阴道不利，筋骨肌肉无气以生，故不用焉。

〔**新编**〕 黄帝问：脾与胃只有一层浆膜相隔，却能为胃肠转化运输营养液是什么原因？

岐伯答：足太阴脉为三阴，其脉贯通胃，连属脾，终于食道。太阴脾将胃肠营养液转化运送至太阴、少阴、厥阴三经。阳明脉为太阴脉之表，犹如五脏六腑赖以供养的海，输送营养物质于三阳经。也就是讲，各脏腑皆由各自的经脉，经太阴脉接受胃肠吸收的营养。因为脾有病，四肢得不到来自食物的营养，逐日减少，血脉中缺乏营养物质，筋骨肌肉难以转化出体能，所以四肢运用无力。

〔**原文**〕 （与“脾与胃以膜相连”节互换）帝曰：脾不主时何也？

岐伯曰：脾者土也，治中央，常以四时长四藏，各十八日寄治，不得独主于时也。脾藏者常著胃土之精也，土者生万物而法天地，故上下至头足，不得主时也。

〔**新编**〕 黄帝问：脾不主四季是什么原因？

岐伯答：脾在五行属土，主司方位的中央，一年四季都在长养其他四脏，本身又寄旺于四季之末各十八日，因而不能单独主季。脾本脏经常储备并转化着胃肠所消化吸收的营养液。土的功能蕴含天地精华养育着动植物。脾供脏腑肢体营养，上至头下至足，无季不主，不能单主于一季。

按：脾不主时是一种理论阐释。实际是脏有五，季只有四的变通方法。通过本篇经文，更印证我的一个观点，即中医的脾，就是西医所讲的肝。我有短文《中西医肝脾名实颠倒证》，引用《内经》资料，阐明此观点。（见拙编《灵枢经新识》附录）

25. 阳明脉解篇第三十

解《灵枢·经脉》阳明脉病状

①〔**原文**〕 黄帝问曰：足阳明之脉，"病恶人与火，闻木音则惕然而惊"，钟鼓不为动，闻木音而惊，何也？愿闻其故？

岐伯对曰：阳明者胃脉也，胃者土也，故闻木音而惊者，土恶木也。

帝曰：善。其恶火何也？

岐伯曰：阳明主肉，其脉血气盛，邪客之则热，热甚则恶火。

帝曰：其恶人何也？

岐伯曰：阳明厥则喘而惋，惋则恶人。

帝曰：或喘而死者，或喘而生者，何也？

岐伯曰：厥逆连藏则死，连经则生。

〔**新编**〕 黄帝问道：《经脉》篇所讲的足阳明之脉，“病发时厌烦人并怕火热近身，听到木柴声则惊惕而恐惧”。钟鼓声都无异常反应，听到木柴声却非常害怕是什么原因？有何原故？

岐伯回答：足阳明属于胃脉，胃在五行配土。其听到木声而惊恐者，土被木克也。

黄帝问：病人怕见火热是什么原因？

岐伯答：足阳明与肌肉组织相关，其经脉血气盛，病邪侵入则发热，热度高则怕火热近身。

黄帝问：患者厌烦人是什么原因？

岐伯答：阳明厥逆，气喘而胸中憋闷，憋闷难忍所以厌烦人。

黄帝问：厥逆气喘病人有的会死亡，有的能好转是什么原因？

岐伯答：厥逆上犯五脏则死，仅在筋脉可生。

按：此处所讲厥逆即现代的微循环障碍。

〔**原文**〕 帝曰：善。“病甚则弃衣而走，登高而歌”。或至不食数日，逾垣上屋，所上之处，皆非其素所能也，病反能者何也？

岐伯曰：四支者，诸阳之本也，阳盛则四支实，实则能登高也。

帝曰：其弃衣而走者，何也？

岐伯曰：热盛于身，故弃衣欲走也。

帝曰：其妄言骂詈，不避亲疏而歌者何也？

岐伯曰：阳盛则使人妄言骂詈不避亲疏，而不欲食，不欲食，故妄走也。

〔**新编**〕 黄帝说：讲得好。“病严重时不穿衣服乱跑，上高处唱歌”。有的病人几天不吃饭，却跳墙爬屋，所上之处，都不是病前所能达到的，患上病反能达到，是什么原因？

岐伯答：四肢，是诸阳经的根源。阳热亢盛则四肢气实，四肢气实便能上得很高。

黄帝问：病人不穿衣乱跑，又是什么原因？

岐伯答：身发高热，所以不穿衣乱跑。

黄帝问：病人胡言乱语，乱骂不避亲疏，乱喊自唱是什么原因？

岐伯答：阳热亢盛则出现精神错乱，使人胡言乱语，骂人不识亲疏，拒食，赤身乱跑，不分场合乱喊乱叫。

按：本篇是对《灵枢·经脉》足阳明经高热症状的病理解释。重点讨论高热过程中出现的谵妄状态。所述症状符合谵妄性躁狂症。

26. 脉解篇第四十九

用十二月阴阳气消长解《灵枢·经脉》及《足臂灸经》病状

①〔**原文**〕 太阳所谓肿腰脽痛者，正月太阳寅，寅太阳也，正月阳气出在上，而阴气盛，阳未得自次也，故肿腰脽痛也。病偏虚为跛者，正月阳气冻解地气而出也，所谓偏虚者，冬寒颇有不足者，故偏虚为跛也。所谓强上引背者，阳气大上而争，故强上也。所谓耳鸣者，阳气万物盛上而跃，故耳鸣也。所谓甚则狂巅疾者，阳尽在上而阴气从下，下虚上实，故狂巅疾也，所谓浮为聋者，皆在气也。所谓入中为瘖者，阳盛已衰，故为瘖也。内夺而厥，则为瘖痱，此肾虚也。少阴不至者，厥也。

〔**新编**〕《经脉》所讲的太阳经腰部肿胀僵硬，臀以下疼痛者，是因为正月配人体的太阳经，正月分属地支的寅，所以寅月也称太阳月。正月阳气已经出在上但阴气尚盛，阳气未能支配正月，所以阴气发为腰胀臀下痛。所以有疼痛腿虚瘦致跛者，正月阳气解冻地气上出，一侧偏虚，是因为并非一直寒冷，所以只有一侧肢体偏虚致跛。所以头项僵直牵连背脊者，阳气大上与阴争，所以上部僵硬。所以耳鸣者，阳气盛于上万物争动，所以有耳鸣。所以病重则出现狂躁颠乱症者，阳气尽上阴气下从，下虚上实，所以出现躁狂神颠也。所以耳聋时轻时重者，皆在于阴阳气之多少也。所以入少阴为失音者，阳气大盛，盛后又消，所以发生失音。阴夺阳盛成为厥逆，发展为不能言语，形如死尸的痱病。足少阴太溪脉触不到搏动，为厥逆所致。

按：本篇解《灵枢·经脉》的部分病状。本节为太阳经，兼手太阳经与足太阳经数条，但文字有出入。

末句的瘖痱为危重症。实则不能言语乃是痱症一定程度的连带症。与痱病类似或异名的称肉苛。符合现代疾病的急性感染性多发性神经根神经炎。（痱病见《灵枢·热病》，肉苛见本书《风论》。）

〔**原文**〕 少阳所谓心胁痛者，言少阳盛也，盛者心之所表也。九月阳气尽而阴气盛，故心胁痛也。所谓不可反侧者，阴气藏物也，物藏则不动，故不可反侧也。所谓甚则跃者，九月万物尽衰，草木毕落而堕，则气去阳而之阴，气盛而阳之下长，故谓跃。

〔**新编**〕《经脉》所讲的少阳经病心胁痛者，因少阳配地支的戌，九月为戌。九月阳气消而阴气长，阴盛故心胁痛。所以身不能转侧者，阴气可藏物，物藏则不动，所以不可反侧。所以病重则跃者，九月万物尽衰败，草叶萎树叶落，天气渐离阳热渐至阴寒气盛，而阳从下长，故有足外反热之阳厥而足躁动也。

按：此解《灵枢·经脉》篇“足少阳之脉……心胁痛不能转侧，甚则面微有尘，体无膏泽，足外发热。是为阳厥。”

〔**原文**〕 阳明所谓洒洒振寒者，阳明者午也，五月盛阳之阴也，阳盛而阴气加之，故洒洒振寒也。所谓胫肿而股不收者，是五月盛阳之阴也，阳者衰于五月，而一阴气上，与阳始争，故胫肿而股不收也。所谓上喘而为水者，阴气下而复上，上则邪客于藏府间，故为水也。所谓胸痛少气者，水气在藏府也，水者，阴气也，阴气在中，故胸痛少气也。所谓甚则厥，恶人与火，闻木音则惕然而惊者，阳气与阴气相薄，水火相恶，故惕然而惊也。所谓欲独闭户牖而处者，阴阳相薄也，阳尽而阴盛，故欲独闭户牖而居。所谓病至则欲乘高而歌，弃衣而走者，阴阳复争，而外并于阳，故使之弃衣而走也。所谓客孙脉则头痛鼻鼽腹肿者，阳明并于上，上者则其孙络太阴也，故头痛鼻鼽腹肿也。

〔**新编**〕《经脉》所讲的足阳明病洒洒振寒者，因阳明经配地支的午，五月月建也是午，又有夏至节，盛阳转阴，阳极阴生，所以有洒洒振寒。所以小腿肿大腿不能上抬者，因为五月盛阳生阴也。阳气在五月夏至后开始衰减，而一阴气生，开始与阳相争，所以有小腿肿大腿不能上抬。所以大腹水肿影响呼吸者，阴气下生而渐上，上则邪留于脏腑之间，故有腹水。所以胸痛少气者，是由水气在脏腑的原因。水属阴气，阴气在胸内，所以胸痛短气。所以病重则小腿厥冷，惧怕火热近身，听到木柴声则惊惕心惊者，因为阳气与阴气相争，水火不相容，所以心怀恐惧而易惊。所以想关闭门窗独居室内者，五月阴阳相争的趋势，为阳渐衰阴渐盛，阴主静，所以愿闭户牖独居。所以病来时欲上高处唱歌，不穿衣服外跑者，因阴阳相争，表阳气盛，所以使人赤身乱跑也。所以客孙脉则头痛、鼻塞、腹肿者，阳明脉并于上，上则其孙脉络于太阴脉，所以有阳明症头痛腹肿，太阴病鼻塞。

按：以上诸症多与高热有关。乘高而歌，弃衣而走，骂詈不避亲疏，为高热时的谵妄状态。即便闻木音则惕然而惊，也不应单用火克木解释，还因为古人燃料以柴禾为主，木音亦柴音也，因惧怕柴火，故听到柴禾声联想到火便惕然而惊了。

〔**原文**〕 太阴所谓病胀者，太阴子也，十一月万物气皆藏于中，故曰病胀；所谓上走心为噫者，阴盛而上走于阳明，阳明络属心，故曰上走心为噫也；所谓食则呕者，物盛满而上溢，故呕也；所谓得后与气则快然如衰者，十二月阴气下衰，而阳气且出，故曰得后与气则快然如衰也。

〔**新编**〕《经脉》所讲的太阴脉病腹胀者，因太阴配地支的子，十一月月建也是子，十一月万物气皆闭藏于内，人气也在内，所以胀满。所以气上走胃为嗳腐气者，阴气盛上走于阳明，而阳明属胃，所以气上走胃复从口出为嗳腐气。所以食后即呕者，物盛器满则上溢，故食而不下上反呕出。腹胀满，但大便或放屁后虽一时轻快却体力更加衰弱者，十一月阴气下减，而阳气始出，所以当大便或放屁后虽觉一时松快，但体气更加衰弱。

按：此为肝炎或肝硬化的症状。《经脉》脾病为：舌体僵硬，食则呕，胃脘痛。腹胀满常常嗳腐气，大便或放屁后一时松快而体力更衰，身体沉重。所生病为：舌体痛，身难以活动，食欲不振，恶心，心下胀痛，热结旁流，小便少，黄疸，难以入眠。

〔**原文**〕 少阴所谓腰痛者，少阴者，肾也，十月万物阳气皆伤，故腰痛也。所谓呕咳上气喘者，阴气在下，阳气在上，诸阳气浮，无所依从，故呕咳上气喘也。所谓色色不能久立久坐，起则目𥆨𥆨无所见者，万物阴阳不定未有主也，秋气始至，微霜始下，而方杀万物，阴阳内夺，故目𥆨𥆨无所见也。所谓少气善怒者，阳气不治，阳气不治，则阳气不得出，肝气当治而未得，故善怒，善怒者，名曰煎厥。所谓恐如人将捕之者，秋气万物未有毕去，阴气少，阳气入，阴阳相薄，故恐也。所谓恶闻食臭者，胃无气，故恶闻食臭也。所谓面黑如地色者，秋气内夺，故变于色也。所谓咳则有血者，阳脉伤也，阳气未盛于上而脉满，满则咳，故血见于鼻也。

〔**新编**〕《经脉》所讲的少阴病腰痛者，因为少阴配地支的申，七月月建也是申，所有生物看似茂盛内气已衰，故有腰痛也。所以呕、咳、上气、喘者，三阴在下，三阳在上，阳浮在上，无所依从，故有呕、咳，呼而难吸，因而作喘。所以腿篩篩不能久立，久跪坐欲起时头晕眼发黑者，七月生物盛衰未分，长收未定，秋凉始至，微露初下，生物方肃，阴阳相夺，故坐位始起时一过性头晕短暂不能视物。所以无气力而善怒者，因七月阳气已无优势，无优势则不能外达，肝气宜条畅而未得，所以经常发怒。发怒易发生昏迷不省人事的煎厥。所以心怀恐惧，总认为有人要来逮捕自己者，秋气未能使黄叶尽皆摇落，阴气尚少，阳气尚在，阴阳气相争，所以有恐惧感。所以厌恶闻到或进食油腥味者，胃气因肾病受到影响，所以厌食油腻。所以面黑如烧过的漆器者，秋季生物气内衰，所以变现于皮色。所以咳唾痰中带血者，为阳脉伤也。阳气未盛于上而肺满，满则咳，咳剧则络破，故血现于口鼻也。

按：少阴者肾也，依文例，应作少阴者申也。七月：原为十月，依内容，依《太素》改。

现《灵枢·经脉》肾病无腰痛，但《五邪》、《本脏》等篇肾病皆有腰痛，疑现《经脉》有脱文。

〔**原文**〕 厥阴所谓颓疝，妇人少腹肿者，厥阴者辰也，三月阳中之阴，邪在中，故曰颓疝少腹肿也。所谓腰脊痛不可以俯仰者，三月一振荣华，万物一俯而不仰也。所谓颓癃疝肤胀者，曰阴亦盛而脉胀不通，故曰颓癃疝也。所谓甚则嗌干热中者，阴阳相薄而热，故嗌干也。

〔**新编**〕《经脉》所讲厥阴经之病颓癃疝，妇人为少腹肿者，因为厥阴经配地支的辰，三月月建也是辰，三月阳中藏阴，邪在内，所以病颓疝少腹肿也。所以病腰脊痛俯仰受限者，三月五阳振荣华，一阴伏而不仰也。所以病颓癃疝腹胀者，讲阴尚存而脉有不通，所以病颓癃疝也。所以病咽干热中者，阴阳相争而阳热盛，所以咽干也。

按：本篇系古代医家用易卦六爻配月建的阴阳气消长变化，解释《灵枢·经脉》篇十二经及《足臂灸经》主要病状。也应为一种探索。但人的疾病是由内外多种因素促成的，不能用一种固定的规律解释多变的病状。不可解而解，所以许多地方显得牵强。但从开辟新的探索道路而言，还是有一定意义。

27. 四时刺逆从论篇第六十四 [全元起本分属两卷]

四季宜刺与逆四季刺所生乱气

①〔**原文**〕 厥阴有余病阴痹；不足病生热痹；滑则病狐疝风；濇则病少腹积气。

少阴有余病皮痹隐轸；不足病肺痹；滑则病肺风疝；濇则病积、溲血。

太阴有余病肉痹、寒中；不足病脾痹；滑则病脾风疝；濇则病积、心腹时满。

阳明有余病脉痹，身时热；不足病心痹；滑则病心风疝；濇则病积、时善惊 。

太阳有余病骨痹身重；不足病肾痹；滑则病肾风疝；濇则病积、时善巅疾。

少阳有余病筋痹、胁满；不足病肝痹；滑则病肝风疝；濇则病积、时筋急目痛。

〔**新编**〕 厥阴经脉有余，病状为痹痛触不到痛点，经脉不足的病状为痹痛，局部发热饮水多。脉滑病状为出没无常的狐疝已有感染，脉涩病状为少腹积气阴囊肿大。

按：脉滑多为发热脉，狐疝可为小肠疝气或睾丸炎。少腹积气很可能指小肠疝气。

少阴经脉有余的病状为皮肤隐疹，或点或片，经脉不足的病状为肺痹，痛引心背。脉滑为肺风，急喘气上不下，脉涩则病心积，少腹有形，尿血。

按：此节所述病状应为肺疾。

太阴经脉有余的病状为肌痹肌消减，麻木不仁，里寒；经脉不足的病状为脾痹，上为大塞不能进饮食，呛咳，呕粘液，下为四肢懈怠无力。脉滑为脾风，多汗怕风，疲乏懒动，食欲不振；脉涩则病脾积，位于右胁下大如盘，常腹部胀满。

按：本节病状有三：脉有余者神经障碍；脉不足为食道病；脾积为肿大的肝，见于肝硬化或肝癌。

阳明经脉有余的症状为脉痹，血凝涩不通，间歇热；脉不足的病状为心痹，脉有所不通，烦满心腹鼓胀，嗳腐气、上气急喘，咽干，厥气上逆则恐惧。脉滑的病状为心风，多汗怕风，常焦急发怒，急甚则难以出言；脉涩则有心腹积块，时常恐惧不安。

按：本节病状包含心、脾、肺、肝、肾诸症。

太阳经脉有余的病状为骨痹肿痛；脉不足的病状为肾痹，尿少，腹胀，筋挛而蹲行，驼背而头俯。脉滑则病肾风，多汗怕风，面浮肿，脊痛，房事不便；脉涩则病积，腰痛，小腹里急，时有头巅之症。

按：本节兼膀胱、肾病。

少阳经脉有余的病状为筋痹，屈不能伸，胁胀满；脉不足的病状为肝痹，夜睡时惊，饮水多，小便多，上牵引腹部如怀物。脉滑则病肝风，多汗怕风，常悲哭，咽干多怒，怕近妇女，少腹坠痛；脉涩则病积，肥气在左胁下，如倒覆之杯，常抽筋，眼痛。

按：肝积见于肿大的脾脏。最显明者为黑热病，疟疾。

上数节可与《灵枢·邪气脏腑病形》互参。

②〔**原文**〕 是故春气在经脉，夏气在孙络，长夏气在肌肉，秋气在皮肤，冬气在骨髓中。

帝曰：余愿闻其故？

岐伯曰：春者，天气始开，地气始泄，冻解冰释，水行经通，故人气在脉。夏者，经满气溢，入孙络受血，皮肤充实。长夏者，经络皆盛，内溢肌中。秋者，天气始收，腠理闭塞，皮肤引急。冬者盖藏，血气在中，内着骨髓，通于五藏。是故邪气者，常随四时之气血而入客也，至其变化不可为度，然必从其经气辟除其邪，除其邪则乱气不生。

〔**新编**〕 还应知春季人气在经脉，夏季人气在小络，长夏人气在肌肉，秋季人气在皮肤，冬季人气在骨髓内。

黄帝说：请讲其原因？

岐伯讲：春季，天的温气布开，地内温气外泄，冻土化解，水冰消释，水可行舟，江河开通，所以人气在血脉。夏季，人脉血满气溢，小血管内血流通畅，所以皮肤充实。长夏六月，经与络皆盛满，溢入肌肉。秋季，天之阳气收敛，皮肌间隙收缩内敛，所以皮肤收紧。冬季，人的脏气收藏，血气内聚，内着骨髓，流向内脏。所以八风之邪气，常随四季人气所在入留体内，至病情变化发展，便没有固定规律了。但应该从经脉病状，针除其邪，除去其邪气，使体内经脉不致发生乱气。

③〔**原文**〕 帝曰：逆四时而生乱气奈何？

岐伯曰：春刺络脉，血气外溢，令人少气；春刺肌肉，血气环逆，令人上气；春刺筋骨，血气内著，令人腹胀。

夏刺经脉，血气乃竭，令人解㑊；夏刺肌肉，血气内却，令人善恐；夏刺筋骨，血气上逆，令人善怒。

秋刺经脉，血气上逆，令人善忘；秋刺络脉，气不外行，令人卧不欲动；秋刺筋骨，血气内散，令人寒慄。

冬刺经脉，血气皆脱，令人目不明；冬刺络脉，内气外泄，留为大痹；冬刺肌肉，阳气竭绝，令人善忘。

凡此四时刺者，大逆之病，不可不从也，反之，则生乱气相淫病焉。故刺不知四时之经，病之所生，以从为逆，正气内乱，与精相薄。必审九候，正气不乱，精气不转。

〔**新编**〕 黄帝问：不顺从四季针刺发生精气反乱是什么情况？

岐伯讲：春季不刺经脉而刺络脉，使血液外溢，会使人无力气；春季刺肌肉，致血气反行，使人上气咳喘；春季刺筋骨，致血气内聚，使人腹胀。

夏季不刺孙络而刺经脉，血气衰减，使人懈怠懒动；夏季刺肌肉，使血气内收，常使人恐惧；夏季刺筋骨，致血气上冲，使人易怒。

秋季不刺皮肤而刺经脉，致血气上返，使人多忘；秋刺络脉，致血气不充四肢，使人思卧不欲动；秋季刺筋骨，血气内收，使人寒战。

冬季未刺筋骨而刺经脉，致血气脱失，使人视力降低；冬季刺络脉，血气外泄，留着为顽麻之痹；冬季刺肌肉，上阳衰减，使人易忘。

这是所讲的四季刺法，逆刺之病，不可不谨慎也。错用误刺，精气错乱，发展成病。所以针刺不懂四季血气所在，邪入之处，以从成逆，经气内乱，与真气相争成病。诊病必察九候之脉，四季宜忌，可使正气不乱，精气不失。

④〔**原文**〕 帝曰：刺五藏，中心一日死，其动为噫；中肝五日死，其动为语；中肺三日死，其动为咳；中肾六日死，其动为嚏欠；中脾十日死，其动为吞。刺伤人五藏必死，其动则依其藏之所变候知其死也。

〔**新编**〕 黄帝说：刺中五脏，刺中心一日内死，前兆为不断嗳腐气；刺中肝五日内死，前兆为自言自语；刺中肺三日内死，先兆为咳嗽；刺中肾六日内死，先兆为哈欠不断；刺中脾十日内死，先兆为不住地吞咽动作。

刺伤五脏易致死亡。其动是伤及五脏的信号，依其出现的日期推知其死期。

按：刺伤五脏的危险程度，取决于针深的程度、反复的次数、针具的粗细等。

28. 诊要经终论篇第十六

诊要随人气，病之所在；经终观前兆，皆因内绝。

①〔**原文**〕 黄帝问曰：诊要何如?

岐伯对曰：正月二月，天气始方，地气始发，人气在肝。三月四月，天气正方，地气定发，人气在脾。五月六月，天气盛，地气高，人气在头。七月八月，阴气始杀，人气在肺。九月十月，阴气始冰，地气始闭，人气在心。十一月十二月，冰复，地气合，人气在肾。

〔**新编**〕 黄帝问岐伯：诊治的要旨是什么?

岐伯答道：正月和二月，天开始施布阳气，地开始草木萌动，人的生理旺气在肝。

三月和四月，天之阳气广布，地之草木正发，人的生理旺气在脾。

五月和六月，天之阳气旺盛，地气向上升腾，人的生理旺气在头脑。

七月和八月，天之阴气始肃，地之草木收成，人的生理旺气在肺。

九月和十月，水面始见冰凌，地土已经不生，人的生理旺气在心。

十一月和十二月，水冰厚覆，地土冻结，人气内藏，旺气在肾。

②〔**原文**〕 故春刺散俞，及与分理，血出而止，甚者传气，间者环也。夏刺络俞，见血而止，尽气闭环，痛病必下。秋刺皮肤，循理，上下同法，神变而止。冬刺俞窍于分理，甚者直下，间者散下。

〔**新编**〕 由于人气所在不同，所以春季宜刺脉血现于皮之俞穴，及肌肉分理之间，可破皮见血，勿使脉血外流。病重者深刺候气，病轻者旋针即退。夏刺孙络俞穴，及肌肉分间，见血即止。按压穴周退针，痛病必轻。秋季刺皮肤，顺皮理而刺，手足同法，血变而止。冬刺俞穴于肌肉分理之间，病重者深刺，病轻者浅刺。

按：环：通旋，当时之意。闭环：压住穴周松软组织，只使穴内邪气外出。

〔**原文**〕 春夏秋冬，各有所刺，法其所在。

春刺夏分，脉乱气微，入淫骨髓，病不能愈，令人不嗜食，又且少气。春刺秋分，筋挛逆气，环为嗽，病不愈，令人时惊，又且哭。春刺冬分，邪气著藏，令人胀，病不愈，又且欲言语。

夏刺春分，病不愈，令人解堕，夏刺秋分，病不愈，令人心中欲无言，惕惕如人将捕之。夏刺冬分，病不愈，令人少气，时欲怒。

秋刺春分，病不已，令人惕然，欲有所为，起而忘之。秋刺夏分，病不已，令人益嗜卧，又且善梦。秋刺冬分，病不已，令人洒洒时寒。

冬刺春分，病不已，令人欲卧不能眠，眠而有见。冬刺夏分，病不愈，气上，发为诸痹。冬刺秋分，病不已，令人善渴。

〔**新编**〕 春夏秋冬，各有宜刺的部位，应遵从人气所在的组织。

春季不刺俞穴而刺血络，可致脉搏散乱，脉气微弱，致病气深入骨髓，不易痊愈，食欲不振，全身无力。春季刺皮肤，可致筋挛，气上逆，后转为咳嗽，影响康复，常生惊骇，恐惧而哭。春季深刺筋骨间隙，可致疾病缠绵，使人腹胀，久病不愈，时时絮语。

夏季不刺血络而刺春之俞穴，病不易愈，使人懈怠不愿动。夏刺秋之皮肤，影响康复，使人欲言复止，心惊惕常恐有人要来逮捕自己。夏季深刺冬之俞窍，病绵延难愈，使人少气无力，常发急动怒。

秋季不刺皮肤而刺春之俞穴，病不愈，使人心中忙乱，想去做事，起身后却又忘却。秋刺夏之血络，病不复原，使人越来越想睡，睡则多梦。秋刺冬之俞窍，病不愈，使人经常寒战。

冬季不刺俞窍而刺外现之血脉，病久不复，使人思睡但难以入眠，常处在似睡未睡之中。冬季如刺夏之血络，病难愈，使人气滞皮肌，发为各类顽麻之痹。冬季刺秋之皮肤，病不愈，遗留口渴不止。

按：综观四季误刺之害，皆由刺未中邪而徒损正气，种种后遗之状，皆因气血虚弱所致。

③〔**原文**〕 凡刺胸腹者，必避五藏。中心者，环死；中脾者，五日死；中肾者，七日死；中肺者，五日死；中鬲者，皆为伤中，其病虽愈，不过一岁必死。刺避五藏者，知逆从也。所谓从者，鬲与脾肾之处，不知者反之。刺胸腹者，必以布憿著之，乃从单布上刺，刺之不愈，复刺。刺针必肃，刺肿摇针，经刺勿摇，此刺之道也。

〔**新编**〕 凡刺胸腹部穴位，必须避让五脏。不幸误刺，刺中心返回后即死，刺中脾五日内死，刺中肾七日内死，刺中肺五日内死，刺中膈，也属伤及内脏，短期虽无大碍，时长则败症必露。（告诫刺避五脏者，也属于刺知逆从。所谓从者，针医知避鬲与脾肾等处，不知者必反为害。）刺胸腹部穴位，无把握时可用布带缠裹穴处，再从布上刺，如针未刺至穴位，可以再刺，必须严肃认真，谨慎掌握进针深度。如刺痈肿，可以摇大针孔以出脓血，刺一般经穴勿须摇针。这是针刺的原则。

按：熟悉人体解剖，了解病情变化，细心谨慎，绝不逞能，是针医避免医疗事故的关键。在今天的医疗条件下，覆布防深，大可不必。

④〔**原文**〕 帝曰：愿闻十二经脉之终，奈何？

岐伯曰：太阳之脉，其终也，戴眼反折，瘛瘲，其色白，绝汗乃出，出则死矣。

少阳终者，耳聋，百节皆纵，目瞏绝系，绝系一日半死，其死也，色先青白，乃死矣。

阳明终者，口目动作，善惊忘言，色黄，其上下经盛，不仁，则终矣。

少阴终者，面黑齿长而垢，腹胀闭，上下不通而终矣。

太阴终者，腹胀闭不得息，善噫善呕，呕则逆，逆则面赤，不逆则上下不通，不通则面黑皮毛焦而终矣。

厥阴终者，中热嗌干，善溺心烦，甚则舌卷卵上缩而终矣。

此十二经之所败也。

〔**新编**〕 黄帝问：请问十二经脉病临终前表现如何？

岐伯讲：太阳经的临终表现，眼球上吊，上睑半遮，角弓反张，肌肉痉挛，面色惨白，汗出不流，将死也。

少阳经的临终表现，耳聋无知，全身关节弛纵不自举，眼周系绝，眼球固定，至面色转青白，将死也。

阳明经的临终表现，面肌抽动，不时惊呼，谵语，面色枯黄，人迎脉与趺阳脉盛起但无搏动，至肌肤触之无知觉，近死。

少阴经的临终征象：面干黑，龈缩齿长多垢，腹胀，不能进汤水，二便不通，死在近期。

太阴经的临终征象：上不能进食，下不能通便，腹胀影响呼吸，时时嗳腐气，干呕，呕则憋气，面红赤，如无气上逆表现，则经脉不通，面紫黑，皮枯毛焦而死。

厥阴经临终征象：内里烦热，口咽干燥，多尿，心烦躁，严重时舌干裂后缩影响呼吸，睾丸上缩而死。

这是十二经脉病衰败的征象。

按：本节经文与《灵枢·终始》同，文字小异。

29. 标本病传论篇第六十五

论病的标本与脏腑相传

①〔**原文**〕 黄帝问曰：病有标本，刺有逆从，奈何？

岐伯对曰：凡刺之方，必别阴阳，前后相应，逆从得施，标本相移。故曰：有其在标而求之于标，有其在本而求之于本，有其在本而求之于标，有其在标而求之于本，故治有取标而得者，有取本而得者，有逆取而得者，有从取而得者。故知逆与从，正行无问，知标本者，万举万当，不知标本，是谓妄行。

夫阴阳逆从，标本之为道也，小而大，言一而知百病之害。少而多，浅而博，可以言一而知百也。以浅而知深，察近而知远，言标与本，易而勿及。治反为逆，治得为从。

〔**新编**〕 黄帝问：病状有标有本，诊治有逆有从，指什么讲？

岐伯讲：针刺的原则，应先辨别疾病的阴阳属性，病状出现的先后，反正治法的实施，尚须在标本之中抓准主要矛盾。因此讲，有的病在标治标，有的病在本治本；有的病在本须先治其标，有的病在标还须治本。所以治病有取标得效者，有取本得效者；有逆取正确者，有从取正确者。这均说明，能认准疾病的应逆治或应从治，便无须顾虑重重；能断定疾病的标本，治疗措施便可准确无误，不能判断疾病的标本，治疗便带有很大盲目性。可以讲，脉症的阴阳，逆从的辨认，标本的入手，为诊治正确与错误的分界线，可以从小而见大，讲透一理便可知百病的利害；从少到多，从简到博，可以讲一例而知百法也。由浅而知深，见近而知远。讲病的标本，似易而实难。诊治错误，疾病转重显见为逆；诊治正确，疾病向愈足证为从。

按：本：根也，多指原发病；标：末也，多指继发症。也可以病因与症状推求。

〔**原文**〕 先病而后逆者治其本，先逆而后病者治其本，先寒而后生病者治其本，先病而后生寒者治其本，先热而后生病者治其本，先热而后生中满者治其标，先病而后泄者治其本，先泄而后生他病者治其本。必且调之，乃治其他病。先病而后生中满者治其标，先中满而后烦心者治其本。人有客气，有同气。小大不利治其标，小大利治其本。病发而有余，本而标之，先治其本，后治其标；病发而不足，标而本之，先治其标，后治其本。谨察间甚，以意调之，间者并行，甚者独行。先小大不利而后生病者治其本。

〔**新编**〕 先有病状而后出现手足逆冷者，逆冷由原发病引起，应治原发病；先有手足逆冷而后出现病状者，病状由逆冷引起，应通经止逆。先身寒而后出现病状者应先祛寒，先有病状而后身寒者应先治原发病。先有发热后有病状者应先退热，先发热后出现中满腹胀者应先治腹胀。先有其他病后发生腹泄者治原发病，先腹泄后出现病状者先治腹泄。必先调治肠胃，后治其他病。有原发病后出现中满腹胀者先治中满，先中满腹胀后出现恶心者仍治中满。人有暂来病邪，有生理功能紊乱而病。病程中出现小便或大便不通利应急通大小便，在大小便通利的前提下治疗原发病。病程中如身体可支，可先本后标，先治原发病后治继发病。病程中如身体不支，应先标后本，先治急迫之标症，后图原发之本病。应细心地判断病的轻重，以决定治疗的先后。病情允许，可标本兼治，病情急切，应先治主要之病。记住上面所强调的，中满腹胀妨饮食，大小便不通秽毒积，是疾病过程中急当解决的主要病状。

按：先逆而后病者两句：逆指末梢循环障碍之手足逆冷。病，应是发热。《内经》是把发热作为病状提出的。

②〔**原文**〕 夫病传者，心病先心痛，一日而咳，三日胁支痛，五日闭塞不通，身痛体重；三日不已，死。冬夜半，夏日中。

肺病咳喘，三日而胁支满痛，一日身重体痛，五日而胀，十日不已，死。冬日入，夏日出。

肝病头目眩胁支满，三日体重身痛，五日而胀，三日腰脊少腹痛胫酸，三日不已，死。冬日入，夏早食。

脾病身痛体重，一日而胀，二日少腹腰脊痛，胫酸，三日背䏝筋痛，小便闭，十日不已，死。冬人定，夏晏食。

肾病少腹腰脊痛，䯒酸，三日背䏝筋痛，小便闭；三日腹胀；三日两胁支痛，三日不已，死。冬大晨，夏晏晡。

胃病胀满，五日少腹腰脊痛，䯒酸；三日背䏝筋痛，小便闭；五日身体重；六日不已，死。冬夜半后，夏日昳。

膀胱病小便闭，五日少腹胀，腰脊痛，䯒酸；一日腹胀；一日身体痛；二日不已，死。冬鸡鸣，夏下晡。

诸病以次相传如是者，皆有死期，不可刺。间一藏止，及至三四藏者，乃可刺也。

〔**新编**〕 疾病传变的规律一般是这样的：

心有病先出现心痛，过一天传肺便增咳嗽，又过三天传肝则胁部胀痛，再过五日传脾，出现上不能进饮食，下不通二便，身痛体重，过三天仍无转机，就可能死亡。死亡时间冬季在夜半，夏季在中午。

肺先发病者主症为气喘咳嗽，三日传肝出现胁胀痛，又一日传脾，身沉重体疼痛，再五日传胃，腹部鼓胀。过十日不见转机，可能死亡。冬季多在日落时，夏季常在日出后。

肝先病的主要症状为头晕目眩，胁部胀满，三天传脾身疼体重，五天传胃腹胀，又三天传膀胱少腹痛，腿胫酸，再三天无好转，可能死亡。冬季在日落后，夏季在早饭时。

脾先发病则全身疼痛困重难举，一日传胃腹胀，又两日传肾，小腹腰脊痛，腿胫酸，三日传膀胱，后背脊柱痛，小便不通，又十日病无转机，有死亡危险。死期冬在黄昏后，夏在早饭时。

肾先发病则有腰脊小腹痛，腿胫酸，三天传膀胱，后背脊柱痛，小便不通，三天传胃腹胀，三天传肝胁胀痛，再三天无转机，死，冬季天大亮，夏季在傍晚。

胃先发病腹胀满，五日传肾少腹腰脊痛，腿胫酸，三日传膀胱背与脊柱痛，小便不通，五日传脾身痛体重，六日无转机便是死症。冬季半夜后，夏天半下午。

膀胱发病先小便不通，五天传肾小腹胀，腰脊痛，腿胫酸；又一天传胃腹胀，一日传脾身疼痛，再二日无好转可能死。冬五更，夏午后。

诸病传至脏腑如上述次序，相继发病，便有死亡危险，用针治疗无功。间隔一脏及至三四脏者，说明并非五脏全病，方可用针。

按：《内经》言少腹病，有的情况下也指阴囊及睾丸病。

上述病传日数及死时是依五行相克理论推出的。疾病过程错综复杂，所以经文所述不一定符合临床实际。但各种险征相继出现，四诊均呈败象，预后不良则是无疑的。

30. 针解篇第五十四

解《灵枢·九针》主要内容

①〔**原文**〕 黄帝问曰：愿闻九针之解，虚实之道。

岐伯对曰：刺虚则实之者，针下热也，气实乃热也。满而泄之者，针下寒也，气虚乃寒也。菀陈则除之者，出恶血也。邪盛则虚之者，出针勿按；徐而疾则实者，徐出针而疾按之；疾而徐则虚者，疾出针而徐按之；言实与虚者，寒温气多少也。若无若有者，疾不可知也。察后与先者，知病先后也。为虚与实者，工勿失其法。若得若失者，离其法也。虚实之要，九针最妙者，为其各有所宜也。补写之时者，与气开阖相合也。九针之名，各不同形者，针穷其所当补写也。

〔**新编**〕 黄帝问：我想听《九针》的讲解，调虚实的方法！

岐伯讲：刺虚证使其恢复实的意思，要使病人感觉针下温热，血气增加才有温热感觉。刺实证须用泻法者，应使病人感觉针下寒凉，血气由实转虚方有寒凉感。有郁血则除之者，去除脉中有害之血。邪盛使之虚者，出针后勿按针孔，使邪气从孔出。先慢后快则可实者，缓慢出针速按针孔，即可达到体气渐实。先快后慢则可虚者，快出针之后慢按针孔，为使针引邪气外出。所讲的实与虚，指寒温气的多少。似有似无的意思，形容邪初犯体没有明显病状。察后与先的意思，应了解病情发展的先后缓急。为虚与实的意思，强调补泻的正确应用。何得何失者，守针法为得效，离针法便失效，达到虚与实的条件，针具的选择也很重要，因其各有适用的范围。进行补泻的过程，重在针法的运用，邪气的外出与真气布散与针孔的开闭有关。九针的名称，是由形状各不相同而定的。

按：若无若有句，《灵枢》原文以“言实与虚，若有若无”为句。若得若失句，《灵枢》原文为“为虚与实，若得若失”。九针之名，各不同形。《灵枢》原文为：“针各有所宜，各不同形，各以任其所宜”。

欲全面理解本文深意，可参阅《灵枢·小针解》。

〔**原文**〕 刺实须其虚者，留针阴气隆至，乃去针也；刺虚须其实者，阳气隆至，针下热乃去针也。经气已至，慎守勿失者，勿变更也。深浅在志者，知病之内外也；近远如一者，深浅其候等也。如临深渊者，不敢堕也。手如握虎者，欲其壮也。神无营于众物者，静志观病人，无左右视也；义无邪下者，欲端以正也；必正其神者，欲瞻病人目制其神，令气易行也。所谓三里者，下膝三寸也；所谓跗之者，举膝分易见也；巨虚者，蹻足骱独陷者；下廉者，陷下者也。

〔**新编**〕 刺实症使其虚的效果，除慢按针孔外，还须留针待阴气聚集，针下有凉的感觉再出针。刺虚症使其充实的效果，除速按针孔外，尚须久留针待阳气渐聚，针下有温热感觉方可出针。经气已来，慎守勿失的意思，是待和缓鼓指的脉气出现，便不可再变换手法了。进针深浅在于医者的心意者，病浅针浅，病深针深，斟酌病人胖瘦，四季人气所在，凭知识，凭经验，非计分寸之数也。远近如一的意思，病的久新，穴的远近，针的深浅，皆以脉候恢复为目的。如临深渊的告诫，医生职责，性命攸关，不可有丝毫的粗心大意。手如握虎者，医针虽轻，施术时却应全身心地投入。注意力不可分散者，应集中精力，面对病人，目不可旁视，心不可旁用。意不斜下者，医者无论何姿，均应身正，心静，手稳，针准。必正病人心神者，盯住病人两眼吸引其注意力，以有利于脉气的恢复。

所讲的足三里穴，位于膝下三寸胫骨外一寸。所讲的低跗者，取膝弯九十度坐姿，足跖屈，则穴处肌肉分理易现，便于取穴。穴名巨虚者，足背屈胫骨前肌深陷者是穴；穴名下廉者，意为下陷处。

按：本节经文现《灵枢》未见，而见于《素问·保命全形》篇，很可能原在《灵枢》初成书时书名为《九针之内》。

末三句穴位取穴法，原文现在《灵枢·邪气脏腑病形》篇。

②**〔原文〕** 帝曰：余闻九针，上应天地四时阴阳，愿闻其方。令可传于后世，以为常也。

岐伯曰：夫一天、二地、三人、四时、五音、六律、七星、八风、九野，身形亦应之，针各有所宜，故曰九针。人皮应天，人肉应地，人脉应人，人筋应时，人声应音，人阴阳合气应律，人齿面目应星，人出入气应风，人九窍三百六十五络应野，故一针皮，二针肉，三针脉，四针筋，五针骨，六针调阴阳，七针益精，八针除风，九针通九窍，除三百六十五节气，此之谓各有所主也。

按：本节经文有名无实，不如《灵枢·九针论》具理论和实用价值，可参看之。本节经文明白易懂，故不释义。

③**〔原文〕** 人心意应八风，人气应天，人发齿耳目五声应五音六律，人阴阳脉血气应地，人肝目应之九……。九窍三百六十五。人一以观动静，天二以候五色，七星应之，以候发毋泽五音一，以候宫商角徵羽六律有余，不足应之二地一，以候高下有余，九野一节俞应之，以候闭节，三人变一分人，候齿泄多血少十分角之变，五分以候缓急，六分不足三分寒关节第九，分四时，人寒温燥湿四时，一应之以候相反，一四方各作解。

按：上文省略号后计一百二十三字，唐·王冰注为“蠹简烂文，文义残缺，莫可寻究”。由于是上古书，所以记载下来，等待以后出现完备的本子。隋·杨上善《太素》对此文虽作过断句，作了注解，也只可成句，难成其义。后之编注《内经》者，尽皆照录而已。实际省略号之前的五句，也应属文义残缺之例。

我想已经千年以上，如此照录下去，置之不理，有失传经意义。作为岐黄学生，应当有所行动。虽不能理清眉目，也须有做到哪一步是哪一步的行动。首先判断此文的用意是什么，第一可能是阐发九针功能，可参考者如《灵枢·邪客》。最直接的可能是隋之前的《内经》读者，企图将此前一段九针上应天地四时阴阳，作进一步阐明的提纲或草稿。出于此种考虑，姑将可用得上的文字检出，构成阐发九针作用的句式，以备后之内经明眼编者作零件用：

一天，人气应之，以候五色；二地，人肉应之，以候关节缓急；三人，人阴阳脉血气应之，以候气血多少；四时，寒温燥湿应之，以候有余不足；五音，宫商角徵羽应之，以候高下；六律，阴阳四时应之，以候高下；七星，人发齿耳目应之，以候四方；八风，人心意应之，以观动静；九野，人三百六十五俞应之，以候有余不足。

未用上的字多者为：一分、十分、五分、六分、三分、九分。或者是判定五音的变音高下用的。

31. 刺志论篇第五十三

针前应注意的虚实表现

①〔**原文**〕 黄帝问曰：愿闻虚实之要？

岐伯对曰：气实形实，气虚形虚，此其常也，反此者病。谷盛气盛，谷虚气虚，此其常也，反此者病。脉实血实，脉虚血虚，此其常也，反此者病。

帝曰：如何而反？

岐伯曰：气盛身寒，气虚身热，此谓反也；谷入多而气少，此谓反也；谷不入而气多，此谓反也；脉盛血少，此谓反也；脉小血多，此谓反也。气盛身寒，得之伤寒。气虚身热，得之伤暑。谷入多而气少者，得之有所脱血，湿居下也。谷入少而气多者，邪在胃及与肺也。脉小血多者，饮中热也。脉大血少者，脉有风气，水浆不入，此之谓也。夫实者，气入也；虚者，气出也；气实者，热也；气虚者，寒也。入实者，左手开针空也；入虚者，左手闭针空也。

〔**新编**〕 黄帝问岐伯：我想知道虚实的要点？

岐伯回答：人有气力，身体也健壮；人无气力，身体也虚弱，这是正常现象。与此相反者为有病。饭量大力气大，饭量少力气小，属于正常现象。与此相反者属病态。脉搏充实面色红润，脉搏虚弱面色萎黄，属于正常现象。与此相反者为病脉。

黄帝问：什么样为反？

岐伯答：气力旺盛体温降低，少气无力体温升高便是异常；饭量大却无力气，饭量少却气力大，属于反常；脉气盛大面现贫血，脉气细弱面如红妆，便是反常。气息旺盛体温正常，见于伤风感冒；气息微弱体温升高，见于中暑。饭量大却气力少，见于新近大失血，或慢性内出血，湿困肠胃，消化不良。饭量少却气息盛，为脾胃有病影响进食，肺脏炎症呼吸喘粗也。脉小面红者，为酒后内热充面也；脉大贫血者，为风湿在血，食欲不振也。这就是辨别虚实的要点。

讲虚实证的机理：实症为病邪内侵，虚症为真气外耗。实症的表现为发热，虚症的表现为身凉。针治实症，出针时，左手撑开针孔使邪气外出；针治虚症，出针后快闭针孔以养真气。

按：本篇所强调的，应辨别内气与表象不一致的虚实现象。

32. 刺要论篇第五十［在刺齐论］

对针刺层次的要求

①〔**原文**〕 黄帝问曰：愿闻刺要！

岐伯对曰：病有浮沉，刺有浅深，各至其理，无过其道；过之则内伤，不及则生外壅，壅则邪从之。浅深不得，反为大贼，内动五藏，后生大病。故曰：病有在毫毛腠理者，有在皮肤者，有在肌肉者，有在脉者，有在筋者，有在骨者，有在髓者。是故刺毫毛腠理无伤皮，皮伤则内动肺，肺动则秋病温疟，泝泝然寒慄。刺皮无伤肉，肉伤则内动脾，脾动则七十二日四季之月，病腹胀，烦，不嗜食。刺肉无伤脉，脉伤则内动心，心动则夏病心痛。刺脉无伤筋，筋伤则内动肝，肝动则春病热而筋弛。刺筋无伤骨，骨伤则内动肾，肾动则冬病胀腰痛。刺骨无伤髓，髓伤则销铄胻酸，体解㑊然不去矣。

〔**新编**〕 黄帝问：请问针刺应注意的要点？

岐伯讲：疾病在体有层次的不同，针刺有浅深的区分，针至病邪所在的组织，不可超过或不及；超过则徒伤无病组织，不及则形成壅肿，壅肿则病邪随之而至。如果深浅掌握不当，反成病邪滋生之处，牵连内脏，酿成大患。因为，病邪入侵后依次内入，有在毫毛皮纹之表，有在皮下之肤，有在肌肉，有在血脉，有在经筋，有在骨表之膜，有在骨内之髓。所以，针刺毫毛皮纹，不可内伤皮肤，皮肤受病，邪气潜伏肺脏，至秋季发生疟疾，鼓栗寒战。刺皮肤不可内伤肌肉，肌肉受病可能连及脾脏，脾病则在四季之末各十八天病腹胀，恶心，食欲不振。刺肌肉时不可针伤血脉，脉受病可传至心脏，心病则在夏季发生心痛。刺脉不可伤及经筋，筋受病可牵连肝脏，肝邪潜伏则到春季病热而筋弛肢废。刺筋不可伤及骨，骨受病可连及所主的肾脏，肾病则到冬季发生腰部胀痛，活动受限。刺骨不可伤髓，髓病可致髓液消减，出现腿脚酸困，身体象散了架似地倦怠无力，难以恢复。

按：筋：此处指经筋，即神经干。筋弛即神经不能支配肌肉收缩。

关于病邪所在组织层次的症状，可参阅《灵枢·百病始生》及本书《皮部论》的相关论述。

33. 刺齐论篇第五十一

齐，同剂。讲解《刺要论》的具体刺法

①〔**原文**〕 黄帝问曰：愿闻刺浅深之分！

岐伯对曰：刺骨者无伤筋，刺筋者无伤肉，刺肉者无伤脉，刺脉者无伤皮，刺皮者无伤肉，刺肉者无伤筋，刺筋者无伤骨。

帝曰：余未知其所谓，愿闻其解？

岐伯曰：刺骨无伤筋者，针至筋而去，不及骨也。刺筋无伤肉者，至肉而去，不及筋也。刺肉无伤脉者，至脉而去，不及肉也。刺脉无伤皮者，至皮而去，不及脉也。所谓刺皮无伤肉者，病在皮中，针入皮中，无伤肉也。刺肉无伤筋者，过肉中筋也。刺筋无伤骨者，过筋中骨也。此之谓反也。

〔**新编**〕 黄帝问：我想知道针刺深浅的方法！

岐伯讲：刺骨时勿伤骨上的筋，刺筋时勿伤筋上的肉，刺肉时勿伤肉上的脉，刺脉时勿伤脉上的皮，刺皮时勿伤皮下的肉，刺肉时勿伤肉下的筋，刺筋时勿伤筋下的骨。

黄帝说：我不知道具体操作方法，请进一步讲解？

岐伯讲：病在骨应刺骨勿伤筋，却针至筋层便退针，未达有病之骨层。病在筋勿伤肉，却针至肉层便退针，未达有病之筋层。病在肉勿伤脉，却针中脉而退针，未达有病的肉层。病在脉勿伤皮，却针只在皮层未中脉。所讲的勿伤肉等等，即是病在皮肤，只刺及皮肤即可，不可刺伤皮下的肉。但是要求刺肉勿伤筋，却针过肉层刺伤筋，要求刺筋勿伤骨，却针过筋层损伤下之骨了。这便违反了针刺深浅的要求。

按：刺肉勿伤筋之下三个勿字，作误讲，本篇承前《刺要》，进一步讲解针刺深浅的重要性。要求针达病所，勿浅勿深。在筋守筋，在骨守骨。

筋，在《内经》中可指韧带、肌腱、肌膜，有时也指神经。据前篇“筋伤则内动肝，肝动则春病热而筋弛”，则本篇的筋指神经。

34. 长刺节论篇第五十五

针刺疗程与刺法

①〔**原文**〕 刺家不诊，听病者言。在头，头疾痛，为藏针之，刺至骨，病已止，无伤骨肉及皮，皮者道也。阳刺，入一傍四处。治寒热深专者。

刺大脏，迫脏刺背，背俞也。刺之迫脏，脏会，腹中寒热去而止。与刺之要，发针而浅出血。

治腐肿者刺腐上，视痈小大深浅刺，刺大者多血，小者深之，必端内针为故止。

病在少腹有积，刺皮髓以下，至少腹而止；刺侠脊两傍四椎间，刺两髂季胁肋间，导腹中气热下已。

病在少腹，腹痛不得大小便，病名曰疝，得之寒；刺少腹两股间，刺腰髁骨间，刺而多之，尽炅病已。

〔**新编**〕 有的病针医不必切诊，只听病人主诉。

病在头，头部急性疼痛。可刺至帽状腱膜下，深达骨膜，不可划破头皮及损伤骨肉。刺至腱膜下有空松感，为针入之道。可用阳刺法，中间刺一针，四旁刺四针，用于较重的寒性痛。

按：阳刺：《灵枢·官针》名扬刺法。

治顽固性弛张热，无明显其他症状者，可刺脏腑俞，靠近内脏的背部穴（即背俞穴，刺时近脏，穴会内脏腹中）热退后再停止治疗。针刺时应特别注意，只可浅刺出血，不可刺伤内脏。

按：背部穴涉大者有大椎、大杼，皆治热，则脏字或误。脏之大者为肺，肺俞主治寒热，五脏俞均治热，热病气穴也治热。长期发热，轮换取穴可也。

经书所述寒热，非特指发冷发热，多泛指有间歇期的发热。热落时为寒，热升时为热。

针治脓肿时，只可刺脓肿部位。应察看脓腔大小，决定刺入浅深。应找取脓腔下缘刺入，脓腔大者多刺几针，小者可从顶部刺入，刺至脓腔底部为止。

按：腐肿：为痈肿脓已成者。须用铍针切开排脓。在红肿热痛的炎症期，可用锋针点刺出血、消肿止痛。

小腹部有气聚或积块，刺腹部坚硬高起处以下之穴，至少腹部而止。再刺第四椎两旁穴位，另刺腰骶部髎穴，胁肋间穴。引导腹中气，热下即效。

经文皮髓费解。髓，皮肉坚厚也，应是积块现于腹壁的形状。《明堂经》腹部穴治积者有：中脘：小肠有积，积聚；石门：气癃，疝积；商曲：腹中有积，时切痛；四满：脐下积，疝瘕。侠脊两旁四椎间：厥阴俞、膏肓均不治积，十四椎肾俞治肾胀，腹胀大，可参。两髂　：有注居髎者，但不治积。期门治胁下积聚，冲门治腹中积聚疼痛，京门治小腹痛，里急肿。

小腹部疼痛，大小便困难，病名叫疝，由腹部受寒引起。可刺两股间会阴穴，刺腰骶骨间，可多刺重刺，使小腹部热感明显为度。

按：两股间穴有：会阴穴：阴中诸病，前后引痛，不得大小便。

横骨：主少腹满，尿难。

足五里：主少腹中满，热闭不得尿。

腰髁骨间：小肠俞：主少腹痛，疝痛，尿难。

〔**原文**〕 病在筋，筋挛节痛，不可以行，名曰筋痹。刺筋上为故，刺分肉间，不可中骨也；病起筋炅，病已止。

病在肌肤，肌肤尽痛，名曰肌痹，伤于寒湿。刺大分、小分，多发针而深之，以热为故；无伤筋骨，伤筋骨，痈发若变；诸分尽热，病已止。

病在骨，骨重不可举，骨髓酸痛，寒气至，名曰骨痹。深者刺，无伤脉肉为故，其道大分小分，骨热病已止。

病在诸阳脉，且寒且热，诸分且寒且热，名曰狂。刺之虚脉，视分尽热，病已止。

病初发，岁一发，不治，月一发，不治，月四五发，名曰癫病。刺诸分诸脉，其无寒者以针调之，病已止。

病风，且寒且热，炅汗出，一日数过，先刺诸分理络脉；汗出且寒且热，三日一刺，百日而已。

②病大风，骨节重，须眉堕，名曰大风，刺肌肉为故，汗出百日，刺骨髓，汗出百日，凡二百日，须眉生而止针。

〔**新编**〕 病在肌腱，关节挛缩疼痛，行走困难，病名筋痹。应直接刺肌腱挛缩处，刺肌肉间隙。病不在骨，所以不可盲目刺骨。刺至屈曲的关节渐直，筋热能行走，病愈止。

按：配合按摩，热敷，疗效更好。

病在肌肉和皮肤，全身皮肤肌肉都疼痛，病名肌痹，由寒冷潮湿所致。可刺疼痛频发的肌肉间隙，可多选疼点多提插，以局部发热为度。刺时不可损伤筋骨（如损伤筋骨，可致局部肿胀或感染），至肌肉无凉感，病愈止。

按：此症见于痛性肌痉挛。

病在骨，骨沉重难以抬举，骨中酸痛，遇寒冷天气加重，病名为骨痹。可深刺达骨膜，以不损伤筋脉肌肉为原则。进针时从大小肌肉的间隙推进。至骨热病愈止。

按：治骨痹，用长针。《灵枢·官针》有短刺法：致针骨所，以上下摩骨也。

病在诸阳脉，脉有凉有热，诸皮区也有凉有热，病名狂。刺虚寒之脉，察凉区转热病愈止。

按：此节所述符合雷诺氏症。为四肢末端微血管痉挛所致。周期性发作，常于寒冷、情绪激动时诱发。

（僵仆），病初发时，间歇期在一年左右。不经治疗，间歇期缩短为一月左右。再不治疗，间歇期便只有几天了。病名癫痫。可在发作时先出现病状处选穴治疗，身不发凉者以针调治，病愈止。

按：此节述癫痫病。“病初发”前疑有脱文，或为病在脉，或为强仆。癫痫长期得不到有效治疗，不仅发作间隔期缩短，而且可致智力降低，性格变异。症状与治疗可参阅《灵枢·癫狂》。

病风，体温有时正常，有时升高，一发热即出汗，可一日数次。治疗先刺除经脉分布区的盛起红赤脉。对出汗发冷发热，可三日一刺，总疗程须百日以上。

按：本节症状，颇似现代的布氏杆菌病。

病大风，关节处肿起，胡须眉毛脱落，病名大风。刺肌肉为主使汗出，疗程一百日，再刺骨髓为主使汗出，也百日，共二百日。至胡须眉毛重长出为止。

按：刺骨髓，强调深刺重刺之意，非谓刺至骨腔内。

大风：现代病名麻风。最典型者为麻风狮面，皮肤红斑。《灵枢·四时气》载治麻风的数刺其瘤体上，针后用钝针按压针孔四周，尽出毒液，至瘤肿消尽止，可参看。

35. 皮部论篇第五十六

经络流经体表的范围为皮部

①〔**原文**〕 黄帝问曰：余闻皮有分部，脉有经纪，筋有结络，骨有度量。其所生病各异，别其分部，左右上下，阴阳所在，病之始终，愿闻其道！

岐伯对曰：欲知皮部以经脉为纪者，诸经皆然。

阳明之阳，名曰害蜚，上下同法。视其部中有浮络者，皆阳明之络也。其色多青则痛，多黑则痹，黄赤则热，多白则寒，五色皆见，则寒热也。络盛则入客于经，阳主外，阴主内。

少阳之阳，名曰枢持，上下同法。视其部中有浮络者，皆少阳之络也，络盛则入客于经，故在阳者主内，在阴者主出，以渗于内，诸经皆然。

太阳之阳，名曰关枢，上下同法。视其部中有浮络者，皆太阳之络也。络盛则入客于经。

少阴之阴，名曰枢儒，上下同法。视其部中有浮络者，皆少阴之络也。络盛则入客于经。其入经也，从阳部注于经；其出者，从阴内注于骨。

心主之阴，名曰害肩，上下同法。视其部中有浮络者，皆心主之络也。络盛则入客于经。

太阴之阴，名曰关蛰，上下同法。视其部中有浮络者，皆太阴之络也。络盛则入客于经。

凡十二经络脉者，皮之部也。

②是故百病之始生也，必先于皮毛，邪中之则腠理开，开则入客于络脉，留而不去，传入于经，留而不去，传入于府，廪于

肠胃。邪之始入于皮毛也，晰然起毫毛，开腠理；其入于络也，则络脉盛色变；其入客于经也，则感虚乃陷下。其留于筋骨之间，寒多则筋挛骨痛，热多则筋弛骨消，肉烁䐃破，毛直而败。

〔**新编**〕 黄帝问道：我知道：皮肤有区分的范围，脉有循行的路线，筋有联结的网络，骨有形状的大小。它们所生的病各不相同。区分皮肤的范围，标示左右与上下，内侧面或外侧面，病的发展过程。请讲其道理！

岐伯答道：想了解皮肤的区域，是以经脉分布的范围规定的。十二经脉都遵循这一原则。

阳明经脉在体表分布的前侧面，名叫害蜚，上肢与下肢原则相同。察阳明经循行范围外现的脉络，都属于阳明经的支络分布。络脉青色多者身有疼痛，黑色重者为循环障碍，黄赤色重者为发热，白色重者为缺血，属寒症，五色交替出现者，为弛张热。外络盛满则内注于经脉。阳脉循行肌表，阴脉循行筋骨。

按：阳主外，阴主内：阴阳均指脉，分布于外者属阳，分布于内者属阴。

少阳经脉在体表分布的外侧面，名叫枢持，上肢与下肢原理相同。察少阳经循行范围外现的脉络，均属于少阳经的支络分布。(以络色诊病同阳明经) 外络盛满则内注于经脉。经络的循环规律是：外表的皮络内注于经脉回心，在内的经脉外出于四肢，末端渗注于组织内。十二经脉皆是此种循环规律。

按：在阳者主内，在阴者主出：也可理解为在阳为静脉向心，在内为动脉离心。

太阳经脉在体表分布的背侧部，名叫关枢，上肢和下肢相同。循行范围内外现的浮络，均属于太阳经的分支。分支充满则内注于经。

少阴经在体表分布的内侧面，名叫枢儒，上肢与下肢相同。察少阴经循行范围外现的络脉，均属于少阴经的分支。分支充满则内注于主经。支络入经的方式，皮络从肌表内注入经脉，支络外出者，从肢体内侧分注肌骨。

心主脉在体表分布的内侧面，名叫害肩，包括上肢和下肢。察经脉循行范围浮现的皮络，均属心主脉的分支。分支充满则入注于主经。

太阴经脉走行的肢体内侧范围，名叫关蛰，包括上肢与下肢。经脉循行范围外现的络脉，均属太阴经所分布。支络充盈后即入注于经。（其络色主病与内外交流状况同上）

所有十二经脉支络所循行的区域，便是各经在体表的皮部。

按：本段十二经皮部经文为互补法。首节阳明经内容较全，余经均有省略，所略不同，阅读时须全面理解。

如用血管系统的解剖部位与血液循环规律来理解本段经文，更易明白。即经脉以分支方式形成各自的分布范围。已被命名的干血管（手足太阳、少阳、阳明；太阴、少阴、厥阴）的分支所分布于肌表的皮静脉，动脉皮支，即为各经脉的络脉，它们流经于体表的范围，便是皮部。正常情况下，血管分布区均有神经支伴行。

皮部命名与六经脉的开、阖、枢功能有连带关系。

阳明经为阖，病则痿。阳明经分支布于体表的范围名害蜚。害：妨碍，阻止；蜚：释飞，也指蜣螂，行动缓慢。所以害蜚为行动缓慢。

少阳经为枢，病则骨摇难站立。其皮部名枢持，即病则转枢困难。

太阳经为开，病则内节渎而暴病起。渎通殰，内败也。太阳经的皮部名关枢。本应开而闭，外不得入而内用匮乏，内不得出而致壅塞，如何不败！

少阴经为枢，病则脉结不通。少阴经皮部名枢儒，儒通糯、濡、懦，皆有软弱意。枢宜坚却软，则功用差也。

心主经为阖，病则善悲哭。皮部名害肩。害：妨碍，遏止；肩通楣，门上横木，转门轴用。遏楣则转运不灵。

太阴经为开，病则鬲，洞。即上为饮食不顺，下为便泄无度。皮部名关蛰，失机运也。

由此讲，许多病在初发生时，都是从皮毛表现症状。病邪入侵皮毛时则毛孔开张，开张则入留于皮络脉。留于络脉未被祛除，即传入于经脉。在经脉时仍未祛除，即传入六腑，聚于肠胃。病邪初犯皮肤时，如冷水激身，皮紧毛立，毛孔开张。犯于皮络脉时，则络脉扩张或收缩，表现出五色变化。传入经脉时，邪盛则脉饱满，体虚则脉陷下。病邪入于筋骨之间时，以寒为主则筋挛缩，关节肿痛；以热为主则筋弛皮缓，骨立肉消，肌形消失，毛枯色败。

按：此段述病入血脉，由表入里的过程及表现。也有省略。《灵枢·百病始生》论述较详。

〔**原文**〕 帝曰：夫子言皮之十二部，其生病皆何如?

岐伯曰：皮者脉之部也，邪客于皮则腠理开，开则邪入客于络脉，络脉满则注于经脉，经脉满则入舍于腑脏也，故皮者有分部，不与而生大病也。

帝曰：善。

〔**新编**〕 黄帝问：先生所讲皮的十二分部，它们与疾病有什么关系?

岐伯答：全身皮肤，均有络脉分布。邪气侵袭皮肤，必待毛孔开张时，开张则邪入于络脉，在络脉中聚集多了便流注经脉，经脉满后便入留于内脏。由于病邪入体时先在皮肤，表现为冷水激身时的淅洒，皮紧毛立，如不在此阶段预为治疗（治未病），病邪会渐次深入脏腑，发生大病。

黄帝说：我懂了。

36. 经络论篇第五十七［在皮部论］

与皮部同篇，接述经络之色

①〔**原文**〕 黄帝问曰：夫络脉之见也，其五色各异，青黄赤白黑不同，其故何也?

岐伯对曰：经有常色而络无常变也。

帝曰：经之常色何如?

岐伯曰：心赤，肺白、肝青、脾黄、肾黑，皆亦应其经脉之色也。

帝曰：络之阴阳，亦应其经乎?

岐伯曰：阴络之色应其经，阳络之色变无常，随四时而行也。寒多则凝泣，凝泣则青黑；热多则淖泽，淖泽则黄赤；此皆常色，谓之无病。五色具见者，谓之寒热。

帝曰：善。

〔**新编**〕 黄帝问：您讲络脉外现，有五色异常，青黄赤白黑的不同。为什么这样呢?

岐伯答：经色有正常规律，而络色却变化无常。

黄帝问：经的常色是什么样?

岐伯答：五脏色为心赤、肺白、肝青、脾黄、肾黑，都对应各自的经脉之色。

黄帝问：络脉的阴阳，其色也对应其经么?

岐伯答：深部的阴络之色，与其经脉相同；浮现于体表的阳络之色，变化无一定规律，主要受气候的影响。寒冷天血管收缩，血循加快，则络色多为黄赤。这属于正常的无病之色。如五色交替出现者，多见于阵发性热病。

黄帝说：我明白了。

37. 气穴论篇第五十八

气穴，经气通里达外之处也

〔**原文**〕 黄帝问曰：余闻气穴三百六十五，以应一岁，未知其所，愿卒闻之！

岐伯稽首再拜对曰：窘乎哉问也！其非圣帝，孰能穷其道焉！因请溢意尽言其处。

帝捧手逡巡而却曰：夫子之开余道也，目未见其处，耳未闻其数，而目以明，耳以聪矣。

岐伯曰：此所谓圣人易语，良马易御也。

帝曰：余非圣人之易语也，世言真数开人意，今余所访问者真数，发蒙解惑，未足以论也。然余愿闻夫子溢志尽言其处，令解其意，请藏之金匮，不敢复出。（此处“背与心相控而痛”节从新校正移“骨空论”）

〔**新编**〕 黄帝问岐伯：我知道血气之穴有三百六十五处，以应对一年的天数，但不知道它们的部位。请全部讲明！

岐伯叩首再拜答道：您问的好全面啊！如非圣明君主，谁能究理求详呢！我要尽心详言其处。

黄帝拱手巡视左右离位当面致谢道：有先生开启我所问，虽未眼见其处，耳未闻其数，却眼已明亮，耳已聪敏了。

岐伯谦让道：这便是人常讲的，圣明的人易与言语，优良的马容易驾驭。

黄帝说：我算不得圣明人易语。世间人讲，真术能够开启人的心智。我现在求教的就是真术，仅启蒙解疑，尚不能成为医论。但我愿听先生尽力详言其处，并请讲明其名称和作用。我将珍藏在金属书匮中，不敢随便外传。

①〔**原文**〕 岐伯再拜而起曰：臣请言之，藏俞五十穴，府俞七十二穴，热俞五十九穴，水俞五十七穴，头上五行行五，五五二十五穴，中两傍各五，凡十穴，大椎上两傍各一，凡二穴，目瞳子浮白二穴，两髀厌分中二穴，犊鼻二穴，耳中多所闻二穴，眉本二穴，完骨二穴，顶中央一穴，枕骨二穴，上关二穴，大迎二穴，下关二穴，天柱二穴，巨虚上下廉四穴，曲牙二穴，天突一穴，天府二穴，天牖二穴，扶突二穴，天窗二穴，肩解二穴，关元一穴，委阳二穴，肩贞二穴，瘖门一穴，齐一穴，胸俞十二穴，背俞二穴，膺俞十二穴，分肉二穴，踝上横二穴，阴阳蹻四穴，水俞在诸分，热俞在气穴，寒热俞在两骸厌中二穴，大禁二十五，在天府下五寸，凡三百六十五穴，针之所由行也。

〔**新编**〕 岐伯再次叩头起身道：允许我现在就讲述俞穴的情况：五脏各有五俞穴五对，左右共五十穴。六腑各有腧穴六对，左右共七十二穴。治发热有五十九个穴。治水肿有五十七个穴。头上穴有五行，每行有五穴，共五十五穴。脊柱两旁五脏背俞各有五穴，左右共十穴。第七颈椎上两旁各一穴，共二穴。眼瞳子髎、浮白各二穴。两髋关节后指压陷隙中二穴。膝外犊鼻二穴。耳中增加听力的听宫二穴。眉头扸竹二穴。耳后完骨二穴。后项中央风府一穴。枕骨旁窍阴二穴。耳前颧弓上上关二穴。下颌角前动脉处大迎二穴。耳前颧弓下下关二穴。后项发际斜方肌外缘天柱二穴。胫前巨虚上廉和巨虚下廉左右共四穴。下颌角颊车二穴。胸骨上窝天突一穴。腋前上臂下三寸天府二穴。颈胸锁乳头肌后缘，前平下颌角天牖二穴。下颌角下一寸，人迎穴后扶突二穴。扶突穴后上，胸锁乳突肌后缘天窗二穴。肩上，大椎穴与肩峰连线中点肩井二穴。腹正中线脐下三寸关元一穴。腘横纹外侧，股二头肌肌腱内缘委阳二穴。肩峰后，肩胛喙突前肩贞二穴。后项正中，发际后缘哑门一穴，脐正中神阙一穴。胸俞十二穴为，胸正中线与乳中线二分之一的交点，锁骨下缘为俞府，下隔一肋为彧中，向下每隔一肋依次为神藏、灵虚、神封、步廊、左右共十二穴。背俞或谓大杼，在背第一胸椎下旁开一点五寸处，左右二穴。膺俞十二穴为：云门，在锁骨下缘，前正中线旁开六寸；中府，云门下一寸；周荣，中府下，第二肋缘下前正中线旁开六寸；胸乡，周荣下，第三肋旁开六寸；天溪，胸乡下，第四肋旁开六寸；食窦，胸乡下，第五肋旁开六寸。分肉谓阳辅穴，则当外踝上四寸腓骨前缘。踝上横，王冰谓内踝上交信穴，外踝上附阳穴，则是四穴。阴阳蹻：阴蹻穴为内踝正下之照海穴，阳蹻穴为外踝正下之申脉穴。治水肿穴在各处肌肉间隙中。治发热穴在上述血气穴中。治阵发性热穴在腓骨小头前下陷中。大禁穴超出五五二十五俞之限，指肘内侧上三寸之五里穴。以上共三百六十五穴，为发挥医针作用的部位。

按：经文所出俞穴数计重复共359穴，而六腑背俞穴未出。

脏俞、腑俞详《灵枢·本输》中。热俞在后《水热穴论》中，亦见于《灵枢·热病》中。水俞也在《水热穴论》中。

大椎上两旁各一，古针书无穴名。当代针书已列为新穴，名喘息，治喘有效。

②〔**原文**〕 帝曰：余已知气穴之处，游针之居，愿闻孙络谿谷，亦有所应乎？

岐伯曰：孙络三百六十五穴会，亦以应一岁，以溢奇邪，以通荣卫，荣卫稽留，卫散荣溢，气竭血著，外为发热，内为少气，疾写无怠，以通荣卫，见而写之，无问所会。

③帝曰：善。愿闻谿谷之会也！

岐伯曰：肉之大会为谷，肉之小会为谿，肉分之间，谿谷之会，以行荣卫，以会大气。邪溢气壅，脉热肉败，荣卫不行，必将为脓，内销骨髓，外破大腘，留于节凑，必将为败。积寒留舍，荣卫不居，卷肉缩筋，肋肘不得伸，内为骨痹，外为不仁，命曰不足，大寒留于谿谷也。谿谷三百六十五穴会，亦应一岁，其小痹淫溢，循脉往来，微针所及，与法相同。

帝乃辟左右而起，再拜曰：今日发蒙解惑，藏之金匮，不敢复出。乃藏之金兰之室，署曰气穴所在。

岐伯曰：孙络之脉别经者，其血盛而当写者，亦三百六十五脉，并注于络，传注十二络脉，非独十四络脉也，内解写于中者十脉。

〔新编〕 黄帝说：我已经知道气血俞穴的部位，运用针法的所在。请问孙络与溪谷，也和气穴一样有对应吗？

岐伯回答说：孙络也有三百六十五处穴会，病则蓄积新邪，常则通行营卫。当营卫滞留时，则卫气散乱营血充溢，进而卫气不行营血而瘀积，体表发热，少气无力。急泻血络，疏通营卫，见血络即可决除，不必顾及是否穴会。

黄帝说：明白了。请再讲溪谷之会！

岐伯讲：较厚的肌肉间隙称谷，较薄的肌肉间隙称溪。肌块之间或肌束之间，便是溪谷之会，可通行荣卫气，能会合血脉气。当病邪聚集，气血壅滞，营卫阻滞，血热肉腐，就会形成痈脓，向内消损骨髓，向外破溃肌肉。脓肿滞留关节腔隙，必将成为难医之疾。如因寒湿侵体所致，荣卫气不能通达，肉缩筋挛，身体转动不便，内生筋骨疼痛，外为麻木不仁。此由真气不足原因，大寒稽留溪谷而成。溪谷有三百六十五穴会，以应一年日数。一般浅痹游疾，随脉去来，时轻时重，医针可直达病所，治法相同。

黄帝听到此，即辞退左右侍从，起身拜谢道：今日启发愚蒙，破解疑惑，我将藏入金匮，不敢轻易外传。于是藏入坚固而有防腐作用的书室内，署名气穴部位。

岐伯补充道：尚有孙络之脉由经脉分出者，当血盛满红赤时可泻除之，也有三百六十五处，可并合注于小络，转注于十二络脉，并非只有十四络脉。前述内部可泻除内脏病者十脉。

按：末句内泻于中者十脉，当指前“背与心相控而痛……胸胁痛而不得息，不得卧，上气短气偏痛”节（已移气府篇）

此段经文告诉我们，经脉之分支叫络脉，可以分之再分，合之再合。经脉逐级分输于孙脉，再逐级汇入于经脉。所以经文说，讲到络脉，不能认为只有《灵枢·经脉》篇提到的十四络脉。（未计脾之大络。因其如网络，非一络也）

包括前之气穴在内，各级脉穴三百六十五之数，只可理解为很多即可。即便是十二经脉，也不能认定为实指，它是阴阳六经分为手足而限定的，使之合于十二月，十二辰，十二节。处理的办法是：“当数者为经，其不当数者为络也”。（《灵枢·脉度》）

38. 气府论篇第五十九

概述六腑经气之穴

①〔**原文**〕 足太阳脉气所发者七十八穴：两眉头各一，入发至项三寸半，傍五，相去三寸，其浮气在皮中者凡五行，行五，五五二十五，项中大筋两傍各一，风府两傍各一，侠背以下至尻尾二十一节，十五间各一，五藏之俞各五，六府之俞各六，委中以下至足小指傍各六俞。

〔**新编**〕 足太阳膀胱经脉气发出的范围内有七十八穴：两眉头拈竹各一穴，入发至项三寸半，向两旁共五行，两旁去中行各三寸，其浮脉气在皮中，共五行，每行五穴，五五二十五穴。后项中斜方肌外天柱各一穴，风府穴两旁风池各一穴，侠脊柱下至骶尾二十一节十五椎间各一穴。今有背第二侧线的附分、魄户、神堂、谚譆、鬲关、魂门、阳纲、意舍、胃仓、肓门、志室、胞肓、秩边，单穴十三个，而胞肓、秩边二穴已下过十五椎间。若计骶椎，则不如八髎，因其在内经书中为常用穴也。五脏之俞各五：三椎旁肺俞，五椎旁心俞，九椎旁肝俞，十一椎旁脾俞，十四椎旁肾俞。六腑之俞各六：十椎旁胆俞，十二椎旁胃俞，十三椎旁三焦俞，十六椎旁大肠俞，十八椎旁小肠俞，十九椎旁膀胱俞。委中以下至足小指旁各六俞为：腘横纹正中之委中，外踝后之昆仑，第五跖骨粗隆外侧之京骨，第五跖骨外侧之束骨，第五跖指关节前外侧之通谷，足小指末端外侧之至阴穴。

按：头部穴五行行五，现正中线五穴属督脉，第一侧线为足太阳，第二侧线属足少阳。

〔**原文**〕 足少阳脉气所发者六十二穴：两角上各二，直目上发际内各五，耳前角上各一，耳前角下各一，锐发下各一，客主人各一，耳后陷中各一，下关各一，耳下牙车之后各一，缺盆各一，掖下三寸，胁下至胠，八间各一，髀枢中傍各一，膝以下至足小指次指各六俞。

〔**新编**〕 足少阳胆经脉气所发的范围有六十二穴：两角上各二为鬓发角之曲鬓，耳廓后发际上二寸之天冲穴。直视时目上入发际至枕骨粗隆外缘每隔一寸五分一穴为头临泣、目窗、正营、承灵、脑空左右各五穴。耳前鬓角上各一为颔厌，耳前鬓角下各一为悬厘。锐发下各一为耳廓前上入鬓发之和髎穴（今归手少阳）。客主人为耳前颧弓上缘之上关穴。耳后陷中各一为耳垂后缘当乳突下之医风穴（今归手少阳）。缺盆在乳中线锁骨上窝中点。腋下三寸至胁下软胁八肋间各一为：腋下三寸之渊腋穴，渊腋前一寸之辄筋穴，渊液下三寸之大包穴，乳头外一寸第四肋间之天池穴，乳头下二肋之期门穴，期门下一肋之日月穴，十一浮肋端之章门穴，十一浮肋外下之带脉穴，髋关节后上有环跳穴。膝以下至足第四指六穴为：腓骨小头前下陷中之阳陵泉穴，外踝上四寸腓骨前缘之阳辅穴，外踝前下陷中之丘墟穴，第四五跖骨结合部前下之足临泣穴，第四五指蹼缘上之侠溪穴，足四指端外侧之窍阴穴。

〔**原文**〕 足阳明脉气所发者六十八穴：额颅发际傍各三，面鼽骨空各一，大迎之骨空各一，人迎各一，缺盆外骨空各一，膺中骨间各一，侠鸠尾之外，当乳下三寸，侠胃脘各五，侠齐广三寸各三，下齐二寸侠之各三。气街动脉各一，伏菟上各一，三里以下至足中指各八俞，分之所在穴空。

〔**新编**〕 足阳明胃经脉气所发的范围有六十八穴：前额两旁发际各三穴为：额角发际内之头维，头维内一寸五分之本神，本神内三寸之曲差。面鼽骨空为四白穴，在目下眶下孔处。大迎骨空在下颌角前颏孔处。人迎穴在结喉旁颈外动脉处。缺盆外骨空在人迎穴直下之缺盆穴。膺中骨间各一为：乳中线第一肋上缘之气户，气户下第一肋下缘之库房，库房下第二肋下之屋翳，屋翳下第三肋下之膺窗，正当乳头之乳中，第五肋之乳根穴。乳下三寸，侠胃脘各五为：腹中线与乳中线之中点肋缘下是不容，以下每距一寸一穴依次为承满、梁门、关门、太乙五穴。侠脐宽三寸（应为二寸）各三为：滑肉门、天枢、外陵。下脐二寸侠腹中线各三为：大巨，水道、归来三穴。气街动脉为气冲穴，在腹股沟动脉处。伏菟上各一为髀关穴，在髂前上棘直下外平股骨粗隆处。三里以下至足中指各八俞为：膝下三寸，胫骨粗隆外一横指之足三里，三里下三寸之上廉，上廉下三寸之下廉，足腕横纹上，趾长伸肌腱与拇长伸肌腱之间的解溪，足背动脉处之冲阳，第二、三跖骨结合部前陷中之陷谷，第二、三趾蹼缘上之内庭，第二趾端外侧之厉兑穴。肌肉间隙陷处为穴孔。

按：分之所在穴空：总释俞穴特点，多在骨肉缝隙间，即前篇所讲肉分之间，溪骨之会，以会荣卫，以会大气是也。

对本段经文，有几处可提出讨论：

缺盆外骨空各一：王冰注为天髎穴，已到后背了。我认为就是缺盆穴。因缺盆本是解剖部位，指胸骨上窝。《灵枢·经脉》胃经走行之“循喉咙（指气管）入缺盆”可证。所以，胸骨上窝外骨空当是缺盆穴。

《灵枢·经脉》胃经循行线“从缺盆下乳内廉，下挟脐，入气街中”。廉有边意，应为乳房之内缘。则胃经的胸部循行线应是自人迎穴下行，当正中线与乳中线中点（距正中线二寸）沿现在的肾经胸部循行线下行，直与胃经腹部循行线相接。同理，肾经的胸部循行线也相应内移至正中线旁五分处，以与肾经腹部循行线直线相接。《黄帝明堂经》虽已有此样循行线，但不言经名。可见此种不同于内经的肾、胃胸部循行线，出现于汉代以后了。

《灵枢·经脉》胃经末端一至中指内间，一至中指外间，即胃脉末端在足中指内外侧。此经文言“至足中指”，而《灵枢·本输》厉兑穴在足第二指。此种状况表明，《内经》成书时代的经、穴部位尚未统一。

〔原文〕 手太阳脉气所发者三十六穴：目内眥各一，目外眥各一，鼽骨下各一，耳郭上各一，耳中各一，巨骨穴各一，曲掖上骨穴各一，柱骨上陷者各一，上天窗四寸各一，肩解各一，肩解下三寸各一，肘以下至手小指本各六俞。

〔新编〕 手太阳小肠经脉气所发的范围有三十六穴：目内眦睛明穴左右各一，目外眦瞳子髎左右各一。颧骨下颧髎穴左右各一。耳廓上缘发际之角孙左右各一。耳中有听宫左右各一。巨骨穴在锁骨肩峰端与肩胛岗之间。曲腋上骨乃肩胛骨肩峰后陷之臑俞穴。柱骨上陷者今名肩井穴。上天窗四寸，天窗穴在颈中胸锁乳突肌后缘。头窍阴在耳后上陷中。肩解是肩胛岗上窝中点之秉风穴。肩解下三寸在肩胛岗上窝中点现名天宗。肘以下至小指各六穴依次为：尺骨鹰嘴后陷中为小海，腕后尺侧陷中阳谷穴，第五掌骨基底陷中名腕骨，第五指掌关节后陷有后溪，手小指端外侧少泽穴。

按：上述穴有的今已不属手太阳，只限头部，心知即可。

〔原文〕 手阳明脉气所发者二十二穴：鼻空外廉、项上各二，大迎骨空各一，柱骨之会各一，髃骨之会各一，肘以下至手大指次指本各六俞。

〔新编〕 手阳明大肠经脉气所发的范围有二十二穴：鼻孔外缘迎香穴，人迎后胸锁乳突肌后缘是扶突，大迎骨空在下颌角前陷中大迎穴，扶突穴下一寸有天鼎，骨之会锁骨肩峰端下肩髃穴。肘以下至手大指六俞为：曲肘横纹头之曲池穴，腕上拇长、短二肌腱间陷中阳溪穴，手背第二掌骨中点为合谷，第二掌骨小头后陷中为三间穴，指掌关节前陷是二间，食指端桡侧商阳穴。

〔原文〕 手少阳脉气所发者三十二穴：鼽骨下各一，眉后各一，角上各一，下完骨后各一，项中足太阳之前各一，侠扶突各一，肩贞各一，肩贞下三寸分间各一，肘以下至手小指次指本各六俞。

〔新编〕 手少阳三焦经脉气所发范围有三十二穴：鼽骨下为颧髎穴，眉后陷中丝竹空，鬓角后入发颔厌穴，耳后乳突后下天牖穴，项中足太阳前为风池穴，扶突后陷是天窗，肩贞腋后纹上一寸处，下三寸为肩髎穴，三角肌下后是臑会，向下三寸为消泺。肘以下至手四指六俞为：肘后尺骨鹰嘴后陷天井穴，外关上一寸有支沟，腕背横纹指总伸肌腱桡侧阳池穴，手背四五掌骨间，掌指关节后方有中渚，第四五指蹼缘上方之腋门，第四手指末端尺侧关冲穴。

〔原文〕 督脉气所发者二十八穴：项中央二，发际后中八，面中三，大椎以下至尻尾及傍十五穴，至骶下凡二十一节，脊椎法也。

〔新编〕 督脉气发出的有二十八穴：后项正中，两侧斜方肌之间陷中风府穴；风府下发际的症门穴。发际后中八穴：前正中线发际的神庭，神庭后入发一寸是上星，上星后一寸即囟会，再后一寸前顶穴，正顶陷中是百会，百会后一寸五分后顶穴，后一寸五分为强间，枕骨粗隆上陷中脑户穴。面中三为：鼻头陷中素髎穴，人中沟中上人中穴，人中沟下端兑端穴。大椎以下十五穴为：第七颈椎脊突下的大椎穴，第一胸椎脊突下之陶道穴，第三胸椎脊突下身柱穴，第五胸椎脊突下神道穴，胸六椎下是灵台，胸七椎下至阳穴，胸九椎下是筋缩，胸十椎下中枢穴，第二腰椎脊突下命门穴，腰四椎下阳关穴，骶管裂孔腰俞穴，尾骨尖下是长强。长强穴旁五分两会阳。自大椎至骶共二十一节，可借以找出督脉经穴位。

〔**原文**〕 任脉之气所发者二十八穴：喉中央二，膺中骨陷中各一，鸠尾下三寸，胃脘五寸，胃脘以下至横骨六寸半一，腹脉法也。下阴别一，目下各一，下唇一，龂交一。

〔**新编**〕 任脉气所发出的有二十八穴：喉中央二穴一为喉结上，下颌骨下中点之廉泉，一为胸骨上窝之天突。膺中骨陷中各一为：胸正中线平第一肋上缘之璇玑穴，璇玑下第一肋下缘之华盖，华盖下平第二肋间隙之紫宫穴，紫宫下平第三肋间隙之玉堂穴，玉堂下平第四肋间隙，当两乳头之间的膻中穴，膻中下平第五肋间隙之中庭穴。鸠尾下三穴为：鸠尾正当剑突下，鸠下寸半是巨阙，鸠下三寸是上脘。胃脘五寸为：上脘下一寸是下脘，下脘下一寸为水分。胃脘以下至横骨（耻骨联合）六寸半有：脐孔为神阙穴，下一寸为阴交，再下五分气海穴，脐下二寸为石门，脐下三寸关元穴，脐下四寸是中极，耻骨联合上缘曲骨穴。这是腹正中线经穴定位法。下阴别一为前后阴之间的会阴穴。目下各一为眶下缘正中之承泣，下唇一为承浆穴，龈交上齿龈缝中。

〔**原文**〕 冲脉气所发者二十二穴：侠鸠尾外各半寸至齐寸一，侠齐下傍各五分至横骨寸一，腹脉法也。

〔**新编**〕 冲脉气所发出者二十二穴：侠鸠尾外半寸至脐一寸一穴。巨阙穴旁五分之幽门，直下一寸一穴为通谷、阴都、石关、商曲，脐旁五分是肓俞。侠脐下行旁各五分至横骨一寸一穴为：脐下一寸旁开五分为中渚，以下为四满、气穴、大赫、耻骨上缘横骨穴。这是腹部脉取穴法。

〔**原文**〕 足少阴舌下，厥阴毛中急脉各一，手少阴各一，阴阳蹻各一，手足诸鱼际脉气所发者，凡三百六十五穴也。

〔**新编**〕 足少阴舌下为舌背静脉金津，玉液二穴。毛中急脉穴在腹股沟动脉处。手少阴各一，王冰注为阴郄穴，在尺侧腕屈肌桡侧；但更可能是神门，在腕横纹上尺侧腕屈肌腱之桡侧凹陷中。阴阳蹻各一为阴蹻照海，阳蹻申脉。

手足注诸脉气所发者，共三百六十五穴也。

按：足少阴舌下：金津，玉液穴名，《内经》、《明堂经》不载，但《明堂经》天突穴主治有“舌下侠缝青脉”，即后之金津，玉液穴。

手少阴各一：我认为是神门穴。理由是：《灵枢·邪客》篇载《内经》时，手少阴经没有五俞穴，外经病时，独取其经于掌后锐骨之端，即神门穴。

末句鱼际二字恐衍，去之则文意明也。

39. 骨空论篇第六十

古人所见的骨滋养孔

①〔**原文**〕 黄帝问曰：余闻风者百病之始也，以针治之奈何？

岐伯对曰：风从外入，令人振寒，汗出头痛，身重恶寒，治在风府，调其阴阳，不足则补，有余则写。大风颈项痛，刺风府，风府在上椎。大风汗出，灸譩譆，譩譆在背下侠脊傍三寸所，厭之，令病者呼譩譆，譩譆应手。从风憎风，刺眉头。失枕，在肩上横骨间。折使揄臂齐肘正，灸脊中。络季胁引少腹而痛胀，刺譩譆。腰痛不可以转摇，急引阴卵，刺八髎与痛上，八髎在腰尻分间。鼠瘻寒热，还刺寒府，寒府在附膝外解营。取膝上外者使之拜，取足心者使之跪。

（由《气穴论》首段“臣请言之”下移此）背与心相控而痛，所治天突与十椎及上纪，上纪者，胃脘也，下纪者，关元也。背胸邪系阴阳左右，如此其病前后痛濇，胸胁痛而不得息，不得卧，上气短气偏痛，脉满起，斜出尻脉，络胸胁支心贯鬲，上肩加天突，斜下肩交十椎下。

〔**新编**〕 黄帝问道：伤风症状，是许多疾病初发时所共有的，怎样用针治疗?

岐伯答：风从外部侵犯人体，使人寒战，怕冷，出汗，头痛，全身有紧束感、沉重感。针治可用风府穴。脉虚者用补法，脉实者用泻法，调和表里，使其和畅。重伤风，以头痛，颈项痛为主，也刺风府穴。风府在颈椎最上部，后项入发际一寸两斜方肌中间陷中。伤风自汗不止，可灸譩譆穴，在第六胸椎下旁开三寸。验证方法，用手压在穴处，让病人出声吟譩譆，手有随声的振颤感。由于伤风而怕风，经常感冒，迎风泪出，可刺眉头拈竹穴。

落枕，在肩上锁骨与肩胛骨之间找压痛点并浅针之，再曲肘挥摆大臂，头颈正，然后灸脊中。

按：落枕多为入眠后为冷风吹袭或睡姿不适所致。除头转动不便外，多可在颈肌僵侧四五椎旁找到压痛点。经文灸脊中或是此处。第十一胸椎脊突下之脊中穴不治落枕，更不可灸。

腰旁软胁连及季胁牵连小腹部痛胀，刺譩譆穴。

按：本节《明堂经》譩譆条主治无络字。

腰痛，转动不便，急紧牵连睾丸，可在腰局部取穴，并刺八髎穴。八髎在骶骨左右骶孔中。

颈、腋部淋巴结肿大或破溃，弛张型发热，可在膝外骨解间取穴，并刺阳辅穴及丘墟穴。

取膝外穴时取跪姿，则穴易开；取足心穴时直身跪地，足跖向上，则穴深。

按：《明堂经》阳辅、丘墟皆主治腋下肿，马刀瘘。寒热，颈肿。

后背与胃相互攻痛，可取天突，第一胸椎下，中脘，关元穴。由于背胸病邪涉及前后左右，引起前后牵连性痛，左右胸胁放射痛而影响呼吸和睡眠，或上气短气一侧胸痛。之所以针以上穴位，由于督脉任脉出于脊椎上下，络于胸胁，支心贯鬲，上肩至天突，斜下肩交于十椎下。

按：《灵枢·官针》："偶刺者，以手直心若背，直痛所，一刺前，一刺后，以治心痹。刺此者，傍针之也。"略同于本节刺法。这是一种在痛点前后上下针刺，以缓解痉挛的止痛方法。可用于胃肠痉挛，胆绞痛等。

②〔**原文**〕 任脉者，起于中极之下，以上毛际，循腹里上关元，至咽喉，上颐循面入目。冲脉者，起于气街，并少阴之经，侠齐上行，至胸中而散。任脉为病，男子内结七疝，女子带下瘕聚。冲脉为病，逆气里急。督脉为病，脊强反折。督脉者，起于少腹以下骨中央，女子入系廷孔，其孔，溺孔之端也。其络循阴器合篡间，绕篡后，别绕臀，至少阴与巨阳中络者合，少阴上股内后廉，贯脊属肾，与太阳起于目内眥，上额交巅上，入络脑，还出别下项，循肩髆内，侠脊抵腰中，入循膂络肾。其男子循茎下至篡，与女子等。其少腹直上者，贯齐中央，上贯心入喉，上颐环唇，上系两目之下中央。此生病，从少腹上冲心而痛，不得前后，为冲疝；其女子不孕，癃、痔、遗溺、嗌干。督脉生病治督脉，治在骨上，甚者在齐下营。

〔**新编**〕 任脉，起于中极穴之中，外上阴毛之边缝中，内循腹腔内，上关元穴内，至食道和气管，支脉上至面颊入目内。

冲脉，合并于足少阴脉，于脐左或脐右上行，至胸中分成散支。

任脉有病：男子为少腹前阴疝痛之症，女性为带下癥瘕或积块。

冲脉有病：气上逆腹内急迫。

督脉，起于少腹下面的耻骨联合处，女子内入系于尿道外口。其络脉循外阴合并于前后阴之间，绕至其后，别支绕至臀部，至少阴脉与太阳脉内络脉会合。少阴脉上大腿内后缘，穿过脊柱连络于肾。督脉上段与太阳脉起于目内眦，上前额，交接于巅顶，入颅内络于脑，又有支外出，别支下后项，循肩胛内，挟脊柱下抵腰中，入内循膂肉联络于肾。脉在男性循阴茎下于会阴部，与女性系于阴道口者相同。脉从小腹部直下者，穿过脐正中，上过心，入喉咙，上下颌，环口唇，向上系于两目之下中央。

按：督脉、任脉、冲脉，其走行难于分清，忽而并于肾脉，忽而并于膀胱脉，又有并于胃脉者。难怪王冰谓任冲督是“一源三歧”。（见《骨空论》王注）本来，胸腹腔内有主动脉、腔静脉、胸导管等，分歧本多，古人仅可述其大体。

督脉生病：脊柱僵直，头脚向后反折，如同反张的弓。此脉生病，尚有从小腹部向上攻心胃部疼痛，大小便不通，病名冲疝。妇女不孕，痔疮肿痛，尿失禁，咽喉干涩。

督脉生病用督脉穴治，可取耻骨联合上之曲骨穴，脐下中线穴位均可选取。

按：督脉生病治督脉，当指后背督脉穴，两旁太阳经穴亦可选用。骨上，脐下至耻骨联合上穴。甚者在脐下营，指“此生病”下列各症，可选脐下穴主治。

③〔**原文**〕 其上气有音者，治其喉中央，在缺盆中者，其病上冲喉者治其渐，渐者，上侠颐也。蹇膝伸不屈，治其楗。坐

而膝痛，治其机。立而暑解，治其骸关。膝痛，痛及拇指治其腘。坐而膝痛如物隐者，治其关。膝痛不可屈伸，治其背内。连骱若折，治阳明中俞髎。若别，治巨阳，少阴荥。淫泺胫痠，不能久立，治少阳之维，在外上五寸。辅骨上横骨下为楗，侠髋为机，膝解为骸关，侠膝之骨为连骸，骸下为辅，辅上为腘，腘上为关，头横骨为枕。

〔**新编**〕 其病，上气、喘、喉中有哮鸣音者，治气管正中，缺盆正中之天突穴。

其病，气上冲咽喉，治其渐，渐的部位，为上挟下颌之扶突穴。

按：渐：渐，王冰注为大迎，但不主治是症，而扶突穴主治咳逆上气，喉中鸣，喝喝喘息。

膝直不能弯曲而跛行，刺犊鼻穴。

跪坐而膝痛，刺环跳穴。

坐起时膝痛，痿软难行，刺膝阳关穴。

按：足三里亦主膝痿寒。

膝痛，连及足拇指，刺腘横纹下二寸合阳穴。

跪坐膝痛，如有物在内，刺膝关穴，在胫骨内髁后下方，腓肠肌内侧头上部。

膝痛难以屈伸，刺曲泉穴，在膝后半膜肌键前。

膝痛连胫如断折，刺足三里穴。

膝痛尚有伴随症状，刺足少阳荥穴侠溪，足少阴荥穴然谷。

腿消瘦胫酸痛，不能久立，刺足少阳输穴临泣，络穴光明。

腓骨上股骨下形成的关节缝隙叫楗，侠髋臼的股骨头叫机，膝关节外侧高处叫骸关，股骨内外踝叫连骸，骸下为辅骨，辅上膝后为腘，腘上为膝关。头后枕骨粗隆为枕。

按：此段症治，注家所指穴位不一，下录《明堂经》与是症相关者供参：

髀关：膝寒痹不仁，痿，不可屈伸；

梁丘：痹，膝不能屈伸，不可以行；

阳关：膝外廉痛，不仁，筋急；

曲泉：痉挛，膝痛不可屈伸；

膝关：膝内廉痛引髌；

犊鼻：膝中痛，不仁，难跪起；

合阳：膝急，膝酸重，瘛疭拘急；

足三里：膝痿寒；

阳陵泉：髀痹引膝股外廉痛，不仁，筋急。

（此处"水俞五十七穴者"节移下篇《水热穴论》中）

《灵枢·卫气失常》："骨之属者，骨空之所以受液而益脑髓者也"。

④〔**原文**〕 髓空在脑后三分，在颅际锐骨之下，一在齗基下，一在项后中复骨下，一在脊骨上空，在风府上。脊骨下空，在尻骨下空。数髓空在面侠鼻，或骨空在口下当两肩。两髆骨空，在髆中之阳。臂骨空在臂阳，去踝四寸两骨空之间。股骨上空在股阳，出上膝四寸。䯒骨空在辅骨之上端，股际骨空在毛中动下。尻骨空在髀骨之后，相去四寸。扁骨有渗理凑，无髓孔，易髓无空。

〔**新编**〕 骨骼系统，骨孔的作用，为得到血液而补益骨髓和脑髓。脑髓空就是脑后发际上三分之枕骨大孔，位于颅边枕骨粗隆之下，当风府穴处。一为牙槽下两侧之颏孔，约当大迎穴处。一为项后颈骨环椎下椎孔，约当症门穴处。脊柱上孔在风府穴上接颅骨处；脊柱下孔为骶骨下的骶管裂孔，约当腰俞穴处。近目髓空在面部鼻两侧的眶下孔，约当四白穴处。也有的骨孔在口内下部，当下颌骨的两肩，叫下颌孔。两髆骨孔，在肱骨前面的滋养孔，约当天泉穴处。前臂骨孔在外侧，下骨踝四寸两骨之间，约当四渎穴处。股骨上空在股骨后膝上四寸的滋养孔，约当中渎穴处。骺骨孔即胫骨上段的滋养孔，约当承筋穴处。股际骨空在耻骨部，约当急脉穴处，骶骨孔在股骨后，左右孔相距四寸，谓骶后孔，约当八髎穴处。扁骨只有滋透血液的粗疏理凑，没有明显的滋养孔。骨髓没有内外交换的髓孔。

⑤〔**原文**〕 灸寒热之法，先灸项大椎，以年为壮数，次灸橛骨，以年为壮数，视背俞陷者灸之，举臂肩上陷者灸之，两季胁之间灸之，外踝上绝骨之端灸之，足小指次指间灸之，腨下陷脉灸之，外踝后灸之，缺盆骨上切迹之坚痛如筋者灸之，膺中陷骨间灸之，掌束骨下灸之，齐下关元三寸灸之，毛际动脉灸之，膝下三寸分间灸之，足阳明跗上动脉灸之，巅上一灸之。犬所啮之处灸之三壮，即以犬伤病法灸之。凡当灸二十九处。伤食灸之，不已者，必视其经之过于阳者，数刺其俞而药之。

〔**新编**〕 用灸治起落热的方法：先灸后项大椎穴，以病人年岁为壮数，再灸腰俞穴，也以年岁为壮数。察后背脏腑俞下陷者灸之。平举臂肩上下之肩髃穴灸之。两季胁之间京门穴灸之。外踝上绝骨端之丘墟或阳辅穴灸之。足小指次指间侠溪穴灸之。腓肠肌下陷处承筋穴灸之。足外踝后昆仑穴灸之。锁骨上淋巴结按压坚硬如筋而疼痛者灸之。乳中线第三肋间隙膺窗穴灸之。腕背横纹指总伸肌腱尺侧阳池穴灸之。脐下三寸关元穴灸之。毛际动脉冲门穴灸之。膝下三寸三里穴灸之。足阳明跗上动脉冲阳穴灸之。头顶百会穴灸之。狗所咬局部灸三壮，再用治狂犬病常规方法治之。伤食厌食也用灸法，无效时，须用本经俞穴多针几次，并配合健脾助消化之药治。

按：寒热，不可只理解为发冷发热，多数指有间歇的发热，包括弛张热，间歇热，波状热等。

狂犬病灸，应以督脉穴为主。

伤食，可灸隐白、大都、太白等穴；可刺足三里，解溪等穴。

40. 水热穴论篇第六十一

讲水肿病与发热的针法治疗

①〔**原文**〕 黄帝问曰：少阴何以主肾？肾何以主水？

岐伯对曰：肾者，至阴也，至阴者，盛水也。肺者，太阴也，少阴者，冬脉也，故其本在肾，其末在肺，皆积水也。

帝曰：肾何以能聚水而生病？

岐伯曰：肾者，胃之关也，关门不利，故聚水而从其类也。上下溢于皮肤，故为胕肿，胕肿者，聚水而生病也。

帝曰：诸水皆生于肾乎？

岐伯曰：肾者，牝藏也，地气上者属于肾，而生水液也，故曰至阴。勇而劳甚则肾汗出，肾汗出逢于风，内不得入于藏府，外不得越于皮肤，客于玄府，行于皮里，传为胕肿，本之于肾，名曰风水。所谓玄府者，汗空也。

〔**新编**〕 黄帝问：足少阴脉为什么主肾？肾又为什么主水？

岐伯答：肾脏位于五脏下部又居北，所以称至阴。至阴的作用是盛水。肺主太阴脉，太阴行气。所以水之本在肾，水之枝在肺，皆可聚为水肿而成病。

黄帝问：肾为什么能聚积水液成浮肿病？

岐伯答：肾主前后二阴，为消化系统的下部开关，肺主毛孔之呼吸。开关不利，则肾水不能下泄；毛孔不通，则汗液不能外排。所以水液从其类而聚积也。上溢于脸面，下聚于足胫，从而形成浮肿，逐渐发展，出现伴随脏腑病状的水胀病。

黄帝问：各种水病都发生于肾吗？

岐伯答：肾为阴脏能生水；地表下有水脉，能集聚水液，犹如肾之生水，所以称至阴。勇而入房劳力则肾汗出，又外出为冷风吹袭，使水液内不能经脏腑下排，外不能从皮肤泄越，存留汗孔内，游走于皮下，转为浮肿。因病原于肾，关系风邪，所以病名风水。此处讲的玄府，就是汗孔。

〔**原文**〕（由《骨空论》“头横骨为枕”下移此）水俞五十七穴者，尻上五行，行五；伏菟上两行，行五，左右各一行，行五；踝上各一行，行六穴。

帝曰：水俞五十七处者，是何主也?

岐伯曰：肾俞五十七穴，积阴之所聚也，水所从出入也。尻上五行行五者，此肾俞，故水病下为胕肿大腹，上为喘呼，不得卧者，标本俱病，故肺为喘呼，肾为水肿，肺为逆不得卧，分为相输俱受者，水气之所留也。伏菟上各二行行五者，此肾之街也，三阴之所交结于脚也。踝上各一行行六者，此肾脉之下行也，名曰太冲。凡五十七穴者，皆藏之阴络，水之所客也。

〔**新编**〕 治疗水肿病的五十七个常用穴：骶骨以上有五行，每行五穴。中行为督脉的脊中、悬枢、命门、腰俞、长强穴；其旁一寸五分膀胱经为大肠俞、小肠俞、膀胱俞、中膂俞、白环俞；其旁三寸膀胱经第二线为胃仓、盲门、志室、胞盲、秩边穴。伏兔上两行，每行五穴，腹部任脉旁足少阴经有中注、四满、气穴、大赫、横骨穴；左右第二线足阳明经有外陵，大巨、水道、归来、气冲穴。踝上左右各一行，每行六穴为足少阴经之照海、复溜、阴谷穴；足阳明经之冲阳、解溪、丰隆穴。

按：水俞旨在皮下聚积之水液，所以多在腰腹部空软处与足踝周围。取穴应以便于积液外出为主，不可固定。但长强穴易污染，不易暴露，最好不用。

黄帝问：治疗水肿病五十七穴，都起什么作用?

岐伯答：水俞五十七穴，生理情况下也可有少量体液滞留，但处于吸收代谢状态。骶上五行每行五穴，都有肾的水代谢作用。因为水肿病表现有足胫浮肿，腹水鼓胀，胸水气喘，呼吸困难，不能入睡，属于肺肾标本俱病。气喘、呼吸困难、肺气上逆、不能入睡，为病在肺。全身水肿，为病在肾。水在肌皮间脉络内互相输渗，肺肾俱受病以致水不下输气不外泄而滞留体内。伏兔上各二行每行五穴，因其为肾脉的疏运道，三阴经都由之交结于腿脚部位。内踝上左右各一行每行六穴者，是由于它们处于肾脉的下行线，与冲脉相通。以上五十七穴，为通脏之阴络，水液易聚积处。

②〔**原文**〕（从篇尾提此）帝曰：夫子言治热病五十九俞，余论其意，未能领别其处，愿闻其处，因闻其意。

岐伯曰：头上五行行五者，以越诸阳之热逆也；大杼、膺俞、缺盆、背俞，此八者，以写胸中之热也；气街、三里、巨虚上下廉，此八者，以写胃中之热也；云门、髃骨、委中、髓空，此八者，以写四支之热也；五藏俞傍五，此十者，以写五藏之热也。凡此五十九穴者，皆热之左右也。

帝曰：人伤于寒而传为热何也？

岐伯曰：夫寒盛则生热也。

〔**新编**〕 黄帝问：先生在《气穴论》中提到治发热的五十九穴，我能讲出其作用，但不能辨别其部位。请您讲明其部位，进而了解其意义！

岐伯讲：头上五行每行五穴，中行督脉有上星、囟会、前顶、百会、后顶；旁线太阳经为五处、承光、通天、络却、玉枕；外旁线少阳经为头临泣、目窗、正营、承灵、脑空穴。这些穴可以泄越头部之热。背部大杼穴、前胸中府穴、锁骨下缺盆穴、后背风门穴，此八穴可以泻胸内之热。气冲、足三里、上廉、下廉，此八穴可以泻消化道之热。云门、肩髃、委中、外踝上之悬钟穴，此八穴可泻四肢之热。后背五脏俞，此十穴，可泻五脏之热。上述五十九穴，都有退热的功效。

黄帝问：人由于受风寒，却转变为发热，是什么原因？

岐伯答：这便是热极生寒，寒极生热的道理。

按：髓空穴，前贤有注腰俞穴，有注横骨穴，但腰俞为单穴，横骨不治热。外踝上三寸有悬钟穴，又名绝骨，《明堂经》主胃中有热。

③〔**原文**〕 帝曰：春取络脉分肉，何也？

岐伯曰：春者木始治，肝气始生，肝气急，其风疾，经脉常深，其气少，不能深入，故取络脉分肉间。

帝曰：夏取盛经分腠，何也？

岐伯曰：夏者火始治，心气始长，脉瘦气弱，阳气留溢，热熏分腠，内至于经，故取盛经分腠，绝肤而病去者，邪居浅也。所谓盛经者，阳脉也。

帝曰：秋取经俞，何也？

岐伯曰：秋者金始治，肺将收杀，金将胜火，阳气在合，阴气初胜，湿气及体，阴气未盛，未能深入，故取俞以写阴邪，取合以虚阳邪，阳气始衰，故取于合。

帝曰：冬取井荥何也？

岐伯曰：冬者水始治，肾方闭，阳气衰少，阴气坚盛，巨阳伏沉，阳脉乃去，故取井以下阴逆，取荥以实阳气。故曰：冬取井荥，春不鼽衄，此之谓也。

〔**新编**〕 黄帝问：春季刺络脉和肌肉间隙是什么原因？

岐伯讲：春季风木开始施令，肝气开始旺盛，肝气性急，和风急速。经脉的部位多在肌肉之下，和风力小，不能深入至经脉，所以针刺深度宜在络脉与肌肉间隙。

黄帝问：夏季刺盛经分腠是什么原因？

岐伯讲：夏季炎火开始施令，心气开始加强，脉软气弱，阳气留内四溢，其热熏蒸分腠间，至于经脉而盛。所以刺至肌表皮下之盛经，破皮脉而病除者，因病邪所在部位轻浅也。此处所讲的盛经，就是肌表充盈的皮静脉。

黄帝问：秋季刺经俞是什么原因？

岐伯讲：秋季燥金开始司令，肺气将收敛，秋凉胜暑热，人身阳气居于腑合。阴寒之气初胜阳热之气，暑湿之气尚存。因阴寒之气未盛，不能深入筋骨。所以取俞穴轻泻阴邪，取合以清暑湿。（暑热始衰时复来，故取合穴以清之。）

黄帝问：冬季取井荥穴是什么原因？

岐伯讲：冬季寒水开始行令，肾将闭藏。天之阳热渐减，阴寒之气日增。太阳表气内伏，表阳之脉不显。故取井穴以除沉寒，取荥穴以振阳气。所以经论讲，冬季治刺井荥穴，来春不病鼽与衄，即是此意。

按：本段为解释《灵枢·四时气》四季针法的原因。

41. 刺禁论篇第五十二

禁刺伤内脏，大血管，神经干

①〔**原文**〕 黄帝问曰：愿闻禁数！

岐伯对曰：藏有要害，不可不察，肝生于左，肺藏于右，心部于表，肾治于里，脾为之使，胃为之市。鬲肓之上，中有父母，七节之傍，中有小心，从之有福，逆之有咎。

〔**新编**〕 请讲针刺禁忌的辨别！

岐伯答：内脏有要害，不可不详察。肝脏生于左胁，肺脏主在右胸，心脏居前近表，肾脏附脊为里，脾为消化之使，胃主饮食聚散。膈肓之上的胸内，为气血发运的所在；七节之旁的前后，有营卫通行之管网。小心用针可治大病，盲目深刺伤脏危命。

按：本节主讲五脏刺禁，前贤多从脏气五行方位作注。但我认为，刺则有质，经文所指应为脏器实质。

《内经》所讲的肝，应是现代解剖实指的脾脏；而《内经》所讲的脾，正是现代解剖所指的肝脏。此见解有短文《中西医肝脾颠倒证》（载拙编《灵枢经新识》附录）

〔**原文**〕 刺中心，一日死，其动为噫。刺中肝，五日死，其动为语。刺中肾，六日死，其动为嚏。刺中肺，三日死，其动为咳。刺中脾，十日死，其动为吞。刺中胆，一日半死，其动为呕。

〔**新编**〕 刺伤心脏，一日内可能死亡，先兆为不断发出呻吟声。刺伤肝脏，五日内可能死亡，先兆为昏乱自语。刺伤肾脏，六日内可能死亡，先兆为连连嚏欠。刺伤肺脏，三日内可能死亡，先兆为逐渐加重的咳喘。刺伤脾脏，十日内可能死亡，先兆为不住有吞咽动作。刺伤胆，两日内可能死亡，先兆为呕出苦液。

按：刺伤脏器死亡，一看损伤的程度，二看体质的状况。直接原因为失血性休克，间接原因为并发症的出现。熟悉解剖，细心诊断是避免此类事故的前提。

有杂志报导，十岁先天性心脏病患儿，医为针上脘穴，招致死亡。尸检发现，心脏有十多个针孔，如非提插所致，必为心脏搏动损伤。因患儿心脏病理性扩大，位置已至上腹部，而医不识。

《英人战伤书》载：有枪弹穿入心腔，却幸运存活者数例。

②〔**原文**〕 刺跗上中大脉，血出不止死。刺面，中溜脉，不幸为盲。刺头，中脑户，入脑立死。刺舌下，中脉太过，血出不止为瘖。刺足下布络中脉，血不出为肿。刺郄中大脉，令人仆脱色。刺气街中脉，血不出为肿，鼠仆。刺脊间中髓，为伛。刺乳上，中乳房，为肿，根蚀。刺缺盆中内陷，气泄，令人喘咳逆。刺手鱼腹内陷，为肿。（由后“无刺大惊人”下提此）刺阴股中大脉，血出不止死。刺客主人内陷中脉，为内漏、为聋。刺

膝髌出液，为跛。刺臂太阴脉，出血多立死。刺足少阴脉，重虚出血，为舌难以言。刺膺中陷，中肺，为喘逆仰息。刺肘中内陷，气归之，为不屈伸。刺阴股下三寸内陷，令人遗溺。刺掖下胁间内陷，令人咳。刺少腹，中膀胱，溺出，令人少腹满。刺腨肠内陷为肿。刺匡上陷骨中脉，为漏、为盲。刺关节中液出，不得屈伸。

〔新编〕 刺冲阳穴处的足背动脉，血出不止死。

刺中面部进入眼内的脉，可能会致盲。

刺头后脑户穴，误入脑中，会立即死亡。

刺舌下静脉过深过重，出血不止，可致语言障碍。

刺足心血络，穿透血管，可形成血肿。

刺腘窝大脉，可晕针面色苍白倒地。

刺气冲穴中大脉，内出血顺腹股沟形成椭圆形血肿。

刺脊椎间隙损伤脊髓，可致伛偻驼背。

刺乳房部，损伤血管或乳腺，可致乳房感染。

刺缺盆穴过深，伤肺出现气胸，使人气喘咳嗽，呼吸困难。

刺鱼际穴，伤血管可出现血肿。

刺大腿内侧损伤股动脉，血出不止，可致失血性休克死亡。

刺上关穴过深，血液漏入中耳，可致聋。

刺膝髌损伤滑液囊，滑液溢出，可致跛行。

刺手太阴五里穴，损伤肱动脉，出血不止，可致失血性休克死亡。

病体虚弱，复刺足少阴阴谷穴，出血多，可致舌僵难言。

刺胸部两侧，陷胸伤肺，致高压性气胸，出现喘急，吸气性呼吸困难。

刺肘中尺泽或曲泽穴，过深伤及正中神经，易致肘关节难以屈伸。

刺大腿内股根下三寸五里穴，过深，可致尿失禁。

刺腋下肋间穴，深陷胸内，可致血气胸，出现咳喘。

刺小腹深入膀胱，尿液溢入腹腔，致小腹部膨满。

刺腓肠肌承山穴，过深伤脉，形成血肿。

刺眉头穴，陷入眶内损伤眼球，内液漏出可致盲。

刺大关节过深，损伤滑囊，滑液外出，致关节屈伸困难。

按：以上各条禁刺部位，一为脏腑，特别是心肺，一旦损伤，后果严重。一为大血管，特别是动脉，损伤后不懂止血，可致失血性休克死亡；或形成深部血肿。刺脊间穴损伤脊髓，后遗症多是长期的。眼周穴和耳周穴，并非绝对禁刺，但必须熟悉解剖，注意消毒，选较细的针具，手法轻巧，避开重要器官，如非需要勿忘压迫止血。一旦出现险情，及时请外科参与抢救，多能转危为安。

②〔**原文**〕 无刺大醉，令人气乱。无刺大怒，令人气逆。无刺大劳人，无刺新饱人，无刺大饥人，无刺大渴人，无刺大惊人。

〔**新编**〕 不可刺醉酒之人，因其神志正昏乱。勿刺盛怒之人，因正当气血上冲。不可刺重劳之人，不可刺新饱之人，不可刺过饥之人，不可刺极渴之人，不可刺受惊未平之人，因其气血不稳定也。

按：此节刺禁，《灵枢·终始》刺禁节较详，特附此备参：

凡刺之禁：新内勿刺，新刺勿内；已醉勿刺，已刺勿醉；新怒勿刺，已刺勿怒；新劳勿刺，已刺勿劳；已饱勿刺，已刺勿饱；已饥勿刺，已刺勿饥；已渴勿刺，已刺勿渴；大惊大恐，必定其气，乃刺之。乘车来者，卧而休之，如食顷乃刺之。出行来者，坐而休之，如行十里顷乃刺之。凡此十二禁者，其脉乱气散，逆其营卫，经气不次。因而刺之，则阳病入于阴，阴病出为阳，则邪气复生。粗工不察，是谓伐身。形体淫泆，乃消脑髓，津液不化，脱其五味，是谓失气也。

内：指房事；食顷：吃一顿饭功夫；如行十里顷：步行十里地的时间。

另，《灵枢·玉版》逆顺节也应参看。

✻ 疾病论治编 ✻

故风者，百病之长也。至其变化，乃为他病也。无常方，然致有风气也

——风论

伤风感冒，为常见病，也是许多疾病初发时的常见病状。随着病情发展，方显露出原因疾病的主要病状。没有一定规律，主要由致病邪气起作用。

42. 风论篇第四十二

风的变病及五脏六腑风

①〔**原文**〕 黄帝问曰：风之伤人也，或为寒热，或为热中，或为寒中，或为疠风，或为偏枯，或为风也，其病各异，其名不同，或内至五脏六府。不知其解，愿闻其说！

岐伯对曰：风气藏于皮肤之间，内不得通，外不得泄——风者，善行而数变，腠理开则洒然寒，闭则热而闷，其寒也则衰食饮，其热也则消肌肉——故使人怢慄而不能食，名曰寒热。

风气与阳明入胃，循脉而上至目内眥，其人肥则风气不得外泄，则为热中而目黄；人瘦则外泄而寒，则为寒中而泣出。

风气与太阳俱入，行诸脉俞，散于分肉之间，与卫气相干，其道不利，故使肌肉愤䐜而有疡，卫气有所凝而不行，故其肉有不仁也。疠者，有荣气热胕，其气不清，故使其鼻柱坏而色败，皮肤疡溃，风寒客于脉而不去，名曰疠风，或名曰寒热。

〔**新编**〕 黄帝问道：风邪侵犯人体，或出现弛张热，或成为热郁于内，或成为寒停于中，或成为麻风，或成为一侧肌萎缩，或单纯感冒伤风，或传入五脏六腑，其病的名称不同，不知其原因，请予解说！

岐伯回答说：风邪侵入皮肤之内，未能向内通行，又未能向外泄散。风的特性，经常流动而多变化。皮理开则淅洒寒战，皮肤闭则郁热而烦闷；内有寒则食量减，里有热则人消瘦，周身不适，不思饮食，有的出现发热症状。

风邪中面随阳明脉内入脾胃，顺脉上于目内眦。病人素体肥胖邪不能外泄，郁为里热出现皮肤和巩膜黄染。如病人素体瘦则风热外泄但寒留于里，成为畏寒而迎风流泪。

风邪中项随太阳经入内，行于经俞而不通利，聚散于肉隙之间，与卫气互结，营卫不通，致使肌肉肿起成疮疡。如因卫气结滞失去功能，出现肌肤麻木，触之如隔物。

风寒气留住脉中而不除，有发为麻风者，多伴有发热。麻风病，由血气内郁热腐，其气有毒，致使病人鼻柱成瘤而颜面败坏，皮肤疹斑或溃疡。

按：此处之脉，有两层意思，一为血脉，即血管；一为筋脉，即神经。

经文所述之麻风体征，包括瘤型和结核样型，伴有麻风热。《灵枢·四时气》："疠风者，素刺其肿上，已刺，以锐针针其处，按出其恶气，肿尽乃止。常食方食，无食他食"。

素：常。锐针：应为钝针，即圆头针。方食：后世称药膳，对治麻风有辅助作用的药食。

〔**原文**〕（由"肾风"下提此）风中五脏六府之俞，亦为脏腑之风。

以春甲乙伤于风者为肝风。

以夏丙丁伤于风者为心风。

以季夏戊己伤于邪者为脾风。

以秋庚辛中于邪者为肺风。

以冬壬癸中于邪者为肾风。

（由"然致有风气也"下提此）帝曰：五藏风之形状不同者何？愿闻其诊及其病能。

岐伯曰：肺风之状，多汗恶风，色皏然白，时咳短气，昼日则差，暮则甚，诊在眉上，其色白。

心风之状，多汗恶风，焦绝，善怒吓，赤色，病甚则言不可快，诊在口，其色赤。

肝风之状，多汗恶风，善悲，色微苍，嗌干善怒，时憎女子，诊在目下，其色青。

脾风之状，多汗恶风，身体怠惰，四支不欲动，色薄微黄，不嗜食，诊在鼻上，其色黄。

肾风之状，多汗恶风，面痝然浮肿，脊痛不能正立，其色炲，隐曲不利，诊在肌上，其色黑。

胃风之状，颈多汗恶风，食饮不下，鬲塞不通，腹善满，失衣则䐜胀，食寒则泄，诊形瘦而腹大。

〔**新编**〕 风邪中于五脏六腑之经俞，也可成为脏腑之风。

在春季甲日乙日伤于风者称肝风。在夏季丙日丁日伤于风者称心风。在长夏戊日己日伤于风者称脾风。在秋季逢庚辛日中风邪者称肺风。在冬季逢壬癸日中风邪者称肾风。

黄帝问：五脏风的表现不相同者有哪些？请讲其病状和望诊部位。

岐伯讲：肺风的病状，出汗多怕风，皮色惨白，阵咳短气，白天病显轻，夜间觉病重。望诊在眉间，病色白。

心风的病状，出汗多而怕风，焦急好生气，面色红赤，病重时言语不流利。望诊部位在两眼之间和舌口，病色为红赤。

肝风的病状，汗多怕风，经常悲伤，皮色青苍，咽干易怒，讨厌妇女在身边。望诊部位在下眼睑，病色青。

脾风的病状，多汗怕风，身体懒散，不愿活动，皮肤轻度浮肿微黄，食欲不振。望诊部位在鼻头，色干黄。

肾风的病状，汗多怕风，面壅浮肿，腰脊痛不能直立，面色如烟炲，难以行房事。望诊在下颌，病色黑。

胃风的病人，面颈部多汗，怕风，吞咽困难，鬲塞不通，腹部鼓胀，忘穿外衣则着凉腹胀，饭食不温则易腹泻，体征为身体消瘦但腹部鼓大。

〔**原文**〕 （由本节“则为泄风”下提此）故风者百病之长也，至其变化，乃为他病也，无常方，然致有风气也。

风气循风府而上，则为脑风；（由前“亦为脏腑之风”下移此）各入其门户所中，则为偏风。风入系头，则为目风，眼寒；饮酒中风，则为漏风；入房汗出中风，则为内风；新沐中风，则为首风；久风入中，则为肠风飧泄；外在腠理，则为泄风。

③（由篇末提此）首风之状，头面多汗，恶风，当先风一日则病甚，头痛不可以出内，至其风日，则病少愈。

漏风之状，或多汗，常不可单衣，食则汗出，甚则身汗，喘息恶风，衣常濡，口干善渴，不能劳事。

泄风之状，多汗，汗出泄衣上，口中干，上渍其风，不能劳事，身体尽痛则寒。

帝曰：善。

〔新编〕 伤风感冒，是疾病中的常见病，也是许多疾病初发时的常见症状。随着病情发展，方显露出原本疾病的主要病状。没有一定规律，但由引发之病邪决定变化。

风气由风府入脑，则成为脑风。各从其门户入中，则为偏风。风入头系目，则成为目风，遇冷风流泪。饮酒汗出中风，则为漏风多汗。行房后汗出中风，则成内风虚损。洗头后中于风邪，则成头风有时痛。腹部久为风寒所袭，则成为肠风，水泄完谷不化。风气在皮理毛腠，则为泄风多汗。

脑风的病状，主为发作性头痛。偏风的病状，自头以下偏身汗出不止。头风的病状，头面部出汗多，头痛，怕风，常在大风前一天头痛厉害，不敢出屋，刮风当天却有所减轻。漏风的病状，有时多汗，恐汗透衣而不敢单衣，吃饭时头汗出，饮水稍热则全身大汗。（内风的病状），喘息气短，衣裳汗湿，口干思饮，无力劳作。泄风的病状，身多汗，湿透衣服，上衣常带汗渍，口干思饮。患泄风的人不能干重活，遇寒冷则全身尽痛。

黄帝说：讲得好！

按：《内经》所讲的风，常指肉眼看不见的致病因素，可以是自然界空气流动的现象，但常是反时令的不正之风。它不一定是疾病的直接因素，但常是疾病的诱因。但如果明指为风邪，那便是致病的直接因素了，多数语境下，经文的邪字，可以径直语译为病，但它应是因而不是果。它可以是风寒暑湿燥火中的单一因素，可以是多种因素之合。

在本篇，“风之伤人”或“风者，百病之长也”是指伤风感冒的常见症状，因为它是许多疾病的前驱症状。

43. 热论篇第三十一

发热性病的类型，症状

〔**原文**〕 黄帝问曰：今夫热病者，皆伤寒之类也，或愈或死，其死皆以六七日之间，其愈皆以十日以上者，何也？不知其解，愿闻其故。

岐伯对曰：巨阳者，诸阳之属也，其脉连于风府，故为诸阳主气也。人之伤于寒也，则为病热，热虽甚不死；其两感于寒而病者，必不免于死。

〔**新编**〕 黄帝问道：当前所见的发热病，多由伤于风寒引起。有的能治愈，也有的死亡。病死者大都在六七日之间，治愈的多需十日以上。不知其中道理，请您讲明原因！

岐伯回答：足太阳经，与诸阳脉皆有联系，又与风府相连，生理情况下能为诸阳脉输血气；伤于风寒后，便引起全身发热。此类发热，即使热度高也不会发生死亡，但如果重感于寒，表里俱热，便有死亡危险。

①〔**原文**〕 帝曰：愿闻其状？

岐伯曰：伤寒一日，巨阳受之，故头项痛腰脊强。二日阳明受之，阳明主肉，其脉侠鼻络于目，故身热目疼而鼻干，不得卧也。三日少阳受之，少阳主胆，其脉循胁络于耳，故胸胁痛而耳聋。三阳经络皆受其病，而未入于藏者，故可汗而已。四日太阴受之，太阴脉布胃中络于嗌，故腹满而嗌干。五日少阴受之，少阴脉贯肾络于肺，系舌本，故口燥舌干而喝。六日厥阴受之，厥阴脉循阴器而络于肝，故烦满而囊缩。三阴三阳，五藏六府皆受病，荣卫不行，五脏不通，则死矣。

其不两感于寒者，七日巨阳病衰，头痛少愈；八日阳明病衰，身热少愈；九日少阳病衰，耳聋微闻；十日太阴病衰，腹减如故，则思饮食；十一日少阴病衰，渴止不满，舌干已而嚏；十二日厥阴病衰，囊纵少腹微下，大气皆去，病日已矣。

帝曰：治之奈何？

岐伯曰：治之各通其藏脉，病日衰已矣。其未满三日者，可汗而已；其满三日者，可泄而已。

〔新编〕 黄帝问：请讲其病状？

岐伯讲：伤寒发病第一日，出现太阳经病状。因太阳脉上头项下抵腰中，所以表现为头项腰脊有紧束感。第二日发展到阳明经。因阳明主肌肉，其脉挟鼻旁络于目，所以表现为发热眼痛鼻干，影响睡眠。第三日少阳经脉受病，因少阳主胆，其脉循胁上络耳，所以表现为胸胁痛伴耳聋。三阳经脉均已罹病，尚未内传脏腑者，可以用发汗法治愈。如延误治疗，第四日传至太阴脉，因太阴脉分散布于胃内，络于咽，所以表现为腹胀满口咽干。第五日少阴脉受病，因少阴脉通肾络肺，系于舌体，所以表现为口舌干燥而渴。第六日厥阴脉受病，因厥阴脉走行前阴连接于肝，所以表现为内烦腹满阴囊上缩。如果三阴三阳经脉，五脏六腑病状全已显现，荣血卫气不能运行，脏腑气不通，随时都会死亡。

如果不是里外皆寒，阴阳俱病，病到第七日太阳病症状开始衰退，头痛减轻。第八日阳明经症状见好，体温渐降。九日少阳症退，稍能听音。十日太阴病减，腹胀减轻，思进饮食。十一日少阴症退，渴止烦满减，舌干好转涎来。十二日厥阴病衰，阴囊纵缓，睾丸下降。待大病渐去，病体即渐复也。

黄帝问：治疗用什么方法？

岐伯答：针治依出现的病状，疏通其脏腑经络之脉，病就会逐渐痊愈。原则是病未满三日者，可用发汗法；三日以上者，可用缓泻法，求得治愈。

〔**原文**〕 帝曰：热病已愈，时有所遗者，何也？

岐伯曰：诸遗者，热甚而强食之，故有所遗也。若此者，皆病已衰，而热有所藏，因其谷气相薄，两热相合，故有所遗也。

帝曰：善。治遗奈何？

岐伯曰：视其虚实，调其逆从，可使必已矣。

帝曰：病热当何禁之？

岐伯曰：病热少愈，食肉则复，多食则遗，此其禁也。

〔**新编**〕 黄帝问：热病已经大有好转，之后却又复发热是什么原因？

岐伯答：病已好转又复发热，多因在高热时强行进食，伤害胃肠，造成病的反复。此种反复，都是病已衰退留有余热，又为不易消化食物伤害，两者相合，故又复热。

黄帝问：我懂了。怎样治疗后遗症？

岐伯答：察其虚实，调其逆从，便可彻底治愈。

黄帝问：伤寒发热注意什么禁忌？

岐伯答：伤寒发热食欲好转，进肉食可能造成复发，进食多可留后遗症。这是应当注意的主要禁忌。

〔**原文**〕 帝曰：其病两感于寒者，其脉应与其病形何如？

岐伯曰：两感于寒者，病一日则巨阳与少阴俱病，则头痛口干而烦满；二日则阳明与太阴俱病，则腹满身热，不欲食，谵言；三日则少阳与厥阴俱病，则耳聋囊缩而厥，水浆不入，不知人，六日死。

帝曰：五藏已伤，六府不通，荣卫不行，如是之后，三日乃死，何也？

岐伯曰：阳明者，十二经脉之长也，其血气盛，故不知人，三日其气乃尽，故死矣。

②凡病伤寒而成温者，先夏至日者为病温，后夏至日者为病暑，暑当与汗皆出，勿止。

〔**新编**〕 黄帝问：伤寒发热由内外两感于寒邪，其阴阳脉相应及病状怎样？

岐伯讲：伤寒重症由两感于寒而发者，第一日为太阳与少阴两经俱病，出现头痛，口干渴心烦腹满。二日阳明与太阴两经俱病，出现腹部鼓胀发高热，不思饮食，谵妄。三日少阳与厥阴俱病，出现耳聋，囊缩睾上提，四肢厥冷，汤水不进，进入昏迷，第六日便可能死亡。

黄帝问：当五脏已伤，六腑不通，荣血卫气已经衰竭如上所述，能维持三日方死亡，是什么原因？

岐伯讲：足阳明脉，是十二经中最大的脉，其脉血盛气足，因昏迷三日后血气已耗尽，所以死亡。

发热病中有伤寒，有温病，有中暑。从时令上分，夏至以前的多为温病，夏至之后者多为中暑。中暑者高热可随汗出而下降，因而不可止汗。

按：本篇所讲的热病，与现代伤寒病的临床表现相似。伤寒稽留热约两周，经文记载发展期为十二日。太阳之头痛，阳明之发热，少阳之耳聋胸胁痛，太阴之腹满（肠胀气），少阴之口舌干而渴，厥阴之烦满，伤寒症状全都具有。经文所讲的所遗和所复，更符合伤寒之迁延型复燃与复发。至于两感于寒的描述，谵语，昏迷，病情进展之迅速，更符合伤寒的恶性型。经文指出的禁忌事项，也是现代伤寒治疗中所强调的。

44. 刺热篇第三十二

热病辨治

①〔**原文**〕 肝热病者，小便先黄，腹痛多卧身热，热争，则狂言及惊，胁满痛，手足躁，不得安卧；庚辛甚，甲乙大汗，气逆则庚辛死。刺足厥阴少阳。其逆则头痛员员，脉引冲头也。

心热病者，先不乐，数日乃热，热争则卒心痛，烦闷善呕，头痛面赤，无汗；壬癸甚，丙丁大汗，气逆则壬癸死。刺手少阴太阳。

脾热病者，先头重颊痛，烦心颜青，欲呕身热，热争则腰痛不可用俛仰，腹满泄，两颔痛；甲乙甚，戊己大汗，气逆则甲乙死。刺足太阴阳明。

肺热病者，先淅然厥，起毫毛，恶风寒，舌上黄，身热。热争则喘欬，痛走胸膺背，不得大息，头痛不堪，汗出而寒；丙丁甚，庚辛大汗，气逆则丙丁死。刺手太阴阳明，出血如大豆，立已。

肾热病者，先腰痛骱痠，苦渴数饮，身热，热争则项痛而强，骱寒且痠，足下热，不欲言，其逆则项痛员员澹澹然；戊己甚，壬癸大汗，气逆则戊己死。刺足少阴太阳。

诸汗者，至其所胜日汗出也。

肝热病者，左颊先赤；心热病者，颜先赤；脾热病者，鼻先赤；肺热病者，右颊先赤；肾热病者，颐先赤。病虽未发，见赤色者刺之，名曰治未病。热病从部所起者，至期而已；其刺之反者，三周而已；重逆则死。诸当汗者，至其所胜日，汗大出也。

〔**新编**〕 因肝病而发热者，先出现小便量少而色深，腹痛，思睡，身热，与少阳热并现则狂呼惊叫，胁肋胀痛，手足躁动，睡不安稳。庚辛两日受克病加重，甲乙两日自胜日大汗则热势减。如果病气逆转则当庚辛日死亡。针治取肝经行间，曲泉；胆经侠溪，阳陵泉。病气逆的表现是头痛眩晕，脉涌冲头也。

因心病而发热者，先郁郁不乐数日，开始发热，如与太阳热并发，则发生急性心胃痛，恶心呕吐，头痛，面红赤，不出汗，壬癸两日受克病转剧，丙丁日自胜汗出热减。病气逆转则在壬癸日死亡。针治可取手少阴经少冲，通里；手太阳经少泽，小海。

因脾病而发热者，先头沉重腮痛，恶心欲吐，发热，与阳明热相争，则腰痛不能作俯仰动作，腹鼓胀，泄痢，两腮痛。甲乙两日受克病转重，戊己两日自胜汗出热减。病气逆转则在甲乙两日死亡。针治取脾经太白、阴陵泉；胃经陷谷、足三里。

因肺病而发热者，先淅洒畏寒，皮紧毛立，怕风冷，舌苔黄厚，发热，与阳明热相争，则气喘咳嗽，疼痛窜行于前胸后背，不敢长出气，头痛难忍。汗出则热退。丙丁日受克病最重，庚辛日自胜汗出轻，病气逆转则在丙丁日死亡。针治取肺经鱼际，尺泽；大肠经商阳、曲池。

因肾病而发热者，先有腰痛小腿酸，烦渴多饮身发热，如与太阳热相争，则后项痛而僵硬，小腿发凉酸困，脚心热，不愿说话。病气逆转则后项晕晕然行立不稳。戊己两日受克病转重，壬癸两日自胜汗出轻，病气逆转则在戊己两日内死亡。治疗取肾经涌泉，太溪；太阳经至阴，委中。

上述所讲大汗诸条，皆指本脏自胜日出透汗，则热退病渐愈。

热病望诊：肝热病左腮部先出现赤色；心热病两目间之鼻根部先出现赤色；脾热病鼻头先出现赤色；肺热病右腮先出现赤色；肾热病下巴处先出现赤色。在疾病未出现病状，面部望诊出现赤色时即予以针治，名为治未病。

热病先从望诊部位开始者，至其所胜日便可渐愈。刺法反用，可延至天干三周（一月）方可望愈。病逆治逆，可致死亡。

各热病当用发汗法者，至其自胜日，刺之使汗出也。

按：热争则病状加之争字，表明已兼有他经之症，解为增字更合经意。非必与正气相争也。

③〔**原文**〕 诸治热病，以饮之寒水，乃刺之；必寒衣之，居止寒处，身寒而止也。

〔**新编**〕 治疗各种热病，可先饮过凉水后再予以针刺。治疗期间应嘱以穿凉爽之衣，住处也应凉爽些，直到体温下降为止。

按：治寒以热，治热以寒。这一原则，不但体现在治疗方法上，也应体现在生活指导上。此节所讲，属辅以物理降温方法。

④〔**原文**〕 热病先胸胁痛，手足躁，刺足少阳，补足太阴，病甚者为五十九刺。

热病始手臂痛者，刺手阳明太阴而汗出止。

热病始于头首者，刺项太阳而汗出止。

热病始于足胫者，刺足阳明而汗出止。

热病先身重骨痛，耳聋好瞑，刺足少阴，病甚为五十九刺。

热病先眩冒而热，胸胁满，刺足少阴少阳。

〔**新编**〕 发热病人先有胸及两胁痛，手足躁动不安，可刺足少阳丘墟，手太阴鱼际。高热者加刺《水热穴论》中的热病五十九穴以泄热。

发热始于手臂痛者，可刺手阳明阳溪穴，手太阴列缺穴，至汗出热退止。

发热从头部开始者，刺后项天柱穴，至汗出热退止。

发热始于足胫凉者，刺足阳明厉兑穴，以通阳退热。

热病身沉重骨疼痛，嗜睡，对呼叫反应迟钝，刺足少阴然谷、太溪穴，高热者加刺热病五十九穴。

按：身重为脾病。《明堂》脾经太白穴主身重骨痛不识人。

热病先头眩蒙后发热，胸及两胁胀满，刺足少阴然谷，足少阳侠溪。

按：此数条经文虽简，但均属重症病例。首条显为肺或肝胆病，出现神经症状者；次条可能为臂部感染；三条有脑膜病可能；四条已出现厥逆；五条已出现昏睡；末条有脑及肝胆感染可能。所以针刺可帮助退热，但不能独担。

上述热病始于手臂者至热病始于足胫者三条，又见于《灵枢·寒热病》。

②〔**原文**〕 太阳之脉，色荣颧骨，热病也，荣未交，曰今且得汗，待时而已。与厥阴脉争见者，死期不过三日。其热病内连肾，少阳之脉色也。少阳之脉，色荣颊前，热病也，荣未交，曰今且得汗，待时而已，与少阴脉争见者，死期不过三日。

〔**新编**〕 太阳经始发热时，只两颧荣色泛红。在荣色未交阴经前，并说今天已经有汗，宜安静调养，待太阳经旺时即可转愈。如太阳经脉与厥阴经脉荣色在面部争现，便是危象，有死亡危险（此热病内连肾，与厥阴脉争现应为少阳之脉色）。

少阳经始发热病，仅两腮前荣色泛红。在荣色未交阴经前，说今天已经出汗，可待肝胆自胜时转愈。如少阳脉色与少阴脉色争现于面部，便有死亡危险。

按：如前条太阳应为少阳，则后条少阳应为太阳。

⑤〔**原文**〕 热病气穴：三椎下间主胸中热，四椎下间主鬲中热，五椎下间主肝热，六椎下间主脾热，七椎下间主肾热，荣在骶也，项上三椎陷者中也。颊下逆颧为大瘕，下牙车为腹满，颧后为胁痛。颊上者，鬲上也。

〔**新编**〕 治疗发热的气穴：第三胸椎脊突下主治胸中心肺热；第四胸椎脊突下主治膈膜热；第五胸椎脊突下主治肝热；第六胸椎脊突下主治脾热；第七胸椎脊突下主治肾热。

肾热荣色在骶，骶为面下穷处，即下巴也。（本篇前有肾热病者颐先赤，也当下巴讲。）取椎间之法，从项上高骨（其下为大椎穴）上数三椎有下陷处。荣色由腮下逆颧为热病肠中大瘕（肠中粪便结块）也。色荣下牙车为热病腹胀满。色荣颧后为热病胁痛。色荣腮上为热在膈上也。

按：荣在骶也：荣为血色外透之色，可以望诊。骶在此非指脊柱下部，因肾附脊，所以用骶作肾的望诊部位，骶在脊下，肾当五脏之下，所以面之下部可以望肾。

45. 评热病论篇第三十三

对几种热病的分析

〔**原文**〕 黄帝问曰：有病温者，汗出辄复热，而脉躁疾不为汗衰，狂言不能食，病名为何？

岐伯对曰：病名阴阳交，交者死也。

帝曰：愿闻其说！

岐伯曰：人所以汗出者，皆生于谷，谷生于精。今邪气交争于骨肉而得汗者，是邪却而精胜也。精胜，则当能食而不复热，复热者邪气也，汗者精气也；今汗出而辄复热者，是邪胜也，不能食者，精无俾也，病而留者，其寿可立而倾也。且夫《热论》曰：汗出而脉尚躁盛者死。今脉不与汗相应，此不胜其病也，其死明矣。狂言者是失志，失志者死。今见三死，不见一生，虽愈必死也。

〔**新编**〕 黄帝问道：有的温热病人，出汗后却又发热，急速的脉率也不因出汗而减缓，狂呼乱叫却不能进食。此种症状属于哪一类？

岐伯回答：此种状况称阴阳交，交就是死兆。

黄帝问：请加以解释！

岐伯讲：人所出的汗液，皆源于饮食，由饮食转化为体液。

如果正气与病气交争于组织内，得以汗出，证明病气退而正气复。按常情，正气恢复应该不再发热而饭量增加。而又发热者，表明病邪仍然存在。出汗是正气鼓邪外出。现在出了汗却又发热，表明正气不胜邪气。不能进食，正气无所资益。邪胜，精亏，维持生命的支柱会很快倾倒，何况《热论》中讲：“汗已出脉仍躁盛者，此为阴脉之极，为死征”。现在脉与汗不相应衰减，此为正气不能胜邪，死征已很明显了。病人乱语证明神识丧失，神志丧失也是死征，已经出现三种死征，不见一种生机，即便病情似有减轻，但须谨防急转直下的恶果。

按：经引《热论》语，王冰认为系《上古热论》。但《灵枢·热病》有：“热病已得汗而脉尚躁盛，此阴脉之极也，死”。应即是此。

此段经文所述，很象败血症。

〔**原文**〕 帝曰：有病身热汗出烦满，烦满不为汗解，此为何病？

岐伯曰：汗出而身热者，风也；汗出而烦满不解者，厥也，病名曰风厥。

帝曰：愿卒闻之！

岐伯曰：巨阳主气，故先受邪；少阴与其为表里也，得热则上从之，从之则厥也。

帝曰：治之奈何？

岐伯曰：表里刺之，饮之服汤。

〔**新编**〕 黄帝问：有的发热病人，出汗，烦闷，烦闷不因汗出而消除。这是什么病？

岐伯答：身发热而出汗者为伤风，烦闷不因汗出而消除，为下有厥逆存在，这种状况叫风厥。

黄帝说：请讲的详细点！

岐伯答：太阳经主表之气，所以外邪犯体则先受之。少阴经与太阳相表里，得太阳热邪则随之而上，热上则寒留于下，所以成厥。

黄帝问：怎样治疗？

岐伯答：表刺足太阳至阴，里刺足少阴然谷。并多饮热汤水。

按：此为伤风发热。烦满即烦闷，多为出汗不彻所致，足凉也有关系。汤：古指开水。针后饮热汤水，促其出汗也。临证可改服稀米汤，资其汗源。

〔**原文**〕 帝曰：劳风为病何如？

岐伯曰：劳风法在肺下，其为病也，使人强上冥视，唾出若涕，恶风而振寒，此为劳风之病。

帝曰：治之奈何？

岐伯曰：以救俛仰。巨阳引精者三日，中年者五日，不精者七日，咳出青黄涕，其状如脓，大如弹丸，从口中若鼻中出，不出则伤肺，伤肺则死也。

〔**新编**〕 黄帝问：劳风病有什么表现？

岐伯答：劳风病在肺下部。其表现的症状，使人颈项僵直，眼球上吊，被上睑所遮，唾液如浊涕，发热寒战而怕风。

黄帝问：怎样治疗？

岐伯答：先救治呼吸困难。眼球上吊者需治三日，病已半年者需治五日，精神不佳者需治七日。引导咳出黄绿色痰，痰质如脓，每咳痰出如指肚，从口或鼻中出。不排出痰液则易窒息死亡。

按：本节描述，很象肺结核病已发展至空洞形成，而且已继发结核性脑膜炎。“唾出若涕，恶风而振寒”这是肺结核病的常见症状。“强上，冥视”，为脑膜炎的颈项强直，眼球上吊表现。“以救俯仰”，即救治因肺部壅塞而出现的呼吸困难。因为肺结核有空调形成后，可逐渐呈现出混合感染的黄绿色脓性痰。并发脑膜炎后，可有颈项强直，角弓反张，尚可有头痛，怕光，腹痛等。治疗中经文只提到救俯仰，只是针对昏睡中的病人激发其咳嗽反射动作，促使排痰。如果不发生意外，结核病的病程是相当长的，所以未提及对原发病的治疗。

痰大如弹丸：弹丸为球形弹子，用弓发射，泥质、石质、金属质皆有。古诗有“苦饥寒、逐弹丸”，所指为铜质弹子。

〔**原文**〕 帝曰：有病肾风者，面胕痝然壅，害于言，可刺不?

岐伯曰：虚不当刺，不当刺而刺，后五日其气必至。

帝曰：其至何如?

岐伯曰：至必少气时热，时热从胸背上至头，汗出，手热，口干苦渴，小便黄，目下肿，腹中鸣，身重难以行，月事不来，烦而不能食，不能正偃，正偃则欬，病名曰风水，论在《刺法》中。

帝曰：愿闻其说。

岐伯曰：邪之所凑，其气必虚。阴虚者，阳必凑之，故少气时热而汗出也。小便黄者，少腹中有热也。不能正偃者，胃中不和也。正偃则咳甚，上迫肺也。诸有水气者，微肿先见于目下也。

帝曰：何以言?

岐伯曰：水者阴也，目下亦阴也，腹者至阴之所居，故水在腹者，必使目下肿也。真气上逆，故口苦舌干，卧不得正偃，正偃则咳出清水也。诸水病者，故不得卧，卧则惊，惊则咳甚也。腹中鸣者，病本于胃也。薄脾则烦不能食，食不下者，胃脘隔也。身重难以行者，胃脉在足也。月事不来者，胞脉闭也，胞脉者属心而络于胞中，今气上迫肺，心气不得下通，故月事不来也。

帝曰：善。

〔**新编**〕 黄帝问：有的肾风病人，面部虚浮壅肿，妨碍言语，可以针刺不？

岐伯回答：这是虚证，不应当刺。不应刺而误刺，过五日许多症状会接踵而来。

黄帝问：症状出现是什么情况？

岐伯答：症状出现时可有全身无力，应时发热。发热先从胸背部上至头，出汗，手热，口舌干而渴不止，小便深黄，下眼睑壅肿，腹中肠鸣，身体沉重，难以行走，妇女闭经，恶心不能吃饭，不能平卧，一平卧便连连咳嗽，病名叫风水。论与治在《刺法》中。

黄帝问：请讲其道理！

岐伯讲：病邪所以犯体，必是正气虚亏。机体的阴阳气是平衡的。阴气虚的部位阳气就会填补，所以出现全身无力，应时发热并出汗。小便发黄，为下焦有热。不能平卧，是胃气不和。平卧则连连咳嗽，是水气迫肺也。一些水肿病，初起时先从下眼睑表现出来。

黄帝问：什么道理？

岐伯答：水属阴。下眼睑也属阴。肾在腹为阴中之至阴。所以有腹水的病人，多有下眼睑壅肿的体征。真阳上逆，所以口苦舌干。不能平卧，平卧则咳出清凉的水液。各种水病引起的胸腹腔积液，多不能平卧，平卧则脏器受压而恐惧，因肺受水压会引起剧烈咳嗽。腹中肠鸣者，因水病本在腹腔。水液逼脾，则恶心不能进食。食物难以下咽者，因胃脘水肿阻隔也。身体沉重难以行走者，是胃气不能营养下肢也。月经不来者，是子宫血脉闭塞也。子宫血脉来自心而络于子宫。由于水液压迫肺脏，使心脉不能正常下通，所以引起闭经。

黄帝说：讲得好。

按：本段所述极似肾病性水肿。从热型的起伏性，出汗，小便色深看，有肾结核的可能。但以面部浮肿，重病容（痝然：病困也），发热和症状呈间歇性发作（后五日其气必至），更象慢性肾炎的反复急性发作型。肾炎的常见症状经文多已提到：水肿，初见于眼睑，后遍及全身，身重难以行。胸腔积液平卧时易引起咳嗽，腹水可出现腹腔鸣响，血尿（小便黄），恶心，呕吐（烦而不能食）。许多全身性疾病均可引起闭经。肾炎初发时的咽峡炎，扁桃体炎即可“害于言”。

病名肾风，提示肾炎是由感冒，上呼吸道感染等引起的变态反应性病变。

46. 疟论篇第三十五

对疟疾发作、分型的解释

①〔**原文**〕 黄帝问曰：夫痎疟皆生于风，其蓄作有时者何也？

岐伯对曰：疟之始发也，先起于毫毛，伸欠乃作，寒慄鼓颔，腰脊俱痛，寒去则内外皆热，头痛如破，渴欲冷饮。

帝曰：何气使然？愿闻其道！

岐伯曰：阴阳上下交争，虚实更作，阴阳相移也。阳并于阴，则阴实而阳虚，阳明虚，则寒慄鼓颔也；巨阳虚，则腰背头项痛；三阳俱虚，则阴气胜，阴气胜则骨寒而痛；寒生于内，故中外皆寒；阳盛则外热，阴虚则内热。外内皆热则喘而渴，故欲冷饮也。此皆得之夏伤于暑，热气盛，藏于皮肤之内，肠胃之外，此荣气之所舍也。此令人汗空疏，腠理开，因得秋气，汗出遇风，及得之以浴，水气舍于皮肤之内，与卫气并居。卫气者，昼日行于阳，夜行于阴，此气得阳而外出，得阴而内搏，内外相薄，是以日作。

帝曰：其间日而作者何也？

岐伯曰：其气之舍深，内薄于阴，阳气独发，阴邪内著，阴与阳争不得出，是以间日而作也。

〔**新编**〕 黄帝问道：各型疟疾皆生于风邪，其蓄势与发作有时间规律是什么原因？

岐伯答道：疟疾开始发作时，先有毫毛直立，伸展哈欠即发作，发冷寒战，鼓腮打牙，腰脊疼痛，寒战期过后，开始里外高热，头痛象要破裂，口渴想喝水。

黄帝问：什么作用使其如此？请讲其原因！

岐伯讲：阴寒气与阳热气上下相争，体虚与邪实互为作用，使阴阳气发生转换。阳并入阴时，则阴气实而阳气虚。阳明虚的表现为寒战鼓腮，太阳虚的表现为腰背头项痛。三阳经俱虚则阴气胜，阴气胜则全身疼痛。寒气生于内，所以里外皆寒。表阳盛则外热，里阴虚则内热，里外皆热出现气喘口渴，所以欲饮冷水。此病系夏季伤于暑气，热气炽盛，藏于皮肤内肠胃外的组织之中（此潜伏在荣血之内）。人因汗出而毛孔疏通，肌理开张，待交秋令，汗出遇冷风，或汗出入凉水浴，水气留于皮肤之内，与卫气并居。卫气的性质，白日作功于阳主动，黑夜作功于阴主静。疟气得阳气即外出发作，得阴气即入内潜伏，内外相争，所以每日发作。

黄帝问：疟间日发作是什么原因？

岐伯答：疟邪活动的部位深，内扰于阴血，有卫阳参与即发作，阳衰阴著则内伏。阴与阳争胜使阳不得逐日出，所以形成间日发作。

按：两千年之前，医学先哲们即知疟疾病原潜伏在血液中，可达数月之久，卫气有神经功能。有神经的参与，才使疟疾发作具有时间性规律。经文透露疟疾病原体与江河湖泊的水浴有关，很值得注意。

〔**原文**〕 帝曰：善。其作日晏与其日早者，何气使然？

岐伯曰：邪气客于风府，循膂而下，卫气一日一夜大会于风府，其明日日下一节，故其作也晏，此先客于脊背也。每至于风府则腠理开，腠理开则邪气入，邪气入则病作，以此日作稍益晏也。其出于风府，日下一节，二十五日下至骶骨，二十六日入于脊内，注于伏膂之脉；其气上行，九日出于缺盆之中，其气日高，故作日益早也。其间日发者，由邪气内薄于五藏，横连募原也。其道远，其气深，其行迟，不能与卫气俱行，不得皆出，故间日乃作也。

②帝曰：夫子言卫气每至于风府，腠理乃发，发则邪气入，入则病作。今卫气日下一节，其气之发也，不当风府，其日作者奈何？

岐伯曰：风无常府，卫气之所发，必开其腠理，邪气之所合，则其府也。

按：此节岐伯曰下有"此邪气客于头项循膂而下者也，故虚实不同，邪中异所，则不得当其风府也。故邪中于头项者，气至头项而病；中于背者，气至背而病；中于腰脊者，气至腰脊而病；中于手足者，气至手足而病。卫气之所在，与邪气相合，则病作。故"八十八字，新校正说，全元起本，《甲乙》，《太素》并无，此外《灵枢·岁露论》亦无，显系注语误入正文，故仍以注语留之。

〔**新编**〕 黄帝说：您讲的我清楚了。疟疾发作逐日后延或逐日提前是什么原因？

岐伯讲：疟邪入留风府，顺脊膂而下。疟邪与卫气的活动有关。卫气每昼夜皆大会于风府，之后每日下移一个脊节，所以疟邪发作也向后延迟。（这是先客于脊背所致。）卫气每至于风府则皮理开，皮理开则疟邪乘机而入，邪入则疟疾发作。因此每日的发作便稍稍后延。疟疾行于风府日下一节，二十五日下至骶尾，二十六日入于脊内，流注于伏冲脉。此脉气上行，至九日出于缺盆之中。疟邪集结日高，所以疟疾发作日渐提早。疟疾间日发作的原因，由于疟邪侵犯五脏，四周连于膜原，其运动路程远，内入层次深，发展速度慢，不能与卫气同步，不能一起外出，所以形成间日发作。

黄帝问道：先生讲卫气每至于风府，皮理才开发，开发则疟邪入，疟邪入则疟疾发作。按此讲法，卫气每日下一脊节，卫气与疟气便不能在风府穴结合，疟疾为什么还能每日发作呢？

岐伯讲：风府没有固定部位，卫气的发动必然开张其皮理，疟邪趁机与其结合处，便称风府。

③〔**原文**〕 帝曰：善。夫风之与疟也，相似同类，而风独常在，疟得有时而休者何也？

岐伯曰：风气留其处，故常在，疟气随经络沉以内薄，故卫气应乃作。

〔**新编**〕 黄帝说：风府不固定，我懂了。伤风与疟疾，病状都有发热且同由外邪所致，但伤风病状能持续存在，而疟疾发作却有发作期与间歇期的规律，是什么原因？

岐伯答：伤风病邪存在于体内的相应组织，所以持续存在；疟疾病邪在血液内活动，深伏内集蓄发，得卫气相应，开始发作。

按：风：包括气流风与血液异常招致疾病的形态。气：指邪气，肉眼看不见的能伤人害物的因素。

④〔**原文**〕 帝曰：疟先寒而后热者，何也？

岐伯曰：夏伤于大暑，其汗大出，腠理开发，因遇夏气凄沧之水寒，藏于腠理皮肤之中，秋伤于风，则病成矣。夫寒者，阴气也，风者，阳气也。先伤于寒而后伤于风，故先寒而后热也，病以时作，名曰寒疟。

帝曰：先热而后寒者，何也？

岐伯曰：此先伤于风而后伤于寒，故先热而后寒也，亦以时作，名曰温疟。其但热而不寒者，阴气先绝，阳气独发，则少气烦冤，手足热而欲呕，名曰瘅疟。

〔**新编**〕 黄帝问：疟疾发作先发冷后发热是什么原因？

岐伯答：夏季遇高温酷暑，汗出如流，皮腠开张，因贪井泉之水浴身，伤于凄沧之水寒，寒气藏于肌理皮肤之中，至秋又伤于风邪，则着而成病。由于水寒为阴气，刮风为阳气，先伤于水寒后伤于阳风，所以疟发先寒而后热。每次发作有定时，分型为寒疟。

黄帝问：疟疾发作先热后冷是什么原因？

岐伯答：此为先伤于热风而后伤于水寒，所以先发热而后发冷。发作也有时间规律，分型为温疟。

疟疾只有发热期而无发冷期者，为发作前体内阴气已绝，只有阳气发作，身体衰弱，乏力，心中烦乱，手足发热，恶心呕吐，出现黄疸，消瘦，分型为瘅疟。

按：典型的疟疾发作有发冷期，发热期，出汗期，符合经文的寒疟。有的疟疾分期不明显，只有显著的发热期，符合经文所讲的温疟。瘅疟表现符合现代分型的恶型疟。

必须提出一点，经文只述疟疾症状，未描体征。脾肿大是疟疾的典型体征，且与病程成正比。后《刺疟篇》之胃疟有腹大，可能包含有肝脾肿大。《金匮要略》中的疟母，专指脾肿大。

⑤〔**原文**〕 帝曰：夫经言有余者写之，不足者补之。今热为有余，寒为不足。夫疟者之寒，汤火不能温也，及其热，冰水不能寒也，此皆有余不足之类。当此之时，良工不能止，必须其自衰乃刺之，其故何也？愿闻其说！

岐伯曰：经言无刺熇熇之热，无刺浑浑之脉，无刺漉漉之汗，故为其病逆，未可治也。夫疟之始发也，阳气并于阴，当是之时，阳虚而阴盛，外无气，故先寒慄也。阴气逆极，则复出之阳，阳与阴复并于外，则阴虚而阳实，故先热而渴。夫疟气者，并于阳则阳胜，并于阴则阴胜，阴胜则寒，阳胜则热。疟者，风寒之气不常也，病极则复。至病之发也，如火之热，如风雨不可当也。故经言曰：方其盛时，勿敢毁伤，因其衰也，事必大昌，此之谓也。夫疟之未发也，阴未并阳，阳未并阴，因而调之，真气得安，邪气乃亡。故工不能治其已发，为其气逆也。

〔新编〕 黄帝问道：《医经》讲：有余的病用泻法，不足的病用补法。现在把发热当作有余，发冷当作不足。疟疾病人在发冷期，喝热汤用火烤不能让病人感到温暖，至发热期，食冰块冷水敷也不能让他感到寒冷。（此均属有余不足的病象。）正当此时，再高明的医生也无法使其停止发作，必待病势衰减时方可用针。是什么原因？请讲其道理！

岐伯讲：《刺法》上讲："勿刺乎乎高热，勿刺滚滚洪脉，勿刺淋淋大汗"。这是因为病情正在高峰期，针治看不出效果。疟疾开始发作时，人体的表阳气归并于里阴，在此阶段，便是阳虚阴盛，外无热气，所以发冷寒战。阴气至极，则又出为阳，里阴气又归并于表阳，此阶段便是阴虚阳实，表现为发热而口渴。疟疾的病气，合并于阳则阳胜，合并于阴则阴胜；阴胜则发冷，阳胜则发热。疟疾，源于风寒之气，不是经常存在，病势蓄极则发作。病发时，身热如火炭，如疾风暴雨不可抵挡。所以《医经》上讲，病热炽盛时，不可妄针致伤；乘病气衰时用针，效果定然显彰。即是指此而讲。在疟疾未发作前，此时里阴未并于表阳，表阳未并于里阴，适时调治，真气能保持，邪气可消亡。所以针医不应在疟疾发作时施治，因为正当疟邪猖獗之时。

按：原文所引经言三个勿刺，《灵枢·逆顺》明指为《刺法》曰。后之"故经言曰"，《灵枢·逆顺》文为"故曰：方其盛也，勿敢毁伤；刺其已衰，事必大昌。"即是遥承前引《刺法》文。

〔原文〕 帝曰：善。攻之奈何？早晏何如？

岐伯曰：疟之且发也，阴阳之且移也，必从四末始也。阳已伤，阴从之，故先其时坚束其处，令邪气不得入，阴气不得出，审候见之，在孙络盛坚而血者皆取之，此真往而未得并者也。

〔**新编**〕 黄帝说：病盛勿刺知道了。用什么方法治疗？时间怎样掌握？

岐伯讲：疟疾将发作时，人体的阴阳气进行内外转移，皆是从四肢末端开始的。阳如受病，阴必随之。可以在发作前紧束四肢末端，使疟邪不能入里，阴寒气不能出表，候察束带之上皮肤，出现细血络充盈坚实色赤红者决除之，使真气往来于阴邪气并合之前。

〔**原文**〕 帝曰：疟不发，其应何如？

岐伯曰：疟气者，必更盛更虚，当气之所在也。病在阳，则热而脉躁；在阴，则寒而脉静；极则阴阳俱衰，卫气相离，故病得休；卫气集，则复病也。

帝曰：时有间二日或至数日发，或渴或不渴，其故何也？

岐伯曰：其间日者，邪气与卫气客于六府，而有时相失，不能相得，故休数日乃作也。疟者，阴阳更胜也，或甚或不甚，故或渴或不渴。

〔**新编**〕 黄帝问：疟疾在发作或未发作时，是什么状况？

岐伯答：疟疾病邪，在荣血中是蓄则盛极则虚的，随邪气的所在而变化。病邪在表阳，则发热且脉躁动；病邪伏里，则身凉而脉静。病达极点后则内外俱衰，与卫气相离，故病进入休止期；待与卫气聚集，则进入又一轮发作期。

黄帝问：有的疟疾间隔二日或好几日才发作，有的口渴有的不口渴，是什么原因？

岐伯答：疟疾发作间隔二日或以上者，是疟邪与卫气留驻脏腑，有时与卫气相离，未能结合，所以休止二日或数日才发作。疟疾病，是阴阳寒热气转化的，有的热度高时间长，有的热不高时间短，所以有的口渴厉害有的不厉害。

按：关于束带止疟法，余少时患疟，家贫无医。母亲觅得活蜘蛛一只，以带束于左手当内关穴处，果未再发。民间土法也。

〔**原文**〕 帝曰：论言：夏伤于暑，秋必病疟。今疟不必应者，何也？

岐伯曰：此应四时者也。其病异形者，反四时也。其以秋病者寒甚，以冬病者寒不甚，以春病者恶风，以夏病者多汗。

〔**新编**〕 黄帝问：《医论》讲的夏季伤于暑热，至秋季易患疟疾，但是疟疾不一定都在秋季发病，是什么道理？

岐伯讲：《医论》是指疟应四季的规律讲的。有异型者，就没有此种规律。不过疟在秋季发病者发冷期显著，冬季发病者发冷期不明显，春季发病者病人怕风，夏季发病者出汗多。

〔**原文**〕 帝曰：夫病温疟与寒疟，而皆安舍，舍于何藏？

岐伯曰：温疟者，得之冬中于风，寒气藏于骨髓之中，至春则阳气大发，邪气不能自出，因遇大暑，脑髓烁，肌肉消，腠理发泄，或有所用力，邪气与汗皆出，此病藏于肾，其气先从内出之于外也。如是者，阴虚而阳盛，阳盛则热矣，衰则气复反入，入则阳虚，阳虚则寒矣，故先热而后寒，名曰温疟。

帝曰：瘅疟何如？

岐伯曰：瘅疟者，肺素有热。气盛于身，厥逆上冲，中气实而不外泄，因有所用力，腠理开，风寒舍于皮肤之内、分肉之间而发，发则阳气盛，阳气盛而不衰则病矣。其气不及于阴，故但热而不寒，气内藏于心，而外舍于分肉之间，令人消烁脱肉，故命曰瘅疟。

帝曰：善。

〔**新编**〕 黄帝问：温疟与寒疟的病邪存在于什么组织？涉及何脏？

岐伯讲：温疟的病邪，源于冬季感受风寒，寒气深藏骨髓之中，至春季虽有阳气升发，但邪气深伏不能自出，至夏季由于中暑热，脑为热烁，肌因暑消，暑汗发泄皮腠，或因用力劳作，邪气与汗出至肌表。此病藏于肾，邪气从里出于表。如此的过程，便是阴虚而阳盛，阳盛则外热。热退则疟邪又内伏入里，入里则阳虚，阳虚则外寒，所以表现先热而后寒。分型称温疟。

黄帝问：瘅疟有什么表现？

岐伯讲：瘅疟源于病人肺素有热充于体内，厥热外充，表邪实而不外泄。因为用力劳事，腠理开张，风寒气入留皮肤之内，肉隙之间而发作，发作则阳气盛，阳气盛而热不退病便重了。因病邪不复反于阴，所以只有发热期没有发冷期。此病邪内藏于心，外在肉隙之间，使人久热而消瘦。分型名瘅疟。

黄帝说：明白了。

按：疟疾的非典型发作，常因疟气（疟原虫）的活动周期不同所决定。

经所讲的瘅疟，体征尚有足凉，除可见于现代分型的恶性疟疾外，可能还包括疟疾之外的慢性发热病。

47. 刺疟篇第三十六

疟疾各种表现的治法

①〔**原文**〕 足太阳之疟，令人腰痛头重，寒从背起，先寒后热，熇熇暍暍然，热止汗出，难已，刺郄中出血。

足少阳之疟，令人身体解㑊，寒不甚，热不甚，恶见人，见人心惕惕然，热多汗出甚，刺足少阳。

足阳明之疟，令人先寒，洒淅洒淅，寒甚久乃热，热去汗出，喜见日月光火气，乃快然，刺足阳明跗上。

足太阴之疟，令人不乐，好太息，不嗜食，多寒热汗出，病至则善呕，呕已乃衰，即取之。

足少阴之疟，令人呕吐甚，多寒热，热多寒少，欲闭户牖而处，其病难已。

足厥阴之疟，令人腰痛少腹满，小便不利，如癃状，非癃也，数小便，意恐惧，气不足，腹中悒悒，刺足厥阴。

〔新编〕 以足太阳经脉命名的疟疾症状，可有腰痛，头沉重，发冷从后背开始，先发冷后发热，热势如炭火如烈日，热退汗出。治疗取委中穴出血，但难以速效。

以足少阳命名的疟疾，倦怠乏力，发冷不明显，发热不很高，厌烦见人，见人存戒心。发热期长，出汗多。刺本经侠溪穴。

以足阳明命名的疟疾，在发冷期象冷水激身般抖战，发冷时间很久才转入发热期。热退汗出。喜欢温暖，在日光下或近火才感觉舒服。刺足阳明跗上冲阳穴。

以足太阴命名的疟疾，情绪低落，好出长气，食欲不振。发冷期发热期多汗期时间均长。病发后恶心，频频呕吐，呕吐过后发作也停止。取本经公孙穴。

以足少阴命名的疟疾，呕吐剧烈，日日发作，休止期短，发热期长。喜暗好静，愿关闭门窗独处。病程较长。治取本经太溪穴。

以足厥阴经脉命名的疟疾，腰痛，小腹胀满，小便不通利，如癃闭状，但不是癃闭，主要是尿频尿急。对病充满恐惧，内气不足，腹中不舒。刺本经太冲穴。

②**〔原文〕** 肺疟者，令人心寒，寒甚热，热间善惊，如有所见者，刺手太阴阳明。

心疟者，令人烦心甚，欲得清水，反寒多，不甚热，刺手少阴。

肝疟者，令人色苍苍然，太息，其状若死者，刺足厥阴见血。

脾疟者，令人寒，腹中痛，热则肠中鸣，鸣已汗出，刺足太阴。

肾疟者，令人洒洒然，腰脊痛宛转，大便难，目眴眴然，手足寒，刺足太阳少阴。

胃疟者，令人且病也，善饥而不能食，食而支满腹大，刺足阳明太阴横脉出血。

（由后“诸疟而脉不见……先视身之赤如小豆者尽取之”下提此）

十二疟者，其发各不同时，察其病形，以知其何脉之病也。先其发时如食顷而刺之，一刺则衰，二刺则知，三刺则已；不已，刺舌下两脉出血，不已，刺郄中盛经出血，又刺项已下侠脊者必已。舌下两脉者，廉泉也。

〔**新编**〕 肺疟的病状，使人心中寒冷，发冷重，发热期间常惊呼，如见可怕物。刺手太阴列缺，手阳明阳溪。

心疟的病状，心中烦热，欲得凉水，发冷期时间长，发热期热度不高。刺手少阴神门穴。

肝疟的病状，脸色发绀，出长气，象将要死的样子。刺足厥阴中封穴出血。

脾疟的病状，使人发冷，腹痛，发热期时时肠鸣，继之出汗。刺足太阴商丘穴。

肾疟的病状，病人发冷寒战，腰脊痛活动困难，大便不通顺，时时目昏眩，手足发凉。刺足少阴大钟，足太阳昆仑。

胃疟的病状，使人出现黄疸，在病发作前，有饥饿感但恶心不愿进食，食后饱胀，腹大（脾肿大所致）。刺足阳明厉兑穴，三里穴，足太阴公孙穴。

上述十二型疟疾，其发病规律不尽相同，诊察其表现病状，分析属何经脉何脏腑病型。在疟发前一餐饭工夫予以针刺，一刺则病衰，二刺则感觉轻快，三刺则有望停止发作。如未愈，刺舌下静脉出血。再不愈，刺腘窝盛脉出血，接刺后项以下脊傍挟脊穴，必有大效。舌下两脉者，穴名廉泉。

按：舌下两脉：应是金津玉液；项以下侠脊，后世称华佗侠脊穴。

肺疟的热间善惊，如有所见，见于疟疾现代分型的脑型疟疾。肝疟的色苍苍然，似指疟疾发冷期的脸色发绀。脾疟症状见于现代分型的胃肠型。肾疟所述符合现代分型的寒冷型。胃疟的“且病也”，如依《太素》作“令人疸病也”，则全条符合疟疾的黄疸弛张型。

〔**原文**〕 疟发身方热，刺跗上动脉，开其空，出其血，立寒。

疟方欲寒，刺手阳明太阴，足阳明太阴。

疟脉满大急，刺背俞，用中针，傍伍胠俞各一，适肥瘦出其血也。

疟脉小实急，灸胫少阴，刺指井。

疟脉满大急，刺背俞，用五胠俞背俞各一，适行至于血也。

疟脉缓大虚，便宜用药，不宜用针。

③凡治疟，先发如食顷乃可以治，过之则失时也。

诸疟而脉不见，刺十指间出血，血去必已，先视身之赤如小豆者尽取之。

〔**新编**〕 疟疾发作在刚发热时，刺足背动脉冲阳穴处，开针孔放出少许血（然后压迫止血）可降低热度。

疟疾发作刚开始发冷时，刺手阳明阳溪，手太阴太渊，足阳明冲阳，足太阴公孙。

疟疾脉粗而饱满，急刺背大杼穴，谚譆穴以见血为度。

疟疾脉细而充实，急灸足少阴足胫穴复溜，足太阳至阴穴。

疟疾脉徐缓虽粗但虚，宜用药治，不宜用针。

凡治疟疾，在疟发前一餐饭工夫施治最佳，过时即失去机会。

各型疟疾如无外现的血脉可供刺决，可刺十指端的井穴出血，血出后必有效。察全身皮肤有出血斑或出血点，可分批决除之。

按：疟脉缓大虚：为疟疾的伤寒型，不但脉虚，全身状况也差。应以药治加良好的调养为法。

诸疟而脉不见：前贤时师皆谓诊候之脉不外现。我认为，疟疾病人此种脉候极少见。经文治疟多用刺血，所以此处的脉不外现似指可供刺决的血脉。身之赤如小豆者，当指皮肤出血点，如系疟疾引发的血小板缺乏性紫癜，刺之无益。十指间：后世所出之八邪穴似亦可用。

凡治疟，先发如食顷乃治，实有普遍的指导意义。1963 年秋冀南大水。我下农村巡回医疗。有数名疟疾病人，我在疟发前半小时预服阿司匹林 0．5 克，再针间使穴。当日即停止发作，续治二日，以固疗效。记之备参。

〔**原文**〕 刺疟者，必先问其病之所先发者，先刺之。先头痛及重者，先刺头上及两额两眉间出血。先项背痛者，先刺之。先腰脊痛者，先刺郄中出血。先手臂痛者，先刺手少阴阳明十指间。先足胫痠痛者，先刺足阳明十指间出血。

风疟，疟发则汗出恶风，刺三阳经背俞之血者。痠痛甚，按之不可，名曰胕髓病，以镵针针绝骨出血，立已。

身体小痛，刺至阴，诸阴之井无出血，间日一刺。

疟不渴，间日而作，刺足太阳；渴而间日作，刺足少阳；

温疟汗不出，为五十九刺。

〔**新编**〕 针刺疟疾时，应先问病发作时最先出现病状的部位，先予针刺。如先有头痛头沉者，先刺头上星、百会，两额悬颅，眉间拈竹穴出血。先后项及背痛者，先刺后项天柱，风池穴，后背大杼穴。先腰及脊柱痛者，刺委中出血。先手及前臂痛者，刺手太阴太渊，手阳明合谷。先小腿酸痛者，先刺足太阳束骨穴。

风疟的特点，发作期出汗多，怕风，刺足太阳经后背穴有血络处。如小腿酸痛难忍，不让按压，便不是疟疾症状，名叫附髓病，可用馋针刺足少阳阳辅穴出血，可很快见效。

全身轻度疼痛，可刺各阴经井穴，间日一刺。

疟疾病人无口渴，间日发作，刺足太阳飞扬穴。疟疾病人口渴明显，间日发作，刺足少阳中渚穴。温疟无发冷期，不出汗，热不退，取热病五十九穴退热。

按：对经文所出的治疗穴位，参《明堂经》有所改动。

经文关于疟疾的分型，是依据疟疾的发作时间，病状表现，然后依据脏腑病症，经脉病形归类分型。也就是把疟疾的各种临床表现进行分解，将最具典型性病状进行归类，将符合某脏腑或某经脉的表现进行归属命名。针刺治疗既有原则性，又有灵活性。

48. 咳论篇第三十八

咳的原因及伴随症状

①〔**原文**〕 黄帝问曰：肺之令人咳，何也？

岐伯对曰：五藏六府皆令人咳，非独肺也。

帝曰：愿闻其状。

岐伯曰：皮毛者，肺之合也，皮毛先受邪气，邪气以从其合也。其寒饮食入胃，从肺脉上至于肺，则肺寒，肺寒则外内合邪，因而客之，则为肺咳。五藏各以其时受病，非其时，各传以与之。人与天地相参，故五藏各以治时，感于寒则受病，微则为咳，甚者为泄为痛。乘秋则肺先受邪，乘春则肝先受之，乘夏则心先受之，乘至阴则脾先受之，乘冬则肾先受之。

帝曰：何以异之？

岐伯曰：肺咳之状，咳则喘息有音，甚则唾血。心咳之状，咳则心痛，喉中介介如梗状，甚则咽肿喉痹。肝咳之状，咳则两胁下痛，甚则不可以转，转则两胠下满。脾咳之状，咳则右胁下痛，阴阴引肩背，甚则不可以动，动则咳剧。肾咳之状，咳则腰背相引而痛，甚则咳涎。

〔**新编**〕 黄帝问岐伯：肺为什么能让人咳嗽？

岐伯回答：五脏六腑有病，都能引起咳嗽，不单是肺。

黄帝问：愿听讲其状况。

岐伯讲：皮肤的毛孔与肺有关系。皮肤的毛孔先感受病邪，病邪便随从皮脉传于肺脏。寒冷饮食进入消化道，冷气从肺脉上输于肺，使肺感寒。皮毛所入者为外寒，饮食所入者为内寒。肺寒则内外合邪，留驻肺内，形成肺咳。五脏各以当令之时受病，不当秋季则为他脏病气传肺而咳嗽。（人体与天地气候相适应，所以五脏各在当令之季感受寒邪而受病，轻的为咳嗽，重的成泄痢，成腹痛。）肺病先有咳嗽，当春季则兼有肝症，当夏季则兼有心症，当盛夏则兼有脾症，当冬季则兼有肾症。

黄帝问：有什么不同表现？

岐伯答：肺咳的特征，咳嗽兼气喘并带哮鸣音，严重者咯痰带血。

心咳的特征，咳嗽剧烈时心胃痛，咽部芥芥如物梗，重者咽肿喉部阻塞痛。

肝咳的特征，咳嗽牵连胁痛，重者不敢转身，转则两软胁痛。

脾咳的特征，咳嗽连带右胁下痛，隐隐牵涉至肩背部，重者不敢活动，活动则咳嗽加剧。

肾咳的特征，咳时腰与背部牵连疼痛，重者咳出粘涎。

〔**原文**〕 帝曰：六府之咳奈何？安所受病？

岐伯曰：五藏之久咳，乃移于六府。脾咳不已，则胃受之，胃咳之状，咳而呕，呕甚则长虫出。肝咳不已，则胆受之，胆咳之状，咳呕胆汁。肺咳不已，则大肠受之，大肠咳状，咳而遗矢。心咳不已，则小肠受之，小肠咳状，咳而失气，气与咳俱失。肾咳不已，则膀胱受之，膀胱咳状，咳而遗溺。久咳不已，则三焦受之，三焦咳状，咳而腹满，不欲食饮。此皆聚于胃，关于肺，使人多涕唾而面浮肿，气逆也。

③帝曰：治之奈何？

岐伯曰：治藏者治其俞，治府者治其合，浮肿者治其经。

帝曰：善。

〔**新编**〕 黄帝问：六腑咳嗽是什么症状？是从何处传来的？

岐伯答：五脏咳嗽症状经久不愈，便可出现六腑症状。

脾咳病状不愈，胃会受病。胃咳的特点，咳嗽则引起呕吐，呕吐剧烈时能呕出蛔虫。

肝咳病状不愈，便病及胆。胆咳的特点，咳嗽时往往呕出苦汁。

肺咳病状未愈，便病及大肠。大肠咳的特点，咳时可有大便漏出。

心咳病状未愈，可病及小肠。小肠咳的特点，咳而屁出，咳止屁止。

肾咳病状不止，则连及膀胱。膀胱咳的特点，咳时往往带出尿液。

咳嗽长久不愈，可累及三焦。三焦咳的特点，咳嗽伴随腹部饱胀，不愿进食。

所有这些咳嗽，均由于消化道不清利，毒物聚集，上输于肺而引致咳嗽。长期咳嗽，可出现痰液增多，颜面浮肿，呼吸气上冲的现象。

黄帝问：怎样治疗？

岐伯答：症状属脏咳的，取该脏的俞穴；症状属腑咳的，取该腑的合穴；伴有浮肿的，加取该脏腑的经穴。

黄帝说：我明白了。

按：《咳论》反映出中医的整体观思想。实际上，咳嗽是呼吸器在神经中枢支配下对机体内外刺激的反射性动作。经文讲，经脉系统，五脏六腑的异常都能涉及肺而引起咳嗽。西医讲，各系统，各种组织的病变，不论是并发还是继发，都能引起咳嗽。针刺治疗，着重于整体的调理，及有针对性的辩证施治。

49. 举痛论篇第三十九

多种急性疼痛的病因和表现

〔原文〕 黄帝问曰：余闻善言天者，必有验于人；善言古者，必有合于今；善言人者，必有厌于己。如此，则道不惑而要数极，所谓明也。今余问于夫子，令言而可知，视而可见，扪而可得，令验于己而发蒙解惑，可得而闻乎？

岐伯再拜稽首对曰：何道之问也？

①帝曰：愿闻人之五藏卒痛，何气使然？

岐伯对曰：经脉流行不止、环周不休，寒气入经而稽迟，泣而不行，客于脉外则血少，客于脉中则气不通，故卒然而痛。

〔新编〕 黄帝感叹道：我知道善于讲解天象者，必为验证于人的生活；善于讲述古事者，必能有益于当今；善于议论他人者，必为对照于自身。只有如此，才可所论无歧义，所讲至要真，所谓明晓也。现在我请教先生，使口讲可以明其理，目视可以见其色，手触可以得其形，应用起来可以启发蒙昧破解疑惑。

我可以得到这样的讲论吗？

岐伯礼拜叩头道：帝想问什么内容？

黄帝说：想知道人发生急性疼痛，是什么气引发的？

岐伯答道：经脉遍布全身，血液循环终生不止。寒风冷食之气入经稽留不去，致脉血循环滞涩。干犯脉管致脉细血少，滞留脉内致血气不通顺，因而发生急性疼痛。

〔**原文**〕 帝曰：其痛或卒然而止者，或痛甚不休者，或痛甚不可按者，或按之而痛止者，或按之无益者，或喘动应手者，或心与背相引而痛者，或胁肋与少腹相引而痛者，或腹痛引阴股者，或痛宿昔而成积者，或卒然痛死不知人，有少间复生者，或痛而呕者，或腹痛而后泄者，或痛而闭不通者。凡此诸痛，各不同形，别之奈何？

岐伯曰：寒气客于脉外则脉寒，脉寒则缩踡，缩踡则脉绌急，绌急则外引小络，故卒然而痛，得炅则痛立止；因重中于寒，则痛久矣。寒气客于经脉之中，与炅气相薄则脉满，满则痛而不可按也。寒气稽留，炅气从上则脉充大而血气乱，故痛甚不可按也。寒气客于肠胃之间，膜原之下，血不得散，小络急引故痛，按之则血气散，故按之痛止。寒气客于侠脊之脉，则深按之不能及，故按之无益也。寒气客于冲脉，冲脉起于关元，随腹直上，寒气客则脉不通，脉不通则气因之，故喘动应手矣。寒气客于背俞之脉则脉泣，脉泣则血虚，血虚则痛，其俞注于心，故相引而痛，按之则热气至，热气至则痛止矣。寒气客于厥阴之脉，厥阴之脉者，络阴器系于肝，寒气客于脉中，则血泣脉急，故胁肋与少腹相引痛矣。厥气客于阴股，寒气上及少腹，血泣在下相引，故腹痛引阴股。寒气客于小肠膜原之间络血之中，血泣不得注于大经，血气稽留不得行，故宿昔而成积矣。寒气客于五藏，厥逆上泄，阴气竭，阳气未入，故卒然痛死不知人，气复反则生矣。寒气客于肠胃，厥逆上出，故痛而呕也。寒气客于小肠，小肠不得成聚，故后泄腹痛矣。热气留于小肠，肠中痛，瘅热焦渴，则坚干不得出，故痛而闭不通矣。

按：问与答文中两处“喘动应手”，《灵枢·百病始生》文为“揣之应手而动”。所以此处喘应为揣之字误。揣：扪也，即触诊。

〔**新编**〕 黄帝问：内脏疼痛，有的很快自行停止，有的疼痛剧烈不能自行停止，有疼痛剧烈拒按的，有由揉按之后疼痛停止的，有揉按依然疼痛的，有深按之有猫喘样搏动反应于手的，有前心与后背互相牵引痛的，有胁肋部与少腹部相互牵引痛的，有小腹部疼痛牵涉至大腿内侧的，有的长久疼痛发现有积块的，有的疼得突然昏死过去一阵儿又恢复知觉的，有的疼痛伴有呕吐的。所有这些腹部疼痛，症状复杂多变，怎样鉴别？

岐伯讲：由寒气入留于脉外组织使脉管受寒，脉寒则收缩曲卷，曲卷则紧短，紧短则牵动所连支络，所以发生急性疼痛，得热则脉舒展，所以疼痛能自行停止。如因反复感受寒气，则为持久性疼痛。寒气滞留于经脉之内，与脉血之热气相集则脉肿胀，肿胀则疼痛拒按也。寒气入留于肠胃间隙的网膜之下，未得消散，小络被牵引而痛，揉按则促其血气消散，所以揉按后疼痛停止。寒气入留于挟脊柱之脉，手按不能触及疼痛部位，所以按压后疼痛未能缓解，寒气入留于冲脉，因冲脉起于关元穴之内，随腹向上走行，寒气入留则脉不通畅，脉不通畅则搏动增强，所以感到搏动应于手。寒气入留于后背俞脉，则血行滞涩，血行滞涩则来血虚少，血虚则缺血而痛，因背俞脉前注于心，所以出现后背前心互引而痛，揉按后血循加快而局部温度增加，温度增加则疼痛缓解。寒气入留于厥阴之脉（厥阴脉络于生殖器而系属于肝），则血涩脉紧缩，所以出现胁肋部与外阴牵涉而痛。厥冷气入留于大腿内侧，寒气上达少腹，腹寒而痛，大腿内侧之冷气在下相引，所以少腹痛牵引大腿内侧。寒气滞留于小肠网膜之间的络血之中，络血凝涩，不能流注于大经，凝血与寒邪聚结不得行散，时间长久逐渐长成积块。寒气入于内脏，厥逆气上泄，阴气竭绝，阳气未达，所以痛得失去知觉，阴阳气复通则恢复知觉。寒气入于胃肠，胃气逆反而上出，所以疼痛伴随呕吐。寒气入于小肠，功能降低，不能吸收津液聚集糟粕，所以腹痛伴水泄。热气蕴郁于大肠，肠中痛，热消津液，津液干枯则大便硬结不能排出，所以腹痛而大便不通。

按：喘动应手条，《灵枢·百病始生》有类似文字，而内容有扩充："其（指积）著于伏冲之脉（即冲脉）者，揣之应手而动，发手则热气下于两股，如汤沃之状。"揣，扪也，即触诊。经文意为，用手深触腹部冲脉，便有搏动应于手，因血流受阻，抬手后受阻血流下泻，被检者便感到有热气下于两大腿内侧（股动脉处），如热水浇注一般。末句小肠当为大肠，故冒然改之。

〔**原文**〕 帝曰：所谓言而可知者也。视而可见奈何？

岐伯曰：五藏六府，固尽有部，视其五色，黄赤为热，白为寒，青黑为痛，此所谓视而可见者也。

帝曰：扪而可得奈何？

岐伯曰：视其主病之脉，坚而血及陷下者，皆可扪而得也。

〔**新编**〕 黄帝说：此便是口讲可以明其理了。视而可见有哪些？

岐伯讲：五脏六腑在面部都有相应的望诊部位，观察其五色，黄赤色表示有热，白色表示血虚有寒，青黑色表示有疼痛。这便是目视可见其色。

黄帝问：手扪可得其形指什么讲？

岐伯答：察验病人主病经脉，坚实而有血色，及虚而下陷的脉，皆可通过循扪得知其形状。

③〔**原文**〕 帝曰：善。余知百病生于气也。怒则气上，喜则气缓，悲则气消，恐则气下，寒则气收，炅则气泄，惊则气

乱，劳则气耗，思则气结。九气不同，何病之生？

岐伯曰：怒则气逆，甚则呕血及飧泄，故气上矣。喜则气和志达，荣卫通利，故气缓矣。悲则心系急，肺布叶举，而上焦不通，荣卫不散，热气在中，故气消矣。恐则精却，却则上焦闭，闭则气还，还则下焦胀，故气不行矣。寒则腠理闭，气不行，故气收矣。炅则腠理开，荣卫通，汗大泄，故气泄。惊则心无所倚，神无所归，虑无所定，故气乱矣。劳则喘息汗出，外内皆越，故气耗矣。思则心有所存，神有所归，正气留而不行，故气结矣。

〔新编〕 黄帝说：讲得好。我知道有些病是由气引起的。比如发怒则气向上涌，喜则气和缓，悲则气消沉，恐则气下坠，寒则气收缩，热则气外泄，惊则气慌乱，劳则气损耗，思则气聚结。九种情绪气的不同表现，可引起什么后果？

岐伯讲：人发怒则气上涌，重则呕血，不想吃饭，所以叫气上涌。人喜悦则气和顺，意志通达，荣血卫气通利，所以叫心气和缓。人悲伤则心系急缩，肺张叶举。上焦心肺不通利，荣血卫气不顺畅，热气郁内，所以气消沉。恐惧则精气内怯，内怯则气不行上焦，气还于下，还于下则下焦憋闷，所以气下坠。人受寒则皮理闭塞，气不通内外，所以气收缩。热则皮理开张，荣卫通利，出汗量大，故气向外泄。人受惊吓则心无所主，神无所定，虑无所成，皆由气乱所致。人重力劳事则气喘出汗，内外生理活动超越正常，故气损耗。人处心积虑则心萦于事，神不得息，正常心理活动聚结不行，所以气聚结。

按：此节所讲的气，为心气，是情绪，是精神活动。之所以能致人于病，是由于情绪在中枢神经支配下的定向加强与过度。机体的心理和生理均受到抑制。经之所以未出治方，是因为令人心服的心理诱导尤为重要。但喜不致病，所以保持好心情对健康有利。但过喜则可损气。

50. 腹中论篇第四十

腹部病的表现及注意点

①〔**原文**〕 黄帝问曰：有病心腹满，旦食则不能暮食，此为何病？

岐伯对曰：名为鼓胀。

帝曰：治之奈何？

岐伯曰：治之以鸡矢醴，一剂知，二剂已。

帝曰：其时有复发者何也？

岐伯曰：此饮食不节，故时有病也。虽然，其病且已，时故当病，气聚于腹也。

〔**新编**〕 黄帝问道：人有病心腹胀满，吃了早饭便不能再吃晚饭。这是什么病？

岐伯回答：病名叫谷胀。

黄帝问：怎样治疗？

岐伯答：治疗用鸡矢醴，一剂病轻，二剂病愈。

黄帝问：病有时复发是什么原因？

岐伯答：此为未节制饮食，所以有时会复发。虽然如此，在病的恢复期，注意勿让食气再聚腹中。

按：鼓胀：《太素》作谷胀，应是，即食胀，俗谓吃着了，今名消化不良。鸡矢醴：古今注家多谓用鸡粪制作的药酒。虽有效，但其异味恐败胃。我认为应是鸡内金酒。俗有谓鸡内金为鸡肫矢的。鸡内金主停食胀满，以甜酒厚肠胃，助药势，宜其见效之速也。

〔**原文**〕 帝曰：有病胸胁支满者，妨于食，病至则先闻腥臊臭，出清液，先唾血，四支清，目眩，时时前后血，病名为何？

何以得之？

岐伯曰：病名血枯。此得之年少时，有所大脱血；若醉入房中，气竭肝伤，故月事衰少不来也。

帝曰：治之奈何？复以何术？

岐伯曰：以四乌鲗骨一藘茹二物并合之，丸以雀卵，大如小豆，以五丸为后饭，饮以鲍鱼汁，利肠中及伤肝也。

〔新编〕 黄帝问：人有病胸胁部支撑胀满，食欲不振，病起时厌恶荤腥油腻气味，口吐清涎，有时呕血，四肢凉，目昏眩，有时便血。是什么病？什么原因得病？

岐伯答：是血枯病。此病因在年轻时，曾有大失血，或酒醉后行房事，气竭伤肾，血竭伤肝，妇女可有月经减少或闭经。

黄帝问：怎样治疗？辅以何法？

岐伯答：用四份乌贼骨，一份藘茹（茜草），两种药物研细混合，用麻雀蛋黏合为丸，如小豆大，令干。每服五丸，熬鲍鱼汤送下，饭前服。可清利肠中肝血内伤。方义：乌贼骨止血涩精，茜草行血止血，雀卵益精气，鲍鱼汤补虚疗崩。

按：胸胁支满，妨食，恶闻荤腥，为典型的肝病症状。唾血或呕血，四肢冷，目眩，时有前后血，出血为肝病所致的维生素k缺乏症。四肢冷，目眩，由贫血引起。病名血枯也显示长期肝病的皮肤干黑，枯糙的征象。

〔原文〕 帝曰：病有少腹盛，上下左右皆有根，此为何病？可治不？

岐伯曰：病名曰伏梁。

帝曰：伏梁何因而得之？

岐伯曰：裹大脓血，居肠胃之外，不可治，治之每切按之致死。

帝曰：何以然？

岐伯曰：此下则因阴，必下脓血，上则迫胃脘，生鬲，侠胃脘内痈，此久病也，难治。居齐上为逆，居齐下为从，勿动亟夺，论在《刺法》中。

〔**新编**〕 黄帝问：人有病小腹部盛聚，不能移动，如四周有根。是什么病？能否治疗？

岐伯答：病名叫伏梁。

黄帝问：伏梁病是什么原因得的？

岐伯答：盛聚内包裹多量脓血，位于胃肠之外。不可轻易治疗。因为在切按过程中极易致盛聚破入腹腔，招致不可收拾的恶果。

黄帝问：为什么会这样？

岐伯讲：因盛聚下面临近前后阴，一定会出现脓血；脓血向上迫近胃脘，至膈，使胃脘部形成更大的包块。此病历时已久，难以治疗。盛聚位于脐上者随时可有危险，位于脐下者进程缓慢。对于此种大盛大聚之症，切不可动用急于见功之治法，在《刺法》中有具体论述。

按：盛：现代术语称包块。有根：包块固定不可推移的意思。包块为腹腔局部感染后，机体的保护性病理改变。少腹为病变的原发部位，可下穿前后阴，上达胃脘。“生鬲”的生字，《太素》及王冰注作出字，但我认为更可能是形似致误的至字。因为迫近胃脘，已至鬲了。

伏梁，在《内经》并非专用病名，更象是一种体征。用现代名词讲，就是腹腔触诊的索状物，大者可描述为条形包塊。

本节所述，可能是阑尾炎化脓穿孔形成的自限性包块，内为脓血。包块穿破后向外扩展，继发感染，极易形成腹膜炎或新的包块。

〔**原文**〕 帝曰：人有身体髀股骱皆肿，环齐而痛，是为何病？

岐伯曰：病名伏梁，此风根也。其气溢于大肠而著于肓，肓之原在脐下，故环齐而痛也，不可动之，动之为水溺涩之病。

〔**新编**〕 黄帝问：人有病身体髋大小腿均肿，绕脐疼痛。是什么病？

岐伯答：病名伏梁。此为风病之根。此病痛随大肠绕脐而痛，最后固定在盲肠处。盲肠部位在脐下偏右处，所以绕脐疼痛后固定在脐下偏右处。不可切按或在脐下针治，不然，可致腹部继发感染，小便不利等病。

按：髀股骺皆肿：答语未及此症，且《甲乙》、《太素》文字小异，位置不同。但此症与此段经文还是相关的。如在前一伏梁症中，则此为腹腔脓肿的下行性感染；如在后一伏梁症中，则是阑尾炎病人常见的为缓解疼痛采取的屈腿体位。

此节伏梁病与上节伏梁病为同一病症的不同阶段。即均是讲的阑尾炎。此节为炎症期，所以有环脐而痛再固定于脐下阑尾点的特点；上节为阑尾炎发展至阑尾周围脓肿，与周围组织粘连的上下左右皆有根的状况。

（此处“夫子数言热中消中”节移《奇病论》脾瘅节后）

〔**原文**〕 帝曰：善。有病膺肿颈痛胸满腹胀，此为何病？何以得之？

岐伯曰：名厥逆。

帝曰：治之奈何？

岐伯曰：灸之则瘖，石之则狂，须其气并，乃可治也。

帝曰：何以然？

岐伯曰：阳气重上，有余于上，灸之则阳气入阴，入则瘖，石之则阳气虚，虚则狂；须其气并而治之，可使全也。

〔**新编**〕 黄帝说：对。有病痈肿颈部疼痛胸腹胀满。是什么病？怎么得的？

岐伯答：名为厥逆。

黄帝问：怎样治疗？

岐伯答：用灸法易致失音，用砭石易致神识昏乱。须病气相并，才可用针石。

黄帝问：什么道理？

岐伯答：下肢厥逆，阳气有余于上。灸之则表阳入于里阴，入阴则失音；用砭石则阳气虚，阳气虚则神识昏乱。须待病气稳定而治之，才不致出错。

按：膺肿，《甲乙》、《太素》均作痈肿。从经文告诫灸法砭石应用不当易致坏病看，痈肿是对的。因为用灸法应在痈肿化脓之前，砭石切开应在痈肿成脓之后。

此节应是颈部痈肿伴发热或高热（阳气重上）的病例。痈下有声带，如为痈肿压迫，必影响发音。如切开不当，脓毒入血，则险象丛生，不单是脑脓毒血症的神识昏乱了。

〔**原文**〕 帝曰：善。何以知怀子之且生也？

岐伯曰：身有病而无邪脉也。

〔**新编**〕 黄帝问：好。怎样诊断孕妇快要临产呢？

岐伯答：腰酸腹中坠痛或下部流红，但脉无病象，便是临产先兆。

〔**原文**〕 帝曰：病热而有所痛者何也？

岐伯曰：病热者，阳脉也，以三阳之动也，人迎一盛少阳，二盛太阳，三盛阳明，入阴也。夫阳入于阴，故病在头与腹，乃䐜胀而头痛也。

帝曰：善。

〔**新编**〕 黄帝问：热为阳，痛为阴。为什么病发热却又有疼痛呢？

岐伯讲：发热病，属于阳经，切三阳胃脉的搏动。人迎脉盛于寸口脉一倍，病在足少阳；人迎脉盛于寸口脉二倍，病在足太阳；人迎脉盛于寸口脉三倍，病在足阳明。然后入于阴脉。三阳脉转至三阴脉。三阳脉在头，三阴脉在腹，因而病出现在头与腹部，所以发热病人可以有腹部胀满又有头痛的病状。

黄帝说：明白了。

按：这是对热性病六经辨证的概括。

51. 逆调论篇第三十四

对几种重病表现的解释

①〔**原文**〕 黄帝问曰：人身非常温也，非常热也，为之热而烦满者何也?

岐伯对曰：阴气少而阳气胜，故热而烦满也。

帝曰：人身非衣寒也，中非有寒气也，寒从中生者何?

岐伯曰：是人多痹气也，阳气少，阴气多，故身寒如从水中出。

〔**新编**〕 黄帝问道：人的身体非因衣裳厚而温，非因火烤衣裳热，但总觉得身热难受是什么原因?

岐伯答：此人阴阳不平衡，阴气少而阳气占优势，所以感觉热得心烦。

黄帝问：人的身体非因衣裳单而凉，非因饮冰吸冷内有寒气，却心中常觉冷是什么原因?

岐伯答：此人素多痹湿之气，阳热气少，阴寒气多，所以身凉如初从冷水中出。

按：前条见于植物神经紊乱，更年期综合症。后条可见于甲状腺机能减退之粘液性水肿。

〔**原文**〕 帝曰：人有四支热，逢风寒如炙如火者，何也?

岐伯曰：是人者，阴气虚，阳气盛。四支者阳也，两阳相得，而阴气虚少，少水不能灭盛火，而阳独治，独治者不能生长也，独胜而止耳，逢风而如炙如火者，是人当肉烁也。

〔**新编**〕 黄帝问：有的病人四肢发热，每遇风或寒冷更如同火烤，是什么原因？

岐伯讲：此人素体阴虚阳盛，又因四肢为阳，两阳相合，更显阴气虚少。少水不能平壮火。只有阳气独擅其用。阳独治则人体生理不能阴生阳长，停留于阳胜状态。每遇风寒便觉如同火烤，时久病人将会出现肌肉萎缩。

按：本症见于周围神经不完全损伤之灼性神经痛，多发性神经炎，及中枢神经感觉区病变之难以忍受的周身麻木感。

〔**原文**〕 帝曰：人有身寒，汤火不能热，厚衣不能温，然不冻栗，是为何病？

岐伯曰：是人者，素肾气胜，以水为事；太阳气衰，肾脂枯不长；一水不能胜两火。肾者水也，而生于骨，肾不生，则髓不能满，故寒甚至骨也。所以不能冻栗者，肝一阳也，心二阳也，肾孤藏也，一水不能胜二火，故不能冻栗，病名曰骨痹，是人当挛节也。

〔**新编**〕 黄帝问：有的病人身体发凉，热汤火烤不能热，厚衣暖被不能温，但却没有受冻和寒战表现，这是何病？

岐伯答：此类病人原本强壮，白日以水为业，夜间又伤肾精，使得太阳膀胱气衰，肾外脂质痿缩不长。肾为水脏，而主骨。肾不能主骨则髓不能满，所以自觉寒冷至骨。所以无畏寒战慄表现者，肝为一阳，心为二阳，而肾只一水，一水不能胜二火，所以不出现畏寒战慄，病名叫骨痹，可发展至关节变形。

按：本症见于甲状腺减退之粘液性水肿，肾上腺皮质机能减退，神经官能症。

“肾脂枯不长”，值得注意。古人是否实体观察过肾上腺呢？

④〔**原文**〕 帝曰：人之肉苛者，虽近衣絮，犹尚苛也，是谓何疾？

岐伯曰：荣气虚卫气实也，荣气虚则不仁，卫气虚则不用，荣卫俱虚，则不仁且不用，肉如故也，人身与志不相有，曰死。

〔**新编**〕 黄帝问：病人肌肉不能运动，即使穿上棉衣，也象冻僵一般。这是什么病？

岐伯答：病人的荣气虚，卫气也虚。荣气虚则无感觉，卫气虚则不能运动，荣卫俱虚，所以肢体既无感觉又不能运动，而皮肉形状象是无病。人的形体与心意不能相随，可能死亡。

按：卫气实，据下文，此实字也应为虚字。苛：一释小草，一释苛刻，一释急切，俱难释肉苛之状。痾，死貌，与肉苛之状相符。故苛为痾的假借字。

此症符合急性感染性多发性神经根神经炎。

⑤〔**原文**〕 帝曰：人有逆气不得卧而息有音者；有不得卧而息无音者；有起居如故而息有音者；有得卧行而喘者；有不得卧不能行而喘者；有不得卧，卧而喘者；皆何藏使然？愿闻其故。

岐伯曰：不得卧而息有音者，是阳明之逆也，足三阳者下行，今逆而上行，故息有音也。阳明者，胃脉也，胃者六府之海，其气亦下行，阳明逆不得从其道，故不得卧也。《下经》曰：胃不和则卧不安。此之谓也。夫起居如故而息有音者，此肺之络脉逆也。络脉不得随经上下，故留经而不行，络脉之病人也微，故起居如故而息有音也。夫不得卧，卧则喘者，是水气之客也；夫水者，循津液而流也，肾者，水藏，主津液，主卧与喘也。

帝曰：善。

〔**新编**〕 黄帝问：人有病气上逆不能安睡且呼吸有哮鸣音者；有行动正常但呼吸有哮鸣音者；有能睡眠能行动但气喘者；有不能平卧不能行动而气短者；有不能平卧，平卧则呼吸困难者。此皆何脏腑引起的病状？请讲其所以然。

岐伯答：不能卧而呼吸有哮鸣音者，为阳明经脉上逆所致。足三阳经本为下行，现在足阳明反而上行，所以使呼吸出现哮鸣音。足阳明为胃脉，胃为六腑之海，其腑气应下行，阳明逆不能从其道，所以不能安睡。《下经》讲：胃不舒服则睡不安稳。即是此种意思。行动正常但呼吸有鸣音，为肺之络脉上逆所致。由于肺内络脉不能由经脉进出，滞留而不行，细络脉有病一般轻微，所以人行动正常只呼吸有鸣音。不能平卧，平卧则呼吸困难者，是肺内留有水气的缘故。因为水气是随体液代谢而循环的，肾为水代谢器官，主体液代谢，如果肾的功能衰弱，便会出现气喘，不能正常睡眠的症状。

按："逆气不得卧而息有音"，见于急性肺水肿或支气管哮喘；"不得卧而息无音者"，见于肺气肿；"起居如常而息有音者，得卧，行而喘者"，见于慢性支气管炎；"不得卧不能行而喘者"，见于急性左心衰竭；"不得卧卧而喘者"，见于慢性心衰。

52. 病能论篇第四十六

几种常见病的症状、诊断

①〔**原文**〕 黄帝问曰：人病胃脘痈者，诊当何如？

岐伯对曰：诊此者当候胃脉，其脉当沉细，沉细者气逆，逆者人迎甚盛，甚盛则热；人迎者胃脉也，逆而盛，则热聚于胃口而不行，故胃脘为痈也。

〔**新编**〕 黄帝问道：人病胃脘部痈肿者，怎样诊断？

岐伯答：诊此当候胃的趺阳脉，脉应沉细，沉细因脉气上逆，脉气上逆使得人迎脉盛大，盛大表明有发热。人迎脉属胃，因脉气上逆而盛大，有热气聚于胃口而不行，所以聚于胃脘部成痈。

按：前一胃脉应指足趺阳脉，位痈之下，因胃脉气上逆而沉细。痈肿发热，脉应盛大，脉因痈阻而上反，故痈上部的人迎脉甚盛。

如痈在胃内，经必言吐脓血；如痈在胃外，经当言积或伏梁。经明讲胃脘痈，则痈当胃脘处腹外壁可知，有身热及人迎脉盛，则知痈肿尚在炎症发展期。

〔**原文**〕 帝曰：善。人有卧而有所不安者何也？

岐伯曰：藏有所伤，及精有所之寄则安，故人不能悬其病也。

〔**新编**〕 黄帝说：好。人能入眠但经常睡不安稳是什么原因？

岐伯答：脏有忧伤，精神有所牵挂，则心不得安。所以人不能寄挂于心事重重之中。

按：此文问答本不关于身体之病，无怪乎难以解疑。脏有所伤，意为神有所伤，精有所寄，意为心有所寄挂，则不免于辗转反侧而难以入睡。病不必为机体之伤病。病：忧也，苦也，难也。所以经之治方在心理方面，人不能将忧苦之事悬挂于心。

失眠，多因神经衰弱所致。以此解经最恰。

〔**原文**〕 帝曰：人之不得偃卧者何也？

岐伯曰：肺者藏之盖也，肺气盛则脉大，脉大则不得偃卧，论在《奇恒阴阳》中。

〔**新编**〕 黄帝问：有的人睡眠时不能仰卧是什么原因？

岐伯答：肺如五脏的上盖，肺气盛满则膨大，肺膨大则不能仰卧。有关论述在《奇恒阴阳》中。

按：单肺脉大是不应不能仰卧的。只有心肺体积增大，功能下降才发生不能平卧。所以我把原文两个脉字都解为肺字。如肺气肿，肺水肿都是因心肺功能减低肺体积增大而不能平卧。

〔**原文**〕 帝曰：有病厥者，诊右脉沉而紧，左脉浮而迟，不然病主安在？

岐伯曰：冬诊之，右脉固当沉紧，此应四时；左脉浮而迟，此逆四时。在左当主病在肾，颇关在肺，当腰痛也。

帝曰：何以言之？

岐伯曰：少阴脉贯肾络肺，今得肺脉，肾为之病，故肾为腰痛之病也。

〔**新编**〕 黄帝问：有病肢冷者，切诊右侧脉沉而紧，左侧脉浮而迟，全然不一样，病在何处？

岐伯答：如是在冬季诊脉，右脉本该是沉紧脉，属于应四时的常脉；左脉浮而迟，属于反四时的病脉。病脉在左应当主病在肾，也关系到肺。应该有腰痛症状。

黄帝问：为什么这样讲？

岐伯答：足少阴脉入肾联络于肺，现在得肺的浮迟脉，左脉主肾，所以应有肾病腰痛。

按：单腰痛不应有如此特殊的脉象，肾炎有腰痛，但应有别的症状。从肢体厥冷，两侧脉浮沉紧慢截然不同看，我认为可能有不完全性一侧动脉闭塞症。

〔**原文**〕 帝曰：善。有病颈痈者，或石治之，或针灸治之，而皆已，其真安在？

岐伯曰：此同名异等者也。夫痈气之息者，宜以针开除去之；夫气盛血聚者，宜石而写之。此所谓同病异治也。

〔**新编**〕 黄帝说：有病后项痈者，或用砭石刺割，或用针艾刺灸，皆能治愈，此病的真原何在？

岐伯答：这是对同种病的不同程度和不同发展阶段所采用的不同治法。在痈的相对静止阶段，可在痈肿周围用锋针刺出毒血；在气盛血瘀阶段，灸其痈头促其化脓；如痈脓已成者，可用砭石或铍针切开排脓。这就是所讲的同病异治法。

按：后项毛囊炎，可单个发展成脓，可融合肿起，可发展为蜂窝状痈肿下溃至骨。初始时委中穴放血有效，融合肿起时灸之，已成大痈者应切开排脓，辅以抗菌治疗效果更佳。

〔**原文**〕 帝曰：有病怒狂者，此病安生？

岐伯曰：生于阳也，

帝曰：阳何以使人狂？

岐伯曰：阳气者，因暴折而难决，故善怒也，病名曰阳厥。

帝曰：何以知之？

岐伯曰：阳明者常动，巨阳少阳不动，不动而动大疾，此其候也。

帝曰：治之奈何？

岐伯曰：夺其食即已。夫食入于阴，长气于阳，故夺其食即已。使之服以生铁落为饮，夫生铁落者，下气疾也。

〔**新编**〕 黄帝问：有病狂怒乱骂者，是怎么发生的？

岐伯答：生于阳盛也。

黄帝问：阳盛怎么会使人发狂？

岐伯答：此种阳盛，由突遭精神打击，不能正确对待，着急发怒，精神错乱，名叫阳厥。

黄帝问：怎样诊断？

岐伯答：阳明脉经常搏动，太阳和少阳触不到搏动，本无搏动的脉位能触知明显搏动，表明阳脉大盛。

黄帝问：怎样治疗？

岐伯答：减少病人饭量，就有治疗效果。因为食入于里，增气于外，所以减少饭量便可降低狂的程度。使病人服用生铁落煎水，因为生铁落煎水服用，有明显的下气效果。

按：怒狂：精神病的躁狂型有之，高热者的谵妄期有之，癫痫病的精神运动性发作有之，本节所述更接近精神病范围。

生于阳：上为阳，下为阴。怒狂的生于阳，从部位讲应是头脑。

〔**原文**〕 帝曰：善。有病身热解墯，汗出如浴，恶风少气，此为何病？

岐伯曰：病名曰酒风。

帝曰：治之奈何？

岐伯曰：以泽泻，术各十分，麋衔五分，合，以三指撮，为后饭。

〔新编〕 黄帝说：怒狂我懂了。有病身热，乏力，懒动，汗出如洗，怕风，无力气。这是什么病？

岐伯答：以酒代茶，日日狂饮不止，病名叫酒风。

黄帝问：怎样治疗？

岐伯答：用泽泻，苍术各十分，麋含草五分，为末混合，用三个手指并合微屈撮药，饭后服用。

②**〔原文〕** 所谓深之细者，其中手如针也，摩之切之，聚者坚也，博者大也。《上经》者，言气之通天也；《下经》者，言病之变化也；《金匮》者，决死生也；《揆度》者，切度之也；《奇恒》者，言奇病也。所谓奇者，使奇病不得以四时死也；恒者，得以四时死也。所谓揆者，方切求之也，言切求其脉理也；度者，得其病处，以四时度之也。

〔新编〕 所讲的脉沉细者，脉入指下如针细，宜按摸而切诊之。热聚于胃口为痈，讲聚而坚硬也，讲人迎脉博盛者，为脉体粗大也。

凡论中提到的《上经》，主讲六气之通天气；提到的《下经》，主讲疾病的变化；提到的《金匮》，主要内容为判断疾病预后；《揆度》，主要内容以诊断为据辨析病情；《奇恒》，主要讲疑难病。所谓奇，就是病情发展不受四季影响的重病；所谓恒，就是病情发展受着四季气候影响的重病。揆度的度，诊得经脉脏腑之病，用四季五行生克理论进行诊断。

按：本节所解为首段胃痈文。所谓“深之细”者，释胃脉切之如针细。“聚”者，释热聚于胃口成痈，触之坚硬。“博”者，释人迎脉盛之状。因为博为粗大，盛也是大。

所解《上经》、《下经》、《奇恒》、《揆度》等篇，因王冰认为“古文断裂，缪续与此”。

53. 奇病论篇第四十七

几种慢性病的诊治

①〔**原文**〕 黄帝问曰：人有重身，九月而瘖，此为何也？

岐伯对曰：胞之络脉绝也。

帝曰：何以言之？

岐伯曰：胞络者系于肾，少阴之脉，贯肾系舌本，故不能言。

帝曰：治之奈何？

岐伯曰：无治也，当十月复。《刺法》曰：无损不足，益有余，以成其疹，然后调之。所谓无损不足者，身羸瘦，无用鑱石也；无益其有余者，腹中有形而泄之，泄之则精出而病独擅中，故曰疹成也。

〔**新编**〕 黄帝问：人有身孕，九个月时发生失音，是什么原因？

岐伯答：由于子宫的络脉功能失用。

黄帝问：为什么这样讲？

岐伯讲：子宫络脉联系于肾，足少阴脉入肾上系于舌体，所以有的大月孕妇会出现发音不清亮的状况。

黄帝问：怎样治疗？

岐伯答：不需治疗，足月产后即可恢复。《刺法》上讲：“不可损失于不足者，不可增益于有余者”，以免造成后遗症。所讲的不可损失于不足，对病体虚弱者，不可用鑱针、砭石破脉失血；不可增益于有余，如腹中有胎而用泻法，泄则血气出，只有病气留内，成为后遗症。

按：正常的妊娠过程是不应有音嘶或失音的。经文所述，有可能是病毒感染引起的咽峡部疱疹或声带水肿，所以勿须治疗，可自然恢复。

〔**原文**〕 帝曰：病胁下满，气逆，二三岁不已，是为何病？

岐伯曰：病名曰息积，此不妨于食，不可灸刺，积为导引服药，药不能独治也。

〔**新编**〕 黄帝问：人病两侧胁下饱满，气上逆，多年不愈。这是什么病？

岐伯答：病名叫息积，此病不妨碍饮食，也不可用针灸治疗。可坚持用呼吸导引配合服药，因为单纯服药疗效甚微。

按：息积，由呼吸困难积久而成。气逆即呼吸困难，多为吸气性呼吸困难。本节所述，符合由慢性支气管炎发展形成的肺气肿。由于肺泡长期处于膨胀状态导致全肺增大，肋间隙增宽。胸廓前后径增厚形成桶状胸。膈下降，形成胁下膨满。如果不合并感染或发展为肺源性心脏病，病程可达十数年或更长。经所讲的导引即呼吸肌锻炼。增强呼吸肌、膈肌功能非常重要。禁针是由于此类病人胸壁变薄，针刺胸背部穴易致气胸。

〔**原文**〕 帝曰：人有身体髀股䯒皆肿，环齐而痛，是为何病？

岐伯曰：病名曰伏梁。此风根也，其气溢于大肠，而著于肓，肓之原在齐下，故环齐而痛也。不可动之，动之为水溺濇之病也。

按：本节已出于《腹中论》伏梁节，彼篇两段，一段描述阑尾炎化脓后之组织粘连包裹，一段如本节，描述阑尾炎之炎症期。已释在彼篇。

〔**原文**〕 帝曰：人有尺脉数甚，筋急而见，此为何病？

岐伯曰：此所谓疹筋，是人腹必急，白色黑色见，则病甚。

〔**新编**〕 黄帝问：人有尺脉搏动快速，皮静脉充盈显现，这是什么病？

岐伯答：这便是人常讲的疹筋。此病人腹壁必然强直，白色和黑色相间外现。到此阶段病情已经很重了。

按：尺脉数甚：《甲乙》作“尺肤缓甚，”《太素》作“尺数甚”，杨上善注，“有本为尺瘦也”。依症状，似应作“尺缓，脉数甚。”脉数，必有发热。筋急而现：可能是皮静脉曲张。《灵枢·水胀》之“腹筋起”可证筋指皮静脉。

本节所述是一个急腹症病例。“腹必急”即板状腹或称腹肌强直。“白色黑色见”可能是皮下瘀血，也可能是腹腔化脓性感染有向外溃破趋势，所以已到了非常严重的程度。

〔**原文**〕 帝曰：人有病头痛以数岁不已，此安得之？名为何病？

岐伯曰：当有所犯大寒，内至骨髓，髓者以脑为主，脑逆故令头痛，齿亦痛，病名曰厥逆。

帝曰：善。

〔**新编**〕 黄帝问：人有病头痛，已经数年尚未能愈。这是怎么得的？叫什么病？

岐伯答：有此病者多因已往曾经冒犯严寒，冷至骨髓，牙为骨之余，髓以脑为中枢，髓上逆入脑，所以常发生痛至骨髓的头痛，牙也随之而痛。痛时可有手脚发凉，所以病名叫厥逆。

黄帝说：明白了。

按：病程长，治疗效果不理想，痛时可有肢体发凉的厥逆，且易误诊为齿病，最有可能为原发性三叉神经痛，其次为齿原性头痛。

〔**原文**〕 帝曰：有病口甘者，病名为何？何以得之？

岐伯曰：此五气之溢也，名曰脾瘅。夫五味入口，藏于胃，脾为之行其精气，津液在脾，故令人口甘也；此肥美之所发也，此人必数食甘美而多肥也，肥者令人内热，甘者令人中满，故其气上溢，转为消渴。治之以兰，除陈气也。

〔新编〕 黄帝问：人的口中常有甜味，是什么病？怎么得的？

岐伯讲：此为食物五味上溢，病名脾瘅。因饮食入口，储于胃肠，脾为运输所消化吸收之营养物质，唾液也源于脾之运化，所以使人口中常有甜味。此多为食厚味体胖之人发生的病。此多为日食膏粱甘美，皮肉肥胖之人。肥胖人易生内热，丰厚饮食者使人中满。所以谷气上溢，转为消渴之疾。治疗主用兰草，消除陈气。

按：这是古圣对糖尿病病机之阐发。身体肥胖，营养过盛，缺少体力劳动，入大于出，为糖尿病发生的重要原因。

〔原文〕（由《腹中论》伏梁段下移此）帝曰：夫子数言热中消中，不可服高粱芳草石药，石药发瘨，芳草发狂。夫热中消中者，皆富贵人也，今禁高粱，是不合其心，禁芳草石药，是病不愈，愿闻其说。

岐伯曰：夫芳草之气美，石药之气悍，二者其气急疾坚劲，故非缓心和人，不可以服此二者。

帝曰：不可以服此二者，何以然？

岐伯曰：夫热气慓悍，药气亦然，二者相遇，恐内伤脾，脾者土也，而恶木，服此药者，至甲乙日更论。

〔新编〕 黄帝说：先生多次讲道，素有内热，消中病人，不可进膏梁甘美之食，不可服芳草石类之药。石药兴阳耗阴，芳草提神消气。但热中消中病人，多在生活丰厚富贵人家，如要禁其肥美之食，是不合其心意；不禁芳草石药，病不能愈。请讲应如何对病人解说！

岐伯答：就讲芳草之气香，石药之气烈，两类结合，其气凶烈勃发，不是心性平和之人，便不可常服此种药物。

黄帝问：不可久服此二药，道理何在？

岐伯讲：因为石药性热，热气勃发，草药性味也相似，二者合服，恐伤脾胃。脾胃在五行配土而畏木克。久服草木性热之药，至甲乙日便可看出病情在转坏。

按：热中：与服食石药有关。消中：饮食不为肌肤，消肌虚胖。古人多有服食石英、钟乳类药以求强壮者，其中便有不少人为石药所误，损肌发疮，自戕寿命。本节与上节《脾瘅》内容相承，故由《腹中论》移此。

〔**原文**〕 帝曰：有病口苦，取阳陵泉。口苦者病名为何？何以得之？

岐伯曰：病名曰胆瘅。夫肝者中之将也，取决于胆，咽为之使。此人者，数谋虑不决，故胆虚气上溢，而口为之苦。治之以胆募俞，治在《阴阳十二官相使》中。

〔**新编**〕 黄帝问：人病口中发苦，是什么病？怎么得的？

岐伯答：病名叫胆瘅。因为肝为脏腑的调度，胆为泻决，咽为外使。此类病人曾因每每思虑不绝，使胆气不约，向上溢出，所以口苦。治疗取胆募穴日月，胆背俞胆俞，胆合穴阳陵泉。相关论述在《阴阳十二脏相使》中。

按：口苦多见于长期发热和消化不良病人。实际上凡病瘅多兼发热和消瘦。《阴阳十二官相使》，我认为就是《灵兰秘典论》。因为篇名为王冰所改，原名为《十二脏相使》。此篇以官衔比拟脏腑功能。其中就有：肝者，将军之官，谋虑出焉；胆者，中正之官，决断出焉；膻中者，臣使之官，喜乐出焉。与本节中之将也，取决于胆，咽为之使，意义相合。

〔**原文**〕 帝曰：有癃者，一日数十溲，此不足也。身热如炭，颈膺如格，人迎躁盛，喘息气逆，此有余也。太阴脉微细如发者，此不足也。其病安在？名为何病？

岐伯曰：病在太阴，其盛在胃，颇在肺，病名曰厥，死不治。此所谓得五有余二不足也。

帝曰：何谓五有余二不足？

岐伯曰：所谓五有余者，五病之气有余也；二不足者，亦病气之不足也。今外得五有余，内得二不足，此其身不表不里，亦正死明矣。

〔新编〕 黄帝问：有小便癃闭不利，一天小便数十次，此为不足。身热如炭火，颈胸如格刑，人迎脉躁动盛大，粗喘气上逆，此为有余。寸口脉微细如发丝者，此为不足。此病在何处？病名是什么？

岐伯答：脉微细病在太阴肺经，人迎盛在阳明胃经，气喘之症又关乎肺，病名叫厥，此为死症。这是讲五有余二不足的现状。

黄帝问：什么是五有余二不足？

岐伯答：五有余，就是上举身热如炭火，颈胸如格刑，人迎脉躁盛，气喘，气逆；二不足，就是一日数十溲，太阴脉细如发。病状外现五有余，内呈二不足，此病于身难分表里，无从下手，死征已经全现了。

按：这是一个高热病例。病名厥，表现有四肢发凉，手太阴寸口脉细微如丝，表明正处于循环障碍。

颈膺如格：诸注多谓格塞不通。格塞应为内症，不应列为外五有余之一。实则此为进一步形容体表热度的。格为古代一种残酷的刑具，铜制格状，上置受刑之人，下用火烧。如格是形容病者热度的，举颈膺为例，可能与格刑具更具形象性。有超高热，泌尿系，呼吸系症状突出，此病以败血症的可能性最大。

〔原文〕 帝曰：人生而有病巅疾者，病名曰何？安所得之？

岐伯曰：病名为胎病。此得之在母腹中时，其母有所大惊，气上而不下，精气并居，故令子发为巅疾也。

〔新编〕 黄帝问：人生来就有癫痫发作，叫什么病？怎么得的？

岐伯答：病名为胎病。得病原因为子在胎内时，其母曾受到大惊吓，惊气上而不下，与脑中精气并存，所以使孩子发生癫痫。

按：我曾接诊两个癫痫幼儿，一个其母诉幼儿系有人在身后大声厉吓致癫，另一母称幼儿因汽车鸣高音喇叭后开始癫痫发作，则是患儿本人受惊吓致癫。与经文所述气上而不下，与精气并居为病因，则是一致的。

个人体会，针灸治癫痫，以原发性者效较佳。

〔**原文**〕 帝曰：有病痝然如有水状，切其脉大紧，身无痛者，形不瘦，不能食，食少，名为何病？

岐伯曰：病生在肾，名为肾风。肾风而不能食，善惊，惊已，心气痿者死。

帝曰：善。

〔**新编**〕 黄帝问：有的病颜面四肢虚浮如有水肿，切其脉粗而急紧，身无明显疼痛部位，外形不显瘦，但恶心呕吐，饭量少。病名叫什么？

岐伯答：病发生在肾脏，病名肾风。肾风病人不能正常进食，经常抽搐，如在抽搐后发生心力痿弱者可能死亡。

黄帝说：明白了。

按：本病例可是是慢性肾炎已至尿毒症期。死亡原因多为心、肾功能衰竭。

54. 大奇论篇第四十八

选择奇病奇脉论之

〔**原文**〕 肝满肾满肺满皆实，即为肿。肺之雍，喘而两胠满；肝雍，两胠满，卧则惊，不得小便；肾雍，脚下至少腹满，胫有大小，髀胻大跛，易偏枯。

〔**新编**〕 肝、肾、肺皆壅满，而脉盛实，即为壅肿病。肺壅的表现，气喘并两胸胁饱满。肝壅的表现，两软胁饱满，睡眠时易惊醒，小便困难。肾壅的表现，两脚至少腹肿胀，两下肢粗细不一，髋膝不运，行走大跛，可发展为一侧肌肉痿缩。

按：肿：壅的发展也。偏枯：一侧肌肉痿缩。身偏不用，方是偏瘫。

〔**原文**〕 心脉满大，痫瘛筋挛；肝脉小急，痫瘛筋挛；肝脉骛暴，有所惊骇，脉不至若瘖，不治自已。

〔**新编**〕 心脉充实而粗大，为癫痫发作抽搐。肝脉细而紧急，也为癫痫发作抽搐。肝脉急而动摇，为惊吓所致，脉不至，出现在剧痛时，均可不治而自行好转。

按：骛：无序而驰。瘖：在此非指失音，《集韵》：瘖，剧痛也。剧烈疼痛时可有触不到脉的情况。

〔**原文**〕 肾脉小急，肝脉小急，心脉小急，不鼓皆为瘕。肾肝并沉为石水，并浮为风水，并虚为死，并小弦欲惊。肾脉大急沉，肝脉大急沉，皆为疝。心脉搏滑急为心疝，肺脉沉搏为肺疝。三阳急为瘕，三阴急为疝，二阴急为痫厥，二阳急为惊。

〔**新编**〕 心肝肾三脉细而急紧，不充实，皆为出没无时，不为移动的血气瘕。肾肝二脉并沉为水聚少腹的石水，肝肾并浮为水溢头面四肢的风水。肝肾并虚为死脉，并细弦将发生惊厥抽风。肝肾脉粗紧沉，为疝气睾痛。心脉搏指滑紧为上腹心胃疝痛。肺脉沉而搏指为肺疝胸痛。太阳脉急，为小腹气瘕；太阴脉急，为右胁积痛。少阴脉急，为痫瘛厥逆；阳明脉急，为发热惊风。

〔**原文**〕 脾脉外鼓沉，为肠澼，久自已。肝脉小缓，为肠澼，易治。肾脉小搏沉，为肠澼下血，血温身热者死。心肝澼亦下血，二藏同病者可治。其脉小沉濇为肠澼，其身热者死，热见七日死。

〔**新编**〕 脾脉沉，腹外鼓，水夹气痢，数日自愈。肝脉细缓的水痢，但利小便即愈。肾脉沉细而硬，为痢疾下血多，痢时肛门灼热，身发高热者预后多凶。心生血，肝藏血，脉顺，脓血便可治；但其脉沉细而涩，痢疾下血，身发热者险，高热七日死。

按：痢疾发热，脉沉细硬或涩，可见于中毒性痢疾，休克是主要死亡原因。

〔**原文**〕 胃脉沉鼓濇，胃外鼓大，心脉小坚急，皆鬲偏枯。男子发左，女子发右，不瘖舌转，可治，三十日起，其从者，瘖，三岁起。年不满二十者，三岁死。

〔**新编**〕 胃脉沉鼓指而涩，腹外鼓起，心脉细硬急，皆为口咼偏瘫。男子瘫在左，女子瘫在右，舌转能言，可治，三十日可起床行走。病从者后遗失语，三年可以生活自理。二十岁之前发病者，三年内有死亡危险。

按：鬲，诸注不一。我认为系咼的笔误，后加口作喎，即口歪斜。偏瘫多有口歪斜，属中枢性；周围性面瘫为额、眼、口半侧瘫。

瘖即失语，不分男女，右力型人右侧瘫伴失语，左力型者左侧瘫伴失语。

二十岁之前发偏瘫，多为脑血管畸形或结核性脑膜炎所致，预后不良。

〔**原文**〕 脉至而搏，血衄身热者死，脉来悬钩浮为常脉。脉至如喘，名曰暴厥。暴厥者，不知与人言。脉至如数，使人暴惊，三四日自已。

〔**新编**〕 脉来滑大搏指，口鼻皮肤出血，身发热者为死征。脉来悬细曲浮，有失血为正常。脉至虚涩不连接而喘，可有四肢发凉的暴厥，神识昏迷，不知与人对话。脉来而数，发热抽风，热退即止。

按：脉洪滑搏指，发热，出血，很象急性白血病。暴厥不知与人言，可能已处于休克状态。脉数暴惊，还应有发热。暴惊为惊厥抽风。

〔原文〕 脉至浮合，浮合如数，一息十至以上，是经气予不足也，微见九十日死；脉至如火薪然，是心精之予夺也，草干而死；脉至如散叶，是肝气予虚也，木叶落而死；脉至如省客，省客者，脉塞而鼓，是肾气予不足也，悬去枣华而死；脉至如丸泥，是胃精予不足也，榆荚落而死；脉至如横格，是胆气予不足也，禾熟而死；脉至如弦缕，是胞精予不足也，病善言，下霜而死，不言可治。

〔新编〕 脉搏间隔不清楚，如水波之合，由脉数使然，每一呼吸脉搏十次以上，为经气不足所致。从始现的九十日内有死亡危险。脉来如薪柴之焰，飘摇不定，是心气已衰之兆，霜后堪忧。脉来如落叶在地，可推可移，为肝气已虚，秋叶飘落是死期。脉来如访客，搏起短间隔长，是肾气不足之征，枣花离果是死期。脉来如手撮泥丸，涩而不滑，是胃的精气不足，暮春防变。脉来如触横格，突起突落，无起伏感，是胆气不足，中秋逢凶。脉来如弦缕，散而硬，为子宫气不足，病自语不休，秋霜而死，言语能自控，可治。

〔原文〕 脉至如交漆，交漆者，左右傍至也，微见三十日死；脉至如涌泉，浮鼓肌中，太阳气予不足也，少气味，韭英而死；脉至如颓土之状，按之不得，是肌气予不足也，五色先见，黑白壘发死；脉至如悬雍，悬雍者，浮揣切之益大，是十二俞之予不足也，水凝而死；脉至如偃刀，偃刀者，浮之小急，按之坚大急，五藏菀熟，寒热独并于肾也，如此其人不得坐，立春而死；脉至如丸，滑不直手，不直手者，按之不可得也，是大肠气予不足也，枣叶生而死；脉至如华者，令人善恐，不欲坐卧，行立常听，是小肠气予不足也，季秋而死。

〔**新编**〕 脉来如注漆交合，从旁交中，发现三十日死。脉至如水泉上涌，浮鼓于肌内，为太阳气不足，食而无味，韭花而死。脉来如颓落之土，按之松虚，是肌肉无气也，如面色已现黑白，树蕾绽放死。脉至如决堤之流，前小后大，为十二俞穴气不足，水初冰死。脉来如刀刃，浮取小急，沉取大急，为五脏郁热，寒热气聚于肾也，病人已不能起坐，立春后死。脉来如圆丸，滑而过之，手不及按，是大肠气不足，枣树生叶是死期。脉来如花软而飘，病人有被害妄想，卧不敢坐，坐不敢卧，行走或站立时有幻听动作，为小肠气不足，死期常在深秋。

按：此一大段，描述病在危重期间之脉象。中医常讲脉贵有胃神根，一言以蔽之，有和缓之生气也，如三者皆无，不论何症，预后多凶。

55. 痹论篇第四十三

痹的病因、症状、治疗

①〔**原文**〕 黄帝问曰：痹之安生？

岐伯对曰：风寒湿三气杂至，合而为痹也。其风气胜者为行痹，寒气胜者为痛痹，湿气胜者为著痹也。

②帝曰：其有五者何也？

岐伯曰：以冬遇此者为骨痹，以春遇此者为筋痹，以夏遇此者为脉痹，以至阴遇此者为肌痹，以秋遇此者为皮痹。

帝曰：内舍五藏六府，何气使然？

岐伯曰：五藏皆有合，病久而不去者，内舍于其合也。故骨痹不已，复感于邪，内舍于肾；筋痹不已，复感于邪，内舍于肝；脉痹不已，复感于邪，内舍于心；肌痹不已，复感于邪，内舍于脾；皮痹不已，复感于邪，内舍于肺。所谓痹者，各以其时重感于风寒湿之气也。

凡痹之客五藏者，肺痹者，烦满喘而呕；心痹者，脉不通，烦则心下鼓，暴上气而喘，嗌干善噫，厥气上则恐；肝痹者，夜卧则惊，多饮数小便，上为引如怀；肾痹者，善胀，尻以代踵，脊以代头；脾痹者，四支懈惰，发咳呕汁，上为大塞；肠痹者，数饮而出不得，中气喘争，时发飧泄；胞痹者，少腹膀胱，按之内痛，若沃以汤，涩于小便，上为清涕。

阴气者，静则神藏，躁则消亡，饮食自倍，肠胃乃伤。淫气喘息，痹聚在肺；淫气忧思，痹聚在心；淫气遗溺，痹聚在肾；淫气乏竭，痹聚在肝；淫气肌绝，痹聚在脾。诸痹不已，亦益内也，其风气胜者，其人易已也。

〔新编〕 黄帝问：痹症是怎样发生的？

岐伯答：风、寒、湿三种气相互作用于人体，干扰气血正常功能，形成痹症。以风气为主者成为往来游走，时发时止的行痹；以寒气为主者成为时轻时重的痛痹；以湿气为主者成为沉重而痛且部位固定的著痹。

黄帝问：为什么又有五痹之名呢？

岐伯讲：在冬季病痹者为骨痹，在春季病痹者为筋痹，在夏季病痹者为脉痹，在长夏病痹者为肌痹，在秋季病痹者为皮痹。

黄帝问：痹病传至五脏六腑，是什么原因造成的？

岐伯讲：五脏皆有其相配合的外周组织，外周组织病患未得到祛除，便可传至其结合的内脏。骨属于肾，骨痹长久未愈，重复受邪，便内传于肾。筋属于肝，筋痹长期未愈，重复感邪，内传至肝。脉属于心，脉痹长期未愈，病情加重，便可使心受病。肌属于脾，肌痹长时未愈，重复受邪，便可传脾成病。皮属于肺，皮痹久患不愈，病又加重，便可传肺患病。此所讲的五脏痹病，为各以其所当季节长时间或反复感受风寒湿邪气造成的。

凡痹病内传至五脏的表现：肺痹：胸闷气喘干呕。心痹：脉不通利，心慌，心下搏动鼓起，短气而喘，长时张口呼吸而咽干，因大量气体入胃而嗳气，吸气性呼吸困难时有将死的恐惧感。肝痹：夜睡易惊醒，经常口渴喝水，小便次数多，外为引胀小腹如怀子。肾痹：腹部常胀不消，脊痛如折，下肢瘫坐行，头垂背驼。脾痹：四肢乏力，懒散，咯吐粘液，噎塞难进饮食。肠痹：饮水多而小便少，中气虚而急喘，反复发作的消化不良性泻痢。胞痹：小腹膀胱膨隆，按之内痛，如浇注热汤，小便艰涩，鼻流清涕。

五脏属阴，气静则养神，病动则神伤。六腑为阳，暴饮暴食，肠胃即伤。

痹气转为气喘，痹邪已经入肺；情结忧思不解，痹气重压心头；久病又增遗尿，痹气聚肾成病；淫气疲乏无力，痹气已内入肝；淫气肌力衰绝，湿气聚集在脾。此即皮肉筋骨之痹，加重向内扩展的趋势。但是游走不定的行痹，比较容易治愈。

按：可以看出，所讲的行痹，痛痹，著痹，主要是以疼痛的特点和性质分的；五痹是以发病的季节分的；五脏痹是以其兼症分的。

〔**原文**〕 帝曰：痹，其时有死者，或疼久者，或易已者，其故何也?

岐伯曰：其入藏者死，其留连筋骨间者疼久，其留皮肤间者易已。

帝曰：其客于六府者何也?

岐伯曰：此亦由其食饮居处，为其病本也。六府亦各有俞，风寒湿气中其俞，而食饮应之，循俞而入，各舍其府也。

帝曰：以针治之奈何?

岐伯曰：五藏有俞，六府有合，循脉之分，各有所发，各随其过，则病瘳也。

〔**新编**〕 黄帝问：患痹病的人，有的会死亡，有的长期疼痛不愈，有的很快就治好了，是什么原因？

岐伯答：病变转入内脏者有死亡危险；病痛滞留筋骨间者长久不愈；病在皮肉间者易治。

黄帝问：痹病入于六腑是什么原因？

岐伯答：这是由于饮食不慎和居住环境，为得病的根本原因。六腑也有各自的经脉俞穴。风寒湿气从俞穴而入，又有寒冷饮食为内应，内外结合，留于其腑而成病。

黄帝问：针刺治痹症用什么方法？

岐伯答：五脏有脏俞，六腑有合穴，随痹痛所在经脉，多有反应点，针刺有异常反应的经穴，病可逐渐向愈。

③〔**原文**〕 帝曰：荣卫之气，亦令人痹乎？

岐伯曰：荣者，水谷之精气也，和调于五藏，洒陈于六府，乃能入于脉也。故循脉上下，贯五藏，络六府也。卫者，水谷之悍气也，其气慓疾滑利，不能入于脉也，故循皮肤之中，分肉之间，熏于肓膜，散于胸腹，逆其气则病，从其气则愈，不与风寒湿气合，故不为痹。

〔**新编**〕 黄帝问：荣卫气也可使人患痹吗？

岐伯讲：荣气由饮食中的营养物质组成，经过六腑的过滤，五脏的调剂，才可入于血脉，所以能顺脉而上，顺脉而下，贯通五脏，连接六腑，周环肢节。卫气，来源于饮食的急劲之气，其性疾速滑利，不能入于脉中。所以散行于皮肤之内，顺行于肌肉间隙，蒸腾于内脏浆膜，布散于胸腹内层。损其功能则病，顺其功能则康。由于不与风寒湿气结合，所以不会成为经久不愈之痹。

〔**原文**〕 帝曰：善。痹或痛，或不痛，或不仁，或寒，或热，或燥，或湿，其故何也？

岐伯曰：痛者，寒气多也，有寒故痛也。其不痛不仁者，病久入深，荣卫之行涩，经络时疏，故不通，皮肤不营，故为不仁。其寒者，阳气少，阴气多，与病相益，故寒也。其热者，阳气多，阴气少，病气胜，阳遭阴，故为痹热。其多汗而濡者，此其逢湿甚也，阳气少，阴气盛，两气相感，故汗出而濡也。

〔**新编**〕 黄帝问：痹病有的痛，有的不痛，有的麻木不仁，有的体表发凉，有的体表发热，有的皮肤干燥，有的皮肤汗湿，是什么原因？

岐伯讲：痹症痛重的，为寒气多的缘故，寒气渗沫裂肉才造成疼痛。疼痛不显及麻木不仁者，为病程久病情重，荣血卫气运行涩滞，经络输血量少，所以不痛，卫气不营皮肤，所以麻木不仁。体表寒凉者，为阳热气少，阴寒气多，与痹寒相结，故体表寒凉。体表发热者，为阳热气多，阴寒气少，痹气属热，阳胜阴，所以成为热痹。痹病汗多侵湿衣被者，为湿气重的原故。阳气少，阴气盛，两气相应为求均衡，所以经常汗出沾湿衣被也。

〔**原文**〕 帝曰：夫痹之为病，不痛何也？

岐伯曰：痹在于骨则重，在于脉则血凝而不流，在于筋则屈不伸，在于肉则不仁，在于皮则寒，故具此五者，则不痛也。

凡痹之类，逢寒则虫，逢热则纵。

帝曰：善。

〔**新编**〕 黄帝问：在痹病中，有的无明显疼痛病状，是为什么？

岐伯回答：痹病在骨则困重难举，在脉络则血凝不周流，在肌腱则挛屈难伸，在肌肉则麻木不仁，在皮肤则局部发凉。所以具有此五类症状，就不以疼痛为主。

各类痹症共同的特性，遇寒则拘挛，遇热则纵弛。

黄帝说：讲得好！

按：虫：虫逢寒则缩，痹遇寒则挛。比喻也。

从此节经文，可以得出这样的印象：痹症，是以风寒湿气为病因，外表看不出明显的病损和变形，机体组织发生的感觉和功能的异常。

56. 刺腰痛篇第四十一

腰痛的类型和刺法

①〔**原文**〕 足太阳脉令人腰痛，引项脊尻背如重状；刺其郄中太阳正经出血，春无见血。

少阳令人腰痛，如以针刺其皮中，循循然不可以俯仰，不可以顾，刺少阳成骨之端出血，成骨在膝外廉之骨独起者，夏无见血。

阳明令人腰痛，不可以顾，顾如有见者，善悲，刺阳明于骺前三痏，上下和之出血，秋无见血。

足少阴令人腰痛，痛引脊内廉，刺少阴于内踝上二痏，春无见血，出血太多，不可复也。

厥阴之脉，令人腰痛，腰中如张弓弩弦；刺厥阴之脉，在腨踵鱼腹之外，循之累累然，乃刺之，其病令人善言，默默然不慧，刺之三痏。

〔**新编**〕 足太阳脉腰痛的特点，牵连后项、脊柱、尾骶，伴后背沉。针刺本经委中穴出血，春季刺时勿出血。

足少阳脉腰痛的特点，象针刺样痛，渐发展至俯仰困难，影响转头。刺成骨之端出血，夏勿出血。

按：膝外廉骨独起者似指腓骨小头外侧。如刺穴则阳陵泉，膝阳关均可取。

足阳明脉腰痛的特点，不敢转头，转头则头晕眼黑，遇事好哭。刺足三里穴三针，在穴位上下揉按出血，秋勿出血。

足少阴脉腰痛的特点，局限于后背肾区。刺内踝上一寸复溜穴二针，春勿见血，如出血太多，影响恢复。

足厥阴脉腰痛的特点，呈牵拉痛，如弦索张于内。刺厥阴之络，在小腿外比目鱼肌外侧，抚摸如串珠，即刺之。病人自语喋喋不休，反应迟钝，刺三针。

按：厥阴经蠡沟穴主治阴跳腰痛。

另按：经缺足太阴腰痛并治，而足太阴经阴陵泉穴治腰痛不可俯仰。

〔**原文**〕 解脉令人腰痛，痛引肩，目䀮䀮然，时遗溲，刺解脉，在膝筋肉分间郄外廉之横脉出血，血变而止。

解脉令人腰痛如引带，常如折腰状，善恐，刺解脉在郄中结络如黍米，刺之血射以黑，见赤血而已。

同阴之脉令人腰痛，痛如小锤居其中，怫然肿。刺同阴之脉，在外踝上绝骨之端，为三痏。

阳维之脉令人腰痛，痛上怫然肿；刺阳维之脉，脉与太阳合腨下间，去地一尺所。

衡络之脉令人腰痛，不可以俛仰，仰则恐仆，得之举重伤腰，衡络绝，恶血归之，刺之在郄阳筋之间，上郄数寸衡居，为二痏出血。

会阴之脉，令人腰痛，痛上漯漯然汗出，汗干令人欲饮，饮已欲走，刺直阳之脉上三痏，在蹻上郄下五寸横居，视其盛者出血。

〔**新编**〕 足太阳解脉腰痛的特点，牵引肩背痛，目昏昏然不明，不时遗尿。刺解脉，穴在腘窝与股二头肌肌腱内横脉出血，血由黑变红为止。

另一种解脉腰痛的特点，呈牵拉痛，腰部就像断裂一般，常为疼痛而恐惧。刺解脉，在委中结络如黍米大，刺时血涌暗黑，至血变红为止。

同阴脉腰痛的特点，痛如小锤在内锤打，阵阵作痛，局部郁滞而肿。刺少阳经阳辅穴三针。

阳维脉腰痛的特点，局部郁滞肿起，刺阳维脉与太阳脉合于腓肠肌间的承山穴。

衡络脉腰痛的特点，不能作俯仰动作，俯仰时唯恐摔倒，多因举重伤腰，血络绝，瘀血内聚，刺之在腘外肌腱之间，上腘数寸股横纹下有殷门穴，刺二针出血。

会阴脉腰痛的特点，痛处汗出而湿，汗后口渴欲饮，饮后即想外跑。刺直阳之脉三针，在跻脉上腘窝下之承筋穴处，刺盛脉出血。

〔**原文**〕 飞阳之脉令人腰痛，痛上怫怫然，甚则悲以恐；刺飞阳之脉，在内踝上五寸，少阴之前，与阴维之会。

昌阳之脉，令人腰痛，痛引膺，目䀮䀮然，甚则反折，舌卷不能言；刺内筋为二痏，在内踝上大筋前，太阴后，上踝二寸所。

散脉令人腰痛而热，热甚生烦，腰下如有横木居其中，甚则遗溲；刺散脉，在膝前骨肉分间，络外廉束脉，为三痏。

肉里之脉，令人腰痛，不可以咳，咳则筋缩急；刺肉里之脉为二痏，在太阳之外，少阳绝骨之后。

〔**新编**〕 飞阳脉腰痛的特点，痛如被抽打，重者怕痛而惊哭。刺外踝上七寸之飞扬穴，主腰痛，颈项痛，历节汗出而步履艰难。

昌阳脉腰痛的特点，牵涉至前胸，目昏，脊反折，舌后缩不能言。刺内踝上二寸复溜穴。

散脉腰痛的特点，痛处发热，重时热得心慌。腰骶间如有木棍横于中，病重者不能控尿。刺散脉，即膝前胫骨与胫前肌之间的三里穴三针。(穴络外廉束脉)

肉里脉腰痛的特点，不敢咳嗽，咳嗽则腰呈痉挛性痛。刺肉里之脉二针，即足少阳经的阳辅穴，主腰痛如小锤居其中，怫然肿痛，不可以咳，咳则筋缩急。

〔**原文**〕 腰痛侠脊而痛至头，几几然，目䀮䀮欲僵仆，刺足太阳郄中出血。

腰痛上寒，刺足太阳阳明；上热，刺足厥阴；不可以俛仰，刺足少阳；中热而喘，刺足少阴，刺郄中出血。

腰痛，上寒不可顾，刺足阳明；上热，刺足太阴；中热而喘，刺足少阴。大便难，刺足少阴。少腹满，刺足厥阴。如折，不可以俛仰，不可举，刺足太阳，引脊内廉，刺足少阴。

腰痛引少腹控胗，不可以仰。刺腰尻交者，两髁胂上。以月生死为痏数，发针立已。左取右，右取左。

〔**新编**〕 腰痛挟脊柱而痛，上至头部阵阵沉痛，两眼黑蒙身欲倒地。刺足太阳委中穴出血。

腰痛局部冷湿，刺足太阳昆仑穴，足阳明下廉穴；局部皮热，刺足太阴太白穴；俯仰困难，刺足少阳委阳穴；内热而喘，刺足少阴大钟穴，足太阳委中出血；腰痛大便难，刺足少阴涌泉。

腰痛痛上寒，不能扭头，刺足阳明三里穴；痛上热，刺足太阴太白穴；内热气喘，刺足少阴大钟穴；腰痛大便难，刺足少阴涌泉；腰痛少腹满，刺足厥阴太冲穴；腰痛如折，俯仰困难，不可举足，刺足太阳束骨，申脉穴；腰痛引脊内廉，刺足少阴复溜穴。

腰痛牵引少腹延及软胁，不能俯仰，刺骶脊两旁八髎穴，以月死生为刺数，上半月，每日序加一刺，下半月，每日序减一刺。如腰痛分左右，则刺痛的对侧穴。

按：腰痛是身躯部位的常见症状。举凡脊柱、关节、椎间盘、脊髓、腰部肌肉、神经、韧带等软组织的损伤、劳损、炎症，内脏疾患，均可产生腰及其相邻组织的疼痛和不适。其中以损伤、劳损、组织增生为最常见原因。经文在分型方面以疼痛性质，伴随症状决定。在治疗上多采用远端取穴，有缓解患部痉挛或紧张作用。本段十四经外之脉名为局部。对已经呈现慢性过程者，局部施用灸法，药物外敷，亦有相当疗效。对骨质增生压迫脊神经根所致的腰腿痛，针灸治疗不在去除病因，而在于让患者度过压迫所致疼痛的适应过程。内脏疾患尤其是肾病，肿瘤，血液病所致的腰痛，另当别论。

57. 痿论篇第四十四

痿之病因、症状、治疗

〔**原文**〕 黄帝问曰：五脏使人痿何也？

岐伯对曰：肺主身之皮毛，心主身之血脉，肝主身之筋膜，脾主身之肌肉，肾主身之骨髓。故肺热叶焦，则皮毛虚弱急薄著，则生痿躄也。

心气热，则下脉厥而上，上则下脉虚，虚则生脉痿，枢折挈，胫纵而不任地也。

肝气热，则胆泄口苦筋膜干，筋膜干则筋急而挛，发为筋痿。

脾气热，则胃干而渴，肌肉不仁，发为肉痿。

肾气热，则腰脊不举，骨枯而髓减，发为骨痿。

〔**新编**〕 黄帝问道：五脏能使人病痿是什么原因？

岐伯讲：肺与全身皮毛有关系，心与全身血脉有联系，肝与全身筋膜有关系，脾与全身肌肉有关系，肾与全身骨髓有关系。如果肺有热，肺叶失润，可使皮毛虚弱紧张干薄紧贴肌骨，形成痿躄，行走困难。

心气有热，因下有寒厥而脉血上返，血上返则下部脉空虚，虚则形成脉痿，髋关节如折，膝关节挛缩而脚不能平稳着地。

肝气热，使胆汁泄入胃，随胃液上泛而口苦，肝不荣筋则筋膜干，筋膜干则筋紧张而挛缩，发生筋痿。

脾气热，则津液少而口渴，肌肉痿软不用，发为肉痿。

肾气热，骨瘦而髓少，致腰与脊柱不能伸直，发为骨痿。

按：皮毛虚弱急薄著，是肺痿体征，痿躄则是五脏痿的共同结果。

心痿之枢折挈胫纵而不任地也句，应为枢折，挈胫乙勾为胫挛，挈纵即瘛疭。全句意为，髋关节松弛如断折，膝关节废用性挛缩，致使足不能平稳着地。

肾热节二、三分句系倒装，应为骨枯而髓减，则腰脊不举。

②〔**原文**〕 帝曰：何以得之？

岐伯曰：肺者，藏之长也，为心之盖也；有所失亡，所求不得，则发肺鸣，鸣则肺热叶焦。故曰，五藏因肺热叶焦，发为痿躄，此之谓也。

悲哀太甚，则胞络绝，胞络绝，则阳气内动，发则心下崩，数溲血也。故《本病》曰：大经空虚，发为肌痹，传为脉痿。

思想无穷，所愿不得，意淫于外，入房太甚，宗筋弛纵，发为筋痿，及为白淫，故《下经》曰：筋痿者，生于肝，使内也。

有渐于湿，以水为事，若有所留，居处相湿，肌肉濡渍，痹而不仁，发为肉痿。故《下经》曰：肉痿者，得之湿地也。

有所远行劳倦，逢大热而渴，渴则阳气内伐，内伐则热舍于肾。肾者水藏也，今水不胜火，则骨枯而髓虚，故足不任身，发为骨痿。故《下经》曰：骨痿者，生于大热也。

帝曰：何以别之？

岐伯曰：肺热者色白而毛败，心热者色赤而络脉溢，肝热者色苍而爪枯，脾热者色黄而肉蠕动；肾热者色黑而齿槁。

〔**新编**〕 黄帝问：五脏痿是怎么得的？

岐伯答：肺，是部位最高的脏，又四面围心。因而人失位破财，愿望落空，则肺发内鸣，鸣久则肺热叶干燥。所以讲，五脏痿是因为肺热叶干燥，发展为肢体痿弱不能行走，就是此种意思。

由于悲伤过度，则心之包络脉竭绝，竭绝则阳热内动，发生心下之脉有崩溢者，致使有时尿血。所以《本病》中讲，粗血管空软，发生肌肉痿弱的肌痹，转为脉空虚的脉痿。

妄想不断，所愿难得，想入非非，房事过度，众筋纵弛不收，发为筋骨软弱的筋痿。由于精液与骨髓俱泻，所以出现胫酸足软。因此《下经》讲，筋痿的发生，原于房事过度。

经常接触潮湿，或者以水为业，水积居处，久居湿地，肌肉为水湿所困，痹而不仁，发展为肌肉软弱的肉痿。所以《下经》讲，肉痿，得之于潮湿的环境。

长途跋涉，劳累困乏，加之天气酷热口渴，无水解渴使阳热内攻，内攻则留于肾。肾是调节水代谢的。由于体内水竭无以济热，致使骨瘦而髓减，下肢由于骨肉软弱不能承受上身的重量，出现腿脚皮肉筋骨痿软而难行。所以《下经》讲，骨痿，由曾经遭受大热天气也。

黄帝问：五脏痿怎样鉴别？

岐伯答：肺脏有热的特征：面色白毛发干枯；心脏有热的特征：面色红皮肤有瘀斑；肝脏有热的特征：面色青苍指甲干枯；脾脏有热的特征：面色痿黄肌肉有颤动；肾脏有热的特征：面色黑牙齿干枯。

〔**原文**〕 帝曰：如夫子言可矣，论言治痿者独取阳明，何也？

岐伯曰：阳明者，五藏六府之海，主润宗筋，宗筋主骨而利机关也。冲脉者，经脉之海也，主渗灌谿谷，与阳明合于宗筋，阴阳总宗筋之会，会于气街，而阳明为之长，皆属于带脉，而络于督脉。故阳明虚则宗筋纵，带脉不引，故足痿不用也。

帝曰：治之奈何？

岐伯曰：各补其荥而通其俞，调其虚实，和其逆顺，筋、脉、骨、肉各以其时受月，则病已矣。

帝曰：善。

〔**新编**〕 如先生所讲，已经很全面了，但《医论》上讲治痿者独取阳明经是什么意思？

岐伯讲：阳明脉，容纳五脏六腑之精，主要功能有滑润肌腱韧带的功能，肌腱韧带有连结骨骼活动关节的作用。冲脉是供应十二经脉永不竭尽的海洋。十二经脉循环于四肢，可以直达各种组织间隙，与阳明脉会合滑润众筋。阴阳脉共同聚集于众筋相会，会合于腹股沟处，而阳明脉为脉中最大者，皆连属于如束带之脉，连络于后背之督脉。因此阳明脉不能发挥功能则众筋纵弛，韧带脉丧失提引作用，所以腿足痿弱，不能正常行走。

黄帝问：怎样治疗？

岐伯答：根据罹患组织所属的经脉，各补其荥穴，疏通其俞穴，据虚实而调之，依逆顺而平之。筋脉骨肉，各以其旺时受气，则病可逐渐恢复。

黄帝说：我明白了。

按：经文的各以其时受月，前贤时师多注为受气之时月。实则此月字即是气字。篆书月，气二字易误认。《素问》中各以其时受气类似例句尚有：《六节脏象论》：“谨候其时，气可与期。”《五常政大论》：“静以待时，谨守其气，无使倾移，其形乃彰。”

本病的不可知原因为五脏有热。可知原因为精神失落，欲望落空，悲伤过度，环境潮湿，负重劳累，或者房事过度。病理改变为皮、脉肉、筋、骨的功能降低。疾病表现为髋关节如折的丧失功能，膝关节的废用性挛缩，脚不能平稳落地行走。

本病可见于股骨头坏死，股骨颈骨折，髋关节骨关节病，脊髓灰质炎等。

58. 厥论篇第四十五

厥病的病因、分类及治疗

①〔**原文**〕 黄帝问曰：厥之寒热者何也？

岐伯对曰：阳气衰于下，则为寒厥；阴气衰于下，则为热厥。

帝曰：热厥之为热也，必起于足下者何也？

岐伯曰：阳气起于足五指之表，阴脉者集于足下，而聚于足心，故阳气盛则足下热也。

帝曰：寒厥之为寒也，必从五指而上于膝者何也？

岐伯曰：阴气起于五指之里，集于膝下而聚于膝上，故阴气盛，则从五指至膝上寒，其寒也，不从外，皆从内也。

〔**新编**〕 黄帝问道：厥逆症为什么有寒厥与热厥的区分？

岐伯回答：阳热气衰竭于四肢末端，则出现寒厥；阴寒气衰竭于四肢末端，则出现热厥。

黄帝问：热厥的发热，为什么都从足下开始？

岐伯答：阳热气走行于足背五指皮下，少阴脉集合于足跖在足心部位连结，所以阳热气胜过阴寒气便出现足下发热。

黄帝问：寒厥的体表发凉，均从足五指开始向上发展至膝是什么原因？

岐伯答：阴气走行于五指之里，组成网状从膝下过于膝上，所以阴寒气胜过阳热气时，便出现从肢体末端发凉向上发展。病人感觉肢体内部冷。

按：厥逆是发热时周围循环障碍所致。微循环衰竭为病理基础。厥逆的发生与热度高低并不一致，而与神经的反应程度有关。一般情况下，微或小血管痉挛影响血液灌注者多出现寒厥；

微或小血管扩张血灌注充足者多出现热厥。

〔**原文**〕 帝曰：寒厥何失而然也？

岐伯曰：前阴者，宗筋之所聚，太阴阳明之所合也。春夏则阳气多而阴气少，秋冬则阴气盛而阳气衰。此人者质壮，以秋冬夺于所用，下气上争不能复，精气溢下，邪气因从之而上也；气因于中，阳气衰，不能渗营其经络，阳气日损，阴气独在，故手足为之寒也。

帝曰：热厥何如而然也？

岐伯曰；酒入于胃，则络脉满而经脉虚；脾主为胃行其津液者也，阴气虚则阳气入，阳气入则胃不和，胃不和则精气竭，精气竭则不营其四支也。此人必数醉若饱以入房，气聚于脾中不得散，酒气与谷气相薄，热盛于中，故热偏于身，内热而溺赤也。夫酒气盛而慓悍，肾气有衰，阳气独盛，故手足为之热也。

〔**新编**〕 黄帝问：人经常四肢发凉是什么原因造成的？

岐伯讲：前阴，由来自各方的筋膜所网织，太阴阳明脉所供养。天气、春夏季阳热气多而寒厥气少，秋冬季则阴寒气盛而阳热气弱。时常四肢凉者，因为当身强力壮时，在秋冬季不知养阴而频失阴精，下部精亏而上取，未等恢复，精气复下，邪气乘虚而上入，中气下泻，邪气上入。阳脉气衰，不能循环灌注于大经之支络孙脉，阳热气日亏，阴寒气独留，所以手足经常觉凉。

黄帝问：热厥又为什么而成呢？

岐伯答：性热之酒入于胃中，会使络脉扩张而盛满，致大经血少而空虚。脾的功能是为胃转运其消化吸收的营养液。胃因酒而阴气虚而阳气盛，阴气虚阳气盛则阴阳不和，阴阳不和则消化吸收减少，减少则不能运输于四肢。此种人有可能经常醉饱后行房事，酒热气聚于脾内不得消散，酒热气与饮食气相集，热气盛于内，所以全身发热，里热则尿色深量少。因为酒气热烈而迅猛，肾气已因房事无度而虚亏，阳气常胜，所以自感手足热。

按：此节一指热病时易发寒厥热厥之人，一指素常自觉肢凉或肢热之人。

②〔**原文**〕 帝曰：厥或令人腹满，或令人暴不知人，或至半日远至一日乃知人者何也?

岐伯曰：阴气盛于上则下虚，下虚则腹胀满；阳气盛于上，则下气重上，而邪气逆，逆则阳气乱，阳气乱则不知人也。

〔**新编**〕 黄帝问：厥逆时有的病人出现腹部胀满，有的很快进入昏迷，短的在半日间，长的在一日间又苏醒过来，是什么原因?

岐伯答：阴厥气上至腹则腹部阳气虚，阳气虚则腹部胀满。阳热气原已盛于上，热厥气重上，重上则热气加重，加重则病势逆转，头阳气乱则进入昏迷状态。（昏迷轻者半日之间可苏醒，昏迷重者在一日后苏醒，深度昏迷者或终至不复而死亡。）

按：阴气指前节之寒厥气。阳气指前节之热厥气。因为无论寒厥或热厥，均出现于发热病人。下气重上为热势增重，病情逆转，中枢神经受到抑制的昏迷状态。

③〔**原文**〕 帝曰：善。愿闻六经脉之厥状病能也。

岐伯曰：巨阳之厥，则肿首头重，足不能行，发为眴仆。

阳明之厥，则癫疾欲走呼，腹满不得卧，面赤而热，妄见而妄言。

少阳之厥，则暴聋颊肿而热，胁痛，骱不可以运。

太阴之厥，则腹满䐜胀，后不利，不欲食，食则呕，不得卧。

少阴之厥，则口干溺赤，腹满心痛。

厥阴之厥，则少腹肿痛，腹胀，泾溲不利，好卧屈膝，阴缩肿，骱内热。

盛则写之，虚则补之，不盛不虚，以经取之。

〔**新编**〕 黄帝问：您讲得很好。我想知道厥逆六经分证的临床表现？

岐伯答：太阳经厥逆，症状为头沉面肿，足轻飘如踩空，常发生眩晕仆倒。

阳明经厥逆，表现为如狂乱跑乱叫，腹胀满不能睡眠，全身发热，颜面潮红，有时幻听幻视，谵语。

少阳经厥逆，表现为突发耳聋，面颊肿而热痛，胁胀痛，腿沉难抬步。

太阴经厥逆，症状为腹部鼓满膨胀，大便干结，恶心呕吐，不愿吃饭，难以睡眠。

少阴经厥逆，主要为口干，尿少色深，胃痛腹满。

厥阴经厥逆，阴囊肿痛，小腹坠胀，小便不利，好屈膝而卧，阴缩而水肿，小腿发热。

以上各症，针治原则为脉盛用泻法，脉虚用补法，如脉象无虚实现象，则只用病经穴对症施治。

按：这是对厥逆的原发病分列于六经论述。经书之少腹，有时包括前阴器官，本节之少腹肿痛即是。

〔**原文**〕 太阴厥逆，骱急挛，心痛引腹，治主病者；少阴厥逆，虚满呕变，下泄清，治主病者；厥阴厥逆，挛腰痛，虚满前闭，谵言，治主病者；三阴俱逆，不得前后，使人手足寒，三日死。太阳厥逆，僵仆，呕血善衄，治主病者；少阳厥逆，机关不利，机关不利者，腰不可以行，项不可以顾，发肠痈不可治，惊者死；阳明厥逆，喘咳，身热，善惊，衄，呕血。手太阴厥逆，虚满而咳，善呕沫，治主病者；手心主、少阴厥逆，心痛引喉，身热死，不可治。手太阳厥逆，耳聋泣出，项不可以顾，腰不可以俛仰，治主病者；手阳明、少阳厥逆，发喉痹、嗌肿，治主病者。

〔**新编**〕 足太阴经厥逆，表现为急性腓肠肌痉挛，胃痛牵连小腹。取本经商丘穴主治。

足少阴厥逆，腹中虚满而张，呕吐苦液，下泄清水。取本经太溪穴针治。

足厥阴经厥逆，腰痉挛性疼痛，腹中空虚鼓满，小便不通，谵语。取本经行间穴。

三阴俱病，厥逆手足凉，大小便不通，三日内有死亡危险。

足太阳厥逆、僵仆、呕血，常流鼻血，取本经通谷、委中穴。

足少阳厥逆，全身大关节活动受限，主要为腰不能俯仰，颈不能转动。如发生肠痈便脓血，或腹腔痈肿者，针不可治。眼上翻如惊者为死症。

足阳明厥逆，主为气喘、咳嗽、身发热、常惊呼、鼻出血或呕血，取手太阴天府穴施治，顺可治，逆不可治。

手太阴厥逆，胸部虚胀满，急咳时呕出大量粘液。治疗取本经列缺、尺泽穴针治。

手心主手少阴厥逆，心痛牵引喉痛，身发热者，非针可治。针可治者取手少阴神门穴针之。

手太阳厥逆，耳聋、流泪、头不能左右转，腰不能前后弯，取本经关冲穴施治。

手阳明手少阳厥逆，咽肿阻喉，喉塞痹痛，高热痉挛。可取足少阴涌泉、然谷施治。

按：此段将厥逆的主要表现分属于十二经，有的病状不能够归经，则并经而列，有些症状则又非自经所有。学者不必强求，可据临证实际，论症辨治可也。

新编所出治穴，参考于《明堂经》。

59. 气厥论篇第三十七

脏腑寒热厥气之转移

〔**原文**〕 黄帝问曰：五藏六府，寒热相移者何？

岐伯曰：肾移寒于肝，痈肿少气。脾移寒于肝，痈肿筋挛。肝移寒于心，狂隔中。心移寒于肺，肺消，肺消者饮一溲二，死不治。肺移寒于肾，为涌水，涌水者，按腹不坚，水气客于大肠，疾行则鸣濯濯，如囊裹浆，水之病也。

〔**新编**〕 黄帝问岐伯：五脏六腑的寒热转移有什么表现？

岐伯答：肾之寒气转移至脾，便出现全身壅重少力气；

脾之寒气转移到肝，便出现壅重挛缩。

肝之寒气转移至心，恇而虚弱，隔中食不下。

心之寒气转移至肺，则病肺消，饮水多尿液多，终生难愈。

肺之寒气转移至肾，则病涌水，体征为按腹部软有波动感，为水气留在大肠，快行时腹中濯濯鸣响，如囊袋包浆液。这是腹水病。

按：脾受寒则运化功能降低，不会发生属于热症的痈肿。所以经文的痈肿应为壅重。脾运化无力则壅重，少气无力便是壅重的结果了。

肝移寒于心，心在此应理解为胃，胃代表消化功能。消化功能降低，便不会出现重阳才有的狂症。所以狂应是恇的传写之误。恇，虚弱也，如此方是与隔中并行的表现。

〔**原文**〕 脾移热于肝，则为惊衄。肝移热于心，则死。心移热于肺，传为鬲消。肺移热于肾，传为柔痓。肾移热于脾，传为虚，肠澼，死，不可治。胞移热于膀胱，则癃，溺血。膀胱移热于小肠，鬲肠不便，上为口糜。小肠移热于大肠，为虙瘕，为沉。大肠移热于胃，善食而瘦人，谓之食㑊。胃移热于胆，亦曰食㑊。胆移热于脑，则辛頞鼻渊，鼻渊者，浊涕下不止也，传为衄衊瞑目，故得之气厥也。

〔**新编**〕 脾之热转移至肝，表现为惊叫，鼻出血。

肝之热转移至心，不及治而死。

心之热转移至肺，转为鬲热，消渴而瘦。

肺之热转移至肾，转为多汗抽搐。

肾之热转移至脾，转为虚损，肠滞便脓血。针治无效。

胞热移于膀胱，则小腹膨癃，尿血。

膀胱热移于小肠，肠鬲塞而排便难，热上炎致口生泡疹糜烂。

小肠热移于大肠，形成大便秘结，肠内结块，易发沉痔。

大肠热移于胃，进食多而人消瘦，称食㑊倦怠。

胃热移于胆，饭量大但人消瘦，也称食㑊乏力。

胆热传入脑，则鼻根酸胀，流脓性鼻涕不止。发生眼睑分泌黄色粘性分泌物，滞留眼角，晨起时封闭眼目不能睁开。

上症均系生理气逆反所致。

按：柔痓：亦称柔痉，为发热多汗所致阵发性抽搐。

传为虚，肠澼死：见于慢性痢疾，溃疡型结肠炎。

胞移热于膀胱，则癃尿血：前列腺肥大或癌变，常致尿难，尿血。

鬲肠不便：鬲阻不通，肠不便为排便难。

为虙瘕，为沉：虙，通伏，不显著的瘕块，为便秘形成的肠中粪块。长期便秘最易发痔疮。

辛頞鼻渊：頞，鼻根。上额辛酸沉重，流脓浊涕，见于额窦或/及鼻窦炎。

衄衊瞑目：为急性结膜炎分泌的粘性或脓性分泌物，粘着睑缘及睫毛，常在晨起时封固眼目而难睁。

✲ 医学讨论编 ✲

黄帝问：子能知医之道乎？

雷公对曰：诵而未能解，解而未能别，别而未能明，明而未能彰……

——著至教论

—•••—

问：你能知晓医学理论吗？

答：能诵读的不能理解，能理解的不能辨别，能辨别的不能发明，能发明的不能显著于世。

60. 著至教论篇第七十五

彰明医道之至要

①〔**原文**〕 黄帝坐明堂，召雷公而问之曰：子知医之道乎？

雷公对曰：诵而未能解，解而未能别，别而未能明，明而未能彰，足以治群僚，不足治侯王。愿得受树天之度，四时阴阳合之，别星辰与日月光，以彰经术，后世益明，上通神农，著至教，疑于二皇。

帝曰：善！无失之，此皆阴阳表里上下雌雄相輸应也，而道上知天文，下知地理，中知人事，可以长久。以教众庶，亦不疑殆。医道论篇，可传后世，可以为宝。

雷公曰：请受道，讽诵用解。

帝曰：子不闻《阴阳传》乎！

曰：不知。

曰：夫三阳天为业，上下无常，合而病至，偏害阴阳。

〔**新编**〕 黄帝坐在昌明政教之堂，召呼雷公问道：你懂得医论吗？

雷公回答：诵读的但不能理解，理解的不能辨别，辨别的不能发明，发明的不能显著于世。足以治百官，不敢治君王。希望受经天之学，能与四季阴阳相合，明于星辰日月光，以彰显医经诊术，使后世明白易懂，如神农尝百药医民疾苦之心，明师教至道之学，使其比于上皇。

黄帝说：有此志向很好，千万不可忘记。此皆为阴阳表里上下雌雄互为联系互有反应之事。而为医之道，应上通天文，下识地理，中知人情，才可长久流传，用之教导普通百姓，也不会生疑难，出失误。医经论篇，可以流传后世，可以作为宝典。

雷公说：敬请传授医论，使其易于学习，方便应用。

黄帝问：你知道《阴阳传》吗？

答：不知道。

讲：太阳头为用，通行上下，旁及全身，外内合邪为病，可遍害周身阴阳各经。

按：二皇：二乃古写上字。

从内经对太阳经的解剖、生理和疾病的凶险可以看出，太阳为中枢神经系统及旁通的周围神经，此即太阳主气之说。气，卫气也，为神经功能。再从太阳经走行于头与脊柱及下肢后侧更可推知。

〔**原文**〕 雷公曰：三阳莫当，请闻其解。

帝曰：三阳独至者，是三阳并至，并至如风雨，上为巅疾，下为漏病，外无期，内无正，不中经纪，诊无上下，以书别。

雷公曰：臣治疏愈，说意而已。

帝曰：三阳者，至阳也，积并则为惊，病起疾风，至如礔砺，九窍皆塞，阳气滂溢，干嗌喉塞，并于阴，则上下无常，薄为肠澼，此谓三阳直心，坐不得起，卧者便身全。三阳之病，且以知天下，何以别阴阳，应四时，合之五行。

雷公曰：阳言不别，阴言不理，请起受解，以为至道。

帝曰：子若受传，不知合至道以惑师教，语子至道之要。病伤五藏，筋骨以消，子言不明不别，是世主学尽矣。肾且绝，惋惋日暮，从容不出，人事不殷。

〔**新编**〕 雷公问："三阳不可当"，请问此话怎讲？

黄帝讲：三阳猛至者，是三阳气齐至，其至如急风暴雨之烈，上为头巅之疾，下为二便失禁，外无前驱征象，内无常症可查，断无医理可循，诊无阴阳可辨，只可用书论辨析。

雷公说：我学习疏于理解，只求讲说大意即可。

黄帝说：三阳者，太阳也。血气积并初为惊痛，病起如急风，病来如惊雷，九窍不为用，阳脉满溢，咽干饮水呛，喉塞难出言。如气并于阴，则上为神乱无常态，下为便尿不自控，此为太阳病当心。跪坐体不用，睡后如常人。能识太阳病症，即可知天下难病，何须用辨别阴阳，对应四时，运用五行生克理论理解呢？

雷公说：直言不能明辨，深意未能理解，请让我就此接受讲解，作为至要之道。

黄帝讲：你若如此受传授，不知与至道结合，可能迷乱师教。我给你讲至道要旨。病如伤及五脏，皮肉筋骨已见消损，你还在说不明不别，好像行世的经论毫无用处了。例如肾气亏损，终日愁叹，犹如末日已到。皆因《从容》未长进，人情不练达缘故。

按：此讲太阳经病的来势之猛。三阳独至的独，为传说中凶猛的怪兽。臣治疏愈句，非为治愈率低，而是自谦学习理解能力差，治有研学意。疏，慢，不密。九窍皆塞：不是九窍不通，而是不能发挥生理功能。坐不得起，卧者便身全：此讲偏瘫，特别是中枢性痉挛性瘫时的现象：行动时趔趄，熟睡后就像正常人一样。

本篇主要描述脑血管意外的发病过程及后遗症。阳气滂溢句，可理解为头阳经脉溃决，不禁使人想到《灵枢·九宫八风》中之“脉绝则溢，脉闭则结不通，善暴死”句，为相同的病理基础。

61. 示从容论篇第七十六

彰示《从容》要旨

①〔**原文**〕 黄帝燕坐，召雷公而问之曰：汝受术诵书者，

若能览观杂学，及于比类，通合道理，为余言子所长，五藏六府，胆胃大小肠，脾胞膀胱，脑髓涕唾，哭泣悲哀，水所从行，此皆人之所生，治之过失，子务明之，可以十全，即不能知，为世所怨。

雷公曰：臣请诵《脉经上下篇》，甚众多矣，别异比类，犹未能以十全，又安足以明之。

帝曰：子别试通五藏之过，六府之所不和，针石所败，毒药所宜，汤液滋味，具言其状，悉言以对，请问不知。

〔**新编**〕 黄帝闲坐，召来雷公问道：你是经过传授诵习医书的人，还能观览杂学，用以比类，互证道理。为我讲你所长。在五脏六腑中，胆、胃、大小肠、脾、胞宫、膀胱、脑、髓、鼻涕、唾液、哭泣悲哀、体液皆从之而行。此皆人体所生，诊断易出错误。你务必学习明白，诊断时定然周全，若仅一知半解，治后必为世人恨怨。

雷公说：我恭请诵习《脉经》上下篇，内容众多，只分别归类，尚未能全部清楚，又怎能深入理解呢？

黄帝说：你试用所学过的五脏的异常，六腑中的不通顺，用针的过失，药物的所宜，汤液之性味，全面清楚，尽以对答。请提出你所不知道的问题！

②〔**原文**〕 雷公曰：肝虚肾虚脾虚，皆令人体重烦冤，当投毒药刺灸砭石汤液，或已，或不已，愿闻其解？

帝曰：公何年之长而问之少，余真问以自谬也。吾问子窈冥，子言上下篇以对，何也？夫脾虚浮似肺，肾小浮似脾，肝急沉散似肾，此皆工之所时乱也，然从容得之。若夫三藏土木水参居，此童子之所知，问之何也？

〔**新编**〕 雷公问：肝虚肾虚脾虚，都能使人发生身肿心烦闷，当应用药物、针灸、砭石、汤液之后，有的治愈有的未治愈，请讲其原因？

黄帝说：你为什么年岁大提问题却幼稚呢？舍真问而自我贬低呢？我提出的范围广泛而深入，你却以《脉经》上下篇对答，怎么能这样呢？因脾脉虚浮颇象肺的浮脉，肾脉细浮类似脾的缓脉，肝脉紧沉散又象肾的石脉，这都是医生容易误诊的，但可在《从容》中找到答案。况且土（脾）木（肝）水（肾）各有症状表现。此连学童都应知道，为什么还要提问呢？

③〔**原文**〕 雷公曰：于此有人，头痛，筋挛骨重，怯然少气，哕噫腹满，时惊，不嗜卧，此何藏之发也？脉浮而弦，切之石坚，不知其解，复问所以三藏者，以知其比类也。

帝曰：夫从容之谓也。夫年长则求之于府，年少则求之于经，年壮则求之于藏。今子所言皆失，八风菀热，五藏消烁，传邪相受。夫浮而弦者，是肾不足也。沉而石者，是肾气内着也。怯然少气者，是水道不行，形气消索也。咳嗽烦冤者，是肾气之逆也。一人之气，病在一藏也。若言三藏俱行，不在法也。

〔**新编**〕 雷公说：有这样病人，头痛，筋挛缩，骨沉重，身体虚弱没气力，呃逆，嗳腐，腹膨满，不时大声呻吟，不思睡眠。这是何脏所发病？脉浮而弦，沉而坚硬，不知如何分析，所以又以三脏提问，因为已经知道讲过的比类方法。

黄帝讲：在《从容》中讲到，对老年病人先检查六腑是否通顺，对年轻病人先检查经脉是否中于寒热，中年人先检查五脏是否精亏。不时之风邪侵犯经脉多先发热，五脏脱精可渐至消瘦，但你的提问不在《从容》范围。邪在经脉可相互传变。脉浮而弦者，是肾气不足也；沉而硬者，是肾邪内着也；病人虚弱无力者，是水代谢受阻，体腔有水，所以形体消瘦，气力消索。咳嗽胸闷者，是肾气上逆，水气凌肺也。分析病例时，一个人的脉气，应尽量用一种疾病解释，诊出三种脉象，便讲三脏都在病，是不符合诊断原则的。

按：问句之头痛、筋挛、骨重、哕噫腹满，时惊不嗜卧，似无答语。然此为雷公所谓病在肝、脾、肾之症，帝答肾气亏一语已皆涵盖，故不须具为析之。

④〔**原文**〕 雷公曰：于此有人，四支解墯，咳喘血泄，而愚诊之，以为伤肺，切脉浮大而紧，愚不敢治，粗工下砭石，病愈多出血，血止身轻，此何物也？

帝曰：子所能治，知亦众多，与此病失矣。譬以鸿飞，亦冲于天。夫圣人之治病，循法守度，援物比类，化之冥冥，循上及下，何必守经。今夫脉浮大虚者，是脾气之外绝，去胃外归阳明也。夫二火不胜三水，是以脉乱而无常也。四支解墯，此脾精之不行也。咳喘者，是水气并阳明也。血泄者，脉急血无所行也。

⑤若夫以为伤肺者，由失以狂也。不引比类，是知不明也。夫伤肺者，脾气不守，胃气不清，经气不为使，真藏坏决；经脉傍绝，五藏漏泄，不衄则呕，此二者不相类也。譬如天之无形，地之无理，白与黑相去远矣。是失，吾过矣。以子知之，故不告子，明引比类从容，是以名曰诊轻，是谓至道也。

〔**新编**〕 雷公问：有这样病人，四肢无力，气喘咳嗽，血外泄。我诊断为伤肺，切其脉浮大而紧，恐再出血，所以不敢接治。粗工用砭石刺治，病出血更多，但血停止后其他病状也随之减轻。这算什么病？

黄帝说：你能治，所知的病非常多，但与本病却欠于考虑。庸医治病，就像雁飞，偶而也可冲天如天鹅者。但是明医治病，依法守矩，引物比类，变化无穷，察上及下，何必只守一道！现切脉浮大而虚，是脾气外绝离胃，外归阳明脉。因心火不胜肾水，所以脉乱失去常律。四肢无力者，是脾不能把食物营养运输全身。喘咳者，是水气逆肺也。血外泄者，是脉急血不守经而外溢也。若认为是伤肺者，便是诊断错误而妄言也。由于不知援引比类，为知识不到而不明。出现伤肺症状，由脾不统血，胃气不顺，经血失行，脏脉不守，支脉破溢；内脏出血，不是衄血就是呕血。肺伤衄血与脾伤呕血，二者的病理基础是不相同的，就如天的无形状，地之无纹理，白与黑相差悬殊一样。此种失误，是我的过错。原以为你已经知道了，所以未曾对你讲授。现在直接援引《比类》、《从容》，以此指导脉症辨析，诊断就方便从容许多，这也称得上是医之至道。

62. 疏五过论篇第七十七

疏，分条陈述。五过皆因病史不全

①〔**原文**〕 黄帝曰：呜呼远哉！闵闵乎若视深渊，若迎浮云，视深渊尚可测，迎浮云莫知其际。圣人之术，为万民式，论裁志意，必有法则，循经守数，按循医事，为万民副，故事有五过四德，汝知之乎？

雷公避席再拜曰：臣年幼小，蒙愚以惑，不闻五过与四德，比类形名，虚引其经，心无所对。

〔**新编**〕 黄帝感叹地说：嗨呀，多么深广远大啊！诊断疾病犹如俯视深渊，又好似仰望浮云；视深渊尚可测其深浅，望浮云邈无边际。圣人之法，为万民效法；论断思想，必有依据。依经守术，制定可参照的法则，作为万民参照。医有五过四德，你知道吗？

雷公离席施礼答道：我年轻无阅历，智力差学识浅，不熟悉五过四德，比类病症，经常空引经论，心无实学可对。

②〔**原文**〕 帝曰：凡未诊病者，必问尝贵后贱，虽不中邪，病从内生，名曰脱营。尝富后贫，名曰失精，五气留连，病有所并。医工诊之，不在藏府，不变躯形，诊之而疑，不知病名。身体日减，气虚无精，病深无气，洒洒然时惊，病深者，以其外耗于卫，内夺于荣。良工所失，不知病情，此亦治之一过也。

凡欲诊病者，必问饮食居处，暴乐暴苦，始乐后苦，皆伤精气，精气竭绝，形体毁沮。暴怒伤阴，暴喜伤阳，厥气上行，满脉去形。愚医治之，不知补写，不知病情，精华日脱，邪气乃并，此治之二过也。

善为脉者，必以比类奇恒，从容知之，为工而不知道，此诊之不足贵，此治之三过也。

诊有三常，必问贵贱，封君败伤，及欲侯王。故贵脱势，虽不中邪，精神内伤，身必败亡。始富后贫，虽不伤邪，皮焦筋屈，痿躄为挛。医不能严，不能动神，外为柔弱，乱至失常，病不能移，则医事不行，此治之四过也。

凡诊者，必知终始，有知余绪，切脉问名，当合男女。离绝菀结，忧恐喜怒，五藏空虚，血气离守，工不能知，何术之语。尝富大伤，斩筋绝脉，身体复行，令泽不息。故伤败结积，留薄归阳，脓积寒炅。粗工治之，亟刺阴阳，身体解散，四支转筋，死日有期，医不能明，不问所发，唯言死日，亦为粗工，此治之五过也。凡此五者，皆受术不通，人事不明也。

〔新编〕 黄帝讲：每诊病前，必先追问曾经显贵忽成贱民，虽未感受病邪，病由情志而生，成为脱营。既往富足，新近贫穷，即为失精。脏气聚结，病气日增。医生诊断，脉病不在脏腑，人体未现改形，百思不得其解，难以判定病名。病体日渐消瘦，懒散而无精神，呼吸气不相接，体颤摇而叹声。这是因为病深之后，日日消耗精力，煎熬营血。良医之失误，只因没有细问个人经历。此为诊断的第一失误。

每当临诊时，必须了解饮食习惯，居住环境，病前是否曾有破天之惊喜，突来之苦痛。因为先乐后苦，久困暴喜，皆伤精气，至精力衰败时，体形也就毁损了。暴怒伤阴血，暴喜伤阳气，逆气上行，脉起形损。愚医施治，补泻不明，不知病的起因，致使人的光华日减，病态日增。这是诊断的第二过失。

正确诊病的医生，必是得益于《奇恒》、《从容》，为辨析脉证的理论指导。作为医生没有医论作指导，诊断便没有准绳。此为诊断的第三过失。

诊断内容有三点必须牢记：必须问及既往经历及身份。原为封君后又失位，或心欲列侯封王。如原系显贵后又失势，虽未受邪侵，却为精神伤，身心交瘁，行动变样。原富足后贫穷，并非患大病，却皮肤焦枯，筋脉拘挛，背驼腰弯，腿软脚跛。医生未能严肃认真，不能取得病家信任，优柔寡断，乃至慌乱失措，病家失望，医而无功。此诊治之四过也。

每诊病时，必须掌握疾病发展过程，留意周围人事，生活条件，饮食二便。切脉问病，男女不同。离异丧偶，气郁血结，七情伤心。五脏虚弱，血气不和。医不知此，术高何施！富贵败伤，失侯去王，留得性命，宗祠得祭。旧伤败痂，留久发炎，聚脓阵热。庸医不察，尽刺阴阳退热，致使身体懈怠，四肢痉挛，死征已现。新医不明此，不问病因，告死断期，也在庸医之列。此为诊治五过。

凡此五条过失，皆因学医不通达，诊断不周全也。

按：斩筋绝脉句，观前后文，意似不在身之筋脉，故我以王侯失位作解。

③〔**原文**〕 故曰：圣人之治病也，必知天地阴阳，四时经纪，五藏六府，雌雄表里，刺灸砭石，毒药所主，从容人事，以明经道，贵贱贫富，各异品理，问年少长，勇怯之理，审于分部，知病本始，八正九候，诊必副矣。治病之道，气内为宝，循求其理，求之不得，过在表里。守数据治，无失俞理，能行此术，终身不殆。不知俞理，五藏菀热，痈发六府，诊病不审，是谓失常。谨守此治，与经相明，《上经》、《下经》，揆度阴阳，奇恒五中，决以明堂，审于终始，可以横行。

〔**新编**〕 由此可知，作为一名高尚的医生，必须通晓天地阴阳所在，气候变化规律，五脏六腑功能，经脉表里征象。针灸刺割所宜，药物主治作用。洞明世事，练达人情，以宣明经论之道。知贵贱贫富，施治有区分，问年岁老少，侧重应不同，勇敢与怯懦，投剂有轻重。望色分部，断病趋势。八风正邪，知病轻重；三部九候，知病所在。诊断全面正确，施治方有依据。治病的根本目的，在于恢复气血的正常功能。循求治病之理，如诊治无效，再求其表里之经。据虚实寒热施治，勿失俞穴的主治功能，五脏不和，七窍郁滞不畅；六腑不顺，留毒结为痈肿。诊病不周全，所以造成失误。谨守所列施治，与经论相互印证。《上经》、《下经》，《揆度》阴阳，《奇恒》五中，针治取决以《明堂》，正误审察于《终始》，诊治细致周到，行医临证心明。

按：因有与经相明句，所以《上经》《下经》之下各句，均以医论篇名为解。

63. 徵四失论篇第七十八［方论得失明著］

诊断不正确的原因

①〔**原文**〕 黄帝在明堂，雷公侍坐。黄帝曰：夫子所通书受事众多矣，试言得失之意，所以得之，所以失之。

雷公对曰：循经受业，皆言十全，其时有过失者，请闻其事解也。

帝曰：子年少，智未及邪，将言以杂合耶？夫经脉十二，络脉三百六十五，此皆人之所明知，工之所循用也。所以不十全者，精神不专，志意不理，外内相失，故时疑殆。

〔**新编**〕 黄帝坐在政教之堂，雷公陪坐。

黄帝说：先生通读医书从事医业已经很久了，姑且谈谈得失体会，由什么事可为经验，有什么事成了教训？

雷公回答：循序习医经，从师受医业，都讲可以取得十全之功，但还是时而发生诊疗错误，请问应作如何解释？

黄帝说：你是年轻知识欠缺呢，还是在讲医界的普遍现象！有谁不知正经十二条，旁络三百六十五支，都是人人皆知，医生常用的。诊治不能十全的原因，精神不集中，思路不周全，诊断与疾病不相符，所以有时心中没底，误诊误治而失败。

②〔**原文**〕 诊不知阴阳逆从之理，此治之一失矣。

受师不卒，妄作杂术，谬言为道，更名自功，妄用砭石，后遗身咎，此治之二失也。

不适贫富贵贱之居，坐之薄厚，形之寒温，不适饮食之宜，不别人之勇怯，不知比类，足以自乱，不足以自明，此治之三失也。

诊病不问其始，忧患饮食之失节，起居之过度，或伤于毒，不先言此，卒持寸口，何病能中，妄言作名，为粗所穷，此治之四失也。

〔**新编**〕 切脉不能辨别阴阳脉象与脉症逆从，这是诊治的第一大误。

从师学习未毕业，妄自行医操杂术，诡称擅治百病，无耻冒名夸功，乱用砭石致败，不顾背后指控，这是为医的第二过失。

不得病人贫富贵贱家境，坐卧用具之薄厚，衣着寒暖，饮食是否与疾病相宜，不观病人气量勇怯。不知用比类辨析，致使迷惑，不能心明。这是诊治的第三过失。

临诊不问病之起因，已往忧患得失，现今之饮食失节，生活是否规律，有否被毒所伤。不先问诊，急于切脉，何病能明！谎称明师传授，常为技拙所屈。这是诊治的第四过失。

③〔**原文**〕 是以世人之语者，驰千里之外，不明尺寸之论，诊无人事。治数之道，从容之葆，坐持寸口，诊不中五脉，百病所起，始以自怨，遗师其咎。是故治不能循理，弃术于市，妄治

时愈，愚心自得。呜呼！窈窈冥冥，熟知其道？道之大者，拟于天地，配于四海，汝不知道之谕，受以明为晦。

〔**新编**〕 所以世医之言论，可迅速传至千里之外，却讲不出手下尺肤与寸口脉的道理，更不能与病人经历与病因结合。分析诊断资料。勿忘《从容》是宝。坐而持诊寸口，手不辨五脏脉的平、病、危，心不知百病的进、持、起。始怨自学不深透，复怨老师未真传。由于诊治不能遵循医理，以致自弃于世人之口。妄治偶愈，便沾沾自喜。呜呼！高深幽远，谁知医之至道！医道之大，高远似天地，深广象四海。医论本是明晓易理解，却有人接受后把光明看作晦暗。

按：尺寸之论：《灵枢》有论疾诊尺，《素问》有脉要精微论等。

64. 阴阳类论篇第七十九

三阴三阳的作用、脉象、病状

①〔**原文**〕 孟春始至，黄帝燕坐，临观八极，正八风之气，而问雷公曰：阴阳之类，经脉之道，五中所主，何藏最贵？

雷公对曰：春甲乙青，中主肝，治七十二日，是脉之主时，臣以其藏最贵。

帝曰：却念上下经，阴阳从容，子所言贵，最其下也。雷公致斋七日，旦复侍坐。

帝曰：三阳为经，二阳为维，一阳为游部，此知五藏终始。三阳为表，二阴为里，一阴至绝，作朔晦，却具合以正其理。

雷公曰：受业未能明。

帝曰：所谓三阳者，太阳为经，三阳脉至手太阴，弦浮而不沉，决以度，察以心，合之阴阳之论。所谓二阳者，阳明也，至手太阴，弦而沉急不鼓，炅至以病皆死。一阳者，少阳也，至手太阴，上连人迎，弦急悬不绝，此少阳之病也，专阴则死。三阴者，六经之所主也，交于太阴，伏鼓不浮，上空志心。二阴至肺，其气归膀胱，外连脾胃。一阴独至，经绝，气浮不鼓，钩而滑。此六脉者，乍阴乍阳，交属相并，缪通五藏，合于阴阳，先至为主，后至为客。

〔**新编**〕 立春之日，黄帝闲坐，亲临八方八门之处，观测八风方向。乘便问雷公：以阴阳分类，以经脉定名，五脏之中，何脏最重要？

雷公回答：春季属甲乙木，五色为青，五脏主肝，主司七十二日，为肝之弦脉主时。我认为此脏最重要。

黄帝说：回去细读经脉上下经，阴阳、从容篇。你所说的最重要之脏，其实应排在最后。雷公斋戒读经七日，于吉日良辰又来侍坐。

黄帝讲：太阳为直而贯通脉，阳明为横而连系脉，少阳为节段性短脉。以此知五脏的终始。三阴肺脉在表，二阴肾脉在里，一阴肝脉当阴尽阳生时。回去结合上下经，阴阳，从容，以正五脏贵贱之理。

雷公说：我念经听讲仍未尽明其理。

黄帝讲：这里讲的三阳脉，即是太阳脉。太阳脉至手太阴寸口，呈弦，但浮而不沉。审脉以度，体察于心，以阴阳脉法参照，则善恶可见。所讲的二阳脉，即阳明脉。阳明脉至手太阴寸口，呈弦而沉急，但不鼓指。如见于发热病已沉重者，预后不良。一阳脉，即少阳脉，至手太阴寸口，上连人迎，呈弦急如游丝，但不断绝。此为少阳之病，如脉无阳和之意，则不乐观。三阴肺脉，六经之脉象皆以此主诊，交于太阴经寸口，沉而鼓指不浮，上控于神明之心脏。二阴心脉至肺，其气下输肾与膀胱，外连着脾胃脉，共同进行血液循环。一阴肝脉独至，为阴绝阳生之脉，至手太阴寸口，呈浮而不鼓指，钩曲而滑。

此六脉之内的营血，内外相通，或在阴脉，或在阳脉，有交会有并合，交错地通于五脏，又会合于阴阳各脉。先至者为六气之主，后至者为六气之客。

按：上下经：从后文“受传《经脉》看，应是《经脉》上下经。”末节明脉管是固定的，脉内之血是流通的。而脉管也是互为交织，有纵行有横行，既有分支，又有交通支和吻合支。相交合并，交错地通于脏腑，又会合于阴阳各脉。

如果将中医之肝视为现代解剖之脾脏，与别脏相比较，其重要性排在最后是合乎实际的。

②〔**原文**〕 雷公曰：臣悉尽意，受传经脉，颂得从容之道，以合《从容》，不知阴阳，不知雌雄。

帝曰：三阳为父，二阳为卫，一阳为纪。三阴为母，二阴为雌，一阴为独使。二阳一阴，阳明主病，不胜一阴，脉软而动，九窍皆沉。三阳一阴，太阳脉胜，一阴不能止，内乱五藏，外为惊骇。二阴二阳，病在肺，少阴脉沉，胜肺伤脾，外伤四支。二阴二阳皆交至，病在肾，骂詈妄行，巅疾为狂。二阴一阳，病出于肾，阴气客游于心，脘下空窍，堤闭塞不通，四支别离。一阴一阳代绝，此阴气至心，上下无常，出入不知，喉咽干燥，病在土脾。二阳三阴，至阴皆在，阴不过阳，阳气不能止阴，阴阳并绝，浮为血瘕，沉为脓胕。阴阳皆壮，下至阴阳。上合昭昭，下合冥冥，诊决生死之期，遂合岁首。

〔**新编**〕 雷公说：我已全面理解您所传授的《经脉》，能读懂《从容》之论，知道怎样应用。但还是不清楚阴阳的意义，不明白其对应关系。

黄帝说：在阳经中，太阳即大阳如父，阳明维系诸脉如护卫，少阳为节段性短脉主交合。太阴即大阴供养诸经如母，少阴主生为雌，一阴绝阴启阳为独使。二阳一阴二脉并至，脉软而躁急，所患阳明热病，不胜厥阴之克，九窍皆沉滞不利。三阳一阴脉并至，太阳脉盛，一阴不能胜，五脏神乱，外发心惊形骇。二阴二阳二脉并至，原病在肺，少阴脉胜，克肺且毁脾，脾运受制，故四肢无力。二阴二阳交替而至，原病在肾，却出现阳明热症的狂骂乱走，如癫如狂。二阴一阳脉并至，病因于肾，阴气上泛于心胃。胃脘之下，前后孔窍，均如堤防，闭塞不通，四肢不为己用。一阴一阳至，脉律不齐且有断绝，此为阴气乱神，上下失常，不知饮食，二便失控，口干舌燥，病在脾土失职。二阳、三阴、至阴皆至寸口，阴不能胜阳，阳不能胜阴，阴阳浮沉并细微欲绝。浮为血瘕所隔，沉为脓腐所阻。

天地阴阳无所不在，应合人身阴阳，上合日月之光，下合水火之徵。诊色脉阴阳，以决死生之期，使合于岁月寒暑之始终。

按：末六句意在通论阴阳之要，回应雷公不知阴阳之疑。

③〔**原文**〕 雷公曰：请问短期。黄帝不应。雷公复问。黄帝曰：在经论中。雷公曰：请闻短期。

黄帝曰：冬三月之病，病合于阳者，至春正月脉有死徵，皆归出春。

冬三月之病，在理已尽，草与柳叶皆杀，春阴阳皆绝，期在孟春。

春三月之病，曰阳杀，阴阳皆绝，期在草干。

夏三月之病，至阴不过十日，阴阳交，期在溓水。

秋三月之病，三阳俱起，不治自已。阴阳交合者，立不能坐，坐不能起。

三阳独至，期在石水。

二阴独至，期在盛水。

〔**新编**〕 雷公请问疾病恶化的死亡时期，黄帝未回答。雷公又问，黄帝说，在经论中已有了。雷公恳请道：请讲阴阳病在短期内会恶化者？

黄帝讲：冬季得的病，脉症属阳者，入春脉有死征，死期当在出春之后。

同是冬季之病，按季节阳气已尽，草枯树叶落，入春阴阳脉皆欲绝，死期不出正月。

春季之病，为阴虚阳盛，阴阳脉皆衰，期于秋深草枯时。

夏季之病，脾病不过十日，如能熬过夏至，则能延至初冰时。

秋季所得的病，如脉现浮毛，可不治而愈，如大病初愈，不知慎养而男女交合，可致精竭，致立而不能跪坐，跪坐不能起立。

太阳病在头，脉独至，期于滴水成冰之时。

太阴病在腹，脉独至，期在盛夏多雨之期。

按：立不能坐，坐不能起：古人席地而坐，坐于自己足掌上，故起坐是费力的。

65. 方盛衰论篇第八十

辨阴阳脉盛衰

①〔**原文**〕 雷公请问气之多少？

黄帝答曰：（从“令人妄梦，其极至迷”下提此）三阳绝，三阴微，是为少气。

问曰：何者为逆，何者为从。

黄帝答曰：阳从左，阴从右，老从上，少从下。是以春夏归阳为生，归秋冬为死，反之则归秋冬为生。是以气多少，逆皆为厥。问曰：有余者厥耶？

答曰：一上不下，寒厥到膝，少者秋冬死，老者秋冬生。气上不下，头痛巅疾，求阳不得，求阴不审，五部隔无徵，若居旷野，若伏空室，绵绵乎属不满日。

〔**新编**〕 雷公请问脉气多少？

黄帝答道：三阳脉悬绝，三阴脉细微，便是脉气少。

雷公问：此种脉什么为从？什么为逆？

黄帝答：男人左为从，女人右为从；老年上为从，少年下为从。如在春夏季，脉归于阳者主生，在秋冬季，脉归于阳者主死。反过来讲，春夏季脉归于阴者主死，秋冬季脉归于阴者主生。但是，无论脉气多少，四肢厥冷皆为逆。

雷公问：脉气有余者会厥吗？

黄帝答：阳热气上而不下，厥冷可达于膝部，病至此小儿在秋冬季可能死，老人在秋冬季尚可生。阳热气上而不下，多为头痛巅顶之疾，求阳症无有确据，求阴症难以辨明，五色面诊无征象，如在旷野无方向，如在空室无依凭，疑团绵绵难以释怀。

按：本段所述似与《著至教论》之三阳莫当内容有关。

②〔**原文**〕 是以少气之厥，令人妄梦，其极至迷。（此处三阳绝句已移前“气之多少”下）是以肺气虚，则使人梦见白物，见人斩血藉藉，得其时，则梦见兵战。肾气虚，则使人梦见舟船溺人，得其时，则梦伏水中，若有畏恐。肝气虚，则梦见菌香生草，得其时，则梦伏树下不敢起。心气虚，则梦救火阳物，得其时，则梦燔灼。脾气虚，则梦饮食不足，得其时，则梦筑垣盖屋。此皆五藏气虚，阳气有余，阴气不足。合之五诊，调之阴阳，以在《经脉》。

〔**新编**〕 所以血气虚少之厥，易使人做荒诞之梦，重者可有梦魇，梦游症。所以肺气虚使人梦见光亮金器，见杀人血肉狼藉。如在肺气旺的秋季则梦军兵交战。肾气虚易使人梦见乘船跌落水中，肾旺之冬季则梦伏于水中不敢起。肝气虚易梦见草木丛生，春季肝旺易梦伏卧树下不敢起。心气虚易梦救火所见皆烈焰，夏季心旺则梦身被火烧不知痛。脾气虚则梦食而不饱，脾旺时则梦筑墙盖屋。此皆因五脏气虚，阳气有余，阴气不足。结合五脏脉诊，一般脏气虚梦相多为不足，脏气实梦相多为有余，予以虚补实泻。此原则已在《经脉》中表述。

按：做梦为一种睡眠过程。可以讲有睡就有梦，只是醒觉后有的能记忆有的不能记忆罢了。《灵枢·淫邪发梦》所载更切合生理实际。梦相千奇百怪，内经为医学著作，所以只从人体生理病理范围解释梦相。

③〔**原文**〕 诊有十度：度人脉度，藏度，肉度，筋度，俞度。阴阳气尽，人病自具。脉动无常，散阴颇阳，脉脱不具，诊无常行，诊必上下，度民君卿。受师不卒，使术不明，不察逆从，是为妄行，持雌失雄，弃阴附阳，不知并合，诊故不明，传之后世，反论自章。

〔**新编**〕 诊断时有十项度量是经常应用的，即测度人的经脉长短，脏腑部位，肌肉软硬，筋的联结，俞穴距离。如果人病已至阴阳气衰，这十个方面呈现明显的异常。脉率搏动失常，则数散阴阳难释，脉脱不具常律，则断病不可依常规。诊必握手及足，不论庶民与君卿。从师不满期，医术不熟练，不能辨逆从，盲目施治，顾此失彼，丢阴取阳，不知二经相参，所以断不明。传于后世，谬论反彰。

④〔**原文**〕 至阴虚，天气绝；至阳盛，地气不足。阴阳并交，至人之所行。阴阳交并者，阳气先至，阴气后至。是以圣人持诊之道，先后阴阳而持之，《奇恒》之势乃六十首，诊合微之事，追阴阳之变，章五中之情，其中之论，取虚实之要，定五度之事，知此乃足以诊。是以切阴不得阳，诊消亡，得阳不得阴，守学不湛，知左不知右，知右不知左，知上不知下，知先不知后，故治不久。知醜知善，知病知不病，知高知下，知坐知起，知行知止，用之有纪，诊道乃具，万世不殆。

〔**新编**〕 太阴寸口虚，为心肺之气不足，人迎脉气盛，为阴气不足。阴阳脉结合而诊，乃上医所坚持的诊法，阴阳脉结合诊时，为阳脉先至，阴脉后至，所以上医持诊之法，为先后阴阳脉相互持脉。《奇恒》中载奇急之病和常见之病有六十条，辨析各种细微差别，察内外阴阳变化，标五脏五行病状。其中所论，断虚实之要，测五度内容。熟练如此事项，才可精确诊疾断病。所以切阴脉不切阳脉，有的诊断方法会失传；诊阳脉辨不出阴脉，为学业不精湛。知左脉所主不知右脉所主，知右侧之气不知左侧之气，知上不顾下，知先病不知后病，治疗随之知常不知变。知恶知善定逆从，有病无病看色脉，知上知下全面诊，知坐知起看形姿，知行知止见痿疾。用之有章法，诊断应全面。如此流传后世，应用不致失败。

〔**原文**〕 起所有余，知所不足。度事上下，脉事因格。是以形弱气虚，死；形气有余，脉气不足，死。脉气有余，形气不足，生。是以诊有大方，坐起有常，出入有行，以转神明，必清必净，上观下观，司八正邪，别五中部，按脉动静，循尺滑濇，寒温之意，视其大小，合之病能，逆从以得，复知病名，诊可十全，不失人情。故诊之或视息视意，故不失条理，道甚明察，故能长久。不知此道，失经绝理，亡言妄期，此谓失道。

〔**新编**〕 形症何者有余，察体上下；脉血何者不足，切脉强弱。形脉双衰是死症，形盛气粗，脉气虚衰也是死症；脉气有力，形体较差尚有生望。尚须强调，对诊医也有要求，起坐须端庄，出入有品行，以增病家信赖和信心。心必清静，观天气寒暖，察居处燥湿，看八风邪正，辨五脏五行。切脉躁动与和缓，抚尺肤滑涩凉热；问其二便，参合病态。逆从已定，诊断正确，明确病名，又顾及到病人生活的方方面面。诊断过程视呼吸，观神态，收集资料全面，综合分析判断。技精诊明，治方精当。不守经论，违背医理，自夸必愈，妄言死期，此为丧失医道。

66. 解精微论篇第八十一

解眼的生理及哭与眼泪

〔**原文**〕 黄帝坐明堂，雷公请曰：臣授业传之，行教以经论，从容形法，阴阳刺灸，汤药所滋，行治有贤不肖，未必能十全。若先言悲哀喜怒，燥湿寒暑，阴阳妇女，请问其所以然者，卑贱富贵，人之形体所从，群下通使，临事以适道术，谨闻命矣。请问有毚愚仆漏之问，不在经者，欲闻其状。

帝曰：大矣。

〔**新编**〕 黄帝坐于政教之堂。雷公请问道：我接受医事而传授，从事教习经论，从容诊法，十二经针灸，汤药功能，由于从学的人有的安详灵秀，有的呆板心钝，学业未必皆能十全。如果先讲内伤七情，外感六淫，阴阳虚实，男女异病，有问及这些内容的所以然，其中富贵卑贱，人的形体适从，为使学医之人全能理解，我必须正确解答。如有狡辩愚鲁，侍学遗忘之问，不在经论所载者，原听讲述！

黄帝说：这些问题范围把天地人都包括了。

①〔**原文**〕 公请问：哭泣而泪不出者，若出而少涕，其故何也？

帝曰：在经有也。

复问：不知水所从生，涕所出也。

帝曰：若问此者，无益于治也，工之所知，道之所生也。夫心者，五藏之专精也，目者，其窍也，华色者，其荣也，是以人有德也，则气和于目，有亡，忧知于色。是以悲哀则泣下，泣下水所由生。水宗者，积水也，积水者，至阴也，至阴者，肾之精也。宗精之水所以不出者，是精持之也。辅者裹之，故水不行也。夫水之精为志，火之精为神，水火相感，神志俱悲，是以目之水生也。故谚言曰：心悲名曰志悲。志与心精共凑于目也。是以俱悲则神气传于心，精上，不传于志，而志独悲，故泣出也。泣涕者，脑也，脑者，阴也，髓者，骨之充也，故脑渗为涕。志者骨之主也，是以水流而涕从之者，其行类也。夫涕之与泣者，譬如人之兄弟，急则俱死，生则俱生。其志以神悲，是以涕泣俱出而横行也。夫人涕泣俱出而相从者，所属之类也。

〔**新编**〕雷公请问：哭时只抽噎无眼泪，或有泪却无涕，是什么原因？

黄帝答：经论中已经有了。

雷公又问：不知泪水从何处生，鼻涕从何处来？

黄帝讲：提这样的问题，对治病用处不大。医生都知道，泪是生理性分泌物。因为心思，支配着五脏的精气。眼是心灵的窗户，脸色是心情的表现。比如人有意外的收获，则眉开眼笑，遇未料的损失，则愁容满面。所以人悲哀则泪流，泪流，泪水便不断分泌。泪水源于体内积水，积水来自至阴，至阴源自肾精。五脏之精的泪水所以不出者，由心神强忍，悲泪眶含睑裹，所以泪水不外流。水之精为肾志，火之精为心神，肾心相感，神志悲恸，因之眼中生出眼泪。因此谚语讲：心悲还需志悲。肾精与心精，共同上会于目。如果悲哀时只有神气传至心，而志精未下传于肾，只肾志独悲，神上则悲哭时心精独上而无泪，志上则泪流无悲哭；只有神志俱悲，才会涕泪交流，大放悲声。泪水与涕液，受脑支配，脑出清阳之气。髓者，为骨之充，脑液下渗于鼻为涕，志气为骨所主，所以泪流而涕随之者，由神与志行为相同也。讲涕液与泪水的关系，犹如一家亲兄弟，遇危难则俱死，得生机则俱活。其肾志早于心神感动，则涕泪俱出而交流也。人的涕泪俱出相随者，因为所属物类相同也。

按：在经有也：《灵枢·口问》有“哀而泣涕出者，何气使然?”段，因灵枢当时称《针经》，故答在经有也。

②〔**原文**〕 雷公曰：大矣。请问人哭泣而泪不出者，若出而少，涕不从之何也?

帝曰：夫泣不出者，哭不悲也。不泣者，神不慈也。神不慈则志不悲，阴阳相持，泣安能独来!

夫志悲者惋，惋则冲阴，冲阴则志去目，志去目则神不守精，精神去目，涕泣出也。且子独不诵不念夫经言乎，厥则目无所见。夫人厥则阳气并于上，阴气并于下。阳并于上，则火独光也；阴并于下则足寒，足寒则胀也。夫一水不胜五火，故目盲。是以冲风，泣下而不止。夫风之中目也，阳气内守于精，是火气燔目，故见风则泣下也。有以比之，夫火疾风生乃能雨，此之类也。

〔**新编**〕 雷公说：讲得好深透啊！请问人哭但不流泪，或只眼圈湿润泪不流出，也无鼻涕下流，是什么原因?

黄帝讲：干哭无泪者，是哭得不伤心，不伤心者，是所哭非所爱也。非真心所爱则思之不恸，神哭志不悲，泪从何来！因内心悲恸而悔恨，悔恨则怨气冲脑，冲脑则志感目，感目则心神不守睛，精神感目，涕泪流也。难道你没有口诵心念经言吗！厥逆能使人看不见东西。人厥逆时阳热气并合向上，阴寒气集聚于下。阳热并于上，则火热独炽；阴寒集于下，则脚腿发凉，寒厥入腹则胀也。由于目水难胜并上之火，故目红肿难视物，而且每当迎风，则泪流不止。风能刺激眼泪，因目有火热，有火炎于目，所以遇风便流泪。打个比喻，天气闷热至极，急风突来，便会下雨，与迎风流泪相似。

按：此处的目无所见，目盲，并非失明，而是急性结膜炎眼红肿期不能看东西。

一水不胜五火：此处一水指目，五火指五脏之火。即眼受不住急性炎症的熏灼之意。

✻ 养生保健编 ✻

虚邪贼风，避之有时，恬憺虚无，真气从之，精神内守，病安从来！

——上古天真论

—…—

乘虚病人的邪气与非时而至的贼风，应依其好发季节加以防范；淡泊清静，心胸坦荡，真气相从，气血通畅。肾精心神固守体内，还有什么原因能使人生病！

67. 上古天真论篇第一

上古人无过欲，故能共享天真

①〔原文〕 昔在黄帝，生而神灵，弱而能言，幼而徇齐，长而敦敏，成而登天。乃问于天师曰：余闻上古之人，春秋皆度百岁，而动作不衰；今时之人，年半百而动作皆衰者，时世异耶，人将失之耶？

岐伯对曰：上古之人，其知道者，法于阴阳，和于术数，食饮有节，起居有常，不妄作劳，故能形与神俱，而尽终其天年，度百岁乃去。今时之人不然也，以酒为浆，以妄为常，醉以入房，以欲竭其精，以耗散其真，不知持满，不时御神，务快其心，逆于生乐，起居无节，故半百而衰也。

〔新编〕 古时的黄帝，生来有灵性，童稚显机敏，少年能号召，青年即主事，成年当首领。一天问天师岐伯道：我听说古时之人，年寿皆过百岁，而生活体力不减；但现在的人，年岁刚至五十，稍事劳作便体力不支，是环境不同了，还是人的生活方式有过失呢？

岐伯讲：古时的人，懂得养生之道，遵循气候变化规律，讲求养生方法，饮食知节制，起居有规律，没有非分之想，不做过分之事，所以身体和精神能协调统一，所有的人均能尽享天年，安度百岁而去。当今的人却不是这样，把酒当水饮，把欢欲作日子过，醉后行房，必尽狂欲，尽竭其精，耗散其真气。不懂保持精力的饱满，不断无谓地役劳心神，不遗余力地满足贪欲，失去生活本真的乐趣，高兴起来忘记白天与黑夜的区分，所以身体刚至半百便每况愈下了。

〔原文〕 夫上古圣人之教下也，皆谓之：虚邪贼风，避之有时，恬憺虚无，真气从之，精神内守，病安从来！是以志闲而少欲，心安而不惧，形劳而不倦。气从以顺，各从其欲，皆得所愿。故美其食，任其服，乐其俗，高下不相慕，其民故曰朴。是以嗜欲不能劳其目，淫邪不能惑其心，愚智贤不肖，不惧于物，故合于道。所以能年皆度百岁，而动作不衰者，以其德全不危也。

〔**新编**〕 古代懂得养生的人教导人，都如此讲：乘虚病人的邪气与非时而至的贼风，应依其好发季节加以防范；淡泊清静，心胸坦荡，真气相从，气血通畅，肾精心神固守体内，还有什么原因能使人生病！如此才能志趣豁达而少嗜欲，心境安适而不畏惧，身体虽劳而不知倦；心情顺畅，各随所欲，常感所愿皆得。自觉饮食甘美，服饰随体，自得其乐。富贵与贫贱互不羡慕。如此的民风，方称古朴。因此盛宴歌乐不能使其注目，娇艳财宝不能惑乱其心，愚笨智巧贤能不肖，皆不因外事外物劳神焦心，一切行为皆符合养生之道。之所以能年过百岁而体力不衰者，因其养生周全而外邪不危之也。

按：古人并非教人禁欲，而是使人知道健康长寿的条件，必须保持精神的和平，适时预防疾病。

②〔**原文**〕 帝曰：人年老而无子者，材力尽耶，将天数然也？

岐伯曰：女子七岁，肾气盛，齿更发长；二七而天癸至，任脉通，太冲脉盛，月事以时下，故有子；三七，肾气平均，故真牙生而长极；四七，筋骨坚，发长极，身体盛壮；五七，阳明脉衰，面始焦，发始堕；六七，三阳脉衰于上，面皆焦，发始白；七七，任脉虚，太冲脉衰少，天癸竭，地道不通，故形坏而无子也。丈夫八岁，肾气实，发长齿更；二八，肾气盛，天癸至，精气溢写，阴阳和，故能有子；三八，肾气平均，筋骨劲强，故真牙生而长极；四八，筋骨隆盛，肌肉满壮；五八，肾气衰，发堕齿槁；六八，阳气衰竭于上，面焦，发鬓颁白；七八，肝气衰，筋不能动，天癸竭，精少，肾藏衰，形体皆极；八八，则齿发去。肾者主水，受五藏六府之精而藏之，故五藏盛，乃能写。今五藏皆衰，筋骨解堕，天癸尽矣。故发鬓白，身体重，行步不正，而无子耳。

帝曰：有其年已老而有子者何也？

岐伯曰：此其天寿过度，气脉常通，而肾气有余也。此虽有子，男不过尽八八，女不过尽七七，而天地之精气皆竭矣。

帝曰：夫道者年皆百数，能有子乎？

岐伯曰：夫道者能却老而全形，身年虽寿，能生子也。

〔**新编**〕 黄帝问：人到老年不能生育，是人的精力不足呢，还是生理原因决定的？

岐伯讲：女子七岁，肾气已完满，开始换牙，头发浓密。十四岁，已具生殖能力，妊子脉通，胞宫脉盛，月经定时来，所以能怀胎。二十一岁，肾气发育成熟，智齿生而牙发育完全。二十八岁，筋骨强壮，头发茂盛，身体强健，三十五岁，阳明脉血开始减退，容色衰减，头发始稀。四十二岁，三阳脉皆衰于头，面枯皱纹多，发开始斑白。四十九岁，妊子脉虚，子宫脉减，生育停止，月经不来。

男子八岁，肾气充，换牙长发。十六岁，具有生育条件，精气满而能泻，男女交合，即能有子。二十四岁，肾气发育成熟，筋骨强劲，智齿发育完全。三十二岁，筋强骨坚，肌肉壮实。四十岁，肾气开始衰减，面生鱼尾纹，鬓见花白发。五十六岁，肝气衰减，阴茎不能自然勃起，天癸竭，精液少，失去生育条件，体力全面下降。六十四岁，发落齿退，老态毕露。因为肾脏主水代谢，接受五脏六腑的精气储藏之。所以五脏强盛，精满能泻。如今五脏精气皆下降，筋骨易疲，男精女血衰竭，所以鬓发渐白，身重懒动，行走摇晃，自然不能生育了。

黄帝问：有的人年岁已老却能生子是什么原因？

岐伯答：这些人先天条件超出常人，卫气荣血，运行通畅，肾精体力有余。此虽有生育能力，但男子不会超过六十四岁，女子不会超过四十九岁，先天和后天的精气均渐竭尽了。

黄帝问：善于养生的人，年近百岁，能生子吗？

岐伯讲：善于养生的人，能却老而身体健康，年事虽高，也可生子。

按：年老：《灵枢·卫气失常》：人年五十以上为老。

天癸：指男精女血，为生殖能力的根本条件。

阴阳和：指男女交合。《灵枢·五癃津液别》："阳明不和，则使液溢下流于阴。"意为没有正常的性生活，便会发生遗精。

③〔**原文**〕 黄帝曰：余闻上古有真人者，提挈天地，把握阴阳，呼吸精气，独立守神，肌肉若一，故能寿敝天地，无有终时，此其道生。中古之时，有至人者，淳德全道，和于阴阳，调于四时，去世离俗，积精全神，游行天地之间，视听八达之外，此盖益其寿命而强者也，亦归于真人。其次有圣人者，处天地之和，从八风之理，适嗜欲于世俗之间。无恚嗔之心，行不欲离于世，被服章，举不欲观于俗，外不劳形于事，内无思想之患，以恬愉为务，以自得为功，形体不敝，精神不散，亦可以百数。其次有贤人者，法则天地，象似日月，辨列星辰，逆从阴阳，分别四时，将从上古合同于道，亦可使益寿而有极时。

〔**新编**〕 黄帝说：我听说，上古时候，善于养生的人称为真人，能将天地自然规律为己所用，掌握阴阳变化特点，运用特殊的呼吸精气方法，摒除杂念固守元神。久而仿佛全身筋骨皮肉浑然一体。好象岁月不能催其老，看不出生命有尽期。这些人是遵从养生方法为生活准则。

中古时候，崇尚养生的人称为至人，追求古风道德，仿效养生方式，随从于阴阳之中，调节于四季之间，思想出世，生活离俗，积蓄精力，完全神气。畅想于天地之间，遐思于八荒之外。

能益寿延年身心强健。此也可后步真人的境界。

之后，倡导养生的人称为圣人，生活与天地相应，熟知于八风邪正，顺随于世事之间，无怨无恨，做事不想离开世俗，行为不愿追逐时尚，外不为利禄奔波，内不生思想牵挂，务求心境平和，乐于自给自足。使身体不疲，神不外弛。亦可寿至百岁。

再后，奉行养生的人称为贤人，效法天地的规律，顺随日月的升降，处事如星辰的明暗，心态适阴阳的逆从，生活随四季适应。追求上古的养生教诲，可以健康长寿，但不能精力不老。

按：被服章：三字疑衍，也可能是夹注，言生活有规律，《左传》邲之战有“物有服章”句，言事有条理也。

真人：道家称修真得道之人，能长生不老而登云天。至人：有至德之人。圣人：无所不能的人。《管子·内业》：“心全于中，形全于外，不逢天灾，不遇人害”。贤人：德善才多胜常人者。

此段之真人、至人、圣人、贤人，是养生层次的区分。有些方法是可以达到的，有些却是道家所追求的玄想。

68. 四气调神大论篇第二

四季养生的心态与行为

①〔**原文**〕 春三月，此谓发陈，天地俱生，万物以荣，夜卧早起，广步于庭，被发缓形，以使志生。生而勿杀，予而勿夺，赏而勿罚，此春气之应，养生之道也。逆之则伤肝，夏为寒变，奉长者少。

〔**新编**〕 春季三月，宿根发芽，陈子生新，天地广现生发之象，生物皆已欣欣向荣。人应夜睡早起，披发松形，漫步于外庭，以使志气萌生。政应好生而忌杀，赐予而戒夺，多赏而少罚。此为顺应春气，养身心之方法。违之则有损肝气，体内承接夏之长气功能降低，易生寒病。

〔原文〕 夏三月，此谓蕃秀，天地气交，万物华实，夜卧早起，无厌于日。使志无怒，使华英成秀，使气得泄，若所爱在外。此夏气之应，养长之道也。逆之则伤心，秋为痎疟，奉收者少，冬至重病。

〔新编〕 夏季三月，生物繁茂，夏至日阴阳气交，万物盛实。人应夜睡早起，勤劳于事，勿厌日长。使花英秀实，使气宣泄，如有所爱在外，心欲赴之也。此顺应夏气，养上长之心态。违之则有损于心气，承接秋之收气功能降低，至秋易得疟疾。

〔原文〕 秋三月，此谓容平，天气以急，地气以明，早卧早起，与鸡俱兴。使志安宁，以缓秋刑，收敛神气，使秋气平，无外其志，使肺气清。此秋气之应，养收之道也。逆之则伤肺，冬为飧泄，奉藏者少。

〔新编〕 秋季三月，量称一岁收成，风摇叶落，地气清明。昏卧晨起，与鸡入窝出窝同时。使志意安宁，防范秋气侵凌，使神气收敛，使人在秋季气平。此为适应秋气，养收成之道。逆之则有损肺气，承接冬之藏气降低，冬患消化不良性腹泄。

〔原文〕 冬三月，此谓闭藏，水冰地坼，无扰乎阳，早卧晚起，必待日光。使志若伏若匿，若有私意，若已有得，去寒就温，无泄皮肤，使气亟夺。此冬气之应，养藏之道也。逆之则伤肾，春为痿厥，奉生者少。

〔新编〕 冬季三月，地气内闭，谷物收藏，水结冰，地冻裂。阳气内伏，勿使外放。宜日落人卧，日出人起，使心志如伏如藏，如心有所求，思已经满足。防寒取暖，勿冻皮肤，勿损气血。此为适应冬气，养藏气所宜也。违之则有损肾气，水不滋木，对来春肝之生气不利，易生筋缓肢凉。

〔原文〕（由“生气不竭”上提此）逆春气，则少阳不生，肝气内变。逆夏气，则太阳不长，心气内洞。逆秋气，则太阴不收，肺气焦满。逆冬气，则少阴不藏，肾气独沉。

〔**新编**〕 如有违春气，则少阳生气受抑，肝的生理功能降低。有违夏气，则太阳长气不申，心气泄越而乏力。有违秋气，则太阴收气不降，肺内壅满。有违冬气，则少阴藏气不密，肾之泌清降浊功能下降。

按：焦满：焦，急也，或是壅的转误。

肾气独沉：《太素》、《甲乙》作浊沉。

〔**原文**〕 天气，清净光明者也，藏德不止，故不下也。天明则日月不明，邪害空窍。阳气者闭塞，地气者冒明，云雾不精，则上应白露不下。交通不表，万物命故不施，不施则名木多死。恶气不发，风雨不节，白露不下，则菀槁不荣。贼风数至，暴雨数起，天地四时不相保，与道相失，则未央绝灭。唯圣人从之，故身无奇病，万物不失，生气不竭。

〔**新编**〕 高天之气，呈现清新洁净透光明亮之态，能蓄能容，故不下落。如天空常明则日月不能显明，如此则山川不辨，孔窍失用。阳气闭塞，地气昏蒙，云雾不分，白露不下，天地交通不呈阴升阳降之象，大地植物失却阳光雨露之施，则可名之植物多死。恶气不能挥发，风雨不能调节。白露不下，岁无枯荣之变。贼风屡至，暴雨成灾，天地四季无更替，已无阴阳规律可言，万物轮回未尽而灭绝。只有善于养生之人能从容处置，所以人无灾病，万物致用，天地生气往复不竭。

按：此喻人无人道则天无天道，人不能尽寿，天亦失常矣。人不爱天地，天地将绝人。有句老话：自作自受，自取灭亡。悔之晚矣。

（此处逆四时段提前）

②〔**原文**〕 夫四时阴阳者，万物之根本也。所以圣人春夏养阳，秋冬养阴，以从其根，故与万物沉浮于生长之门。逆其根，则伐其本，坏其真矣。故阴阳四时者，万物之终始也，死生

之本也，逆之则灾害生，从之则苛疾不起，是谓得道。道者，圣人行之，愚者佩之。从阴阳则生，逆之则死，从之则治，逆之则乱。反顺为逆，是谓内格。是故圣人不治已病治未病，不治已乱治未乱，此之谓也。夫病已成而后药之，乱已成而后治之，譬犹渴而穿井，斗而铸锥，不亦晚乎。

〔**新编**〕 四季阴阳的更替，是一切生物生长收藏的根本条件。所以善于养生的人，春夏养阳动之气，秋冬养阴静之质，以顺其根本，所以能与一切生物相伴于生长之环境。反四季如倒置生物之根，断其主干，坏其生象矣。四季阴阳的更替，是一切生物生命的过程，生死的原因，违之则灾害生，顺之则大病不起。此才是养生之道。养生的行为，圣人贯彻于生活，愚人仅装出样子。顺从阴阳则生长，违反阴阳则短命；顺从阴阳则政治，违反阴阳则国乱。不顺从而相违背，则阻碍生理功能的正常运行。正由于此，明医治病把握在萌生阶段，良相治乱措施于欲动之时，即是指此而言。如果在病象丛生后再来用药，顾此失彼时再去治乱，那就如渴之后再去挖井，开战后再造兵器，不是太晚了吗？

按：治未病，指在病状出现之前，望诊已现病色之时。

69. 生气通天论篇第三

人的生理气通于天气

①〔**原文**〕 黄帝曰：夫自古通天者生之本，本于阴阳。天地之间，六合之内，其气九州、九窍、五藏、十二节，皆通乎天气。其生五，其气三，数犯此者，则邪气伤人，此寿命之本也。

〔**新编**〕 黄帝讲：古往今来，通于天气者为生命之本，根本在于阴阳。天地之间，上下四方之内，阴阳气外通于九州万物，内通于九窍毛孔，五脏六腑，十二肢节，无不通于天气。其生五质：金、木、水、火、土也；其气有三：风气在天，湿气在地，人有七情气也。屡受其害，多病伤人。如此种种，皆为关系寿命的主要原因。

按：九州，阴阳外在条件；脏腑肢节，阴阳先天基础；疾病，阴阳人为原因，长寿短命，主于此也。

②〔**原文**〕 苍天之气，清净则志意治，顺之则阳气固，虽有贼邪，弗能害也，此因时之序。故圣人传精神，服天气，而通神明。失之则内闭九窍，外壅肌肉，卫气散解，此谓自伤，气之削也。

〔**新编**〕 青天空气清新洁净，则使人心清气爽而思绪顺，思绪顺则阳气守固，如此则虽有外邪，不能病人。（此因能顺从四季之序）所以圣人能够专一心神，呼吸清净之气，以使身心轻灵。不能吸收清净空气，则九窍不顺畅，肌骨不轻利，卫气不随意。此为不知养生的自伤，精气日损。

按：此讲吐纳导引通过外净内静，舒缓呼吸，达到内环境亦即心理的锻炼。

③〔**原文**〕 阳气者若天与日，失其所，则折寿而不彰，故天运当以日光明。是故阳因而上，卫外者也。因于寒，欲如运枢，起居如惊，神气乃浮。因于暑，汗烦则喘喝，静则多言，体若燔炭，汗出而散。因于湿，首如裹，湿热不攘，大筋緛短，小筋弛长，緛短为拘，弛长为痿。因于气，为肿，四维相代，阳气乃竭。

〔**新编**〕 人体的阳气，如同天空与太阳。天失日，则光不彰显；人失阳气，必折寿短命。所以天运因日光而明亮，人体因阳气周身而卫外守固。因受内气，若欲望如转枢不可休止，或起居如受惊，坐卧不宁，如此则心神浮动不安。因受暑热而多汗，或烦躁不安，或昏睡谵语，呼吸急促，身热如炭火，出汗后体温方可下降。因受湿，头重如裹。如湿热未能攘除，可发展为大筋缩短，小筋弛长；缩短形成拘挛，弛长痿弱不收。因于寒冻，身体浮肿，四肢活动困难，为阳气衰减所致。

按：因于寒应为因于气，故有欲望如运枢不时转之，而因于气应为因于寒，寒盛则肿，手足不分，体温下降。本节的因寒、因暑、因湿、因气所病：因于寒，心阳不守也；因于暑，阳气外越也；因于湿，阳气不周也；因于气，阳气不行也。

④〔**原文**〕 阳气者，烦劳则张，精绝，辟积于夏，使人煎厥。目盲不可以视，耳闭不可以听，溃溃乎若坏都，汨汨乎不可止。阳气者，大怒则形气绝，而血菀于上，使人薄厥。有伤于筋，纵，其若不容，

〔**新编**〕 人的阳气，劳苦用力则开张，精力耗竭，蓄积发作于盛夏，使人因热盛神识不清，而为煎厥，目昏盲不能识人，耳闭塞不能听声，病如聚水之溃决，水流汨汨不可止。

人的阳气，大怒可使脉破裂，血瘀于头，气血相迫，使人一度昏迷成薄厥。病伤神经，肢体纵弛不用，病人站无形，坐无相，容貌不正。

按：筋，此指经筋，即神经。

上二条因阳气极用而病，一为今之热射病，一为脑出血，均为中枢神经损害之病，能度过急性期，尚有恢复者。

〔**原文**〕 汗出偏沮，使人偏枯。汗出见湿，乃生痤疿。高粱之变，足生大丁，受如持虚。劳汗当风，寒薄为皶，郁乃痤。

〔**新编**〕 出汗时只半侧汗湿，可发展为半侧肌肉痿缩。天热出汗时用冷水洗身，可出现疿子，有的发展为痤疖。久食膏粱厚味，易发疔疮，常在不知不觉中发病。劳动汗出当风，汗孔为寒气所闭，发生粉刺，也可热郁成痤疮。

〔**原文**〕 阳气者，精则养神，柔则养筋。开阖不得，寒气从之，乃生大偻。陷脉为瘘，留连肉腠。俞气化薄，传为善畏，及为惊骇。营气不从，逆于肉理，乃生痈肿。魄汗未尽，形弱而气

烁，穴俞以闭，发为风疟。

〔**新编**〕 阳气者，化作精气入脉养血，化作柔液入隙养筋。气不养筋，则关节不得屈伸，寒邪气随之而入，可发展为背驼之伛偻病。气不养血，则脉陷为瘘道，在肉隙之间缠绵不愈。瘘毒旁薄多细孔，动则剧痛，畏痛恐惧，痛而惊呼。局部营血不行，逆于肉隙，发为大痈肿。体汗不止，形体消瘦而气力消损。瘘道虽合，出现弛张热。

按：此节所述实为胸椎结核的发病过程。先讲阳气在血中即含氧血的生理作用。脊椎结核初期，为脊柱活动受限，如不卧床，则因身体重力关系成为驼背，并形成结核性瘘道，活动或翻身时触及脊神经支，发生灼性痛。弛张热，（风疟）出汗，是伴随全病程的症状。消瘦乏力，更是重型结核病的共同体征。病程长，疗效差。

〔**原文**〕 故风者，百病之始也，清静则肉腠闭拒，虽有大风苛毒，弗之能害，此因时之序也。故病久则传化，上下不并，良医弗为。故阳畜积病死，而阳气当隔，隔者当写，不亟正治，粗乃败之。故阳气者，一日而主外，平旦人气生，日中而阳气隆，日西而阳气已虚，气门乃闭。是故暮而收拒，无扰筋骨，无见雾露，反此三者，形乃困薄。

〔**新编**〕 伤风症状，是许多疾病初起时所共有。只有心境清静，起居有节，才能皮肉腠理内闭而外拒，虽有邪风杂毒，不能病人。（此能顺从四季阴阳也）如果阳气蓄积也能病死人。有阳气阻隔，阻隔时当用泻法，不及时正确治疗，往往为庸医所误。所以阳气在白天主外主动。日出时人的阳气生长，日午时人的阳气旺盛，日西则阳气渐虚，日落则阳气内闭。因此日落后应收心拒作，勿再劳动筋骨，勿再外出冒犯雾露。违反如此作息原则，身体会因而困顿虚弱。

按：此处人之阳气用一天内日光温度相喻，讲一日之内人的生理活动宜忌。《灵枢·一日分为四时》也将一日分为四时，讲一日之内人对疾病轻重感觉。

⑤〔**原文**〕 岐伯曰：阴者，藏精而起亟也，阳者，卫外而为固也。阴不胜其阳，则脉流薄疾，并乃狂。阳不胜其阴，则五藏气争，九窍不通。是以圣人陈阴阳，筋脉和同，骨髓坚固，气血皆从。如是则内外调和，邪不能害，耳目聪明，气立如故。

⑥风客淫气，精乃亡，邪伤肝也。因而饱食，筋脉横解，肠澼为痔。因而大饮，则气逆。因而强力，肾气乃伤，高骨乃坏。

凡阴阳之要，阳密乃固，两者不和，若春无秋，若冬无夏，因而和之，是谓圣度。故阳强不能密，阴气乃绝，阴平阳秘，精神乃治，阴阳离决，精气乃绝。

〔**新编**〕 岐伯讲：阴为精血，藏于五脏以备机体急用；阳为动气，卫护肌表以运动体内阴液。如阴血不胜阳气，则脉流少而急，重阳则为狂乱。如阳气不胜阴血，则五脏壅塞，致九窍不利。所以讲求养生的圣人，处处以阴阳相济为法，使体内神经和脉血协调，骨骼与脑髓强固，气血通畅。如此则内外和调，邪不能犯，九窍得用，内气运转正常。不然则风气留淫，精气下降。(此为风邪伤肝）饱食不节，筋脉横出，肠涩努力成痔。因劳热而大饮，则气逆急喘。因醉而强力入房，肾气日伤，髓消而起骨无形矣。人身阴阳的要旨，阳密于外，阴固于内，方能相济为用。如阴阳不能协调统一，就象一年里有春天没有秋天，有冬天没有夏天。只有适四时，调阴阳，才是圣人的养生法度。如果阳气亢盛不能致密，而致消耗阴精，人即见损。只有阴质调和阳气致密，精质神气才能治理。如果出现独阴或孤阳状况，人体精气即走向败绝。

按：本节主讲阴阳要旨：首讲阴阳功能，次讲阴阳偏胜之害。阴阳平秘，才是正常状态；阴阳相离，人气将绝。

〔**原文**〕 因于露风，乃生寒热。是以春伤于风，邪气留连，乃为洞泄，夏伤于暑，秋为痎疟。秋伤于湿，上逆而咳，发为痿厥。冬伤于寒，春必温病。四时之气，更伤五藏。

⑧阴之所生，本在五味，阴之五宫，伤在五味。是故味过于酸，肝气以津，脾气乃绝。味过于咸，大骨气劳，短肌，心气抑。味过于甘，心气喘满，色黑，肾气不衡。味过于苦，脾气不濡，胃气乃厚。味过于辛，筋脉沮弛，精神乃央。是故谨和五味，骨正筋柔，气血以流，腠理以密。如是，则骨气以精，谨道如法，长有天命。

〔**新编**〕 因冒风邪湿露，也会出现弛张热。所以春季伤于风邪，病气潜伏，至夏病发水泄。夏季伤于暑热，潜伏至秋，病发疟疾。秋伤于水湿，湿气上逆，病发喘咳；湿气留下，则发足痿之疾。冬季伤于寒气，至春季易发温热病。四季不正之气引发的上述疾病，也可内病五脏。

人体形质，原于饮食五味，内之脏腑，病因饮食五味。如果饮食性味过酸，肝气充盈，脾气受抑。饮食过咸，大骨软弱不耐劳，肌短不伸，心气被抑。饮食过甜，胃气壅满，血滞色黑，肾气不平。饮食过苦，脾被湿困，胃滞不纳。饮食过辛，肝气受制，筋脉废弛，人形弱无精神。由此可知调和饮食五味，可使骨强气充，人有精神。谨慎地奉行养生之道，如人民的守国法，才能求得健康长寿。

按：本篇以阴阳为纲，讲养生之道。讲人体阴阳与天地阴阳相通之利和相违之害。强调内环境与外环境协调的重要性，达到体内阴阳平衡。要做到培真气，御外邪，健康无病，就要重视养神、养气、养精。

70. 金匮真言论篇第四

四时与五脏生理病理关系

〔**原文**〕 黄帝问曰：天有八风，经有五风，何谓？

岐伯对曰：八风发邪，以为经风，触五藏，邪气发病。所谓得四时之胜者，春胜长夏，长夏胜冬，冬胜夏，夏胜秋，秋胜春，所谓四时之胜也。

〔**新编**〕 黄帝问道：天有八方之风，经脉只有五风，所指是什么？

岐伯讲：八风指八方所发邪风，经脉被风侵，触犯五脏五体（皮、肉、脉、筋、骨）邪气方能发病。所讲的四季之胜者：春（肝木）胜长夏（脾土），长夏（脾土）胜冬（肾水），冬（肾水）胜夏（心火），夏（心火）胜秋（肺金），秋（肺金）胜春（肝木）。这就是四季相胜。

①〔**原文**〕 东风生于春，病在肝，俞在颈项；南风生于夏，病在心，俞在胸胁；西风生于秋，病在肺，俞在肩背；北风生于冬，病在肾，俞在腰股；中央为土，病在脾，俞在脊。故春气者病在头，夏气者病在藏，秋气者病在肩背，冬气者病在四支。故春善病鼽衄，仲夏善病胸胁，长夏善病洞泄寒中，秋善病风疟，冬善病痹厥。故冬不按蹻，春不鼽衄，春不病颈项，仲夏不病胸胁，长夏不病洞泄寒中，秋不病风疟，冬不病痹厥，飧泄而汗出也。夫精者身之本也。故藏于精者，春不病温。夏暑汗不出者，秋成风疟。此平人脉法也。

〔**新编**〕 春季正风为东风，邪风为西风，病发在肝与筋，俞穴在颈项部位。夏季正风为南风，邪风为北风，病发在心与脉，俞穴在胸胁部位。秋季正风为西风，邪风为东风，病发在肺与皮，俞穴在肩背部位。冬季正风为北风，邪风为南风，病发在肾与骨，俞穴在腰与腿。中央属土，恶湿，病发在脾与肉，俞穴在背脊。

按：四季风无论正邪，皆兼其左右隅。

春季邪气发病在头部，夏季邪气发病在脏腑，秋季邪气发病在肩背，冬季邪气发病在四肢。因此春季多病鼻出血，夏季多病胸胁痛，长夏多病水泄腹中寒，秋季多病疟疾发热及汗出，冬季多病骨痹与厥冷。如果冬能藏精，春不鼻衄；春养肝气，夏季不病胸胁痛；长夏不病水泄腹中寒，秋不病疟疾汗出；秋不伤湿，冬不病骨痹与厥冷。

肾之精，注髓充脑，为先天之本，后天之质。所以冬季能藏精者，春季不病温热病。夏伤暑热汗未出者，秋发风疟寒热出汗。

按：此处所讲为无病时的预防。

②〔**原文**〕 故曰：阴中有阴，阳中有阳。平旦至日中，天之阳，阳中之阳也；日中至黄昏，天之阳，阳中之阴也；合夜至鸡鸣，天之阴，阴中之阴也；鸡鸣至平旦，天之阴，阴中之阳也。故人亦应之。

③夫言人之阴阳，则外为阳，内为阴。言人身之阴阳，则背为阳，腹为阴。言人身之藏府中阴阳。则藏者为阴，府者为阳。肝心脾肺肾五藏，皆为阴。胆胃大肠小肠膀胱三焦六府，皆为阳。所以欲知阴中之阴阳中之阳者何也，为冬病在阴，夏病在阳，春病在阴，秋病在阳，皆视其所在，为施针石也。故背为阳，阳中之阳，心也；背为阳，阳中之阴，肺也；腹为阴，阴中之阴，肾也；腹为阴，阴中之阳，肝也；腹为阴，阴中之至阴，脾也。此皆阴阳表里内外雌雄相俞应也，故以应天之阴阳也。

〔**新编**〕 理解阴阳，应知阴中还有阴，阳中还有阳。比如白天为阳，而日出至中午，为阳中之阳；中午至日落，为阳中之阴。夜为阴，入夜至夜半，为阴中之阴；夜半至日出，为阴中之阳。人也一样。讲人全身的阴阳，则体表为阳，体内为阴。讲人躯干之阴阳，则后背为阳，前腹为阴，讲人体内脏腑的阴阳，则藏而不泻的脏为阴，泻而不藏的腑为阳。肝、心、脾、肺、肾五脏皆为阴，胆、胃、大肠、小肠、膀胱、三焦六腑皆为阳。知道阴中有阴，阳中有阳的用意何在，因为冬季病在阴，夏季病在阳，春季病在阳中之阳，秋季病在阳中之阴。依据季节判断疾病的在阴在阳，以便正确选用医针和砭石。如再分五脏之阴阳，则胸背在上为阳，心为牡脏属阳，所以阳中之阳为心。胸背为阳，肺为牝脏属阴，所以阳中之阴为肺。腹在下为阴，肾为牝脏属阴，所以阴中之阴为肾。腹为阴，肝为牡脏属阳，所以阴中之阳为肝。腹为阴，脾为牝脏属阴，属土位中，所以阴中之至阴为脾。此皆明阴阳是由表里内外牡牝相互对应的，所以能与天地阴阳相应。

按：鸡鸣：古代无时钟，用漏壶，更梆，撞钟击鼓报时，但均属人为。雄鸡鸣啼最为普及自然。俗云鸡鸣三遍天明亮。此处鸡鸣指头遍，约当午夜一时。

④〔**原文**〕 帝曰：五藏应四时，各有收受乎？

岐伯曰：有。东方青色，入通于肝，开窍于目，藏精于肝，其病发惊骇。其味酸，其类草木，其畜鸡，其谷麦，其应四时，上为岁星，是以春气在头也，其音角，其数八，是以知病之在筋也，其臭臊。

〔**新编**〕 黄帝问：五脏对应四季，各有归类吗？

岐伯答：有。东方应青色，春气内通肝脏，肝开窍于目，藏精气于肝。肝病为筋抽搐。酸味入肝，其物类为草木。其五畜为鸡（犬）、五谷为麦（麻）、其应四季为春，上应天体为岁星（木星），木音为角，其在五行成数为八，所以春气病在头，可知筋病抽搐属肝风，在气味为臊。

按：括号内之犬、麻为《灵枢·五味》之归类，不同。

〔**原文**〕 南方赤色，入通于心，开窍于耳，藏精于心，故病在五藏，其味苦，其类火，其畜羊，其谷黍，其应四时，上为荧惑星，是以知病之在脉也，其音徵，其数七，其臭焦。

〔**新编**〕 南方应赤色，夏气内通心，心开窍于耳（舌），藏精气于心，其病连五脏，所以知心病在脉。苦味入心，其物类为火，其五畜为羊，五谷为黄黍（麦）。其应四季为夏，上应天体为荧惑星（火星），在五音为徵，其五行成数为七，在气味为焦。

〔**原文**〕 中央黄色，入通于脾，开窍于口，藏精于脾，故病在舌本，其味甘，其类土，其畜牛，其谷稷，其应四时，上为镇星，是以知病之在肉也，其音宫，其数五，其臭香。

〔**新编**〕 中央应黄色，长夏内通脾，脾开窍于口，所以知病在舌体，藏精气于脾，因此知病在肌肉。在五味为甘，在物类为土，在五畜为牛，在五谷为稷米。其应四时为长夏，上应天体为镇星（土星），其五音为宫，其五行生成数为五，在气味为香。

按：稷，所指不一，稷子，粒如小米而小；谷子，内粒为小米；高粱。如以土应黄色，应指谷子。

〔**原文**〕 西方白色，入通于肺，开窍于鼻，藏精于肺，故病在背，其味辛，其类金，其畜马，其谷稻，其应四时，上为太白星，是以知病之在皮毛也，其音商，其数九，其臭腥。

〔**新编**〕 西方应白色，秋气内通于肺，肺开窍于鼻，故病与皮毛有关，藏精气于肺，故病应在背。其在五味为辛，在物类为金，在五畜为马，在五谷为稻米。其应四时为秋，上应天体为太白星（金星），其五音为商，其五行生成数为九，在气味为腥。

〔**原文**〕 北方黑色，入通于肾，开窍于二阴，藏精于肾，故病在谿，其味咸，其类水，其畜彘，其谷豆，其应四时，上为辰星，是以知病之在骨也，其音羽，其数六，其臭腐。故善为脉者，谨察五藏六府，一逆一从，阴阳表里雌雄之纪，藏之心意，合心于精，非其人勿教，非其真勿授，是谓得道。

〔**新编**〕 北方应黑色，冬气内通于肾，肾开窍于前后阴，藏精气于肾，故病应在关节间隙，所以知肾病在骨。其在五味为咸，在物类为水，在五畜为猪，在五谷为豆。其应四时为冬，其上应天体为辰星（水星），其五音为羽，其五行成数为六，在气味为腐。

所以善于诊病的医生，要细心地诊察五脏六腑的状况，所病脏腑的逆与从。明阴阳者，握病性之纲也；知表里者，定治则也；验雌雄者，涉关连也。把经验理出头绪，具为条理，牢记心中，归结成理论。不是外庄内秀的人不可教，不是真实的理论不可传。如此才是得到真言至道。

按：五脏归类之名皆可指明其形质。唯五个其数是什么意思，须稍加申释。原来这几个基数出自《河图》，是以虚点和实点按中央四方排列的点和线。《河图》和《洛书》据说出自史前三皇时，尚无确据，但早于《易经》较为可信。《河图》、《洛书》是以点线列成方位上的几何图形，展示着包罗宇宙万象，隐含无限天机的哲学猜想。人们尽可展开想象的翅膀，用《河图》、《洛书》去破解宇宙万物尚未认识的疑团。上列基数所代表的是人类生活必需的最基本物质：水、木、火、土、金五行，讲它们在宇宙中原始生成的顺序和过程。它们初生阶段呈气态在天，排序以奇数代表；成形阶段呈质态在地，以偶数代表。其顺序为：天一生水，地六成之；天二生火，地七成之；天三生木，地八成之；天四生金，地九成之；天五生土，地十成之。经文所出之数均为五行成数。因基数止于九，到十复反为一，所以土以生数兼成数。

此中火，金原为地生天成，但我认为还是统为天生地成更合于实际。还可以把奇数视为雄（父），把偶数视为雌（母），才更合乎男女媾精，万物化生的经旨。

71. 阴阳应象大论篇第五

阴阳应用于各类具体的物象

①〔**原文**〕 黄帝曰：阴阳者，天地之道也，万物之纲纪，变化之父母，生杀之本始，神明之府也。治病必求于本。

〔**新编**〕 阴阳为属性概念，是天地存在的标识，万物分类的总纲，物质变化的条件，由生到灭的体现，气血现象的部位。治病必求色脉阴阳。

按：阴阳，为哲学理论代名词。可虚指，可实指，可统指，可具指，可大，可小，可有，可无，增减、进退、兴奋抑制……上下四方一切事物对立统一可合可分的指示代名词。《内经》中用以讲述形体、精神、生理、病理，诊断治疗诸方面的理论代名词。

②〔**原文**〕 故积阳为天，积阴为地。阴静阳躁，阳生阴长，阳杀阴藏。阳化气，阴成形。寒极生热，热极生寒。寒气生浊，热气生清。清气在下，则生飧泄；浊气在上，则生䐜胀。此阴阳反作，病之逆从也。

〔**新编**〕 故气体聚集为天，物质积形成地；物静为阴，气动为阳；阳气温暖促生，阴精滋养使长；阳无阴则害物，阴无阳则死物；阳使形化为气，阴使气聚成形。人受重寒身发热，热度过高寒厥生。寒气降生浊，热气升生清。寒冷降下腹，发生水泄；浊气升上腹，病胃胀满。此皆阴阳气失位反作，病的逆从表现。

③〔**原文**〕 故清阳为天，浊阴为地；地气上为云，天气下为雨；雨出地气，云出天气。故清阳出上窍，浊阴出下窍；清阳发腠理，浊阴走五藏；清阳实四支，浊阴归六府。

〔**新编**〕 由此讲，清轻的阳气聚为天，浊重的阴质积为地；

地之水气受热上升为云，天之云气遇冷下降为雨；雨本地气所出，云由水气形成。清轻阳气出口鼻，重浊阴质出二阴；清阳气发动组织，浊阴血回反五脏；清阳血供四肢运用，浊阴物归六腑清理。

④〔**原文**〕 水为阴，火为阳，阳为气，阴为味。味归形，形归气，气归精，精归化，精食气，形食味，化生精，气生形。味伤形，气伤精，精化为气，气伤于味。阴味出下窍，阳气出上窍。味厚者为阴，薄为阴之阳；气厚者为阳，薄为阳之阴。味厚则泄，薄则通。气薄则发泄，厚则发热。壮火之气衰，少火之气壮。壮火食气，气食少火。壮火散气，少火生气。气味辛甘发散为阳，酸苦涌泄为阴。

〔**新编**〕 水之性寒冷沉静归阴，火之性温热亢动归阳。阳为体能气力，阴为营养物质。营养供应形体，形动需要气力，气力须由精生。精可神妙化生，生能长而成形。形体源于饮食。精由先天而禀，形由精血而生。饮食不节伤身体，努力过度伤精气。精可化生气力，气力损于饮食。饮食糟粕出二阴，阳气废物出口鼻。药食厚重者为阴，薄淡为阴中之阳；药食气浓者为阳，气淡者为阳中之阴。味厚者性下泄，味薄者性旁通；气薄清淡发泄，气厚浓烈发热。盛热使人气衰，温热使人气壮；盛热消人气，气力耗体能；盛热消气力，温热长体能。药物气味：辛味甘味药物具发散作用属阳，咸味苦味药物具涌泄作用属阴。

按：此段提示阴阳代表的物类作用。

酸苦涌泄为阴，似应为咸苦涌泄为阴。因酸味涩以收，不具涌泄作用，而涌为呕吐，泄为泻下。《灵枢·五味论》：苦“令人变呕”，烧盐方也是催吐剂，苦咸为伍，又是泻下剂大小承气汤重药。如不是咸误为酸，前贤所注便不致莫衷一是了。

⑤〔**原文**〕 阴胜则阳病，阳胜则阴病。阳胜则热，阴胜则寒。重寒则热，重热则寒。寒伤形，热伤气。气伤痛，形伤肿。

故先痛而后肿者，气伤形也；先肿而后痛者，形伤气也。

〔**新编**〕 阴寒气胜则阳气抑，阳热气胜则阴液耗。阳胜时则肌表热，阴胜时则内脏寒。重感于寒体发热，高热之时肢厥寒。寒伤形体，热伤内气，气受病的主症为痛，形受病的主证为肿。所以先有疼痛后出现肿者，是气病连及形也；先肿胀随后疼痛者，是形病波及气也。

按：重寒则热：应是重复感寒常见的发热。

重热则寒：应指热之又热的厥逆症，为小血管痉挛所致的微循环障碍。

气伤痛：此处的气应指卫气，为神经功能。各种疼痛都有复杂的病理过程，但周围神经的传递，中枢神经的感知才是疼痛的现代解释。《内经》中的痛与不仁，多与卫气相关，也是神经的病或伤。

⑥〔**原文**〕 风胜则动，热胜则肿，燥胜则干，寒胜则浮，湿胜则濡泻。天有四时五行，以生长收藏，以生寒暑燥湿风。人有五藏，化五气，以生喜怒悲忧恐。故喜怒伤气，寒暑伤形。暴怒伤阴，暴喜伤阳。厥气上行，满脉去形。喜怒不节，寒暑过度，生乃不固。故重阴必阳，重阳必阴。故曰：冬伤于寒，春必温病；春伤于风，夏生飧泄；夏伤于暑，秋必痎疟；秋伤于湿，冬生咳嗽。

〔**新编**〕 风胜则抽搐，热胜则红肿，燥胜则皮干，寒胜则水泄。天有四季春夏秋冬，使物生长收藏；五行木火土金水，以生风暑湿燥寒；人有五脏肝心脾肺肾，以生怒喜思悲恐。所以七情伤气，六淫伤形，暴怒伤阴血，暴喜损阳气。逆气上行，溢脉失形。七情无节制，六淫不知避，生命将受损。由于重阴一阳生（冬至），重阳一阴生（夏至），所以冬季伤于寒，至春易温病；春季伤于风，夏季易腹泻；夏季伤暑热，秋季病疟疾；秋季伤冷湿，冬季病咳嗽。

按：寒胜则浮：五胜字皆可作盛字解。浮为肿起，应是皮肤冻伤的表现。

满脉去形：满，溢也；去，失也。此应指脑血管意外的病理变化与表现。

⑦〔**原文**〕 帝曰：余闻上古圣人，论理人形，列别藏府，端络经脉，会通六合，各从其经，气穴所发，各有处名；谿谷属骨，皆有所起；分部逆从，各有条理；四时阴阳，尽有经纪；外内之应，皆有表里。其信然乎？

岐伯对曰：东方生风，风生木，木生酸，酸生肝，肝生筋，筋生心，肝主目。其在天为玄，在人为道，在地为化。化生五味，道生智，玄生神，神在天为风，在地为木，在体为筋，在藏为肝，在色为苍，在音为角，在声为呼，在变动为握，在窍为目，在味为酸，在志为怒。怒伤肝，悲胜怒；风伤筋，燥胜风；酸伤筋，辛胜酸。

〔**新编**〕 黄帝问：我听说上古圣人理论人的体形，区分列出脏腑部位，审理经脉走行，会通阴阳六合，各随其经脉所发的血气穴，标出部位名称，筋肉间隙多傍骨，皆有标志。皮部浮络，皆经所出，阳经回心为逆，阴经离心为顺。四季阴阳，寒热更替，尽有规律。内外相应，表里相配。此种讲法有依据吗？

按：此问全元起本在《上古天真论》“上古圣人之教也”前，王冰移于此。然皆所问非所答。如移《皮部论》，涵盖《经络论》、《气穴论》、《气府论》、《骨空论》，则问答一致矣。

岐伯答道：东方生成风，风可长草木，草木变酸味，酸味益肝阴，肝气滋养筋，肝木生心火，肝之窍为目。其在天气为风，在地物为草木，在身体为筋，在脏为肝。木在色为苍（青），木在五音为角。肝在情声为惊呼，筋在变动为握。肝开窍于目，在五味为酸，在情绪为怒。怒伤肝血，悲可胜怒。风伤筋脉，燥能胜风。过酸伤筋，辛味胜酸。

〔**原文**〕 南方生热，热生火，火生苦，苦生心，心生血，血生脾，心主舌。其在天为热，在地为火，在体为脉，在藏为心，在色为赤，在音为徵，在声为笑，在变动为忧，在窍为舌，在味为苦，在志为喜。喜伤心，恐胜喜；热伤气，寒胜热；苦伤气，咸胜苦。

〔**新编**〕 南方向阳热，热可发生火，火可出苦味，苦味先入心。心发血，血归脾，心主舌。其在天气为热，在地物为火，在身体为脉，在脏为心。火在五色为赤，在五音为徵，心在情声为笑，在变动为忧闷。心开窍于舌，在五味为苦，在情志为喜。过喜伤心，恐能胜喜。热易损气，寒能胜热。苦损胃气，咸能胜苦。

〔**原文**〕 中央生湿，湿生土，土生甘，甘生脾，脾生肉，肉生肺，脾主口。其在天为湿，在地为土，在体为肉，在藏为脾，在色为黄，在音为宫，在声为歌，在变动为哕，在窍为口，在味为甘，在志为思。思伤脾，怒胜思；湿伤肉，风胜湿；甘伤肉，酸胜甘。

〔**新编**〕 中央多潮湿，湿可生沃土，湿土生甘谷，甘味先入脾，脾精益肌肉，脾土生肺金。脾主口。其在天气为暑湿，在地物为湿土，在体为肌肉，在脏为脾。土在五色为黄，在五音为宫。脾在情声为歌，在病变为呃逆。脾开窍于口，在五味为甘，在情志为思。过思伤脾，怒可胜思。久湿伤肉，风药胜湿。过甘伤肉，酸味胜甘。

〔**原文**〕 西方生燥，燥生金，金生辛，辛生肺，肺生皮毛，皮毛生肾，肺主鼻。其在天为燥，在地为金，在体为皮毛，在藏为肺，在色为白，在音为商，在声为哭，在变动为咳，在窍为鼻，在味为辛，在志为忧。忧伤肺，喜胜忧；热伤皮毛，寒胜热；辛伤皮毛，苦胜辛。

〔**新编**〕 西方地干燥，干燥出金石，金石生辛味，辛味先入肺，肺与皮毛通，皮毛通肾水。肺气通鼻。其在天气为燥气，在地物为金石，在体为皮毛，在脏为肺。金在五色为白，在五音为商。肺在情声为哭，在病变为咳嗽，肺开窍于鼻，在五味为辛，在情志为忧。悲忧伤肺，喜可胜忧。燥热伤皮毛，寒凉胜燥热。过辛伤皮毛，苦味能胜辛。

〔原文〕 北方生寒，寒生水，水生咸，咸生肾，肾生骨髓，髓生肝，肾主耳。其在天为寒，在地为水，在体为骨，在藏为肾，在色为黑，在音为羽，在声为呻，在变动为栗，在窍为耳，在味为咸，在志为恐。恐伤肾，思胜恐；寒伤血，燥胜寒；咸伤血，甘胜咸。

〔新编〕 寒自北方来，寒生于水，水生咸味，咸味先入肾，肾长骨与髓。髓通于肝。肾气通耳。其在天气为寒，在地物为水，在人体为骨，在五脏为肾。水在五色为黑，在五音为羽。肾在情声为呻，在病变为寒慄，肾开窍于耳，在五味为咸，在情志为恐。恐可伤肾，思能胜恐。寒可伤血，燥能胜寒。过咸伤血，甘能胜咸。

按：此五节具体列举人与外界物类及人体脏腑及外周组织的关联。并提出天气，情绪，饮食致病用五行生克理论指导治疗的原则。古文尚简，具高度概括性，如四方尚应兼有四隅，五味也不可单纯理解为口味，而是对食物和药物于治疗中所具有的性味。

此五节如移《生气通天论》当更为对题。

〔原文〕 故曰：天地者，万物之上下也；阴阳者，血气之男女也；左右者，阴阳之道路也；水火者，阴阳之徵兆也；阴阳者，万物之能始也。故曰：阴在内，阳之守也；阳在外，阴之使也。

帝曰：法阴阳奈何？

岐伯曰：阳胜则身热，腠理闭，喘粗为之俯仰，汗不出而热，齿干以烦冤，腹满，死，能冬不能夏。阴胜则身寒，汗出，身常清，数栗而寒，寒则厥，厥则腹满，死，能夏不能冬。此阴阳更胜之变，病之形能也。

〔**新编**〕 所以讲：天地，在上覆盖万物为天，在下承载万物为地；阴阳，阳为功能之气如男伴女，阴为营养之血如女随男；左右，在左（东）上升为阳，在右（西）下降为阴；水火，水性柔静寒降，火性暴动热升，为阴阳最明显的象征；阴阳，为一切生物生命过程的根本。对每一生物个体，阴守于内，为阳动的供应库；阳动在外，为阴能在外的表现。

黄帝问：诊断中怎样效法阴阳？

岐伯答：阳胜则身发热，腠理闭汗不出而热，喘粗如锯响身随之俯仰，齿干龈缩，如已经心慌胸闷，再加腹鼓起者死。耐秋冬不耐春夏。阴胜则身寒，出汗不止，身体发冷，每每寒栗，寒栗时四肢厥冷，厥冷上至腹而胀满者死。耐春夏不耐秋冬。此为阴阳更替变化，疾病状态的表现。

〔**原文**〕 帝曰：调此二者奈何？

岐伯曰：能知七损八益，则二者可调，不知用此，则早衰之节也。年四十，而阴气自半也，起居衰矣。年五十，体重，耳目不聪明矣。年六十，阴痿，气大衰，九窍不利，下虚上实，涕泣俱出矣。故曰：知之则强，不知则老，故同出而名异耳。智者察同，愚者察异，愚者不足，智者有余，有余则耳目聪明，身体轻强，老者复壮，壮者益治。是以圣人为无为之事，乐恬憺之能，从欲快志于虚无之守，故寿命无穷，与天地终，此圣人之治身也。

〔**新编**〕 黄帝问：调节阴阳二气有什么方法？

岐伯答：能懂得有的人年方七七已虚损，有的人已至八八尚精神，则会注重调节阴阳，不懂调节阴阳，便是早衰的阶梯。这样的人年至四十岁，精力已减退一半，生活能力已相差很多了。

到五十岁，身体沉重，听力视力已下降了。六十岁，阳痿，体力不支，九窍不自控，下虚腿难行，上实涕泪流矣。因此讲，懂得调节阴阳则强健，不懂调节阴阳则衰老。所以阴阳同而人用异也。明智者常欲阴阳之平，昏愚者希求阴阳之异。昏愚者身常不足，明智者体常有余。精力有余则耳聪目明，身体轻捷，老当益壮，壮者更加注重阴阳之道。所以善于养生的人，从无贪心之想，乐平淡胜任之能，随欲乐志于虚怀之职，故生命无老态，与天乐四时，这才是明智者的修身养生之道。

按：七损八益：究何所指，古今注家众说纷纭，后学莫衷一是。七损八益为调阴阳的内容，必有原则性指导，未记述。一种可能是当时养生者已“能知”，提出即可。二是本有记述，为维护正统者删除了。《内经》的指导思想中贯穿着养生防病，多处提到纵欲与疾病的关系。《荀子》讲：“食、色、性也。”《内经》对饮食提出许多指导性告诫，对色欲会避而不谈吗？我认为对于性养生的资料，不可抱不屑一顾的态度。

古房中术载七损：一、绝气；二、溢精；三、杂脉；四、气泄；五、厥伤；六、百闭；七、血竭。均指性交后的不良后果。八益：一、固精；二、安气；三、利脏；四、强骨；五、强脉；六、蓄血；七、益液；八、道体。皆属调和阴阳之法。既能达到性满足，又不损害身体。

长沙马王堆汉墓竹简《天下至道谈》所载八益为：一曰致气；二曰致沫；三曰知时；四曰蓄气；五曰和沫；六曰窃气；七曰待赢；八曰定倾。七损为：一曰闭；二曰泄；三曰竭；四曰勿；五曰烦；六曰绝；七曰费。

〔**原文**〕 天不足西北，故西北方阴也，而人右耳目不如左明也。地不满东南，故东南方阳也，而人左手足不如右强也。

帝曰：何以然？

岐伯曰：东方阳也，阳者其精并于上，并于上，则上明而下虚，故使耳目聪明，而手足不便也。西方阴也，阴者其精并于下，并于下，则下盛而上虚，故其耳目不聪明，而手足便也。故俱感于邪，其在上则右甚，在下则左甚，此天地阴阳所不能全也，故邪居之。故天有精，地有形，天有八纪，地有五里，故能为万物之父母。清阳上天，浊阴归地，是故天地之动静，神明为之纲纪，故能以生长收藏，终而复始。惟贤人上配天以养头，下象地以养足，中傍人事以养五脏。

〔新编〕 西北方地势高而显得天低，故天不足，为落日之向，故为阴，所以人高处之耳目右侧不如左侧明。水向东流，显得地不足东南，东为日出之方，故为阳，所以在下之手足左侧不如右侧强。

黄帝问：什么道理？

岐伯答：东方属阳，属阳则人的精气并于上，并于上则左侧上盛而下虚，所以人的左侧耳聪目明而手足比较不灵便。西方属阴，属阴则人的精气并于下，并于下则右侧下盛而上虚，所以人的右侧耳目较差而手足灵便。所以同时感受病邪，病在头则右侧重，病在身则左侧重。这便是天地与人体阴阳不能俱盛俱虚，所以虚侧易为邪气聚留。由于天有含精之气，地有充形之质，天有日月相合，地有阴阳相交，所以才有一切生物的繁衍生息。清阳上升为天，浊阴下降归地，所以天地间万物的生息，阴阳相交为基本方式，使万物得以生长收藏，循环不息。只有贤能的人上法天阳以养头，下应地阴以养足，中近人际关系以养五脏气。

按：天有八纪，地有五里：前贤时师多以八风五行作解，不但离题，也难与上下句为伍。八，本意为分别；纪，会也。《吕氏春秋·季冬纪》：“（季冬三月）日穷于次，月穷于纪。”高诱注：“月与日相合为纪。”五，《说文·五部》：“阴阳在天地间交午也。”里，通理，指常理。二句相连为阴阳交合之意。与“男女媾精，万物化生”同意。如此解方能与下句“能为万物之父母”相扣。

〔**原文**〕 天气通于肺，地气通于嗌，风气通于肝，雷气通于心，谷气通于脾，雨气通于肾。六经为川，肠胃为海，九窍为水注之气。以天地为之阴阳，阳之汗，以天地之雨名之；阳之气，以天地之疾风名之。暴气象雷，逆气象阳。故治不法天之纪，不用地之理，则灾害至矣。故邪风之至，疾如风雨，故善治者治皮毛，其次治肌肤，其次治筋脉，其次治六府，其次治五藏。治五藏者，半死半生也。故天之邪气，感则害人五藏；水谷之寒热，感则害于六府；地之湿气，感则害皮肉筋脉。

〔**新编**〕 天气通人肺，地物通人胃，风气劲急似肝筋，雷声隆隆似心动，谷精属于脾，水液通于肾。阴阳六经似江河，胃肠容纳象大海。九窍为水注之器，以天地为其阴阳；上七窍为阳，下二窍为阴。表阳汗出，如天地之云雨下降；鼻窍呼吸，如天地之风气往来。急病之势象雷发，热逆之征如日午。如诊不效天象之明晦，治不遵地物之所宜，则后遗症定会显现。

因为外来病邪犯体，急如风雨骤至，所以明医治病最佳时机为初犯皮毛，其次治其方入肌表，再其次治其已达筋脉，再后治其已入六腑，最后治其进入五脏。病已至五脏者，疗效只有一半希望了。由此看，外来的邪气，感受则病人五脏；饮食的不节，成病则伤人六腑；居处之水湿，成病则损害皮肉筋脉。

⑨〔**原文**〕 故善用针者，从阴引阳，从阳引阴，以右治左，以左治右，以我知彼，以表知里，以观过与不及之理，见微得过，用之不殆。

善诊者，察色按脉，先别阴阳；审清浊，而知部分；视喘息，听音声，而知所苦；观权衡规矩，而知病所主。按尺寸，观浮沉滑涩，而知病所生；以治无过，以诊则不失矣。

〔**新编**〕 因此擅长用针者，从阴部引阳邪，从阳部引阴邪，右病治左，上病治下，以我之感知针之效，以表之变知里之病，以察疗程太过与不及之验。见色之微现，得过之所在，用于诊治，不会失败。

有经验的医生，望面色，切脉象，首先辨别疾病的阴阳属性。审面色的浅深，知疾病的内外。看呼吸状态，听声音清浊，诊断致病之因。以《经脉篇》所论，比照是动病与所生病，按尺寸脉象，度浮沉滑涩，以知病之表里寒热。用以诊断无错误，用以治疗无过失。

⑩〔**原文**〕 故曰：病之始起也，可刺而已；其盛，可待衰而已。故因其轻而扬之，因其重而减之，因其衰而彰之。形不足者，温之以气；精不足者，补之以味。其高者，因而越之；其下者，引而竭之；中满者，写之于内；其有邪者，渍形以为汗；其在皮者，汗而发之；其慓悍者，按而收之；其实者，散而写之。审其阴阳，以别柔刚，阳病治阴，阴病治阳，定其血气，各守其乡，血实宜决之，气虚宜掣引之。

〔**新编**〕《医经》上讲，病初起时在血脉，可用针祛除；病正炽盛时，可待衰减时施治。所以讲，病轻浅时效飞扬，病正盛时避锋芒，病已衰时效显彰。形体消瘦者，温补脾胃增饭量；精力不足者，补益饮食长体力。病位高者，针则上取，药则涌吐；病位下者，针则下取，药则下泻；病在中而胀满者，针中脘及两胁，药导下而分消。邪气在表，温浴或热敷取汗；邪在皮腠，汗而发散；大热遍身，谵妄且幻听幻视，可刺血泄热，推按颈动脉以退热。实在表者，散而发之；实在里者，泻而消之。审辨阴阳，为别虚实，阳盛补阴，阴盛补阳。平复营血卫气，复其功能正常。血实者决脉出血，脉虚者留针脉中，推按牵拉使之复起。

按：本篇内容遥承《上古天真论》之上古之人法于阴阳，真人把握阴阳，至人和于阴阳，贤人逆从阴阳而言，讲述阴阳的各种具象，从内环境进行养生。即便是讲述疾病的诊断治疗，也无不与阴阳关照，更何况，疾病也多原于不慎于养生所致。

其慓悍者，按而收之：其，指病；慓悍，紧急。对情况紧急之病，如何按而收之，前贤所注多非急救之法。《灵枢·刺节真邪》之大热遍身节，有推按颈动脉以降温，或者近是。

✲ 气候疾病编上 ✲

治病者，必明天道地理，阴阳更胜，气之先后，人之寿夭，生化之期，乃可以知人之形气也。

——五常政大论

—…—*

合格的医生，必须通晓天象轨迹，地理气候，阴阳转换，气至先后，地域寿命长短，六气生物影响，才能洞察人的身形脉气正常或有病。

72. 六节藏象论篇第九

天地运行与脏象

①〔**原文**〕 黄帝问曰：余闻天以六六之节，以成一岁。人以九九制会，计人亦有三百六十五节，以为天地久矣，不知其所谓也？

岐伯对曰：昭乎哉问也，请遂言之。夫六六之节，九九制会者，所以正天之度、气之数也。天度者，所以制日月之行也；气数者，所以纪化生之用也。天为阳，地为阴；日为阳，月为阴。行有分纪，周有道理，日行一度，月行十三度而有奇焉，故大小月三百六十五日而成岁，积气余而盈闰矣。立端于始，表正于中，推余于终，而天度毕矣。

〔**新编**〕 黄帝问岐伯，我知道，用天干地支纪日，一个循环六十日，循环六次成一岁。地分九州九野，以别地势气候之不同；人也有三百六十五节以应天地。很久了，也不知指什么讲的？

岐伯回答：这是精明的提问。我这就讲。六六之节，九九制会，是用来订正天时之度，气候之数的。天之度，用以标日月运行之时值；气之数，用以观察气候对生物成长的影响。天为阳制物，地为阴载物，日为阳生光，月为阴反光。运行有时分，周天有轨道。日运行一昼夜为一度，月运行十三度有余。因此大小月总计三百六十五日作为一岁，将多余之时用置闰处理。置初气于节气之始，定望月为十五日，推余数至月末和岁终，置大小月和闰月使其周全。

按：始：中国古时以冬至日零时为阳气初生之时，即太阳由南回北射向地球的开始时间。二十四节气与阳历相合。

中：阴历之每月十五日，即月望日。此历法之月生月圆日不可相错。

终：月末。阴历有大小尽之不同，阳历有大小月之设。盈缩之日，均以置闰月处理。

〔**原文**〕 帝曰：余已闻天度矣，愿闻气数何以合之？

岐伯曰：天以六六为节，地以九九制会，天有十日，日六竟而周甲，甲六复而终岁，三百六十日法也。夫自古通天者，生之本，本于阴阳。其气九州九窍，皆通乎天气。故其生五，其气三，三而成天，三而成地，三而成人，三而三之，合则为九，九分为九野，九野为九藏，故形藏四，神藏五，合为九藏以应之也。

〔**新编**〕 黄帝说：我已经明白天度了。请讲气数是怎样与人体相应的？

岐伯答：天以六六为气节，地以九九复相会。天干序数有十日，地支日数为十二，干支配对为序排，六十日后复至甲，六个甲子至岁终。此指三百六十日为年的历法。须知自古通天象知养生的人，皆懂得人生之本，在于天之气，地之味。地之九州，人之九窍，皆与天气相通。所以五行以天生地成，天地人合为三气。上中下各有三气，三三相合为九。九应于九州九野，九野应合人的九脏。九脏指五神脏，四形脏，以应九野之数。

按：四形脏，《三部九候论》为头角、耳目、口齿、胸中。应属天人相应理论中的牵强之论。

〔**原文**〕 帝曰：余已闻六六九九之会也，夫子言积气盈闰，愿闻何谓气？请夫子发蒙解惑焉！

岐伯曰：此上帝所秘，先师传之也。

帝曰：请遂闻之！

岐伯曰：五日谓之候，三候谓之气，六气谓之时，四时谓之岁，而各从其主治焉。五运相袭，而皆治之，终朞之日，周而复始，时立气布，如环无端，候亦同法。故曰：不知年之所加，气之盛衰，虚实之所起，不可以为工矣。

帝曰：五运之始，如环无端，其太过不及何如？

岐伯曰：五气更立，各有所胜，盛虚之变，此其常也。

帝曰：平气何如？

岐伯曰：无过者也。

帝曰：太过不及奈何？

岐伯曰：在经有也。

〔**新编**〕 黄帝说：我已经明白六六为节，九九制会了。先生讲积气盈闰。请讲积气是什么？请先生启蒙解惑！

岐伯答：此为前帝所秘藏，先师所传授的。

黄帝说：那您就讲先师所传吧！

岐伯讲：从每年冬至日算起，每五日为一候，每三候为节气，六个节气便是一季，终四季就是新年。每一节气物候都有相应的变化，每一季也有温、热、凉、寒的不同，每一年也有正常规律反常现象而不会完全相同，五运相承袭，五行相主治，序至终日，周而复始。时至则气布，象圆环般循环。每候也是如此。所以医经上讲，不知每年客气的加临，主气的太过与不及，虚实由何而起，是不能当好医生的。

黄帝问：您讲的五运之终始，如环无端。其太过不及怎样呢？

岐伯讲：五运更替，各有所胜，虚实的变化，是一种气象规律。

黄帝问：什么是平气呢？

岐伯答：就是没有反常的气候。

黄帝问：太过和不及是怎样的？

岐伯答：在经论中会有论述。

〔**原文**〕 帝曰：何谓所胜？

岐伯曰：春胜长夏，长夏胜冬，冬胜夏，夏胜秋，秋胜春。所谓得五行时之胜，各以气命其藏。

③帝曰：何以知其胜？

岐伯曰：求其至也，皆归始春：未至而至，此谓太过，则薄所不胜，而乘所胜也，命曰气淫。至而不至，此谓不及，则所胜妄行，而所生受病，所不胜薄之也，命曰气迫。所谓求其至者，气至之时也。谨候其时，气可与期，失时反候，五治不分，邪僻内生，工不能禁也。

〔**新编**〕 黄帝问：您讲的各有其所胜指的什么？

岐伯讲：以木代表的春季胜以土代表的长夏，长夏胜以水代表的冬季，冬季胜以火代表的夏季，夏季胜以金代表的秋季，金秋又胜木春。这称作五行代表季节的胜克，再以季节气候系以所主的脏。

黄帝问：如何知道季节的胜克？

岐伯讲：观察季节气的盛衰，规定在立春日。未至立春日气候早暖，此现象称太过，则干犯其素不胜，欺压其素所胜，此名为气淫。季节至而气候迟至，此现象称不及，则素胜己者肆虐妄行，使己所生者无所护而生病，己所胜者乘虚而逼之，此名为气迫。上述所讲的求其至，指春温夏热秋凉冬寒，气至的早与迟。谨慎地观察季节时令，气的太过不及便可预期。气候错季或出现相反气候，五行代表的气候错乱出现，发生反常的时气疫病，良医也措手不及了。

〔**原文**〕 帝曰：有不袭乎？

岐伯曰：苍天之气，不得无常也。气之不袭，是谓非常，非常则变矣。

帝曰：非常而变奈何？

岐伯曰：变至则病，所胜则微，所不胜则甚，因而重感于邪，则死矣。故非其时则微，当其时则甚也。

〔**新编**〕 黄帝问：季节气候有不按序承袭的么？

岐伯答：天地间的季节气候是不能没有承袭规律的。无规律就是反常气候，气候反常就会影响人的正常生理功能，生理不正常就会生病。

黄帝问：反常气候改变人的生理会有什么后果？

岐伯答：气候反常到极点人就会生病。五行轮值之年遇所胜之气则病人轻微，轮值之年遇已所不胜之气则病人深重，以重病之体复感新邪，人即不堪。因此季节与气候相克而病人，非其轮值之季则病轻，当其轮值之季则病重。

④〔**原文**〕 帝曰：善。余闻气合而有形，因变以正名。天地之运，阴阳之化，其于万物，孰少孰多，可得闻乎？

岐伯曰：悉哉问也，天至广不可度，地至大不可量，大神灵问，请陈其方：草生五色，五色之变，不可胜视，草生五味，五味之美，不可胜极，嗜欲不同，各有所通。天食人以五气，地食人以五味。五气入鼻，藏于心肺，上使五色修明，音声能彰。五味入口，藏于肠胃，味有所藏，以养五气，气和而生，津液相成，神乃自生。

〔**新编**〕 黄帝说：讲得好！我知道阴阳气相合产生出形，因其承袭而有名。天地之运行，阴阳之化生，其有益于生物，哪个多哪个少，能够知道么？

岐伯答：问得好详尽啊。天的深远是不能测度的，地的广大是难以丈量的。既然圣明的您提出如此神灵般的问题，我就讲现有的理论：植物生有五色，其形态和色彩的变化，看都看不过来；植物具有五味，味的鲜美，人是难以遍尝的。因人的嗜欲不同，故各有所用。天以五种气体活人，地长五种物味养人。五气入于鼻，藏于心肺化合，上于头面，而使颜色光彩焕发，声音清亮。五味从口而入，在胃肠中消化，消化的营养物质经五脏的转化，与心肺的五气结合，生成津液以充身形血脉，人才具有精气神。

⑤〔**原文**〕 帝曰：藏象何如？

岐伯曰：心者，生之本，神之变也，其华在面，其充在血脉，为阳中之太阳，通于夏气。肺者，气之本，魄之处也，其华在毛，其充在皮，为阳中之太阴，通于秋气。肾者，主蛰，封藏之本，精之处也，其华在发，其充在骨，为阴中之少阴，通于冬气。肝者，罢极之本，魂之居也，其华在爪，其充在筋，以生血气。其味酸，其色苍，此为阳中之少阳，通于春气。脾胃大肠小肠三焦膀胱者，仓廪之本，营之居也，名曰器，能化糟粕，转味而入出者也，其华在唇四白，其充在肌，其味甘，其色黄，此至阴之类，通于土气。凡十一藏取决于胆也。

〔**新编**〕 黄帝问：脏器的外在现象是什么？

岐伯讲：心脏，为人体生命之本，血可变化为精神。其色泽从面部反映出来，其充养在血脉，为阳中之太阳，在五行通于夏气。

肺脏，为人体气之本，魄力的体现。其色泽表现在体毛上。其充养在皮肤，为阳中之少阴，在五行通于秋气。

肾脏，为生命伏藏之本，精液的储处。其色泽表现在头发上。其充养在骨，为阴中之少阴，在五行通于冬气。

肝脏，为人体气除极之本，精神的储处。其色泽表现在爪甲上。其充养在筋，有生血与储血功能。为阳中之少阳，在五行通于春气。

脾、胃、大肠、小肠、三焦、膀胱诸器官，为人体仓廪之本，消化吸收代谢的所在，有储物功能，能化食糜，转运饮食从摄入到消化吸收，输送营养物质，排除废物的全过程。其色泽在口唇周围，其充养在肌肉。脾为至阴，主运化水谷，在五行通于土气，余脏均属此类。凡七脏，缺胆也。

按：罢极之本：罢，字书所有释项均有去、除，至，远意。

极，顶也。据经文人卧血归于肝，则人动血出于肝，肝又主筋。故我解为除极之本，即肝具有耐劳，去除紧张之功能。

末句“凡十一脏，取决于胆也。”语明而理晦。王冰以《灵兰秘典论》之“胆者，中正之官，决断出焉”作解。以官作解则可，以脏腑作解则不可。诸官可以中正决断，脏腑怎么可用中正决断呢？其他注家也是众说纷纭，无可适从。我认为，此句若非后人夹注，便是出在字误上。此句紧承脾胃大小肠三焦膀胱六脏腑，十一很可能是七字竖写时弯钩折处不连所致，取决又是缺的反切音。原意应为凡七脏，缺胆也。因此节所讲全是参与消化吸收排除废物的器官，胆也应在其中。所以讲，凡七脏，缺胆也。

⑥〔**原文**〕 故人迎一盛病在少阳，二盛病在太阳，三盛病在阳明，四盛已上为格阳。寸口一盛，病在厥阴，二盛病在少阴，三盛病在太阴，四盛已上为关阴。人迎与寸口俱盛四倍已上为关格，关格之脉羸，不能极于天地之精气，则死矣。

〔**新编**〕 切诊人迎脉盛一倍于寸口脉，病在足少阳胆经；盛二倍于寸口脉，病在足太阳膀胱经；盛三倍于寸口脉，病在足阳明胃经。如果盛于寸口四倍以上，为溢阳外格。寸口脉盛一倍于人迎脉，病在足厥阴肝经；盛二倍于人迎脉，病在足少阴肾经；盛三倍于人迎脉，病在足太阴脾经。盛四倍以上为内关。如果人迎脉与寸口脉俱盛四倍以上，为关格脉。关格之脉充盈过度，超过了人体生理极限，有死亡可能。

按：此段经文略同于《灵枢·终始》、《禁服》所载，但彼有手经而此无。对人迎寸口俱盛四倍以上的关格脉，《终始》已给出抢救方法，就是决脉放血，降低血容量，当有成功者。

本篇自篇首“岐伯对曰”至后“其于万物，孰少孰多，可得闻乎?”段，新校正指出全元起本及《太素》并无，疑为王冰所补。篇幅占全篇三分之二强，与王冰暗增运气七篇内容相关，故移运气前。

73. 天元纪大论篇第六十六

六元气的纲要

①〔**原文**〕 黄帝问曰：天有五行，御五位，以生寒暑燥湿风；人有五藏，化五气，以生喜怒思忧恐。论言五运相袭而皆治之，终期之日，周而复始，余已知之矣，愿闻其与三阴三阳之候，奈何合之？

鬼臾区稽首再拜对曰：昭乎哉问也。夫五运阴阳者，天地之道也，万物之纲纪，变化之父母，生杀之本始，神明之府也，可不通乎！故物生谓之化，物极谓之变，阴阳不测谓之神，神用无方谓之圣。夫变化之为用也，在天为玄，在人为道，在地为化，化生五味，道生智，玄生神。神在天为风，在地为木；在天为热，在地为火；在天为湿，在地为土；在天为燥，在地为金；在天为寒，在地为水；故在天为气，在地成形，形气相感而化生万物矣。然天地者，万物之上下也；左右者，阴阳之道路也；水火者，阴阳之徵兆也；金木者，生成之终始也。气有多少，形有盛衰，上下相召，而损益彰矣。

〔**新编**〕 黄帝问道：地有木火土金水，临治东南中西北五位，轮生风暑湿燥寒；人有五脏化五气，而生怒喜思悲恐。《六节脏象论》讲：五运相承袭，各有其轮值，终年之末，周而复始。我已经明白了。请问五运与三阳三阴命名的气候是怎样配合的？

鬼臾区叩头礼拜然后回答道：这真是光明的提问。用五行阴阳代表的概念，用以解释天地的现象，物类的属性，变化的根源，生灭的始末，生命的总体。能不通晓吗！因为物之生由孕育，物之极则变化，阴阳变化难以预知称作神化，变用无定称作圣智。讲阴阳变化的结果，在天为玄变，在人为事理，在地为化生。化生食物五味，事理生智慧，玄变生深奥。春气在天为风，在地为木；夏气在天为热，在地为火；长夏气在天为湿，在地为土；秋气在天为燥，在地为金；冬气在天为寒，在地为水。总之在天为气体，在地成物形。形气相通则生成万种物类。而天地者，以万种物类的上下讲；左右者，以阴阳所在的位置讲；水火者，为阴阳的显著象征；木金者，表五行从天生到地成的全过程。阴阳气有多少，五运有强弱，上下相临，其太过不及现象便会呈现出来。

〔**原文**〕 帝曰：愿闻五运之主时也何如？

鬼臾区曰：五气运行，各终期日，非独主时也。

帝曰：请闻其所谓也？

鬼臾区曰：臣积考《太始天元册》文曰：太虚寥廓，肇基化元，万物资始，五运终天，布气真灵，揔统坤元，九星悬朗，七曜周旋，曰阴曰阳，曰柔曰刚，幽显既位，寒暑弛张，生生化化，品物咸章。臣斯十世，此之谓也。

〔**新编**〕 黄帝问：愿听讲五运之气主司季节是怎样的？

鬼臾区答：五气运行，可各起作用一周年，不仅各主司一个季节。

黄帝问：请讲是什么道理？

鬼臾区讲：我查考《太始天元册》文讲：广阔无际的太空，形成气态的物质原基，生发出物质的元始状态，万类物质由此化生。水木火土金五类基本物质终于天地，布施六气化育元始生灵，总统为阴阳男女雄雌。九星悬明于空，日月五星周转于天。天施阴阳，地布柔刚。幽显因日位之远近，寒暑亦随之消长。生而又生化之复化，万类品物形态显彰。师承到臣已经十世，都是如此讲的。

〔**原文**〕 帝曰：善。何谓气有多少，形有盛衰？

鬼臾区曰：阴阳之气各有多少，故曰三阴三阳也。形有盛衰，谓五行之治，各有太过不及也。故其始也，有余而往，不足随之，不足而往，有余从之，知迎知随，气可与期。应天为天符，承岁为岁直，三合为治。

②帝曰：上下相召奈何？

鬼臾区曰：寒暑燥湿风火，天之阴阳也，三阴三阳上奉之。木火土金水火，地之阴阳也，生长化收藏下应之。天以阳生阴长，地以阳杀阴藏。天有阴阳，地亦有阴阳。故阳中有阴，阴中有阳。所以欲知天地之阴阳者，应天之气，动而不息，故五岁而右迁，应地之气，静而守位，故六期而环会，动静相召，上下相临，阴阳相错，而变由生也。

〔**新编**〕 黄帝说：明白了。什么是气有多少，形有盛衰？

鬼臾区讲：阴阳之气各有多少，所以用三阴三阳表示；形有盛衰，是讲五行司运，各有太过之年和不及之年。从甲子年开始，有余之年过去，随之而来的为不足之年；不足之年过去，接着而来的又是有余之年。了解到这一点，便可预测未来之年的运气。如遇某年的中运之气应合司天之气，便称天符；中运之气承岁支同属，便称岁直；如主岁中运与司天气及年支的五行相合同属，称作三合同治。

黄帝问：上下相召怎样讲？

鬼臾区讲：寒暑燥湿风火，为天气的阴阳，用三阴三阳为代表在上奉承；木火土金水，为地气的阴阳，以春生夏长长夏化秋成冬藏在下应之。天气的阴阳主物类生长，地气的阴阳主收成内藏。由此讲天气有阴阳，地气也有阴阳。所以卦爻表示阳中有阴，阴中有阳。所以欲知天气和地气相应的阴阳变化，应天气者向右迁，动而不止，每五年循环一次；应地气者由范围张落，每六年而相接。天地动静相互作用，上下相遇，阴阳交错消长，万物盛衰由之发生。

〔**原文**〕 帝曰：上下周纪，其有数乎？

鬼臾区曰：天以六为节，地以五为制，周天气者，六期为一备；终地纪者，五岁为一周。（此处“君火以明，相火以位，”从吴昆移《六微旨大论》“君火治之”下）五六相合而七百二十气为一纪，凡三十岁；千四百四十气，凡六十岁而为一周，不及太过，斯皆见矣。

〔**新编**〕 黄帝问：天运与地气的循环，有时期吗？

鬼臾区讲：天以六为期，地以五为度；天运的一周，六年为一回，地气的往反，五年为一周。五年与六年相加，共有七百二十个节气，计三十年，为一纪；一千四百四十个节气，需六十年，成为一个总周期。气候的各种程度的太过和不及，对人的生活与疾病影响，都会表现出来。

〔**原文**〕 帝曰：夫子之言，上终天气，下毕地纪，可谓悉矣。余愿闻而藏之，上以治民，下以治身，使百姓昭著，上下和亲，德泽下流，子孙无忧，传之后世，无有终时，可得闻乎？

鬼臾区曰：至数之机，迫迮以微，其来可见，其往可追，敬之者昌，慢之者亡。无道行私，必得天殃，谨奉天道，请言真要。

帝曰：善言始者，必会于终，善言近者，必知其远，是则至数极而道不惑，所谓明矣，愿夫子推而次之，令有条理，简而不匮，久而不绝，易用难忘，为之纲纪，至数之要，愿尽闻之。

鬼臾区曰：昭乎哉问！明乎哉道！如鼓之应桴，响之应声也。臣闻之：甲己之岁，土运统之；乙庚之岁，金运统之；丙辛之岁，水运统之；丁壬之岁，木运统之；戊癸之岁，火运统之。

③帝曰：其于三阴三阳，合之奈何？

鬼臾区曰：子午之岁，上见少阴；丑未之岁，上见太阴；寅申之岁，上见少阳；卯酉之岁，上见阳明；辰戌之岁，上见太阳；己亥之岁，上见厥阴。少阴，所谓标也，厥阴，所谓终也。

厥阴之上，风气主之；少阴之上，热气主之；太阴之上，湿气主之；少阳之上，相火主之；阳明之上，燥气主之；太阳之上，寒气主之。所谓本也，是谓六元。

帝曰：光乎哉道！明乎哉论！请著之玉版，藏之金匮，署曰《天元纪》。

〔**新编**〕 黄帝说：先生所讲，上周天之节气，下终地气循环，真算详尽了。我想将其保存下来，上可治人民，下可治自身，使百姓明白发扬，上下相接，医德泽世，子孙健康无忧患，传至后世，永久有用。可以讲吗？

鬼臾区讲：切进而普遍。其来可预见，其往可验证。敬行者兴盛，慢待者败损。有谁用此谋取私利，必会遭到折寿添灾。恭敬奉行天道，请允许讲述至真要道。

黄帝说：会讲高深的开始，必能引出光大的结果；能讲切近的现实存在，必可成为将来的先知。如此则至理极致而医道不惑，这才是明彻。请先生推绎使用次序，令有条理，言简而意赅，久传不绝，易用难忘，使其成纲领，有头绪。极数要道，请尽详尽述。

鬼臾区讲：高明的学问，光耀的道理，如鼓的应棰，响的应声。我所知道的：凡天干的甲年与相隔四年后的己年，由土运统治；乙年与四年后的庚年，由金运统治；丙年与辛年，由水运统治；丁年与壬年，由木运统治；戊年与癸年，由火运统治。

黄帝问：六气与三阴三阳，怎样相会？

鬼臾区讲：凡地支的子年与相隔五年的午年，为少阴司气；丑年与相隔五年的未年，为太阴司气；寅年与申年，为少阳司气候；卯年与酉年，为阳明司气候；辰年与戌年，为太阳司气候；巳年与亥年，为厥阴司气候。少阴为每轮开始的标记，厥阴为一周的终点。厥阴司天，风为主；少阴司天，热为主；太阴司天，湿为主；少阳司天，相火为主气；阳明司天，燥金为主气；太阳司天，寒水为主气。六气为气候之本，因而称为六元。

黄帝说：理如日月之光，论似光照之明。我要把它刻在玉石版上，藏在铜匮内，题署为《天元纪》。

按：本篇标题似应为《六元纪大论》，文尾“所谓本也，是谓六元”可证。改为“天元”可能就是王冰，出于他的尊崇道统思想。

本篇为运气理论的基础知识。十天干，十二地支，本用以记录植物的生命过程。后用以记载日、月、年的编号。三阴三阳，可以看作程度不同的阴阳气标记。只有风、热、湿、火、燥、寒才是天地间的基本气候，所以称为本，大气有层次，天气有对流。只有每年不同的气象环境，区域性的特殊气象，以及气象对自然环境，动植物生长，人类生活，人体健康与疾病的影响，才是运气学说的主旨所在。

74. 五运行大论篇第六十七

五运六气的变化规律

①〔**原文**〕 黄帝坐明堂，始正天纲，临观八极，考建五常，请天师而问之曰：论言天地之动静，神明为之纪；阴阳之升降，寒暑彰其兆。余闻五运之数于夫子，夫子之所言，正五气之各主岁尔，首甲定运，余因论之。鬼臾区曰：土主甲己，金主乙庚，水主丙辛，木主丁壬，火主戊癸。子午之上，少阴主之；丑未之上，太阴主之；寅申之上，少阳主之；卯酉之上，阳明主之；辰戌之上，太阳主之；巳亥之上，厥阴主之。不合阴阳，其故何也？

岐伯曰：是明道也，此天地之阴阳也。夫数之可数者，人中之阴阳也，然所合，数之可得者也。夫阴阳者，数之可十，推之可百，数之可千，推之可万。天地阴阳者，不以数推，以象之谓也。

〔**新编**〕 黄帝停留在周围有三十六门七十二个窗户的明堂内，开始定正日月星辰的轨道位置，亲临观测八方远空，考察五运常政。请来天师岐伯问道：医论所讲天地的行迹，日月星辰为标识；阴阳的往复，寒暑温凉为征兆。我听五运理论于先生，先生所讲，五行各以顺序主岁，以甲子年为首运。我也是这样讲论的。鬼臾区讲的却是：土运主甲己两年，金运主乙庚两年，水运主丙辛两年，木运主戊癸两年。地支的子午两年，为少阴司天，丑未两年为太阴司天，寅申两年为少阴司天，卯酉两年为阳明司天，辰戌两年为太阳司天，巳亥两年为厥阴司天。与您讲的阴阳理论不一致，是什么原因？

岐伯答：这是具指的阴阳，为天地间可见的阴阳。泛指的阴阳，多是与人体相对应的，大都可以区分清楚的。概念性的阴阳，可以从一个事物对立统一的两个方面，推广到很多事物间的相互关系。宇宙万物的阴阳，可以从一分为十，从十推至百，一直分至不能再分为止。而天地间的阴阳，不是以物类扩展，而是以现象观察而讲的。

〔**原文**〕 帝曰：愿闻其所始也？

岐伯曰：昭乎哉问也！臣览《太始天元册》文，丹天之气，经于牛女戊分；黅天之气，经于心尾己分；苍天之气，经于危室柳鬼；素天之气，经于亢氐昴毕；玄天之气，经于张翼娄胃。所谓戊己分者，奎璧角轸，则天地之门户也。夫候之所始，道之所生，不可不通也。

〔**新编**〕 黄帝问：我想知道五运理论的原始讲法？

岐伯讲：这真是光大的提问。我阅览《太始天元册》文记载：赤色天气现于牛女二宿至奎壁二宿戊分，黄色天气在心尾二宿至轸角二宿己分，仓色天气从危室二宿经于鬼柳二宿，白色天气从亢氐横亘于毕昴，黑色天气由张翼行经于娄胃之间。上面提出的戊分与己分，因为戊分为西北方壁奎之间称天门，己分为东南方轸角之间称地户。从观察气候的开始，阴阳气的消长现象就在发生，所以是不能不通晓的。

〔**原文**〕 帝曰：善。论言天地者，万物之上下，左右者，阴阳之道路，未知其所谓也？

岐伯曰：所谓上下者，岁上下见阴阳之所在也。左右者，诸上见厥阴，左少阴，右太阳；见少阴，左太阴，右厥阴；见太阴，左少阳，右少阴；见少阳，左阳明，右太阴；见阳明，左太阳，右少阳；见太阳，左厥阴，右阳明。所谓面北而命其位，言其见也。

帝曰：何谓下？

岐伯曰：厥阴在上，则少阳在下，左阳明右太阴。少阴在上则阳明在下，左太阳右少阳。太阴在上则太阳在下，左厥阴右阳明。少阳在上则厥阴在下，左少阴右太阳。阳明在上则少阴在下，左太阴右厥阴。太阳在上则太阴在下，左少阳右少阴。所谓面南而命其位，言其见也。上下相遘，寒暑相临，气相得则和，不相得则疾。

帝曰：气相得而病者，何也？

岐伯曰：以下临上，不当位也。

〔**新编**〕 黄帝说：讲得好。《天元纪大论》所讲的天地为万物的上下，左右为阴阳的道路。不知是指什么讲的？

岐伯讲：上下，指每年的司天之气和在泉之气，用三阴三阳名称为代表所在的位置。左右，指司天气左右的间气。每当厥阴司天，则左间气为少阴右间气为太阳；每当少阴司天，则左间气为太阴右间气为厥阴；每当太阴司天，则左间气为少阳右间气为少阴；每当少阳司天，则左间气为少阳右间气为少阴；每当阳明司天，则左间气为太阳右间气为少阳；每当太阳司天，则左间气为厥阴右间气为阳明。这是指面北向所定之位，上为南，左西右东，表示司天气及间气阴阳所在。

黄帝问：下又是什么呢？

岐伯讲：下就是在泉。厥阴司天则少阳在泉，在泉的左间气为阳明右间气为太阴；少阴司天则阳明在泉，左间气为太阳右间气为少阳；太阴司天则太阳在泉，左间气厥阴右间气阳明；少阳司天则厥阴在泉，左间气少阴右间气太阳；阳明司天则少阴在泉，左间气太阴右间气厥阴；太阳司天则太阴在泉，左间气少阳右间气少阴。这是指面南向而定的上下左右位，上为北，下为南，左为东，右为西。上下气之间有交融层，六气相接有过度期。气相合则平，不相合则患。

黄帝问：气相合也有生患是什么原因？

岐伯答：以下监上，位不当也。

按：司天：影响气候的天气。产生气候变化的六气主要出现在距地面 11 公里的对流层。

在泉：从地表至地下水之间的地层温度、湿度变化。

间气：排列在一个地区司天气和在泉气周围的气候。

对大多数的初学者，关于司天气，在泉气，及其左右间气，阅读时不必生硬地去记六阴阳位置，但应记住它们所代表的风、热（分君火与相火）、湿、燥、寒之气在空中、地面、地表下都有不同形式的存在和运动。有兴趣和条件的话，可以根据干支年分及每年的时段进行预测和验证，便是我们学习运气理论的成绩，不可被一串串专用术语所束缚。

〔原文〕 帝曰：动静何如？

岐伯曰：上者右行，下者左行，左右周天，余而复会也。

帝曰：余闻鬼臾区曰，应地者静。今夫子乃言下者左行，不知其所谓也，愿闻何以生之乎？

岐伯曰：天地动静，五行迁复，虽鬼臾区其上候而已，犹不能遍明。夫变化之用，天垂象，地成形，七曜纬虚，五行丽地。地者，所以载生成之形类也。虚者，所以列应天之精气也。形精之动，犹根本之与枝叶也，仰观其象，虽远可知也。

②帝曰：地之为下，否乎？

岐伯曰：地为人之下，太虚之中者也。

帝曰：冯乎？

岐伯曰：大气举之也。燥以干之，暑以蒸之，风以动之，湿以润之，寒以坚之，火以温之。故风寒在下，燥热在上，湿气在中，火游行其间，寒暑六入，故令虚而生化也。故燥胜则地干，暑胜则地热，风胜则地动，湿胜则地泥，寒胜则地裂，火胜则地固矣。

〔新编〕 黄帝问：天地的动静怎么讲？

岐伯答：在上的天体，自东向西循环；在下的地本体，自西向东运转。无论向西循环的天体与向东运转的地体，仅以三百六十五天为一周天，积余数而复会也。

黄帝问：我听鬼臾区讲：应地之气，静而守位。现在先生又讲，地是自西向东运转。不知是什么道理。请讲其究竟？

岐伯讲：天地的动静，五运的周转，就是鬼臾区也只知道观察天地可见的现象，尚不能明白天地运行的全部。天地变化的功用，上天布象，在地成形，日月五星东西行空，五行之质附布大地。大地，是负载所有生成有形物类的实体；虚空，是布列各类滋养万物的精气。大地和虚空的运动，就象树木的根干和枝叶本为一体。观察天象，虽久远犹可推知。

黄帝问：地在下而静的讲法不对吗？

岐伯答：地在以人为代表的万物之下，而本体是在广阔无际的太虚之中。

黄帝问：有凭借吗？

岐伯讲：地由六气托举着。燥气使地干，暑气使地蒸，风气使地动，湿气使地润，寒气使地硬，火气使地温。比如风寒气在地表之下，故井下洞穴阴寒；燥热气在地面上，故久旱地干裂；湿气在土中，故有垧情；火游行其间，故寒热相移也。四季气候六气轮值，所以能使动植物生化也。六气燥胜则地表干，暑胜则地表热，风胜则地表动，湿胜则地表泥，寒胜则地裂，火胜则土结。

〔**原文**〕 帝曰：天地之气，何以候之？

岐伯曰：天地之气，胜复之作，不形于诊也。《脉法》曰：天地之变，无以脉诊，此之谓也。

帝曰：间气何如？

岐伯曰：随气所在，期于左右。

帝曰：期之奈何？

岐伯曰：从其气则和，违其气则病，不当其位者病，迭移其位者病，失守其位者危，尺寸反者死，阴阳交者死。先立其年，以知其气，左右应见，然后乃可以言死生之逆顺也。

〔**新编**〕 黄帝问：司天与在泉之气怎样诊知？

岐伯答：司天和在泉气的转变，胜气与复气的发作，在脉诊上没有表现。《脉法》讲：天地运气的变化，不能用脉诊断。就是指此而讲。

黄帝问：那么左右间气呢？

岐伯答：在四时脉的基础上，于左右脉位有所表现。

黄帝问：脉象怎样？

岐伯讲：间气顺四时之气则脉和，间气反四时之气则脉病，所应之脉不当其位者病，更移其位者病，失守其位者病危，阴阳脉位反现者为死脉。先确立其年，以查知间气，左右应现之脉，然后才可据以判断脉之逆顺，病之吉凶。

③〔**原文**〕 帝曰：寒暑燥湿风火，在人合之奈何？其于万物何以生化？

岐伯曰：东方生风，风生木，木生酸，酸生肝，肝生筋，筋生心。其在天为玄，在人为道，在地为化。化生五味，道生智，玄生神，化生气。神在天为风，在地为木，在体为筋，在气为柔，在藏为肝。其性为暄，其德为和，其用为动，其色为苍，其化为荣，其虫毛，其政为散，其令宣发，其变摧拉，其眚为陨，其味为酸，其志为怒。怒伤肝，悲胜怒；风伤肝，燥胜风；酸伤筋，辛胜酸。

〔新编〕 黄帝问：寒暑燥湿风火六气，和人怎样相合，对其它物类有什么影响?

岐伯答：风生于东方，春风有助于生物繁衍，草木能生酸味，酸性有益于肝，肝气可柔筋，筋木生心火。气在天为玄远，在人为男女，在地为生化。生化出食物五味，男女生智慧，玄远生神变，五味生体力。神变在天为风，在地为草木，在体为筋，在气为柔，在脏为肝。春性为温暖，其气为和缓，风用为物动。春在五色为苍，生化为荣茂，昆虫为毛类，春政为舒散，气令为宣发，风变为摧折，灾害为坠落。木在五味为酸。肝在情志为怒。怒可伤肝，悲可胜怒；风伤肝血，燥可胜风；过酸伤筋，辛味胜酸。

〔原文〕 南方生热，热生火，火生苦，苦生心，心生血，血生脾。其在天为热，在地为火，在体为脉，在气为息，在藏为心。其性为暑，其德为显，其用为躁，其色为赤，其化为茂，其虫羽，其政为明，其令郁蒸，其变炎烁，其眚燔焫，其味为苦，其志为喜。喜伤心，恐胜喜；热伤气，寒胜热；苦伤气，咸胜苦。

〔新编〕 南方阳盛生热，热能生火，火生苦味，苦味益心，心主血，血可养脾。六气在天为热，在地为火，在体为脉管，在气滋息充满，在五脏为心。六气在天为暑，火德为明显，火用为躁动。夏在五色为赤，生化为繁茂，昆虫育化为羽类。火之政为照耀，火之令为郁蒸，火变为消溶，灾害为燔烧。心宜五味为苦，在情志为喜。过喜伤心，恐能胜喜；热伤体气，寒能胜热；久苦损气，咸味胜苦。

〔原文〕 中央生湿，湿生土，土生甘，甘生脾，脾生肉，肉生肺。其在天为湿，在地为土，在体为肉，在气为充，在藏为脾。其性静兼，其德为濡，其用为化，其色为黄，其化为盈，其虫倮，其政为谧，其令云雨，其变动注，其眚淫溃，其味为甘，其志为思。思伤脾，怒胜思；湿伤肉，风胜湿；甘伤脾，酸胜甘。

〔新编〕 中央生湿气，湿气益田土，田土生甘谷，甘谷归脾脏。脾脏主肌肉，肉土生肺金。六气在天为湿，在地为土，在体为肌肉，在气为充实，在五脏为脾。土性为静守，土德为濡润，土用为生化，土在五色为黄，气化为丰满，化育昆虫为倮类。土治为静谧，湿令为云雨，雨变为暴骤，灾害为泛滥溃决。脾在五味为甘，在情志为思。久思不解伤脾运，怒可胜思；湿处伤肉，风可胜湿；过甘伤脾，酸可胜甘。

〔原文〕 西方生燥，燥生金，金生辛，辛生肺，肺生皮毛，皮毛生肾。其在天为燥，在地为金，在体为皮毛，在气为成，在藏为肺。其性为凉，其德为清，其用为固，其色为白，其化为敛，其虫介，其政为劲，其令雾露，其变肃杀，其眚苍落，其味为辛，其志为忧。忧伤肺，喜胜忧；热伤皮毛，寒胜热；辛伤皮毛，苦胜辛。

〔新编〕 西方地高气燥，燥生金石，金石生辛味，辛味益肺金，肺主皮毛，皮毛通气于肾。六气在天为燥，在地为金，在体为皮毛，在气为收成，在五脏为肺。其气为凉，其德为清洁，金性为坚固，金在五色为白，其生化为收敛，化育昆虫为甲类。金治为劲切，金令为雾露，露变为肃杀，灾害为实未成即枯落。肺在五味为辛，在情志为忧。久忧伤肺，喜可胜忧；热伤皮毛，寒可胜热；过辛伤皮毛，苦可胜辛。

〔**原文**〕 北方生寒，寒生水，水生咸，咸生肾，肾生骨髓，髓生肝。其在天为寒，在地为水，在体为骨，在气为坚，在藏为肾。其性为凛，其德为寒，其用为［］，其色为黑，其化为肃，其虫鳞，其政为静，其令霰雪，其变凝冽，其眚冰雹，其味为咸，其志为恐。恐伤肾，思胜恐；寒伤血，燥胜寒；咸伤血，甘胜咸。

五气更立，各有所先，非其位则邪，当其位则正。

〔**新编**〕 北方阳衰气寒，寒气生水，水生咸味，咸味通肾，肾主骨髓，骨髓生肝木。六气在天为寒，在地为水，在体为骨，在气为坚固，在五脏为肾。寒性为凛冽，寒德为清冷，寒用为伏。水在五色为黑，在生化为静穆，化育昆虫为鳞类。水治为清静，水令为冰雪，雪变为凝寒，灾害为冰雹。水在五味为咸，肾在情志为恐。恐伤肾气，思能胜恐；久寒伤骨，燥能胜寒；过咸伤血，甘味胜咸。

五方之气，轮换主时，当岁主运，各有所先。非其时为邪气，当其时为正气。

按：水用后缺一字，吴昆，张介宾补藏字，高世宗补操字。藏字义近。但考前四节之动、躁、化、固均为气之动变，而藏有静、死之感，故冒然解为伏字，则为内蓄了。

其令后缺二字，吴昆补为霰雪，义近，但霰为雪的形变，故擅补为冰雪。

寒伤血。应为心所主，而肾主骨为《内经》通例。寒伤骨更符合临证实际。

〔**原文**〕 帝曰：病生之变何如？

岐伯曰：气相得则微，不相得则甚。

帝曰：主岁何如？

岐伯曰：气有余，则制己所胜而侮所不胜；其不及，则已所不胜侮而乘之，己所胜轻而侮之。侮反受邪。侮而受邪，寡于畏也。

帝曰：善。

〔**新编**〕黄帝问：邪气致病会怎样呢？

岐伯答：五气相生者则所病轻微，以下犯上者则所病严重。

黄帝问：五气主岁怎样？

岐伯答：本气有余，则制己所胜者并欺侮己所不胜者；本气不足，则己所不胜者轻侮并颠覆之，己所胜者轻易反侮之。侮，为己反受邪。被侮而受邪，寡助而畏惧也。

按：本节主讲于人、于物、于病，均有相互依存又互为制克的关系。

75. 六微旨大论篇第六十八

六气内容精微深入论述

〔**原文**〕黄帝问曰：呜呼，远哉，天之道也！如迎浮云，若视深渊，视深渊尚可测，迎浮云莫知其极。夫子数言谨奉天道，余闻而藏之，心私异之，不知其所谓也。愿夫子溢志尽言其事，令终不灭，久而不绝，天之道可得闻乎？

岐伯稽首再拜对曰：明乎哉问，天之道也，此因天之序，盛衰之时也。

〔**新编**〕（黄帝听过岐伯讲五气运行大论）感叹道：多么深远啊，天的运气道理！象上迎飘云，如下看深渊；看深渊尚可测其深度，迎飘云难知其边际。先生多次讲过谨奉天道，我听过便记住了，但心中还是疑惑，不知究竟是什么意思。请先生尽意详言天道，使其光显后世，久传不绝。天道可以知道吗？

岐伯叩头礼拜答道：真是明智的问题。气候的变化，皆因时序的更替，六气的盛衰时期招致的。

①〔**原文**〕 帝曰：愿闻天道六六之节盛衰何也？

岐伯曰：上下有位，左右有纪。故少阳之右，阳明治之；阳明之右，太阳治之；太阳之右，厥阴治之；厥阴之右，少阴治之；少阴之右，太阴治之；太阴之右，少阳治之。此所谓气之标，盖南面而待之也。故曰：因天之序，盛衰之时，移光定位，正立而待之，此之谓也。少阳之上，火气治之，中见厥阴；阳明之上，燥气治之，中见太阴；太阳之上，寒气治之，中见少阴；厥阴之上，风气治之，中见少阳；少阴之上，热气治之，中见太阳；太阴之上，湿气治之，中见阳明。所谓本也，本之下，中之见也，见之下，气之标也。本标不同，气应异象。

②帝曰：其有至而至，有至而不至，有至而太过，何也？

岐伯曰：至而至者和；至而不至，来气不及也；未至而至，来气有余也。

帝曰：至而不至，未至而至如何？

岐伯曰：应则顺，否则逆，逆则变生，变则病。

帝曰：善。请言其应！

岐伯曰：物，生其应也。气，脉其应也。

〔**新编**〕 黄帝问：我想了解天道的六六之节盛衰之期是怎样的？

岐伯讲：上下有层次，左右有顺序。因此少阳所治的右位，为阳明所治；阳明的右位为太阳所治；太阳的右位，为厥阴所治；厥阴的右位，为少阴所治；少阴的右位，为太阴所治；太阴的右位，为少阳所治；这是讲六气之标，指面南向所对的顺序。所以讲，应根据天运循环的顺序，六气盛衰之时，应用圭表移动的光影定正节气，体正目中而待时气至。便是指此而言。每当少阳司天，为火气治运，其中可现厥阴风木之气；每当阳明司天，为燥气治运，其中可现太阴湿气；每当太阳司天，寒气治运，其中可现少阴热气；每当厥阴司天，风气治运，其中可现少阳火气；每当太阴司天，湿气治运，其中可现阳明燥火。六气为运之本，司天为标序，中现为表里相通。六气标本不同，脉证更有差异。

黄帝问：六气有节至气亦至，有节至气不至，有节未至而气至，是什么原因？

岐伯答：气候应节令而至的，为气平之年。节至而气不至的，为来气不足所致。节令未至而气已至的，为来气有余的现象。

黄帝问：来气不足及来气有余，对人有什么影响？

岐伯答：气应节者内气顺，气不应节者内气逆，气逆则人的生理发生改变，生理改变则生病。

黄帝说：好。那就讲讲气不足和有余的反应？

岐伯答：对于生物，可以反应在其生长和收成上；对人的生理，可以反应在脉象上。

〔原文〕 帝曰：善。愿闻地理之应六节气位何如？

岐伯曰：显明之右，君火之位也；君火之右，退行一步，相火治之；复行一步，土气治之；复行一步，金气治之；复行一步，水气治之；复行一步，木气治之；复行一步，君火治之。(《天元纪大论》五岁为一周下“君火以名，相火以位”移此）君火以名，相火以位。相火之下，水气承之；水位之下，土气承之；土位之下，风气承之；风位之下，金气承之；金位之下，火气承之；君火之下，阴精承之。

帝曰：何也？

岐伯曰：亢则害，承乃制，制则生化，外列盛衰，害则败乱，生化大病。

帝曰：盛衰何如？

岐伯曰：非其位则邪，当其位则正，邪则变甚，正则微。

帝曰：何谓当位？

岐伯曰：木运临卯，火运临午，土运临四季，金运临酉，水运临子，所谓岁会，气之平也。

帝曰：非位何如？

岐伯曰：岁不与会也。

〔**新编**〕 黄帝说：讲得好。请问地理位置与六气相应怎样？

岐伯答：春分时节，阳光灿烂，为君火当位；右退一步，为相火主治；再右行一步，为土气主治；再右行一步，为金气主治；再右行一步，为水气主治；再右行一步，为木气主治；再右行一步，又是君火主位。君火占名位，相火代其职。相火之下，有水气承制；水位之下，有土气承制；土气之下，有风气承制；风位之下，有金气承制；金位之下，有火气承制；君火之下，有阴精承制。

黄帝问：为什么？

岐伯答：气太过则为害，有节制方有度。有度才利于生化，盛衰以时；害则时序败乱，生化遭灾。

黄帝问：盛衰怎样？

岐伯答：气至非其方位为邪气，气至当其方位为正气；遭邪气者灾害严重，受正气者损失轻微。

黄帝问：什么是当其位？

岐伯答：木运遇卯年，火运遇午年，土运遇辰戌丑未四年，金运遇酉年，水运遇子年，这叫气与年相合，不会出现太过不及之气。

黄帝问：什么是非其位？

岐伯答：就是年支不与运气相合者。

按：三阴三阳为气之标，风、热、火、湿、燥、寒六气为本。由此可知，三阴三阳为运气理论中被借用的代名词。六气才是运气理论的根本实质。明乎此，才不至于在学习中纠缠不清。

〔**原文**〕 帝曰：土运之岁，上见太阴；火运之岁，上见少阳少阴；金运之岁，上见阳明；木运之岁，上见厥阴；水运之岁，上见太阳，奈何？

岐伯曰：天之与会也。故《天元册》曰天符。

天符岁会何如？

岐伯曰：太一天符之会也。

帝曰：其贵贱何如？

岐伯曰：天符为执法，岁位为行令，太一天符为贵人。

帝曰：邪之中也奈何？

岐伯曰：中执法者，其病速而危；中行令者，其病徐而持；中贵人者，其病暴而死。

帝曰：位之易也何如？

岐伯曰：君位臣则顺，臣位君则逆，逆则其病近，其害速；顺则其病远，其害微。所谓二火也。

〔**新编**〕 黄帝问：土运之年，逢太阴司天；火运之年，逢少阳、少阴司天；金运之年，逢阳明司天；木运之年，逢厥阴司天；水运之年，逢太阳司天。是什么情况？

岐伯答：这是中运与司天相会，所以《天元册》称天符。

黄帝问：那么天符又逢岁会是什么呢？

岐伯答：就是天会、岁会、运会相合，称太一天符之会。

黄帝问：它们对人有什么影响？

岐伯答：天符犹如法官，岁会就象监狱长，太一天符就象专制的君主。

黄帝问：邪气病人怎样？

岐伯答：邪如法官者，病人进展迅速，后果危险；邪如监狱长官者，病人慢而持久；邪如专制君主者，病人暴急多死。

黄帝问：岁会与气运位置相错者怎样？

岐伯答：君火居相火位者顺，相火居君火位者反。反者起病

快病势重，顺者起病迟病情轻。(这是指君火与相火讲的)

按：古代的君权神圣思想也被反映在医学论著中。虽然分量很小，但对医学的阐释是不利的。如前文“君火之右，退行一步”，便引发注家的歧义。由于把火分为君火与相火，不得不把水再分出一个阴精。这于运气理论对气候现象的论述会有一定的影响。

③〔**原文**〕 帝曰：善。愿闻其步何如？

岐伯曰：所谓步者，六十度而有奇，故二十四步积盈百刻而成日也。

帝曰：六气应五行之变何如？

岐伯曰：位有终始，气有初中，上下不同，求之亦异也。

帝曰：求之奈何？

岐伯曰：天气始于甲，地气始于子，子甲相合，命曰岁立，谨候其时，气可与期。

帝曰：愿闻其岁，六气始终，早晏何如？

岐伯曰：明乎哉问也！甲子之岁，初之气，天数始于水下一刻，终于八十七刻半；二之气始于八十七刻六分，终于七十五刻；三之气，始于七十六刻，终于六十二刻半；四之气，始于六十二刻六分，终于五十刻；五之气，始于五十一刻，终于三十七刻半；六之气，始于三十七刻六分，终于二十五刻。所谓初六，天之数也。乙丑岁，初之气，天数始于二十六刻，终于一十二刻半；二之气，始于一十二刻六分，终于水下百刻；三之气，始于一刻，终于八十七刻半；四之气，始于八十七刻六分，终于七十五刻；五之气，始于七十六刻，终于六十二刻半；六之气，始于六十二刻六分，终于五十刻。所谓六二，天之数也。丙寅岁，初之气，天数始于五十一刻，终于三十七刻半；二之气，始于三十七刻六分，终于二十五刻；三之气，始于二十六刻，终于一十二刻半；四之气，始于一十二刻六分，终于水下百刻；五之气，始于一刻，终于八十七刻半；六之气，始于八十七刻六分，终于七十五刻。所谓六三，天之数也。丁卯岁，初之气，天数始于七十六刻，终于六十二刻半；二之气，始于六十二刻六分，终于五十刻；三之气，始于五十一刻，终于三十七刻半；四之气，始于三十七刻六分，终于二十五刻；五之气，始于二十六刻，终于一十二刻半；六之气，始于一十二刻六分，终于水下百刻。所谓六四，天之数也。次戊辰岁，初之气复始于一刻，常如是无已，周而复始。

帝曰：愿闻其岁候何如？

岐伯曰：悉乎哉问也！日行一周，天气始于一刻，日行再周，天气始于二十六刻，日行三周，天气始于五十一刻，日行四周，天气始于七十六刻，日行五周，天气复始于一刻，所谓一纪也。是故寅午戌岁气会同，卯未亥岁气会同，辰申子岁气会同，巳酉丑岁气会同，终而复始。

〔**新编**〕黄帝说：好，请讲什么是步？

岐伯答：所讲的步，一步是一年里的六十天尚有余数。一年有六步，余数是二十五刻，所以四年二十四步积余数满百刻便够一天了。

黄帝问：六气应五行的变化怎样？

岐伯答：每气所占的位置，从始到终有期限。气有初气和中气。初气在下流布于地，中气在上升腾于天。天干与地支序数不同，推算不能固定。

黄帝问：怎么推算呢？

岐伯答：推算天气从十干的甲开始，地气从十二支的子开始，每当甲子重逢时，便是六十年一个循环新的开始年。细心观察岁序与运气，便可预知某一年的气候现象和可能出现的时气病。

黄帝问：请问每年的六气从始至终，时间的早晚怎样？

岐伯讲：多么透彻的问题！甲子年：初之气天数从当天的滴漏寅时一刻算起，终于六十天后的八十七刻五分；二之气，始于八十七刻六分，终于六十天后的七十五刻；三之气，始于七十六刻，终于六十天后的六十二刻五分；四之气，始于六十二刻六分，终于六十天后的五十刻；五之气，始于五十一刻，终于六十天后的三十七刻五分；六之气，始于三十七刻六分，终于六十天后的二十五刻。这是第一个六步，六十天有余的具体时间。如果只计每气的始与终时间，则是：

乙丑年：初之气，天数与甲子年相接，始于二十六刻，终于一十二刻半；二之气，始于一十二刻六分，终于水下百刻；三之气，始于一刻，终于八十七刻半；四之气，始于八十七刻六分，终于七十五刻；五之气，始于七十六刻，终于六十二刻半；六之气，始于六十二刻六分，终于五十刻。此为第二个六步的始终时间。

丙寅年：第一气接乙丑年，始于五十一刻，终于三十七刻五分；第二气，始于三十七刻六分，终于二十五刻；第三气，始于二十六刻，终于一十二刻五分；第四气，始于一十二刻六分，终于水下百刻；第五气，始于第一刻滴漏，终于八十七刻五分；第六气，始于八十七刻六分，终于七十五刻。此是第三个六步，每步六十天的开始至终了时间。

丁卯年：初气天数接前始于七十六刻，终于六十二刻半，二气始于六十二刻六分，终于五十刻；三气始于五十一刻，终于三十七刻五分；四气始于三十七刻六分，终于二十五刻；五气始于二十六刻，终于十二刻五分；六气始于十二刻六分，终于水漏下百刻。此为第四个六步，天数始终具体时间。

下接的戊辰年：初气又从第一刻第一滴水开始，天数象上例一样排下去，直到六十年终末，新一轮甲子年开始。

黄帝问：请讲每一年的时间是怎样的？

岐伯讲：您问得真全面啊！甲子的第一年，天数从一刻的第一滴水开始，到第二年，天数便是二十六刻，到第三年，天数开始于五十一刻。到第四年，天数开始于七十六刻。至第五年，天数又开始于一刻一分，所余时间便满一日了。在每一轮六十年中，寅、午、戌三年开始时间与初气会合；卯、未、亥三年岁始与气始同；辰、申、子三年岁始与初气开始时间会合，巳、酉、丑三年岁与气会合，终末又复始。

按：由于地气每一步为六十天有余，余多少呢？于是有了每一气的起始（初）刻度和终末刻度。换言之，始与终的数字是为了说明每气六十天所余的准确时间。每昼夜为一百刻，每刻为十分，半刻就是五分。每一气都是相接的。下一气的始接着上一气的终。古代计时每昼夜时间为一百刻，等于现代时钟的1440分，每刻等于现代14．4分，即14分40秒。

〔**原文**〕 帝曰：愿闻其用也？

岐伯曰：言天者求之本，言地者求之位，言人者求之气交。

帝曰：何谓气交？

岐伯曰：上下之位，气交之中，人之居也。故曰：天枢之上，天气主之；天枢之下，地气主之；气交之分，人气从之，万物由之，此之谓也。

帝曰：何谓初、中？

岐伯曰：初凡三十度而有奇，中气同法。

帝曰：初、中何也？

岐伯曰：所以分天地也。

帝曰：愿卒闻之。

岐伯曰：初者地气也，中者天气也。

④帝曰：其升降何如？

岐伯曰：气之升降，天地之更用也。

帝曰：愿闻其用何如？

岐伯曰：升已而降，降者谓天；降已而升，升者谓地。天气下降，气流于地；地气上升，气腾于天。故高下相召，升降相因，而变作矣。

〔**新编**〕 黄帝问：请讲六气的层次？

岐伯答：一般谈天气者，多讲六气本体；谈地气者，多以方位而言；谈六气对人的生活影响者，多指人的生活地域气候的气交。

黄帝问：什么是气交？

岐伯答：天气与地位相互作用，形成气候环境，人在其中生活。这一过度带称为天枢。天枢以上，天气起主导作用，天枢以下，地气起主导作用。气交之内，人体生理已经适应了气候变化，各类生物也有限地生活于其中。就是这个意思。

黄帝问：什么是初气和中气？

岐伯答：在岁气六步中，初气占三十天有余，中气也占三十天有余。

黄帝问：每一气为什么还要分初气和中气？

岐伯答：用以分出天气和地气的作用。

黄帝道：请讲具体点！

岐伯讲：初气属地气，中气属天气。

黄帝问：气的升降是怎样的？

岐伯答：气的升降，为气在天地间的变化作用。

黄帝问：请讲是怎样变化的？

岐伯答：气升之后经天气作用便可下降，下降者便称来自于天；下降之后经地蒸腾又升于天，升者便称出之于地。天气以雨雪形态下降，水渗入地；地水以气态上升，云布于天。因而上下相引，热升寒降，由于天地气的大小强弱不等，有余不足有异，于是收成的丰欠，物类的吉凶，疫病的多少轻重，均可因之呈现出来。

〔**原文**〕 帝曰：善。寒湿相遘，燥热相临，风火相值，其有间乎？

岐伯曰：气有胜复，胜复之作，有德有化，有用有变，变则邪气居之。

帝曰：何谓邪乎？

岐伯曰：夫物之生从于化，物之极由乎变，变化之相薄，成败之所由也。故气有往复，用有迟速，四者之有，而化而变，风之来也。

帝曰：迟速往复，风所由生，而化而变，故因盛衰之变耳。成败倚伏游乎中，何也？

岐伯曰：成败倚伏生乎动，动而不已，则变作矣。

帝曰：有期乎？

岐伯曰：不生不化，静之期也。

帝曰：不生化乎？

岐伯曰：出入废则神机化灭，升降息则气立孤危。故非出入，则无以生长壮老已；非升降，则无以生长化收藏。是以升降出入，无器不有。故器者生化之宇，器散则分之，生化息矣。故无不出入，无不升降，化有小大，期有近远，四者之有而贵常守，反常则灾害至矣。故曰无形无患，此之谓也。

帝曰：善。有不生不化乎？

岐伯曰：悉乎哉问也！与道合同，惟真人也。

帝曰：善。

〔**新编**〕 黄帝说：讲得有道理。但是寒与热相遇，燥与火相接，风与火相宜，它们有时间吗？

岐伯答：六气有胜复之别。胜与复的作用，可以是有助生化，人寿年丰；可以形成灾变，变则害物病人。

黄帝问：为什么生邪呢？

岐伯讲：由于物之生由化育而来，物之极由过变而致；化与变的进展过程，关乎事物的成败原因。由于大气有流动，速度有急缓，流动急缓的不同，才有催生万物或成灾害的区别，这均取决于风的来势。

黄帝问：气的往来流动，形成了风，化育万物或变为灾害，皆为气的盛衰变化而召致。吉凶成败的后果均出于倚伏其中的前因。这是为什么？

岐伯讲：倚伏成败的原因在于运动的过程。宇宙万物都在不停息地运动着，祸福成败也就产生于其中。

黄帝问：物的运动有期限吗？

岐伯答：物在不生不化期间，便是相对的静止期。

黄帝问：静止期真的不生化吗？

岐伯讲：物的生理性入出，废用则功能与形态生命过程化灭；六气如升降停止，则成死气而无神机。所以讲，物没有出入，便不会存在生长壮老死的生命过程；气失去升降，便不会出现生长化收藏的作用。由此可以得出结论：升降出入的物理过程，在宇宙间无物不有。所谓物，为生化的载体，物散则形分，该物的生化过程便停止了。所以无物不具有出入代谢的生命形式，无气不具有升降变化的物理现象。但是变化的范围有大小，变化的过程有长短。出入升降是天地万物运动的普遍规律。作为万物之灵的人，应当能动地适应于其中，忽于养生则灾害临身。所以古语讲：只有无形才能无患。就是讲人要有防患意识。

黄帝说：有不生不化的人吗？

岐伯答：您问的好深入啊！能够主动顺应自然规律，完善养生方法的，只有上古的真人才有可能做到。

黄帝说：明白了。

按：末段经文表明，善于养生，防病健身才是研究运气学的主要目的。

76. 气交变大论篇第六十九

人所居为气交，太过不及对人与物的影响

〔**原文**〕 黄帝问曰：五运更治，上应天期，阴阳往复，寒暑迎随，真邪相薄，内外分离，六经波荡，五气顷移，太过不及，专胜兼并，愿言其始，而有常名，可得闻乎？

岐伯稽首再拜对曰：昭乎哉问也！是明道也。此上帝所贵，先师传之，臣虽不敏，往闻其旨。

帝曰：余闻得其人不教，是谓失道，传非其人，慢泄天宝。余诚菲德，未足以受至道，然而众子哀其不终，愿夫子保于无穷，流于无极，余司其事，则而行之奈何？

岐伯曰：请遂言之也。《上经》曰：夫道者上知天文，下知地理，中知人事，可以长久，此之谓也。

帝曰：何谓也？

岐伯曰：本气位也，位天者，天文也；位地者，地理也；通于人气之变化者，人事也。故太过者先天，不及者后天，所谓治化而人应之也。

〔**新编**〕 黄帝问道：五运之气轮流值司，上应同年气候转变，阴阳往复，暑往寒来。真气与邪气相争，内气与外气不合，使六经气血异常，五脏之脉不随时。岁气有盛衰之现，致有胜复之呈现。请讲其初始之状，如何有的常名。可以知道吗？

岐伯叩头致礼回答道：这是英明的提问，显然的道理。为上代帝王所重视，我的老师所传授。我虽不勤勉，曾经听讲其要旨。

黄帝说：我听人讲，遇到可教的人而不传授，就会使真道失传；而传给不守道德的人，将会泄露天运之宝。我固然德薄，不

足以接受大道。但是百姓皆叹其命短，愿先生为将大道保至久远，永久流传。我职掌观天察地之事，遵法验证如何？

岐伯道：我现在就讲。《上经》中讲，行道养生的人，应上知天文，下知地理，中知人事，便可久用无疑难。就是此意。

黄帝问：什么道理？

岐伯讲：此指六气所在的位置讲的。位于天空者，便属于天文；位于地表者，便属于地理；六气所影响的人体生理变化者，便属于人事。气太过者先于节令而至，不及者后于节令而至。如果气候异常变化，人体可能出现病候。

①〔**原文**〕 帝曰：五运之化，太过何如？

岐伯曰：岁木太过，风气流行，脾土受邪。民病飧泄，食减，体重，烦冤，肠鸣腹支满，上应岁星。甚则忽忽善怒，眩冒巅疾。化气不政，生气独治，云物飞动，草木不宁，甚而摇落，反胁痛而吐甚，冲阳绝者死不治，上应太白星。

（以下将五气不及总论分列于其太过之下）

帝曰：善。其不及何如？

岐伯曰：悉乎哉问也！岁木不及，燥乃大行，生气失应，草木晚荣，肃杀而甚，则刚木辟著，悉萎苍干，上应太白星，民病中清，胠胁痛，少腹痛，肠鸣溏泄，凉雨时至，上应太白星，其谷苍。上临阳明，生气失政，草木再荣，化气乃急，上应太白镇星，其主苍早。复则炎暑流火，湿性燥，柔脆草木焦槁，下体再生，华实齐化，病寒热疮疡痱胗痈痤，上应荧惑太白，其谷白坚。白露早降，收杀气行，寒雨害物，虫食甘黄，脾土受邪，赤气后化，心气晚治，上胜肺金，白气乃屈，其谷不成，咳而鼽，上应荧惑太白星。

〔**新编**〕 黄帝问：五运主气太过不及会出现什么现象？

岐伯讲：木运太过之年，风多气强。脾受邪而病，多病消化不良性稀便，饭量减少，身体沉重，恶心难受，肠鸣腹胀满。反映在天象上，木星大而显。人病重者常呼呼发怒，昏昏然眩晕头巅之疾。土之化气不布，木之生气独专。风滚云涌，草木动摇，甚至草伏木折。人则病胁痛呕吐剧烈。冲阳脉无搏动者为死症。上应金星光亮。

黄帝问：五运之气不足是什么表现？

岐伯讲：问得好详尽。凡木运不足之年，燥气增强，春生之气不应时，草木荣花延后，秋肃之气明显，刚硬树木难着青嫩，青干芽萎，失却欣欣之象。天象应金星显明。民多病内凉，胁下痛，下腹痛，肠鸣溏便。冷雨时来。上应金星增光，木星暗淡。青谷不壮。每现于阳明司天之年。由于生气失时，致有草木二度着花。夏化之气缩短。天应金星光过木星，兆示苍谷早熟。复气至则炎暑如流火，湿气化为燥，柔弱之草木干叶焦枯，根生新芽，新花老实一起呈化。人因疮疡痱疹痈诸热毒，伴有发热。天应火星增亮，土星减光。谷物干焦，外硬内空。白露早降，秋杀气施，寒雨腐害作物，虫食未熟之禾。由于脾土受邪，炎暑后至，心气旺于秋，肺金受其制，肺气不得伸，病发咳与鼻窒。谷欠子秕。火星光大，金星减辉。

〔**原文**〕 岁火太过，炎暑流行，金肺受邪。民病疟，少气咳喘，血溢血泄注下，嗌燥耳聋，中热肩背热，上应荧惑星。甚则胸中痛，胁支满胁痛，膺背肩胛间痛，两臂内痛，身热骨痛而为浸淫。收气不行，长气独明，雨水霜寒，上应辰星。上临少阴少阳，火燔焫，水泉涸，物焦槁，病反谵妄狂越，咳喘息鸣，下甚血溢泄不已，太渊绝者死不治，上应荧惑星。

岁火不及，寒乃大行，长政不用，物荣而下，凝惨而甚，则阳气不化，乃折荣美，上应辰星，民病胸中痛，胁支满，两胁痛，膺背肩胛间及两臂内痛，郁冒朦昧，心痛暴瘖，胸腹大，胁下与腰背相引而痛，甚则屈不能伸，髋髀如别，上应荧惑辰星，其谷丹。复则埃郁，大雨且至，黑气乃辱，病溏腹满，食饮不下，寒中肠鸣，泄注腹痛，暴挛痿痹，足不任身，上应镇星辰星，玄谷不成。

〔新编〕 凡火运太过之年，暑热盛而持久。肺受火制而病，咳喘气短，口鼻出血或便血，水泄注下，咽干燥，耳聋，内热，肩背热，疟疾流行。天象为火星红而大。人病重者胸内痛，胁胀而痛，前胸后背肩胛内痛，两臂内侧痛，身热骨痛，皮肤侵淫疮。金之收气不足，火之长气独盛，时下冰雹霜寒。上应水星晨明。如现于少阴司天之年，热气燎烤，水泉干涸，作物焦枯。人病高热谵妄狂奔，咳嗽气喘，呼吸鸣音，泻下不止，内血外溢，皮出血斑，下泻不能止，寸口脉绝为死症。上应火星增光。

凡岁火不及之年，寒气时侵，长令不施，物荣不至上部，凝渗凛冽，甚则阳光不化物，荣茂萎坠。天象应水星独光。民多病胸内痛，胁胀满而痛，膺胸后背肩胛内侧及臂内侧痛。头沉胀不清，心痛，突发失音，胸腹鼓起，胁下与腰背牵引痛。髋关节与大腿如有物捆绑，重者能屈不能伸。天应火星失光，水星增亮。红色谷物欠收。气复则天气昏蒙，如大雨将至黑云压顶，人病便如鸭屎稀溏，腹鼓胀，饮食不下。腹寒肠鸣，水泄腹痛，肌痉挛不能行走。天应土星昏，水星明。黑色谷物欠收。

〔原文〕 岁土太过，雨湿流行，肾水受邪。民病腹痛，清厥意不乐，体重烦冤，上应镇星。甚则肌肉痿，足痿不收，行善瘈，脚下痛，饮发中满食减，四支不举。变生得位，藏气伏，化气独治之，泉涌河衍，涸泽生鱼，风雨大至，土崩溃，鳞见于陆，病腹满溏泄肠鸣，反下甚而太谿绝者，死不治，上应岁星。

岁土不及，风乃大行，化气不令，草木茂荣，飘扬而甚，秀而不实，上应岁星，民病飧泄霍乱，体重腹痛，筋骨繇复，肌肉瞤酸，善怒，藏气举事，蛰虫早附，咸病寒中，上应岁星镇星，其谷黅。复则收政严峻，名木苍凋，胸胁暴痛，下引少腹，善太息，虫食甘黄，气客于脾，黅谷乃减，民食少失味，苍谷乃损，上应太白岁星。上临厥阴，流水不冰，蛰虫来见，藏气不用，白乃不复，上应岁星，民乃康。

〔**新编**〕凡岁土太过之年，雨水多而湿气盛，肾受土制而病，症为腹痛，肢冷厥逆，情绪低沉，身沉重烦闷。天象为土星显辉。病重者肌肉痿缩，腿脚无力难抬，行走常发腓肠肌痉挛，脚底抽痛。水饮发作则腹鼓起，饭量减少，四肢肿胀难举。当土亢得位之时，水之藏气内伏，土之化气独专。泉涌河涨，旱泽水聚生鱼，暴雨洪灾，崖岸崩溃，水退则鱼虾见于陆地。人病腹胀满，泻溏便，肠鸣，泄下不止，太溪脉无搏动者为死征。上现木星。

凡土运之年长气不及，大风频作，长而不化，草木繁茂，枝长叶肥，有穗无实。天象木星显现。民多病肠炎吐泻，消化不良，体困重，腹痛，筋骨软而摇，肌肉酸困阵挛，人遇事易怒。冬藏之气早临，冬眠之虫早伏。人多病中寒之症。天应木星增光，土星减辉。黄谷减收。金气来复则收气严厉，大树青苍早凋，人病胸胁急痛，下连小腹，好出长气。秋未熟即遭虫害，收成大减。邪气妨脾，食少无味。青谷倒伏。天应金星增明，木星减亮。如逢厥阴司天之年，隆冬河水不结冰，已蛰之虫复现。冬藏之气不施，缘于秋金之气未复。天应木星正常，人少冻馁之忧。

〔**原文**〕岁金太过，燥气流行，肝木受邪。民病两胁下少腹痛，目赤痛眦疡，耳无所闻。肃杀而甚，则体重烦冤，胸痛引背，两胁满且痛引少腹，上应太白星。甚则喘咳逆气，肩背痛，尻阴股膝髀腨䯒足皆病，上应荧惑星。收气峻，生气下，草木敛，苍干凋陨，病反暴痛，胁不可反侧，咳逆甚而血溢，太冲绝者，死不治，上应太白星。

岁金不及，炎火乃行，生气乃用，长气专胜，庶物以茂，燥烁以行，上应荧惑星，民病肩背瞀重，鼽嚏血便注下，收气乃后，上应太白星，其谷坚芒。复则寒雨暴至，乃零冰雹霜雪杀物，阴厥且格，阳反上行，头脑户痛，延及囟顶发热，上应辰星，丹谷不成，民病口疮，甚则心痛。

〔**新编**〕凡金运太过之年，燥气大布。肝被克制而病，两胁下痛及少腹，眼红赤眦疡烂，耳聋。若金秋肃杀之气严厉，则病身体沉重胸中憋闷，胸痛引后背。两胁胀满痛引少腹。天象金星白光。病重则气喘咳嗽气上逆，肩背痛，骶尾髋大腿膝小腿脚皆痛。火星大而亮。收气厉，生气衰，草木萎，青枝凋落。人病急性胁下痛，不敢扭转。咳嗽上呛剧烈时口鼻出血。太冲脉无搏动者为死症。金星白光。

凡金运之年秋之收气不足，炎热延至秋后。春草秋又生，长而不显老，植物繁茂，燥热并行。天象应火星呈光。民多病肩背沉重，鼻塞多涕，注下带血。天应金星白淡，火星红重。收气延后，谷物干脆实不充，水来复则冷雨忽至，夹杂冰雹。霜雪早至，谷物冻灾。厥阴格阻于下，太阳光亮而冷。后头脑户痛，延至囟顶，伴发热。天应水星显亮，火星增光。赤谷欠收。民病口疮，重则心胃痛。

〔**原文**〕岁水太过，寒气流行，邪害心火。民病身热烦心躁悸，阴厥上下中寒，谵妄心痛，寒气早至，上应辰星。甚则腹大胫肿，喘咳，寝汗出憎风，大雨至，埃雾朦郁，上应镇星。上临太阳，雨冰雪，霜不时降，湿气变物，病反腹满肠鸣溏泄，食不化，渴而妄冒，神门绝者死不治，上应荧惑辰星。

岁水不及，湿乃大行，长气反用，其化乃速，暑雨数至，上应镇星，民病腹满身重，濡泄寒疡流水，腰股痛发，腘腨股膝不便，烦冤，足痿，清厥，脚下痛，甚则跗肿，藏气不政，肾气不衡，上应辰星，其谷秬。上临太阴，则大寒数举，蛰虫早藏，地积坚冰，阳光不治，民病寒疾于下，甚则腹满浮肿，上应镇星，荧惑。其主黅谷。复则大风暴发，草偃木零，生长不鲜。面色时变，筋骨并辟，肉瞤瘛，目视䀮䀮，物疏璺。肌肉胗发，气并鬲中，痛于心腹，黄气乃损，其谷不登，上应岁星，镇星。

〔新编〕 凡水运太过之年，寒气广布。心火受克制而病，民多发热，心慌，悸动，四肢寒厥，腹中寒，谵妄，心痛。寒气早来。天象水星晨光。人病重则腹水腿肿，气喘咳嗽，夜睡汗出怕风吹。大雨来时，水雾浓重。土星显光。如现于太阳司天之年，无论雨雹雪霜，每久降不停，以致器物霉变。人病腹满肠鸣溏便，食不消化，口干渴，心时迷昏蒙。神门脉无搏动者为死征。水星增明，火星减光。

凡水运不足之年，湿气大行，长气久在，物化增速，暑雨频至。上应土星显亮。民多病腹胀满身沉重，水泄，寒疮疡面淡白流水不止。发作性腰腿疼痛，大腿膝腘小腿活动不便，麻木，足痿弱发凉，脚底痛，重则足面浮肿。冬之藏气不施，人之肾气失衡。天应土星增光，水星减明。其年黑谷减收。如出现在太阴司天之年，则寒气累至，蛰虫早伏，地土冻结，阳光不温。民病寒疾于下肢，重者大腹水肿。天应土星增大，火星更红。其年黄色谷物欠收。木气复则大风突至，草叶仰伏，木叶凋零，色不肥嫩。人之面色随天气而变，筋挛骨屈，肌肉阵挛，目视昏蒙。物缩干裂。皮肤红疹，为风气并于鬲中，痛发于心腹之间。土气不振，黄色谷物减收。天应木星增亮，土星减辉。

按：以上五气太过不及所列物候现象至今仍可感受到。虽然人们不说太过不及术语，但如：今年比往年热的时间长，今年冬天不很冷，天旱，雨多，却是常常提到的。还有大年、小年，收什么、不收什么，皆是农民的口头语。但这些皆为局域性的状况，是否如经论所述具有规律性，值得研究。至于上应五星现象，其光暗每夜所见不一，而观察无规定时期，具有随意性，更多属于主观感觉，意在惊世。观《春秋左传》可见类例。

〔**原文**〕 帝曰：善。愿闻其时也！

岐伯曰：悉乎哉问也。木不及，春有鸣条律畅之化，则秋有雾露清凉之政。春有惨凄残贼之胜，则夏有炎暑燔烁之复。其眚东，其藏肝，其病内舍胠胁，外在关节。

火不及，夏有炳明光显之化，则冬有严肃霜寒之政。夏有惨凄凝冽之胜，则不时有埃昏大雨之复。其眚南，其藏心，其病内舍膺胁，外在经络。

土不及，四维有埃云润泽之化，则春有鸣条鼓拆之政。四维发振拉飘腾之变，则秋有肃杀霖霪之复。其眚四维，其藏脾，其病内舍心腹，外在肌肉四支。

金不及，夏有光显郁蒸之令，则冬有严凝整肃之应。夏有炎烁燔燎之变，则秋有冰雹霜雪之复。其眚西，其藏肺，其病内舍膺胁肩背，外在皮毛。

水不及，四维有湍润埃云之化，则不时有和风生发之应。四维发埃昏骤注之变，则不时有飘荡振拉之复。其眚北，其藏肾，其病内舍腰脊骨髓，外在谿谷踹膝。

夫五运之政，犹权衡也，高者抑之，下者举之，化者应之，变者复之，此生长化成收藏之理，气之常也，失常则天地四塞矣。故曰：天地之动静，神明为之纪，阴阳之往复，寒暑彰其兆。此之谓也。

〔**新编**〕 黄帝问：讲得好。五运之气在四季有什么征兆？

岐伯讲：问得多么详细啊！在木运不及之年，如春为正常的枝条风响和畅之化，至秋即有雾冷露凉之施；如春为不及的凄惨残伤之胜，至夏便有高温燎烤复气。天灾发生在东方。其脏为肝。其病在肋胁部位，外周组织为骨关节。

在火运不及之年，如夏为正常的明亮光显之化，至冬便有严肃霜寒之施；夏为不及的惨凄凝冽之胜，则四季末月有尘昏大雨之复气。天灾发生在南方。其脏为心。其病内在胸胁，外在经络。

在土运不及之年，如四季末月有尘埃如云润湿之化，则春有风鼓条响之施；四季末月有动摇飘飞之变，至秋有肃杀淋淫复气。其灾害在四隅。其脏在脾。其病内在心腹部，外在肌肉四肢。

在金运不及之年，如夏有日炎闷热之气，至冬有实冰严肃之应；夏有热燎灼烤之胜，至秋即有冰雹霜雪之复。其灾害在西方。其脏为肺。其病内犯胸胁肩背，外伤皮毛。

在水运不及之年，如四季末月有细水土湿之化，则经常有和风生发之应；四季月出现尘昏急雨之胜，则经常有飘荡振拉之复气。其害在北方。其脏为肾。其病内犯腰脊骨髓，外在足腕腿膝。

五运之气行令于时，就象称杆与称锤的关系。高者有气抑之使之低，低者有气举之使之高。气化强弱必有应之者，变其常者即有复之者，令其平也。此为物类生长化成收藏之现象，气候变化之规律。没有此种规律，则天地间万物即不具升降出入的基础，失去生机了。因此讲，天地的运动，以物类的生长化收藏为标志；阴阳的消长，以寒来暑往为明兆，即是指此而言。

③〔**原文**〕 帝曰：夫子之言五气之变，四时之应，可谓悉矣。夫气之动乱，触遇而作，发无常会，卒然灾合，何以期之？

岐伯曰：夫气之动变，固不常在，而德化政令灾变，不同其候也。

帝曰：何谓也？

岐伯曰：东方生风，风生木，其德敷和，其化生荣，其政舒启，其令风，其变振发，其灾散落。

南方生热，热生火，其德彰显，其化蕃茂，其政明曜，其令热，其变销烁，其灾燔焫。

中央生湿，湿生土，其德溽蒸，其化丰备，其政安静，其令湿，其变骤注，其灾霖溃。

西方生燥，燥生金，其德清洁，其化紧敛，其政劲切，其令燥，其变肃杀，其灾苍陨。

北方生寒，寒生水，其德凄沧，其化清谧，其政凝肃，其令寒，其变溧洌，其灾冰雪霜雹。

是以察其动也，有德有化，有政有令，有变有灾，而物由之，而人应之也。

〔**新编**〕 黄帝说：先生所讲的五气变化，四季的物应，可以说够详尽了。但五气的动乱，与异气相遇而发作，没有固定的规律。对于突然出现的气象性灾害，如何预先知道？

岐伯答：气的接触性变化，固然无规律可循，但其德化政令灾变，还是可以知其常通其变的。

黄帝问：怎么讲？

岐伯讲：风生于东方，风能萌生草木，其德惠为敷布温和，其化育为欣欣向荣，其政令舒展开启，其时令为风，其变常为振干摇枝，其灾害为折枝落花。

热来自南方，热可生炎暑，其德惠为长物显现，其化育为百物繁茂，其政令日明光耀，其时令为热，其变常为消烁庶物，其灾害为燎焦作物。

平湿之地在中央，湿益于土。其德惠为蕴蒸化长，其化育为丰富完备。其政令为静穆，其时令为湿。其变常为急雨连天，其灾害为淋湿草木皮溃。

西方多干燥，燥益金石。其德惠为清凉洁净，其化育为收敛，其政令为严厉。其变常为凌厉肃杀，其灾害为物青萎凋。

寒来自北方，寒可保水。其德惠常冷凄沧，其化育冷静内伏。其政令凝固，其时令为寒。其变常为寒气凛冽，其灾害为冰雹霜雪。

所以观察气的接触相遇的变化，有德惠有生化，有常政有时令，有变常有灾害。物随之显利害，人应之有吉凶。

④〔**原文**〕 帝曰：夫子之言岁候，其不及太过，而上应五星。今夫德化政令，灾眚变易，非常而有也，卒然而动，其亦为之变乎？

岐伯曰：承天而行之，故无妄动，无不应也。卒然而动者，气之交变也，其不应焉。故曰：应常不应卒，此之谓也。

帝曰：其应奈何？

岐伯曰：各从其气化也。帝曰：其行之徐疾逆顺何如？

岐伯曰：以道留久，逆守而小，是谓省下；以道而去，去而速来，曲而过之，是谓省遗过也；久留而环，或离或附，是谓议灾与其德也；应近则小，应远则大。芒而大倍常之一，其化甚；大常之二，其眚即也；小常之一，其化减；小常之二，是谓临视，省下之过与其德也。德者福之，过者伐之。是以象之见也，高而远则小，下而近则大，故大则喜怒迩，小则祸福远。岁运太过，则运星北越，运气相得，则各行以道。故岁运太过，畏星失色而兼其母，不及则色兼其所不胜。肖者瞿瞿，莫知其妙，闵闵之当，孰者为良，妄行无徵，示畏候王。帝曰：其灾应何如？

岐伯曰：亦各从其化也。故时至有盛衰，凌犯有逆顺，留守有多少，形见有善恶，宿属有胜负，徵应有吉凶矣。

帝曰：其善恶何谓也？

岐伯曰：有喜有怒，有忧有丧，有泽有燥，此象之常也，必谨察之。

帝曰：六者高下异乎？

岐伯曰：象见高下，其应一也，故人亦应之。

〔**新编**〕 黄帝说：先生所讲的运气，不及之年与太过之年的物候，都上应天象的五星。但气的德化政令灾害变化，并没有固定的规律。突发性的气象变化，五星也会为之改变吗？

岐伯讲：五星依承天道而运行，所以不会出现乱常行为。对运气的太过或不及，都会有所反应。突发的气象变化，是两种气的相遇接触形成的，五星不会有反应。所以讲：应经常不应突变。就是这个意思。

黄帝问：五星的反应怎样？

岐伯答：各从其运气而变化。

黄帝问：五星运动的快慢，方向的正反怎样？

岐伯讲：行于常道则停留久，反向则守候短，称做察下。行于常道而去，去而又急回，转弯而过之，称做详察曾发生的过失。停留久而回环，或远离邻星，或近附临星，称做评议灾害与其德政形迹。应其事近则大，应其事远则小。星边有芒大于正常一倍，其积藏灾变已重，芒大于正常二倍，其灾害即将发生。其芒小于正常一倍，为变化已减轻，小于正常二倍，称做监察，察下界之罪过与德政；施德政者赐之以福，有罪过者伐之以灾。所以星象之呈现，位高而远则小，位下而近则大；所现大则吉凶近，小则祸福远。气运太过之年，则主运之星北移，运与气相合，则各行正道。因而运气太过之年，被克制之星失色且兼其母星；运气不及之年，则运星减色并兼其所不胜之星。勤政爱民的国君，自不知得福有几何；暴政虐民的统治，如何能有好下场。胡作非为并非无征，星象在上警示候王。

黄帝问：五星怎样反应灾害？

岐伯讲：也随气运变化而变化。所以五星应季有强弱之分，凌犯域星有逆顺之别，留守有长短，形色呈现有善恶，相互有生克胜负，征象呈现有吉凶。

黄帝问：五星的善恶吉凶是什么样子？

岐伯答：明亮为喜，光强为怒，色黯为忧，隐晦为丧，圆润德盈，燥裂怨增。此为星象经常现象，应细心观察。

黄帝问：此六种征象高下有别吗？

岐伯答：星象呈现的高下，兆示的吉凶是一样的。对于人事，也同样有反应。

按：本段直接反应古代星象学观点。认为五星不但反应气象对物候的影响，而且对人间政事政绩，战事人事都有反应。五星俨然犹如人间公正的监查官与法官，对人事进行监察，评议赏罚。而实际情况是，行星的颜色与形状改变，都是肉眼观测的主观印象。至于行星的逆行留守，去而复回，曲而过之，均是人对行星视位置的错觉，在行星运动中不可能出现。在古代封建社会中，"妄行无征，示畏候王"，才是此类星象学具有的积极意义。

〔**原文**〕 帝曰：善。其德化政令之动静损益皆何如？

岐伯曰：夫德化政令灾变，不能相加也。胜复盛衰，不能相多也。往来小大，不能相过也。用之升降，不能相无也。各从其动而复之耳。

帝曰：其病生何如？

岐伯曰：德化者气之祥，政令者气之章，变易者复之纪，灾眚者伤之始，气相胜者和，不相胜者病，重感于邪则甚也。

帝曰：善。所谓精光之论，大圣之业，宣明大道，通于无穷，究于无极也。余闻之，善言天者，必应于人，善言古者，必验于今，善言气者，必彰于物，善言应者，同天地之化，善言化言变者，通神明之理，非夫子孰能言至道欤！乃择良兆而藏之灵室，每旦读之，命曰《气交变》，非斋戒不敢发，慎传也。

〔**新编**〕 黄帝说：讲得好。五气的德、化、政、令的变动增减怎样？

岐伯讲：五气对生物正常的德、化、政、令发生灾变，不是无限的各自相加或相减；胜克报复的规模，也不会肆意增多或减少；气的来去及大小，总体计量是均衡的；气的上升和下降，也不会有升而无降，无降而有升。所有这一切，都循着一定的因果关系而循环。

黄帝问：五气变化对疾病有什么影响？

岐伯讲：五气的德、化带给生物的是吉祥，政、令带给生物的是质量的增长，改变是五气胜复的呈现，灾害是伤物的开始。人气与天气胜任者和平，人气不胜天气者患病，感气复感邪者其病重。

黄帝说：好啊！真是完美而明彻的论述，高尚又圣明的功业，宣布大道，传于久远，应用无穷。我知道，善于讲天气者，必能联系对人的影响；善于讨论往古者，必会验证于当今；善于研究运气者，必能密切联系对物候的影响；善于讲论物候者，必可贯通天地之造化。能够讲通五气的德化与灾变，便能洞彻天地万物之理。不是先生，谁能讲出如此深广的道理！于是选择吉日良辰，藏于灵兰书室，每早诵读。署名《气交变》，不经过庄重的斋戒，不敢开启，是为慎于外传。

按：气交，即天地气的交汇处。它应是一层过度带，而不是一条交接线。天地之交，人之居也。人的生活环境，受着气象情况，地理条件所左右。注意气交之中的多变的但尚有规律可循的气候变化，外防六淫，内和七情，对预防疾病，保持健康非常重要。

77. 五常政大论篇第七十

五运平气、太过不及的面面观

〔**原文**〕 黄帝问曰：太虚寥廓，五运迴薄，衰盛不同，损益相从，愿闻平气何如而名？何如而纪也？

岐伯对曰：昭乎哉问也！木曰敷和，火曰升明，土曰备化，金曰审平，水曰静顺。

帝曰：其不及奈何？

岐伯曰：木曰委和，火曰伏明，土曰卑监，金曰从革，水曰涸流。

帝曰：太过何谓？

岐伯曰：木曰发生，火曰赫曦，土曰敦阜，金曰坚成，水曰流衍。

〔新编〕 黄帝问道：太空广阔无际，六气周转轮回，盛年与衰岁交替相继，物类因气之盛衰而损益相随。请讲平气如何命名，各自有什么特征？

岐伯回答：这是光照后世的问题。木平之年敷布阳和，火平之年气升光显，土平之年四季备育，金平之年物成均衡，水平之年浪轻流顺。

黄帝问：五运不及之年怎样命名？

岐伯答：木运不及则阳和不振，火运不及则光隐热伏，土运不及则化育无力，金运不及则坚物不足，水运不及则小河断流。

黄帝问：五运太过之年怎样命名？

岐伯答：木运太过则茂长，火运太过则光烈，土运太过则松隆，金运太过则坚盛，水运太过则流溢。

①**〔原文〕** 帝曰：三气之纪，愿闻其候。

岐伯曰：悉乎哉问也！敷和之纪，木德周行，阳舒阴布，五化宣平，其气端，其性随，其用曲直，其化生荣，其类草木，其政发散，其候温和，其令风，其藏肝，肝其畏清，其主目，其谷麻，其果李，其实核，其应春，其虫毛，其畜犬，其色苍，其养筋，其病里急支满，其味酸，其音角，其物中坚，其数八。

〔新编〕 黄帝问：平气、不及、太过之年，其物候各是什么？

岐伯讲：您问得好详尽啊！凡在木平之年的敷布阳和之纪，木德普施，阳舒阴布，气展物平，气候正常，物得其顺。木用有曲直，木化为欣荣。物类为草木，政令为散发，气候多温和，应令来清风。其脏肝，肝怕受凉，肝主目，肝气养筋，肝病内急胀满。在五谷为麻，在五果为李，在果体为核，其气应春。在昆虫为毛类，在五畜为犬，在五色为苍，在五味为酸，木音为角，在果为坚，木的生数为四，木的成数为八。

〔原文〕 升明之纪，正阳而治，德施周普，五化均衡，其气高，其性速，其用燔灼，其化蕃茂，其类火，其政明曜，其候炎暑，其令热，其藏心，心其畏寒，其主舌，其谷麦，其果杏，其实络，其应夏，其虫羽，其畜马，其色赤，其养血，其病瞤瘛，其味苦，其音徵，其物脉，其数七。

〔新编〕 火平之年的气升光显之纪，太阳当空而照，光明普施，气化均衡。火气高上，火性急速，火的作用燎烤，热化草木蕃茂。其在物类为火，政治光明照耀，气候炎暑，节令多热。其脏心，心体怕寒，心主舌，心谷高粱，心果杏，在果体为络。火应夏。昆虫为羽类，在五畜为马，在五色为赤，心气养血，其病在脉。火在五味为苦，火在五音为徵，在物体为脉。火的生数为二，火的成数为七。

〔原文〕 备化之纪，气协天休，德流四政，五化齐修，其气平，其性顺，其用高下，其化丰满，其类土，其政安静，其候溽蒸，其令湿，其藏脾，脾其畏风，其主口，其谷稷，其果枣，其实肉，其应长夏，其虫倮，其畜牛，其色黄，其养肉，其病否，其味甘，其音宫，其物肤，其数五。

〔新编〕 土平之年的备育之纪，土气协和天气成万物之美，土德惠及木火金水四政，五化齐治成物之功。土气平和，土性随顺，其用高可为台，下可为窟。化育之物丰盛完满。在物类为土。其治安生静养，气候湿润蒸腾，节令为湿。其脏为脾，脾土畏风肝木，脾主口，脾养肉，脾病痞满不通利。脾谷为小米，脾果为枣，在果体为肉。脾应长夏。在动物为倮类，在五畜为牛，在五色为黄，在五味为甘，在五音为宫。在物体为肉。土的生成数均为五。

〔原文〕 审平之纪，收而不争，杀而无犯，五化宣明，其气洁，其性刚，其用散落，其化坚敛，其类金，其政劲肃，其候清切，其令燥，其藏肺，肺其畏热。其主鼻，其谷稻，其果桃，其实壳，其应秋，其虫介，其畜鸡，其色白，其养皮毛，其病咳，其味辛，其音商，其物外坚，其数九。

〔新编〕 金平之年为物成平衡之纪，收成平稳，秋杀无害，五化尽成。金气洁，金性刚，金用飘落，金化成收。物类为金。其治劲肃，气候清冷，节令为燥。在五脏为肺，肺金畏火。肺主鼻，肺养皮毛，肺病为咳嗽。肺谷稻，肺果桃，果体为壳。肺应秋。昆虫为甲介，在畜为鸡。在五色为白，在五味为辛，在五音为商。秋在物体为外坚。金的生数为四，金的成数为九。

〔原文〕 静顺之纪，藏而勿害，治而善下，五化咸整，其气明，其性下，其用沃衍，其化凝坚，其类水，其政流演，其候凝肃，其令寒，其藏肾，肾其畏湿，其主二阴，其谷豆，其果栗，其实濡，其应冬，其虫鳞，其畜彘，其色黑，其养骨髓，其病厥，其味咸，其音羽，其物濡，其数六。

故生而勿杀，长而勿罚，化而勿制，收而勿害，藏而勿抑，是谓平气。

〔新编〕 水平之年为浪轻流顺之纪，冬藏物不损，水治而趋下，五化皆齐。水气明彻，水性下流，水用丰满，水化凝坚。物类为水，水化长流。气候凝静，节令为寒。在五脏为肾，肾水畏土湿。肾主前后阴，肾养骨髓，肾病厥冷上逆。肾谷豆，在五果为栗，在果体为汁。肾应冬。冬在虫类为鳞，在五畜为猪，在五色为黑，在五味为咸，在五音为羽。于物体为软。水的生数为一，水的成数为六。

所以春生之时勿用杀，夏长之时勿砍伐，土化之期勿制约，秋收之期勿伤害，冬藏之间无压抑。这才是平气之年的处事态度。

〔原文〕 委和之纪，是谓胜生。生气不政，化气乃扬，长气自平，收令乃早。凉雨时降，风云并兴，草木晚荣，苍干凋落，物秀而实，肤肉内充。其气敛，其用聚，其动緛戾拘缓，其发惊骇，其藏肝，其果枣桃，其实核壳，其谷稷稻，其味酸辛，其色白苍，其畜犬鸡，其虫毛介，其主雾露凄沧，其声角商。其病摇动注恐，从金化也，少角与判商同，上角与正角同，上商与正商同；其病支废，痈肿疮疡，其甘虫，邪伤肝也，上宫与正宫同。萧飋肃杀，则炎赫沸腾，眚于三，所谓复也。其主飞蠹蛆雉，乃为雷霆。

〔新编〕 逢木运欠和畅之年，为金胜之下而生。木之生气不治，土之化气显扬，火之长气自平，秋之收令提早。凉雨频降，风驰云涌，草木晚秀，青枝凋落，实少而大，皮肉丰满。木气收敛，木用积蓄。在五脏为肝，经动病为软弱屈曲拘挛难举。肝病发惊呼，肝风摇动眩恐，可致肢体废用，并发褥疮，疮面生蛆。其果枣桃，果体核壳。在五谷为稷稻，在五味为酸辛，在五色为白青，在五畜为鸡犬，在虫类为毛、甲，其主气为雾露凄冷。其音为木角金商，为木从金化之故。上商等同于正商，上宫等同于正宫。金胜之萧瑟肃杀，火复之炎热沸腾，灾于东方之三宫。虫现飞蝇肉蛆，木蠹山雉。常有雷声振响。

按：痈肿疮疡：可能为肢体废用后最易发生之褥疮，欠于护理即可生蛆。我曾亲见脑瘫病人和地震伤员疮面生蛆。

〔原文〕 伏明之纪，是谓胜长。长气不宣，藏气反布，收气自政，化令乃衡。寒清数举，暑令乃薄。承化物生，生而不长，成实而稚，遇化已老，阳气屈伏，蛰虫早藏。其气郁，其用暴，其动彰伏变易，其发痛，其藏心，其果栗桃，其实络濡，其谷豆稻，其味苦咸，其色玄丹，其畜马彘，其虫羽鳞，其主冰雪霜寒，其声徵羽。其病昏惑悲忘，从水化也，少徵与少羽同，上商与正商同，邪伤心也。凝惨凓冽，则暴雨霖霪，眚于九，其主骤注雷霆震惊，沉黔淫雨。

〔**新编**〕 逢火运光伏之年，为水胜之下而长。火之长气不扬，水之藏气反施，金之收气自治，土之化令均衡。寒凉时至，暑热不显，至湿化物生，长而不茂，成实而嫩，方化已老。阳气收伏，蛰虫早藏。火气郁伏不扬，火用急而不长。在五脏为心，其病发疼痛，其动为时显时伏易变化。在五果为栗桃，在果体为络与汁，在谷物为豆与稻，在五味为苦与咸，在五色为黑与赤，在五畜为马与猪，在昆虫为羽与鳞。其年主气反为寒霜雪水，其五音为徵与羽。时令病为心迷智乱易哭多忘，由邪气伤心，火从水化之故。少徵等同于少羽，上商等同于正商。水胜则凝惨凛冽，土复则暴雨或久雨，灾于南方九宫，主因骤降暴雨，霹雳震空，沉阴少晴，淫雨连绵。

〔**原文**〕 卑监之纪，是谓减化。化气不令，生政独彰，长气整，雨乃愆，收气平，风寒并兴，草木荣美，秀而不实，成而粃也。其气散，其用静定，其动疡涌分溃痈肿。其发濡滞，其藏脾，其果李栗，其实濡核，其谷豆麻，其味酸甘，其色苍黄，其畜牛犬，其虫倮毛，其主飘怒振发，其声宫角，其病留满否塞，从木化也，少宫与少角同，上宫与正宫同，上角与正角同。其病飧泄，邪伤脾也。振拉飘扬，则苍干散落，其眚四维，其主败折虎狼，清气乃用，生政乃辱。

〔**新编**〕 逢土运低下之年，称为化气减少。土之化气不当其政，木之生气独现其能，长气自立，化雨延期，金之收气均平。风寒并起，草木嫩绿，穗而不实，已至成期，籽粒多秕。其气零散，其用迟慢。其脏为脾，经动为疡涌肉溃而成痈肿，病发于湿滞。在五果为李栗，在果体为肉核，在谷物为豆麻，在五味为酸与甘，在五色为青与黄，在五畜为牛与犬，在昆虫为倮类与毛类。风胜则狂风怒号飘摇振折，金复则振干拉枝飘叶青干散落，灾于四隅之宫。时令病为经常胀满痞塞不通，为土从木化也；又病水泄，为湿伤脾也。五音少宫等同于少角，上宫等同于正宫，上角等同于正角。猛兽离隅伤害人畜。金之清气为用，木之生气不振。

〔**原文**〕 从革之纪，是谓折收。收气乃后，生气乃扬，长化合德，火政乃宣，庶类以蕃。其气扬，其用躁切，其动铿禁瞀厥，其发咳喘，其藏肺，其果李杏，其实壳络，其谷麻麦，其味苦辛，其色白丹，其畜鸡羊，其虫介羽，其主明曜炎烁，其声商徵，其病嚏咳鼽衄，从火化也，少商与少徵同，上商与正商同，上角与正角同，邪伤肺也。炎光赫烈，则冰雪霜雹，眚于七，其主鳞伏彘鼠，岁气早至，乃生大寒。

〔**新编**〕 逢金运软如革之年，称为减收。金之收气后延，木之生气发扬，长气与化气共施德惠，夏之火气普张，庶物得以繁殖。火气发扬，火用紧迫。金在五脏为肺。其病火来克则鼓颔口禁热闷抽搐，本病为咳嗽气喘，鼻塞喷嚏，鼻出血，为金从火化，火邪伤肺也。在五果为李杏，在果体为壳与络，在谷物为麻与麦，在五味为苦与辛，在五色为白与丹，在禽畜为鸡与羊，在虫类为甲与羽。主气为明照燎烤，在五声为金商火徵。金从火化少商等同于少徵。金运与司天同气，上商等同于正商。金难克木，上角等同于正角。火胜呈烈日赫赫，水复现冰雪霜雹。灾发于西方七宫。酷热使鳞潜猪躲。气候提前，秋现大寒。

按：铿禁瞀厥：前贤时师多注为肺症。但于本节应为火热干犯所致。禁，通噤，口禁也。病机有“诸热瞀瘛，皆属于火……诸禁鼓栗，如丧神守，皆属于火”，与此相似。铿禁为发热时寒战鼓腮口紧难张的状态。

〔**原文**〕 涸流之纪，是谓反阳，藏令不举，化气乃昌，长气宣布，蛰虫不藏，土润水泉减，草木条茂，荣秀满盛。其气滞，其用渗泄，其动坚止，其发燥槁，其藏肾，其果枣杏，其实濡肉，其谷黍稷，其味甘咸，其色黅玄，其畜彘牛，其虫鳞倮，其主埃郁昏翳，其声羽宫，其病痿厥坚下，从土化也，少羽与少宫同，上宫与正宫同，其病癃閟，邪伤肾也，埃昏骤雨，则振拉摧拔，眚于一，其主毛显狐貉，变化不藏。

故乘危而行，不速而至，暴虐无德，灾反及之。微者复微，甚者复甚，气之常也。

〔新编〕 逢水运断流之年，是为阳气反强。水之藏令不施，土之化气乃盛，夏之长气普布，蛰虫至冬不藏。土虽湿润，泉竭水减。草木枝叶茂，色秀肥满。水气滞留，水用渗漏。其经动病为肠涩便坚，发展至干燥难出。天气多尘埃昏蒙悬空蔽日。在五脏为肾。主病为下肢痿弱厥冷，足痿弱，大便干，小便秘，为水从土化之故，脾土伤肾水也。在五果为枣杏，在果体为汁肉。在谷物为高粱小米，在五味为甘与咸，在五色为黄与黑，在五畜为猪与牛，在虫类为鳞与倮。在五音为水之羽土之宫。水运不及，故少羽等同于少宫。太阴司天之岁，上宫等同于正宫。土胜则埃昏急雨，风复则草禾振拉，大树摧拔，灾于北方一宫。异象为狐貉出现，出没不藏。

所以五运本气不足，胜气即来，暴虐害物。胜后有复。胜轻复轻，胜重复重。这是运气中的经常现象。

按：癃閟：王冰注为二便不通利。上文已有痿厥坚下，癃同躄，意为足不能行。閟同闭，假借为秘，故可解为便秘足痿。

〔**原文**〕 发生之纪，是谓启陳，土疏泄，苍气达，阳和布化，阴气乃随，生气淳化，万物以荣。其化生，其气美，其政散，其令条舒，其动掉眩巅疾，其德鸣靡启坼，其变振拉摧拔，其谷麻稻，其畜鸡犬，其果李桃，其色青黄白，其味酸甘辛，其象春，其经足厥阴少阳，其藏肝脾，其虫毛介，其物中坚外坚，其病怒，太角与上商同，上徵则其气逆，其病吐利。不务其德，则收气复，秋气劲切，甚则肃杀，清气大至，草木凋零，邪乃伤肝。

〔**新编**〕 当木运茂长之年，能催发陈旧。土疏松发泄，青苍四达，阳气和缓布化，阴气润物相济，生气厚淳，万物盛荣。木化生发，长势欣美，治气疏散，枝条舒展。其经动巅眩足轻软，德惠为风鸣新枝摇曳散乱，陈蕾开裂；风变为振拉草木，摧拔蓬屋。其谷物为麻与稻，禽畜为鸡与犬，五果为桃与李，五色为黄与白，五味为酸与辛。其气象为春。其经为足厥阴，足少阳。其脏为肝与脾。虫类为毛与甲，物体为核与壳坚实。其志为多怒。太角等同于少商。木气逆，其病吐利。木不行其德则金收之气来复，秋气强劲急切，重则肃杀生物，冷气大至，草木凋零。邪气伤肝致病。

〔**原文**〕 赫曦之纪，是谓蕃茂，阴气内化，阳气外荣，炎暑施化，物得以昌。其化长，其气高，其政动，其令鸣显，其动炎灼妄扰，其德暄暑郁蒸，其变炎烈沸腾，其谷麦豆，其畜羊彘，其果杏栗，其色赤白玄，其味苦辛咸，其象夏，其经手少阴太阳，手厥阴少阳，其藏心肺，其虫羽鳞，其物脉濡，其病笑，疟，疮疡血流，狂妄目赤。上羽与正徵同，其收齐，其病痓，上徵而收气后也。暴烈其政，藏气乃复，时见凝惨，甚则雨水霜雹切寒，邪伤心也。

〔**新编**〕 当火运旺盛之年，物长茂盛。阴气内充，阳气外发，暑热助长，植物昌盛。热化长，热气升，其治为变动，节令为显明。其经动为炎上扰阳，其德惠为温热蕴蒸，其灾变为炎烈焦物。谷物为麦与豆，五畜为马与猪，五果为杏与栗，五色为赤与黑，五味为苦辛咸。其气象为夏。其经脉为手少阴，手太阳，手厥阴，手少阳。在脏为心和肺，虫类为羽和鳞，在物体为脉与汁。其志病为脸挂呆笑，其病为寒热如疟，疮疡流血水，狂躁，结膜充血，又病抽搐。上羽等同于正徵。金不受克，则秋之收气为平。如遇少阴少阳司天，收气后延。如火之本运暴烈，则水之藏气来复，出现严寒凄冷，天下霰冰霜雹，寒邪伤心而病。

〔**原文**〕 敦阜之纪，是谓广化，厚德清静，顺长以盈，至阴内实，物化充成，烟埃朦郁，见于厚土，大雨时行，湿气乃用，燥政乃辟，其化圆，其气丰，其政静，其令周备，其动濡积并稸，其德柔润重淖，其变震惊飘骤崩溃。其谷稷麻，其畜牛犬，其果枣李，其色黅玄苍，其味甘咸酸。其象长夏，其经足太阴阳明，其藏脾肾。其虫倮毛，其物肌核。其病腹满，四支不举，大风迅至，邪伤脾也。

〔**新编**〕 当土太过的隆厚之年，化育普及。德高而平静，助长以丰盈，阴滋内实，物化充满。尘烟郁蕴，现于高土。大雨时至，湿气厚重，燥气不现。土化周到，土气丰满，土治安静随顺，其令周遍四方。经动湿聚含蓄。德化为柔润广泽。灾变为惊雷震空，暴雨倾泻，土动山移。其谷稷与麻，其畜牛与犬，虫类为倮与毛，其果枣与李，果体为肉与核，其色黄黑青，其味甘咸酸。气象为长夏，其经为足太阴，足阳明，其脏为脾与肾。脾病为腹胀满，四肢无力。风邪突来，致使脾病。

〔**原文**〕 坚成之纪，是谓收引，天气洁，地气明，阳气随，阴治化，燥行其政，物以司成，收气繁布，化洽不终。其化成，其气削，其政肃，其令锐切，其动暴折疡疰，其德雾露萧飋，其变肃杀凋零。其谷稻黍，其畜鸡马，其果桃杏，其色白青丹，其味辛酸苦。其象秋。其经手太阴阳明，其藏肺肝。其虫介羽，其物壳络。其病喘喝，胸凭仰息。上徵与正商同，其生齐，其病咳，政暴变则名木不营，柔脆焦首，长气斯救，大火流，炎烁且至，蔓将槁，邪伤肺也。

〔**新编**〕 当金运太过之坚成之年，气为收引。天气高洁，地气清明，阳气随明，阴治收化，气候干燥，物皆主成，收气重布，化气尖刻。其经动为伤折疮疡流注。行德惠则夜雾朝露秋风萧瑟，施灾变则严寒肃杀狂风凋零。其谷稻与黍，禽畜鸡与马，其果桃与杏，其色白青红，其味辛酸苦。气象为秋，其经手太阴，手阳明，其脏肺与肝。虫类甲与羽，果体壳与络。其病急喘吞气端坐呼吸。二火司天，故上徵等同于正商。其收均齐。其病为咳。收政突变则大木不茂，干柔枝脆而叶枯。长气来救，燥火流金，炎热灼物，枝蔓欲干。火邪伤肝而病。

〔**原文**〕 流衍之纪，是谓封藏，寒司物化，天地严凝，藏政以布，长令不扬。其化凛，其气坚，其政谧，其令流注，其动漂泄沃涌，其德凝惨寒雰，其变冰雪霜雹。其谷豆稷，其畜彘牛，其果栗枣，其色黑丹黅，其味咸苦甘。其象冬，其经足少阴太阳，其藏肾心。其虫鳞倮，其物濡满。其病胀。上羽而长气不化也。政过则化气大举，而埃昏气交，大雨时降，邪伤肾也。

故曰：不恒其德，则所胜来复，政恒其理，则所胜同化，此之谓也。

〔**新编**〕 水运太过之溢流之年，称作封闭内藏。寒气司化于物内，严寒凝聚于空间。其经动则水泄夹粪沫，主病为腹胀。德施则凝寒轻霜，灾变则霜雪冰雹。其谷豆与稷，其畜牛与猪，其果栗与枣，其色黑红黄，其味咸苦甘。气象为冬，其经足少阴，足少阳，其脏肾心。虫类为鳞与倮，物体为汁与肉。上羽寒水司天，则长气不能化育也。水过治则土之化气来复，尘埃昏蒙于气交之间，常降大雨。土湿可以伤肾。

由此讲，五运布德不守其常，则胜己之气气焰愈张，己胜之气乘机报复；五运之气布德施功，则上下同化，物利民康。即是指此而讲。

②〔**原文**〕 帝曰：天不足西北，左寒而右凉；地不满东南，右热而左温，其故何也?

岐伯曰：阴阳之气，高下之理，太少之异也。东南方，阳也，阳者其精降于下，故右热而左温。西北方，阴也，阴者其精奉于上，故左寒而右凉。是以地有高下，气有温凉，高者气寒，下者气热。故适寒凉者胀，之温热者疮，下之则胀已，汗之则疮已，此腠理开闭之常，太少之异耳。

帝曰：其于寿夭何如？

岐伯曰：阴精所奉其人寿，阳精所降其人夭。

帝曰：善。其病也，治之奈何？

岐伯曰：西北之气散而寒之，东南之气收而温之，所谓同病异治也。故曰：气寒气凉，治以寒凉，行水渍之。气温气热，治以温热，强其内守。必同其气，可使平也，假者反之。

帝曰：善。一州之气生化寿夭不同，其故何也？

岐伯曰：高下之理，地势使然也。崇高则阴气治之，污下则阳气治之，阳胜者先天，阴胜者后天，此地理之常，生化之道也。

帝曰：其有寿夭乎？

岐伯曰：高者其气寿，下者其气夭，地之小大异也，小者小异，大者大异。

故治病者，必明天道地理，阴阳更胜，气之先后，人之寿夭，生化之期，乃可以知人之形气矣。

〔新编〕 黄帝问：面向东南的方向，呈现天气不足于西方与北方，左侧的北方寒而右侧的西方凉。地气不足于东方与南方，右侧的南方热而左侧的东方温。是什么原因？

岐伯答：这是阴寒阳热的气候条件，高原低川之地理形势形成的。东南方，为太阳升起之处。太阳者其光热降于地，所以东方温而南方热；西北方，是阴气聚集之处。阴气者其气现于上，所以北方寒而西方凉。由于地势有高低，气候有温凉，地势高者气候寒，地势低者气候热。因此常在寒凉地区生活的人易内病腹胀，在温热环境下生活的人易外生疮疡。用通下法治疗则腹胀愈，用发汗法治疗则疮疡平，程度与时间长短也有差异。

黄帝问：阴阳盛衰与地势高下对人的寿命有影响吗？

岐伯答：阴精奉养的高寒地区人多长寿，阳气下降的低热地区人寿较短。

黄帝说：明白了。这些地区人的疾病怎样治疗？

岐伯答：高寒地区的人皮理致密郁热，以肉乳为食，故宜辛散寒泻；低热地区之人皮疏里寒，故宜酸收温补。此称为同病异治法。具体讲，气寒气凉之地，治疗相应用寒凉药物，并配合用活水外渍。气温气热之地，治疗相应用温热药物，增强脏腑功能固守内气。必须使内外气相同，方可平复。病情呈假象者，则用寒者热之，热者寒之的反治法。

黄帝说：讲得好。但是即使一州之内的气候，对物的生化，人的寿夭也是不相同的，这又是什么原因？

岐伯讲：这是由于气之高下，地理环境形成的。崇高之处则气候寒凉，低洼之处则气候温热。阳胜者气候早于节令，阴胜者气候迟于节令。这是地理的现象，生物生化的自然规律。

黄帝问：此种环境也有长寿与短命吗？

岐伯讲：高居者气候利于人长寿，下处者气候不利人长寿，然而高下地域的大小也是各有差异的，地域小者差异小，地域大者差异大。

由此讲，优秀的医生，必须通晓天象轨迹，地理气候，阴阳消长，气至先后，地域寿命长短，六气生物影响，方可以洞察人形脉气正常与异常。

③〔**原文**〕　帝曰：善。其岁有不病，而藏气不应不用者，何也？

岐伯曰：天气制之，气有所从也。

帝曰：愿卒闻之。

岐伯曰：少阳司天，火气下临，肺气上从，白起金用，草木眚，火见燔焫，革金且耗，大暑以行，咳嚏鼽衄鼻窒，曰疡，寒热胕肿。风行于地，尘沙飞扬。心痛胃脘痛，厥逆鬲不通，其主暴速。

〔**新编**〕　黄帝说：我懂了。有的年份，应发病而未发病，脏气不应运气，脏气功能低下是什么原因？

岐伯答：司天之气控制运气，脏气有所相通的缘故。

黄帝说：请您讲得详尽些！

岐伯讲：少阳司天，火气临地，肺气上从，金起金用。草木受灾，火热燎烤，革焦金耗。暑气伤肺，人病咳嗽，喷嚏，鼻出血窒塞，口疮，弛张热，下肢肿。风吹大地，尘沙飞扬。人病心痛，胃脘痛，厥逆，鬲塞不通，起病急进展快。

〔**原文**〕 阳明司天，燥气下临，肝气上从，苍起木用而立，土乃眚，凄沧数至，木伐草萎，胁痛目赤，掉振鼓慄，筋痿不能久立。暴热至，土乃暑，阳气郁发，小便变，寒热如疟，甚则心痛，火行于槁，流水不冰，蛰虫乃见。

〔**新编**〕 阳明司天，燥气临地，木随金用，苍色起木化用而直。土受灾。寒风累至，木折草伏。人病胁痛，结膜充血，寒战打牙鼓腮，筋痿软不能久立。天气高热，地土灼手。人病阳气郁发，小便变浊，阵热如疟，重者心胃痛。炎日当空，田禾枯焦。严冬河无冰，蛰虫复现。

〔**原文**〕 太阳司天，寒气下临，心气上从，而火且明，丹起金乃眚，寒清时举，胜则水冰，火气高明，心热烦，嗌干善渴，鼽嚏，喜悲数欠，热气妄行，寒乃复，霜不时降，善忘，甚则心痛。土乃润，水丰衍，寒客至，沉阴化，湿气变物，水饮内稸，中满不食，皮痹肉苛，筋脉不利，甚则胕肿，身后痈。

〔**新编**〕 太阳司天，寒气临地，心火从水，火可益明。丹气起，金即灾。寒冷时起，重则水即冰。火气高且显。人病心烦热，咽干口渴，鼻塞喷嚏，无故悲哭，连打哈欠。如热气非时妄行，寒气来复，严霜时降。病易忘事，重则心胃痛。土湿润，水丰满，寒气非时而至，沉阴易于物化，湿气致物霉变。人因水饮内聚，腹满不欲食，皮肤顽麻肌肉废用，因筋脉不通，日久患肢浮肿，身后发褥疮。

按：皮痛肉苛：皮痛，感觉麻痹；肉苛，不能自主运动。为神经瘫痪的体征。本书《逆调论》讲述肉苛为“荣气虚则不仁，卫气虚则不用，荣卫俱虚，则不仁且不用，肉如故也”。本段筋脉应指经筋，为神经。因瘫痪后植物神经同时受累，出现浮肿为临证常见。经文身后痈并不错。后世称褥疮。身体瘫痪后如护理不经心，最易发生褥疮。身后的枕部，脊柱，肩胛，腰骶等骨突起部位正是褥疮的多发部位。

〔原文〕 厥阴司天，风气下临，脾气上从，而土且隆，黄起，水乃眚，土用革，体重肌肉萎，食减口爽，风行太虚，云物摇动，目转耳鸣。火纵其暴，地乃暑，大热消烁，赤沃下，蛰虫数见，流水不冰，其发机速。

〔新编〕 厥阴司天，风气临地，脾气上从风木，地土蓬松。黄气起，水受灾。土用皮硬内松。人病身沉重肌肉痿软，食量减，口淡无味。风行于高空，云形幻变如百物滚动。人病目旋转耳鸣响。火热肆其暴虐，地土如烧，天大热气消烁，如烈焰下降。冬眠之虫几度重现，河水隆冬不冰。暖冬速来速往，迅如发弩机。

〔原文〕 少阴司天，热气下临，肺气上从，白起金用，草木眚，喘呕寒热，嚏鼽衄鼻窒，大暑流行，甚则疮疡燔灼，金烁石流。地乃燥清，凄沧数至，胁痛善太息，肃杀行，草木变。

〔新编〕 少阴司天，热气临地，肺气上从热气，白气起金为火用，草木受灾。人病咳喘呕吐伴弛张热，喷嚏，鼻出血，鼻塞。酷暑热浪，干物自燃，金石灼手。病疮疡如火灼。水复则地干清凉，寒沧之气频来。人病胁痛好出长气。秋风寒霜，草木变色。

〔原文〕 太阴司天，湿气下临，肾气上从，黑起水变，埃冒云雨，胸中不利，阴痿，气大衰，而不起不用。当其时，反腰脽痛，动转不便也，厥逆。地乃藏阴，大寒且至，蛰虫早附，心下否痛，地裂冰坚。少腹痛，时害于食。乘金则止水增，味乃咸，行水减也。

〔新编〕 太阴司天，湿气临地，肾气上从于土，黑气起水色变，尘沙如云而降。人病胸中涌塞不利，阳痿（精力大衰阴茎不能勃起不能行房事），当此时常伴腰痛，活动受限，脚腿凉。地藏阴气，严寒将至，蛰虫早伏。人病心下痞闷而痛，小腹痛，妨碍进食。地冻冰裂，金胜时池水增量，由淡变咸，但河水流量减少。

按：止水增，味乃咸，行水减：土壤含盐，地下水位升高，则池水量增味咸。溪流之水减少。

〔原文〕 帝曰：岁有胎孕不育，治之不全，何气使然？

岐伯曰：六气五类，有相胜制也，同者盛之，异者衰之，此天地之道，生化之常也。故厥阴司天，毛虫静，羽虫育，介虫不成；在泉，毛虫育，倮虫耗，羽虫不育。少阴司天，羽虫静，介虫育，毛虫不成；在泉，羽虫育，介虫耗不育。太阴司天，倮虫静，鳞虫育，羽虫不成；在泉，倮虫育，鳞虫不成。少阳司天，羽虫静，毛虫育，倮虫不成；在泉，羽虫育，介虫耗，毛虫不育。阳明司天，介虫静，羽虫育，介虫不成；在泉，介虫育，毛虫耗，羽虫不成。太阳司天，鳞虫静，倮虫育；在泉，鳞虫耗，倮虫不育。

诸乘所不成之运，则甚也。故气主有所制，岁立有所生，地气制己胜，天气制胜己，天制色，地制形，五类衰盛，各随其气之所宜也。故有胎孕不育，治之不全，此气之常也，所谓中根也。根于外者亦五，故生化之别，有五气五味五色五类五宜也。

帝曰：何谓也？

岐伯曰：根于中者，命曰神机，神去则机息。根于外者，命曰气立，气止则化绝。故各有制，各有胜，各有生，各有成。故曰：不知年之所加，气之同异，不足以言生化，此之谓也。

〔**新编**〕 黄帝问：各年分虫类胎孕有生或不生，气化不普遍，是什么气的原因？

岐伯答：阴阳六气对五虫类，有相互制生的关系，运气与虫类属性相同者孕育旺盛，不同者衰减。这是天地自然规律，动物的生育习性形成的。所以当厥阴司天之年，毛虫类保持不增不减，羽虫类生育旺盛，甲虫类难以育成；当厥阴在泉时，毛虫类生育旺盛，倮虫类耗减，羽虫类不育。

少阴司天之年，羽虫类保持不增不减，甲虫类生育旺盛，毛虫类难以育成；少阴在泉，羽虫类生育旺盛，甲虫类耗减不育。

太阴司天之年，倮虫类不增不减，鳞虫类生育旺盛，羽虫类难以育成；太阴在泉，倮虫类生育旺盛，鳞虫类难以育成。

少阳司天之年，羽虫类无增减，毛虫类生育旺，倮虫类难育成；少阳在泉，羽虫类生育旺，甲虫类耗减，毛虫类不能成育。

阳明司天之年，甲虫类保持平衡，羽虫类生育旺盛，甲虫类不能成育；阳明在泉，甲虫类繁育，毛虫类耗减，羽虫类不育。

太阳司天之年，鳞虫类平衡，倮虫类旺盛；太阳在泉，鳞虫类成育，羽虫类耗减，倮虫类不育。

按：动物种类繁多，但古人以具有代表性的五类归属于五行，即皮毛类属木，羽翼类属火，倮体类属土，甲介类属金，鳞类属水。然后以五运天气推论它们在各年的繁育情况。运气七篇每篇都是以此论述的。

上述如复乘其不成之运，则不育程度更严重，因此司天之气有所克制，岁气中立者有所生化。在泉之气制约己所胜，司天之气克制胜己者。司天之气以五类之色气克之，在泉之气以五类之形质克之。五类动物之盛衰，各随六气之克制与生化而旺盛或衰减。所以讲，物类有胎孕成或不成，育或不育，为天地之自然现象。物类盛衰是由物类所具有的生命基础决定的，生命基础存在于外者也有五种。这是由于，物类生化之区分，有臊焦香腥腐五气，酸苦甘辛咸五味，青赤黄白黑五色，毛羽倮介鳞五类，均因六气之宜制而盛衰也。

黄帝问：为什么？

岐伯答：生物的生命根本由其生命体征的神机所决定，司生命体征的神气丧失则司生命运动的机能便停止了。根于外者，由司呼吸与饮食之气支持，气灭则生化自绝。所以六气对于生物各有其相制，各有其相胜，各有其宜生，各有其宜成。因此讲：不知年气所立，六气与物类的属性同异，不足以讲论生化得失。就是指此而言。

〔**原文**〕 帝曰：气始而生化，气散而有形，气布而蕃育，气终而象变，其致一也。然而五味所资，生化有薄厚，成熟有多少，终始不同，其故何也？

岐伯曰：地气制之也，非天不生，地不长也。

帝曰：愿闻其道。

岐伯曰：寒热燥湿，不同其化也。故少阳在泉，寒毒不生，其味辛，其治苦酸，其谷苍丹。阳明在泉，湿毒不生，其味酸，其气湿，其治辛苦甘，其谷丹素。太阳在泉，热毒不生，其味苦，其治淡咸，其谷黅秬。厥阴在泉，清毒不生，其味甘，其治酸苦，其谷苍赤，其气专，其味正。少阴在泉，寒毒不生，其味辛，其治辛苦甘，其谷白丹。太阴在泉，燥毒不生，其味咸，其气热，其治甘咸，其谷黅秬。化淳则咸守，气专则辛化而俱治。

〔**新编**〕 黄帝说：阴阳二气是天地间一切生物孕育的基础，气分散而进化为各种形质，气接交进入繁育期，质终末生成各种物类。它们所秉的都是气。然而在五味的滋养下，生化过程却有薄厚的差别，发育及成熟有大小多少的不同，气的初始与终末不一致，是什么原因？

岐伯答：这是由土壤条件所影响的，并不是天的气候使其不生，地的土质使其不长所致。

黄帝说：请讲其中的道理！

岐伯讲：寒热燥湿之气，对生物具有不同的影响。所以少阳在泉热气施化时期，不会发生寒气害物，不利于辛味之物生化，有助于苦味酸味之物生化，宜于苍色赤色谷物成长。阳明在泉燥气施化时期，不会发生阴湿害物，不利于酸味食物生化，地气湿，有助于辛、苦、甘味之物生化，宜于赤色白色谷物成长。太阳在泉寒水施化时期，不会发生炎热害物，不利于苦味之物生化，有助于淡味咸味之物生化，宜于黄色黑色谷物成长。厥阴在泉风气施化时期，冷气不会为毒害物，不利于甘味之物生化，有助于酸味苦味之物生化，宜于苍色赤色谷物成长。其气专一，气味纯正。少阴在泉火气司化时期，寒气不能为害作物，不利于辛味之物生化，有助于苦味甘味之物生化，宜于赤色和黄色谷物成长。太阴在泉湿气施化时期，燥气不能成害，不利于咸味之物生化，其气蕴热，育甘制咸，宜于黄色黑色谷物成长。五味五色之物不遇克制之气，则皆守其性而生化足，六气专一则各布其德惠而物咸成。

按：阴阳六气司天在泉之气是古人标定的，而寒热燥湿风则是自然界固有的。司天气主指自然界气候如阳光空气风雨，在泉气主指地表下土壤的温度与湿度。这些条件对于动植物的繁殖和成长显而易见，但所影响物类的消长情况，究系古人经过实际观察而来，还是纯属五行生克理论的推演，尚须证实。

④〔**原文**〕 故曰：补上下者从之，治上下者逆之，以所在寒热盛衰而调之。故曰：上取下取，内取外取，以求其过。能毒者以厚药，不能毒者以薄药，此之谓也。气反者，病在上，取之下；病在下，取之上；病在中，傍取之。治热以寒，温而行之；治寒以热，凉而行之；治温以清，冷而行之；治清以温，热而行之。故消之削之，吐之下之，补之写之，久新同法。

〔**新编**〕 对于司天与在泉气不足所致的阳虚，用温热药补其阳虚；所致的阴亏，以甘寒滋其阴亏。因司天在泉气所致的实热证或真寒证，则治热用寒药，治寒用热药，以运气所在寒热盛衰而调治。诊断时，上观其神色，下察其步态，内取其脉气，外查其形体，以求其寒热虚实所在。肠胃厚耐毒者可用分量重作用大之药，体质弱不胜毒者酌用分量轻作用小之药，即指此讲。病与证相反者，可用病在上取下穴。此法多用于以疼痛为主的针刺治疗。治热病用寒性药，宜温服以利于行药势；治寒证用热性药，凉服顺病；治凉病用温约，热服助效。再如腑实者消导之，脏坚者削减之，食积者涌吐之，肠满者泻下之，内虚者缓补之，外实者汗泄之。久病新疾治则相同。

〔**原文**〕 帝曰：病在中而不实不坚，且聚且散，奈何？

岐伯曰：悉乎哉问也！无积者求其藏，虚则补之，药以祛之，食以随之，行水渍之，和其中外，可使毕已。

帝曰：有毒无毒，服有约乎？

岐伯曰：病有久新，方有大小，有毒无毒，固宜常制矣。大毒治病，十去其六；常毒治病，十去其七；小毒治病，十去其八；无毒治病，十去其九。谷肉果菜，食养尽之，无使过之，伤其正也。不尽，行复如法，必先岁气，无伐天和，无盛盛，无虚虚，而遗人夭殃，无致邪，无失正，绝人长命。

（由《六元正纪大论》“时必顺之，犯者治以胜也”下移此）

黄帝问曰：妇人重身，毒之何如？

岐伯曰：有故无殒，亦无殒也。

帝曰：愿闻其故何谓也？

岐伯曰：大积大聚，其可犯也，衰其大半而止，过者死。

〔**新编**〕 黄帝问：病痛在内但按腹部并不实硬也无积块，时聚时散，应如何处治？

岐伯答：您问得好详尽啊！无积块者治其脏。虚证用补法，实证用药祛除之，饮食应进易消化者，以流水千里以外者温浸之。和解其内外，必能彻底治愈。

黄帝问：服有毒与无毒药物有原则吗？

岐伯讲：疾病有新久之别，制方有大小之分，有毒与无毒药物，向来都有大体的规定：投用毒性明显的药物，十分病去除六分便应停药；普通有毒药物治病，十分病去除七分便可停药；用微毒药物治病，十分病去除八分再行停治；用无毒药物治病，也只可去除至九分。剩余微恙，只用有益于五脏的五谷、畜肉、五菜、五果食疗即足以彻底治愈。不可无节制地延长疗程，损伤人的正气。如病无向愈之势，可依此原则再予治疗。诊病时应先了解气候与疾病的关系，避免用与岁气相违之药。不可用补法于实症，不可用泻法于虚病，给病人增加不幸；勿招引病邪，勿损伤正气，断绝人的长命。

黄帝问道：妇人有身孕，因病需用毒药时应如何处理？

岐伯答：有需用毒药的疾病，首当保全孕妇和胎儿的生命。用有毒药物治病，也不会使胎儿坠落。

黄帝问：请讲其方法和注意事项？

岐伯答：对影响生活的大积或大聚，可以用药物治疗的，能消减其大半即应停止治疗。过度用药可引起孕妇死亡或胎死腹中。

⑤〔**原文**〕　帝曰：其久病者，有气从不康，病去而瘠，奈何？

岐伯曰：昭乎哉圣人之问也！化不可代，时不可违。夫经络以通，血气以从，复其不足，与众齐同，养之和之，静以待时，谨守其气，无使顷移，其形乃彰，生气以长，命曰圣王。故《大要》曰：无代化，无违时，必养必和，待其来复，此之谓也。

帝曰：善。

〔**新编**〕　黄帝问：患病时间长的人，脉气已正常但体力不恢复，病症消失但身体消瘦，有什么办法？

岐伯答：真是高尚的仁慈之问。物化不可替代，时气不可违背。如病人经络已经通顺，气血已经疏畅，只需恢复身体的虚弱，与其它慢性病恢复期的要求一样。饮食调养，和平心态，男女分居，不可努力劳作，安静地等待时气。经常查验脉气，勿使上下有异，其体形可逐渐平复，体力日渐增益。人赞医生德惠。所以《大要》上讲：勿替代自身的生化，勿违背自然天时，调养加心平和，等待体气恢复，即是指此而讲。

黄帝说：讲得好完美！

按：对于运气所致疾病，医生的职责是，既要留意疾病的特殊性，又要着意于普遍性，治疗时应用五行生克理论，药食的色性味，帮助康复；勿伐真气，勿违天和。

气候疾病编下

调气之方，必别阴阳；定其中外，各守其乡……寒热温凉，衰之以属。随其攸利，谨道如法，万举万全。气血正平，长有天命。

——至真要大论

调时病制处方，先知病药阴阳；病发内外先后，标本缓急定向……病药寒热温凉，从治逆治看状。随病所利，谨理从法，诊治稳妥不误。气血重归和平，可得健康长寿。

78. 六元正纪大论篇第七十一

六元运气六十年序次整论，分部别宗

〔**原文**〕 黄帝问曰：六化六变，胜复淫治，甘苦辛咸酸淡先后，余知之矣。夫五运之化，或从天气，或逆天气，或从天气而逆地气，或从地气而逆天气，或相得，或不相得，余未能明其事。欲通天之纪，从地之理，和其运，调其化，使上下合德，无相夺伦，天地升降，不失其宜，五运宣行，勿乖其政，调之正味，从逆奈何？

岐伯稽首再拜对曰：昭乎哉问也。此天地之纲纪，变化之渊源，非圣帝孰能穷其至理欤！臣虽不敏，请陈其道，令终不灭，久而不易。

①帝曰：愿夫子推而次之，从其类序，分其部主，别其宗司，昭其气数，明其正化，可得闻乎？

岐伯曰：先立其年以明其气，金木水火土运行之数，寒暑燥湿风火临御之化，则天道可见，民气可调，阴阳卷舒，近而无惑，数之可数者，请遂言之：

〔**新编**〕 黄帝问道：六气各自的灾变现象，胜气肆虐与复气猖狂，对甘苦辛咸酸淡物类的影响，我已经知道了。由于五运对生物的生化影响有随顺天气的，有违反天气的，有随顺天气却违反地气，有随顺地气却违反天气，或相生得助，或相克受损。我尚未洞晓其中的事理。我想贯通司天之气的循环规律，在泉之气的变化关系，以便做事时平和其运气，调节其生化，使天气地理各尽其利，互不干扰，天降地升，尽合物理，五运布行，不错其治。顺天地之气，调适药物性味，其顺从与违反是什么呢？

岐伯叩头施礼回答道：运气是天地运行的主要头绪，气象变化的本原。若非圣明的君主谁会探究其至理呢！我虽不才，愿奉呈其论，使其不致流失，久后不致变易。

黄帝说：请先生将其排列次序，归类叙述，上下左右，总统分司，分别气数，明析正化。能够达到吗？

岐伯讲：先确立干支之年，以明主岁之气，金木水火土运行年分，寒暑燥湿风上临下御之化，如此则气候规律可现，人气可调，阴阳消长，可知可适。其年数气运可列者，请允许我分题讲述：

②〔**原文**〕 帝曰：太阳之政奈何？

岐伯曰：辰戌之纪也。

太阳　太角　太阴　壬辰　壬戌　其运风，其化鸣紊启拆，其变振拉摧拔，其病眩掉目瞑。

太角初正　少徵　太宫　少商　太羽终

太阳　太徵　太阴　戊辰　戊戌同正徵，其运热，其化暄暑郁燠，其变炎烈沸腾，其病热郁。

太徵　少宫　太商　少羽终　少角初

太阳　太宫　太阴　甲辰岁会同天符甲戌岁会同天符，其运阴雨，其化柔润重泽，其变震惊飘骤，其病湿下重。

太宫　少商　太羽终太角初少徵

太阳　太商　太阴　庚辰　庚戌，其运凉，其化雾露萧瑟，其变肃杀凋零，其病燥背瞀胸满。

太商　少羽终少角初太徵　少宫

太阳　太羽　太阴　丙辰天符　丙戌天符，其运寒，其化凝惨凓冽，其变冰雪霜雹，其病大寒留于谿谷。

太羽终太角初少徵　太宫　少商

凡此太阳司天之政，气化运行先天，天气肃，地气静，寒凝太虚，阳气不令，水土合德，上应辰星镇星。其谷玄黅，其政肃，其令徐。寒政大举，泽无阳焰，则火发待时。少阳中治，时雨乃涯，止极雨散，还于太阴，云朝北极，湿化乃布，泽流万物，寒敷于上，雷动于下，寒湿之气，持于气交。民病寒湿，发肌肉萎，足痿不收，濡写血热。初之气，地气迁，气乃大温，草乃早荣，民乃厉，温病乃作，身热头痛呕吐，肌腠疮疡。二之气，大凉反至，民乃惨，草乃遇寒，火气遂抑，民病气郁中满，寒乃始。三之气，天政布，寒气行，雨乃降，民病寒，反热中，痈疽注下，心热瞀闷，不治者死。四之气，风湿交争，风化为雨，乃长乃化乃成，民病大热少气，肌肉萎，足痿，注下赤白。五之气，阳复化，草乃长，乃化乃成，民乃舒。终之气，地气正，湿令行，阴凝太虚，埃昏郊野，民乃惨凄，寒风以至，反者孕乃死。故岁宜苦以燥之温之。必折其郁气，先资其化源，抑其运气，扶其不胜，无使暴过而生其疾，食岁谷以全其真，避虚邪以安其正。适气同异，多少制之，同寒湿者燥热化，异寒湿者燥湿化，故同者多之，异者少之，用寒远寒，用凉远凉，用温远温，用热远热，食宜同法。有假者反常，反是者病，所谓时也。

〔**新编**〕 黄帝问：太阳轮值之年气候情况怎样？

岐伯答：凡逢地支的辰年与戌年皆为太阳轮值年。

在壬辰壬戌两年，太阳司天气，太阴司地气。壬为木运阳年，以五音代表为太角。木主风。风之常化为吹物乱响启陈开裂，为害则振摇拉移摧折拔倒。风病则头眩筋颤不敢睁目。一年主运分五步，以五音角徵宫商羽代表木火土金水，相生为序，太代太过少代不及。此两年客运初运为木运太过，用太角表示；二步运为火运不及，用少徵表示；三步运为土运太过，用太宫表示；四步运为金运不及，用少商表示；终运为水运太过，用太羽表示。主运与客运同步，表示四季气候正常，在太角下用正字表示。

在戊辰戊戌两年，太阳司天气，太阴司地气。戊为火运阳年，以五音代表为太徵。火主热。热之常化春暖夏暑，闷热难当，火之为害为炎烈似火，腾气如蒸。人病为热郁内。因此二年中运为太徵，故客运五步初运也为太徵；二步运为土运不及之少宫；三步运为金运太过之太商；四步运为水运不及之少羽；五运为少角。主运五步为初运少角，二运太徵，三运少宫，四运太商，终运少羽。

在甲辰甲戌两年（两年中运与在泉之气同为土运，故称岁会，又同为阳年，故称同天符），太阳司天气，太阴司地气。甲为土运阳年，以五音代表为太宫。土主湿。雨落尘起。湿之常化为物湿润，地多沼泽；灾变则雷震惊骇，骤雨如泼。人病湿滞脚腿沉重。因此二年中运为太宫，故客运五步初运也为太宫；依次二之运为少商；三之运为太羽；四之运为少角；五之运为太徵。主运五步初运为太角，二运为少徵，三运为太宫，四运为少商，终运为太羽。

在庚辰庚戌两年，太阳司天空，太阴司地下。庚为金运阳年，以五音代表为太商。金主燥。燥气常化多雾露阴冷，秋风凄清，灾害则严肃杀厉，枝叶凋零，人病为皮燥，背沉胸满闷。由于年运为太商，故客运五步初运也为太商；二运为少羽；三运为太角；四运为少徵；五运为太宫。主运五步初之运少角，二之运太徵，三之运少宫，四之运为太商，终之运为少羽。

在丙辰丙戌两年（因干支均为阳年，故为天符），太阳寒水司天气，太阴湿土司地气。丙为水运阳年，以五音代表为太羽。水主寒。寒之常化为寒风凛冽，冷气凝惨。灾变为冰雪霜雹，冻人害物。人病为寒痛留于骨节肉隙。此两年岁运为太羽，故客运五步初运也为太羽；依次二之运为少角；三之运为太徵；四之运为少宫；五之运为太商。主运五步：初之运太角，二之运少徵，三之运太宫，四之运为少商，终之运为太羽。

上述太阳司天各年的气治，气候运行早于节气，天气峻厉，地气寂静，寒居太空，阳光不振，水土用德，上应水星土星显光，宜于黑色黄色谷物成长，天气清肃，时令延迟。寒气大举，水面无气升腾，火待时发。少阳治于三气，时雨有限。雨过云散，代之太阴湿土，云向北涌，湿气广布，被于万物。阴云布空，雷声震地，寒湿之气相持于气交人寰。民受寒湿而病，发为肌肉萎缩，足软难抬，水泄，血外溢。每年气象可推演为六步，上述各辰戌之年的初之气，在泉之气跨年所迁，气温陡升，草木早花，民易染疫疠，温热病发作，发热，头痛，呕吐，皮腠疮疡。春分后的二之气，出现倒春寒。民忧田苗，草木遇寒而萎，火气被抑。民病气郁中满，由受寒而始。至三之气，司天之气广布，寒气随行，寒雨下降。民病外发冷，里发热，痈疮向外扩散，心脑发热昏闷，得不到治疗便会死亡。四之气，风与雨湿交相而至，风化成雨，田禾在阵风时雨中成长，育穗，收成。民病发热无力，肌肉萎软，足弱难行，里急后重，痢疾脓血便。五之气，阳气再化，草木又长，育穗收成，民方舒心。终之气，地气转正，湿令布行，阴寒凝集太空，埃尘昏蒙四野。民复惨凄。寒风已至，气反复者胎孕不成。由于此十年中人的时令病以寒郁为主，所以治疗时应以苦温药燥之温之，以除其郁气，资脾胃之化源，抑岁木以平肝气，扶土湿以培脾气，勿使运气突增而生疾病。食用运年所宜之五谷、五畜、五菜、五果养其真气，避不正之邪，平安其正气。以上所提各项应以气与运之同异多少而调节之。气运同寒湿者用燥热药化之，气运寒湿异者用燥湿药化之。病与气同者用药多，病与气异者用药少。用寒药应热服，衣食亦应温暖；用热药应寒服，衣食勿热；用凉药温服，衣食宜温；用温药凉服，衣食勿温。有假寒假热者则反其常法。不如此者病不除。这是治疗因运气致病的原则。

〔**原文**〕 帝曰：善。阳明之政奈何？

岐伯曰：卯酉之纪也。

阳明　少角　少阴　清热胜复同，同正商。丁卯岁会　丁酉其运风清热。

少角初正太徵　少宫　太商　少羽终

阳明　少徵　少阴　寒雨胜复同，同正商。癸卯同岁会癸酉同岁会，其运热寒雨。

少徵　太宫　少商　太羽终太角初

阳明　少宫　少阴　风凉胜复同。己卯　己酉　其运雨风凉。

少宫　太商　少羽终　少角初太徵

阳明　少商　少阴，热寒胜复同，同正商。

乙卯天符　乙酉岁会　太一天符。其运凉热寒。

少商　太羽终太角初少徵　太宫

阳明　少羽　少阴　雨风胜复同，同少宫。辛卯　辛酉　其运寒雨风。

少羽终　少角初　太徵　太宫　太商

凡此阳明司天之政，气化运行后天，天气急，地气明，阳专其令，炎暑大行，物燥以坚，淳风乃治，风燥横运，流于气交，多阳少阴，云趋雨府，湿化乃敷。燥极而泽，其谷白丹，间谷命太者，其耗白甲品羽，金火合德，上应太白荧惑。其政切，其令暴，蛰虫乃见，流水不冰，民病咳嗌塞，寒热发暴，振溧癃闼，清先而劲，毛虫乃死，热后而暴，介虫乃殃，其发躁，胜复之作，扰而大乱，清热之气，持于气交。初之气，地气迁，阴始凝，气始肃，水乃冰，寒雨化。其病中热胀，面目浮肿，善眠，鼽衄，嚏，欠，呕，小便黄赤，甚则淋。二之气，阳乃布，民乃舒，物乃生荣。厉大至，民善暴死。三之气，天政布，凉乃行，燥热交合，燥极而泽，民病寒热。四之气，寒雨降，病暴仆，振慄谵妄，少气，嗌干引饮，及为心痛，痈肿疮疡，疟寒之疾，骨痿血便。五之气，春令反行，草乃生荣，民气和。终之气，阳气布，候反温，蛰虫来见，流水不冰，民乃康平，其病温。故食岁谷以安其气，食间谷以去其邪，岁宜以咸以苦以辛，汗之、清之、散之，安其运气，无使受邪，折其郁气，资其化源。以寒热轻重少多其制，同热者多天化，同清者多地化，用凉远凉，用热远热，用寒远寒，用温远温，食宜同法。有假者反之，此其道也。反是者，乱天地之经，扰阴阳之纪也。

〔新编〕 黄帝说：清楚了。阳明轮值气候之年情况怎样？

岐伯讲：凡逢地支的卯年与酉年皆为阳明轮值气候之年。

在丁卯（岁会）丁酉两年，阳明司天气，少阴司地气。丁为木运阴年，以五音代表为少角。金清火热胜与复同五行规律。木运不及，与金同化，与金运平年相同。此两年运气为风木，胜气为清金，复气为热火。客运五步：初之运为木运不及，用少角表示；二之运为火运太过，用太徵表示；三之运为土运不及，用少宫表示；四之运为金运太过，用太商表示；终运为水运不及，用少羽表示。主运五步与客运同步。

在癸卯（同岁会）癸酉（同岁会），阳明司天气，少阴司地气。中运为火运不及。水寒之胜与土雨之复同五行。火运不及，同于金运平年。其运气为热，胜气为寒，复气为雨。客运五步：首运为火运不及，次运为土运太过，三运为金运不及，四运为水运太过，末运为木运太过。主运五步：首运为木运太过，二运为火运不及，三运为土运太过，四运为金运不及，末运为水运太过。

逢己卯己酉两年，阳明司天气，少阴司地气，不及之土为中运。风木胜土金复木同五行生克。此两年运气为土雨，胜气为风木，复气为凉金。客运五步：初运为土运不及，二运为金运太过，三运为水运不及，四运为木运不及，终运为火运太过。主运五步：初运为木运不及，次运为火运太过，三运为土运不及，四运为金运太过，终运为水运不及。

遇乙卯（天符）乙酉（既是岁会，又是太乙天符）两年，阳明司天，少阴在泉，中运为金运不及。热胜与寒复同五行生克。金运不及，得司天气同化故等同于金运平年。其运为金凉，胜气为火热，复气为寒水。客运五步：首运金运不及，次运为水运太过，三运为木运太过，四运为火运不及，末运为土运太过。主运五步：首运为木运太过，次运为火运不及，三运为土运太过，四运为金运不及，尾运为水运太过。

在辛卯辛酉两年，阳明司天气，少阴司地气，不及之水为中运，土胜木复规律同。少羽同于少宫。其运为寒水，胜气为土雨，复气为风木。客运五步：初运为不及之水，二运为不及之木，三运为太过之火，四运为不及之土，终运为太过之金。主运五步：初运为木运不及，二运为火运太过，三运为土运不及，四运为金运太过，终运为水运不及。

上述阳明司天各年的气治，气候转换延后于节气。天气急切，地气盛明，阳光专令，炎暑盛行，物干而脆，热风熏人。风燥交集于气交人间。天气阳多阴少。云行雨府，湿化方布，天气由燥急而转润泽。燥气利于白色赤色谷物，及谷命大者。虫类耗伤为白色甲虫及多类羽虫。燥热合气，上应金星火星光亮。其政急切，其令火暴，蛰虫出现，冬令不冰。民病咳嗽，咽干塞，高热阵发，振寒，便闭。清冷早来而突然，毛虫多死，热后突冷，甲虫灾殃。气发急躁，胜气与复气发作时，气急变而物动乱。冷热互来，相持于气交人际。运气六步：初之气，地气由年前所迁，阴寒凝集，气方严厉，流水尚冰，寒气下降。人病内热胀满，面目浮肿，嗜睡，鼻出血，喷嚏，哈欠，呕吐，小便深黄，重则淋涩。二之气，气转暖，民始舒。草木荣茂，疫疠暴发，病情急死亡率高。三之气，司天气布，凉气方行，燥热随至，燥极湿至，气闷而雨。民病阵热。四之气，寒雨下降。人病突然仆倒，寒战，神昏谵语，气短无力，咽干多饮，或转发心胃痛，痈肿溃成疮疡，类疟畏寒之疾，骨痿软，下血便。五之气，秋深如暖春，草木荣茂，民气和悦。终之气，阳气布地，冬而气温，蛰虫出现，河水无冰，民得安平。民易得温热病。故食年谷以养本气，食杂谷以避时邪。治温热宜用咸味苦味辛味药物，汗而散之，苦而清之。随其运气，勿使受邪，减其积郁，资养本源。以热度的高低而制治方大小。症属风热者用凉散之剂，病由寒湿者用温燥之剂。用凉药衣食远寒，用温药衣食远温。饮食用具参用此法。但为假寒假热者上法反用。这才是正确的治则，违背此原则，即是干犯天地运气规律，扰乱生理的阴阳时序。

〔**原文**〕 帝曰：善。少阳之政奈何？

岐伯曰：寅申之纪也。

少阳　太角　厥阴　壬寅同天符　壬申同天符，其运风鼓，其化鸣紊启坼，其变振拉摧拔，其病掉眩支胁惊骇。

太角初正少徵　太宫　少商　太羽终

少阳　太徵　厥阴　戊寅天符　戊申天符，其运暑，其化暄嚣郁燠，其变炎烈沸腾，其病上热郁，血溢，血泄，心痛。

太徵　少宫　太商　少羽终少角初

少阳　太商　厥阴　甲寅　甲申　其运阴雨，其化柔润重泽，其变震惊飘骤，其病体重，胕肿痞饮。

太宫　少商　太羽终　太角初　少徵

少阳　太商　厥阴　庚寅　庚申　同正商，其运凉，其化雾露清切，其变肃杀凋零，其病肩背胸中。

太商　少羽终　少角初　太徵　少宫

少阳　太羽　厥阴　丙寅　丙申，其运寒肃，其化凝惨溧冽，其变冰雪霜雹，其病寒浮肿。

太羽终　太角初　少徵　太宫　少商

凡此少阳司天之政，气化运行先天，天气正，地气扰，风乃暴举，木偃沙飞，炎火乃流，阴行阳化，雨乃时应，火木同德，上应荧惑岁星。其谷丹苍，其政严，其令扰。故风热参布，云物沸腾，太阴横流，寒乃时至，凉雨并起。民病寒中，外发疮疡，内为泄满。故圣人遇之，和而不争。往复之作，民病寒热疟泄，聋瞑呕吐，上怫肿色变。初之气，地气迁，风胜乃摇，寒乃去，候乃大温，草木早荣。寒来不杀，温病乃起，其病气怫于上，血溢目赤，咳逆头痛，血崩胁满，肤腠中疮。二之气，火反郁，白埃四起，云趋雨府，风不胜湿，雨乃零，民乃康。其病热郁于上，咳逆呕吐，疮发于中，胸嗌不利，头痛身热，昏愦脓疮。三之气，天政布，炎暑至，少阳临上，雨乃涯。民病热中，聋瞑血溢，脓疮，咳呕，鼽衄渴嚏欠，喉痹目赤，善暴死。四之气，凉乃至，炎暑间化，白露降，民气和平，其病满身重。五之气，阳乃去，寒乃来，雨乃降，气门乃闭，刚木早凋，民避寒邪，君子周密。终之气，地气正，风乃至，万物反生，霿雾以行。其病关闭不禁，心痛，阳气不藏而咳。抑其运气，赞所不胜，必折其郁气，先取化源，暴过不生，苛疾不起。故岁宜咸辛宜酸，渗之泄之，渍之发之，观气寒温以调其过，同风热者多寒化，异风热者少寒化，用热远热，用温远温，用寒远寒，用凉远凉，食宜同法，此其道也。有假者反之，反是者，病之阶也。

〔**新编**〕 黄帝说：讲得好。少阳轮值气候之年情况怎样？

岐伯讲：凡逢地支的寅年与申年即为少阳轮值气候之年。

在壬寅壬申两年（运气与在泉气皆为木运阳年故为天符）少阳司天气，厥阴司地气，中运为木运太过，以五音代表为太角，运为风气鼓动。风之常化为风鸣摇乱开启分散，其灾变为振摇拉移摧折拔倒。人病则眩晕摇晃胁胀惊呼。客运五步：初运为木运太过，用太角表示；二运为火运不及，用少徵表示；三运为土运太过，用太宫表示；四运为金运不及，用少商表示；终运为水运太过，用太羽表示。主运次序同客运，起于太角，终于太羽。属正常气候。

在戊寅戊申两年（均为天符）少阳司天气，厥阴司地气，中运为火运太过，用太徵表示；其运气主为暑热。火之常化为春末干暖夏初闷热，其灾化为炎日炽烈气热如蒸。人病上部热盛，皮肤血溢孔窍血泄，心腹痛。客运五步：初运为太徵，二运为少宫，三运为太商，四运为少羽，终运为少角。主运五步：初运为少角，二运为太徵，三运为少宫，四运为太商，五运为少羽。

在甲寅甲申两年，少阳司天气，厥阴司地气，中运太宫表示土运太过。其运气主为阴雨。土之常化为土软多泥泽，土之灾变为震雷惊空骤雨如泼。人病体沉重腿脚肿，水饮留中而痞满。客运五步：初运为土运太过，二运为金运不足，三运为水运太过，四运为木运太过，终运为火运不足。主运五步：初运为春木太过，二运为夏热不足，三运为长夏土太过，四运为金秋不足，末运为水运太过。

在庚寅庚申两年，少阳相火控制上半年气候，厥阴风木控制下半年气候，中运燥气为全年气候特点。少火制盛金，故相同于正商。运气主为凉。金之常化为雾露清冷，金之灾变为肃杀凋零。人病为肩背酸楚胸中疼痛。客运五步：初运为金运太过的太商，二运为水运不足的少羽，三运为木运不足的少角，四运为水运太过的太徵，末运为土运不足的少宫。主运五步：初运为春木不足的少角，次运为夏火太过的太徵，三运为土湿不足的少宫，四运为秋金太过的太商，终运为冬水不足的少羽。

在丙寅丙申两年，少阳司天空，厥阴值地下，地上的中运为水运太过。运气主为寒。水的常化为冬寒固冷，北风凛冽，水的灾化为冬冰凝不消，春雪天不暖，夏雹毁庄稼，秋霜害秋实。人病冻伤浮肿。客运五步：初运为水运太过的太羽，二运为木运太过的太角，三运为火运不足的少徵，四运为土运太过的太宫，终运为金运不足的少商。主运五步：初运为春木太过的太角，二运为夏火不足的少徵，三运为土湿太过的太宫，四运为秋金不足的少商，终运为冬水太过的太羽。

上述十年少阳司天的气治，气候转化先于节气。天气正常，地气常变，暴风突起，扬沙倒树，热如流火，天阴闷热，雨随而来。木火同行化令，上应火星木星增亮。火谷色赤，木谷色青。天治严厉，时令气扰，出现风热杂布，水气蒸腾。浓阴横流，寒气时至，冷雨兼来。民病内寒而胀泄，外发疮疡。善于养生的圣人遇此寒热交互天气，即调和之而不使自身真邪相争。火胜水复，病发寒热疟疾腹泻，神昏耳聋呕吐，面部虚肿面色时变。大寒后的初之气期间，地气隔年而迁，大风卷地，寒气退去，温升明显，草木早荣，偶来寒气不致伤物。发生温病，症状为面部虚浮，口鼻血溢，眼结膜红赤，咳嗽气上逆，头痛，血瘀皮下，胁满，出血性红斑。春分后的二之气期间，火热内郁，地面白色埃雾蒸腾，云朝雨府，轻风气温，间杂零星小雨，民盼年丰。民病热郁于上，咳嗽气急欲呕；疮发于内，胸咽不利，头痛发热，神昏心迷，外发脓疮，小满后的三之气期间，司天气布，炎暑袭人，少阳热气临上，雨水有限。民病热中，嗜睡呼而不应，皮肤红斑，或成脓疮，咳嗽呕吐，鼻血口渴，喷嚏哈欠，喉塞目赤，常突然死亡。大暑后的四之气期间，凉气始来，间有暑热。白露已降，民心和平。民病心满身重。秋分后的五之气期间，阳热退去，凉气始来，雨水转多，已不滋物，大树叶凋，民家忙防寒措施，富贵人深居不出。小雪后的终之气期间，地气转正，热风又来，枝头蕾发，尘雾弥漫。人因未能固闭而心痛，阳气不藏而咳嗽。

少阳司天各年，为抑其早来之运气，用衣食助人气所不足；以折减郁气之危害，用药食培补其抗病之化源。突暴之气不能伤人，苛虐之疾即可不生。据年运宜用辛咸辛酸之味，渗泄以去内郁，浸渍以泄外邪。查气之寒热，以调其偏。运、气同风热者多用寒化之物，运、气风热异者少用寒化之剂。用热药避开热环境，用温药亦如之；用寒药避开冷环境，用凉药也是一样。饮食起居注意相同。这是正确的医治方法。病有假热者应反用其法。如违反此原则，病情就逐渐加重。

按：血崩：前贤多谓系崩字之讹。但统观初之气的病状，均居上部，而血崩却系下部之病，不可能为气怫于上所致。联系血崩下连胁满（满有高起之意），不禁使人想到现代的肝病。如果是重症肝炎，则皮肤萌发的蜘蛛痣，朱沙掌便是常见体征。如此则崩为萌的假借字。

肤腠中疮：似为疱疹或水痘。

〔**原文**〕帝曰：善。太阴之政奈何？

岐伯曰：丑未之纪也。

太阴　少角　太阳　清热胜复同，同正宫，丁丑　丁未　其运风清热。

少角初正　太徵　少宫　太商　少羽终

太阴　少徵　太阳　寒雨胜复同，癸丑　癸未，其运热寒雨。

少徵　太宫　少商　太羽终　太角初

太阴　少宫　太阳　风清胜复同，同正宫，己丑太一天符　己未太一天符　其运雨风清。

少宫　太商　少羽终　少角初　太徵

太阴　少商　太阳，热寒胜复同，乙丑　乙未，其运凉热寒。

少商　太羽终　太角初　少徵　太宫

太阴　少羽　太阳，雨风胜复同，同正宫。辛丑同岁会　辛未同岁会，其运寒雨风。

少羽终　少角初　太徵　少宫　太商

凡此太阴司天之政，气化运行后天，阴专其政，阳气退辟，大风时起，天气下降，地气上腾，原野昏霧，白埃四起，云奔南极，寒雨数至，物成于差夏。民病寒湿，腹满，身䐜愤胕肿，痞逆寒厥拘急。湿寒合德，黄黑埃昏，流行气交，上应镇星辰星。其政肃，其令寂，其谷黅玄。故阴凝于上，寒积于下，寒水胜火，则为冰雹，阳光不治，杀气乃行。故有余宜高，不及宜下，有余宜晚，不及宜早，土之利，气之化也，民气亦从之，间谷命其太也。初之气，地气迁，寒乃去，春气正，风乃来，生布万物以荣，民气条舒，风湿相薄，雨乃后。民病血溢，筋络拘强，关节不利，身重筋痿。二之气，大火正，物承化，民乃和，其病温厉大行，远近咸若，湿蒸相薄，雨乃时降。三之气，天政布，湿气降，地气腾，雨乃时降，寒乃随之。感于寒湿，则民病身重胕肿，胸腹满。四之气，畏火临，溽蒸化，地气腾，天气否隔，寒风晓暮，蒸热相薄，草木凝烟，湿化不流，则白露阴布，以成秋令。民病腠理热，血暴溢，疟，心腹满热，胪胀，甚则胕肿。五之气，惨令已行，寒露下，霜乃早降，草木黄落，寒气及体，君子周密，民病皮腠。终之气，寒大举，湿大化，霜乃积，阴乃凝，水坚冰，阳光不治。感于寒则病人关节禁固，腰脽痛，寒湿推于气交而为疾也。必折其郁气，而取化源，益其岁气，无使邪胜，食岁谷以全其真，食间谷以保其精。故岁宜以苦燥之温之，甚者发之泄之。不发不泄则湿气外溢，肉溃皮拆而水血交流。必赞其阳火，令御甚寒，从气异同，少多其制也。同寒者以热化，同湿者以燥化；异者少之，同者多之。用凉远凉，用寒远寒，用温远温，用热远热，食宜同法。假者反之，此其道也，反是者病也。

〔**新编**〕 黄帝说：少阳司天我懂了。太阴轮值气候之年情况怎样？

岐伯讲：凡逢地支的丑年与未年即是太阴轮值气候之年。

逢丁丑丁未两年，太阴司天气，太阳司地气，中运为木运不及，用少商表示。凉胜热复同五行生克规律。不及之木运无力克制司天之土，所以司天之土等同于土运平年。运气主为风。胜气为凉，复气为热。客运五步：初运为木运不及，二运为火运太过，三运为土运不及，四运为金运太过，末运为水运不及。主运五步同客运五步，始于少角，终于少羽。

逢癸丑癸未两年，太阴司天气，太阳司地气，中运为火运不及，用少徵表示。此两年寒胜雨复相同。运气为热，胜气为寒，复气为雨。客运五步：初运为火运不足，二运为土运太过，三运为金运不足，四运为金运太过，五运为木运太过。主运五步：初运为木运太过，二运为火运不及，三运为土运太过，四运为金运不及，终运为水运太过。

逢己丑己未（两年既是天符，又是岁会，名太一天符）太阴司天气，太阳司地气，中运为土运不及，用少宫表示。风胜清复相同。土运不及，得司天之气相助，故同土之平气正宫，其运气为雨土，胜气为风木，复气为清金。客运五步：初运为土运不及，二运为金运太过，三运为水运不及，四运为木运不及，终运为火运太过。主运五步：初运为春木不及，二运为夏火太过，三运为土运不及，四运为金运太过，终运为水运不及。

逢乙丑乙未两年，太阴司天气，太阳司地气，中运为金气不及，用少商表示。热胜寒复相同。其运气为金凉，胜气为火热，复气为水寒。客运五步：初运为金运不及，二运为水运有余，三运为木运有余，四运为火运不及，终运为土运有余。主运五步：首运为春木有余，二运为夏火不及，三运为土湿有余，四运为秋金不及，终运为冬水有余。

逢辛丑辛未（中运，在泉同为水运，辛为阴年，故为同岁会）两年，雨胜风复同。土能胜辛水，故司天上宫等同于正宫。其运气为寒水，胜气为雨土，复气为风木。客运五步：初运为水运不及，二运为木运不及，三运为火运有余，四运为土运不及，终运为金运有余。主运五步：初运为春木不及，二运为夏火有余，三运为土湿不及，四运为秋金有余，终运为冬水不足。

上述十年太阴轮值天气的气治，气候运行延后于节气，阴寒为全年气候特点。阳热气少，大风时起，天雨下降，地水上腾，原野昏蒙，尘雾四起，云向南飞，雨从北来。作物因少夏热而欠收。人病于寒湿，腹臌身肿胀，浮肿，胸腹痞塞气上逆，肢冷挛急。寒湿气相交，黄黑尘埃混杂，流动于气交，上应水星土星。天气肃杀，时令沉寂，岁谷为黄黑二色。由于阴寒气凝聚于上，寒湿气沉积于下，寒与水胜于火热，形成冰雹天气。日光失去光热，寒凉之气行地。因此，农作物遇有余之年宜植高地，遇不及之岁宜植低田；有余之年宜晚种，不及之年宜早播。此为因土之利，因气宜化也。人民生活环境也应遵此原则。间种作物适应性强。大寒后的初之气，地气跨年，寒气渐去，春暖应时，和风徐来，生气布扬，草木荣发。民气舒展。风湿交作，雨随其后。民病血溢于鼻口，筋络拘僵，关节活动不便，身重筋痿弱。春分后的二之气，火热应时，生物承气而化育，民气和悦。气偏暖则瘟疠流行，病状远近相似。水湿相蒸，时常降雨。小满后的三之气，司天气布，湿气下降，地气上腾，雨水时降，寒冷随之。寒湿下侵，则病身沉重浮肿，胸腹满闷。大暑后的四之气，盛火下临，暑热上蒸，地气升腾，天气阻隔，早晚气寒，日午热蒸。烟封草木，湿气不行。白露布阴气，秋令催物成。民病肌腠内热，血溢皮窍，寒热如疟，心腹胀满，腹皮膨胀，重则四肢肿。秋分后的五之气，凄秋令行，寒露夜下，晨现白霜，黄叶纷落，体已知寒。善养生者避寒就温。贫民百姓苦于皮腠。小雪后的终之气，寒流大举，湿入土下，严霜重积，阴气冷凝，水冰坚结，阳光湿冷。人感寒则关节僵硬，腰骶痛，寒湿气堆于人居之气交而致病。为折减天之郁气，应资人之化源，补益不足之岁气，以防邪气之伤人。食年谷以增益人的真气，食杂谷以保其精力。宜用苦燥之品温利水湿，重者可发表或通泄。因为不发泄可造成水湿外溢，出现皮溃肉疡而血水外流。应助其阳气，以御严寒，依据运气与岁气同异，决定制剂的大小。运、气同寒热者用辛热之药化之，运、气同寒湿者用辛燥药化之；运与气异者用量少，运与气同者用量多。用凉药远凉具，用寒药远寒居，用温药远温用，用热药勿热饮。衣食与起居用品都应依此原则。病有假象者反其法。这是时气病的诊治原则。不如此便会加重病情。

〔**原文**〕 帝曰：善，少阴之政奈何？

岐伯曰：子午之纪也。

少阴 太角 阳明 壬子 壬午，其运风鼓，其化鸣紊启折，其变振拉摧拔，其病支满。

太角初正 少徵 太宫 少商 太羽终。

少阴 太徵 阳明 戊子天符 戊午太一天符，其运炎暑，其化暄曜郁燠，其变炎烈沸腾，其病上热血溢。

太徵 少宫 太商 少羽终 少角初

少阴 太宫 阳明 甲子 甲午，其运阴雨，其化柔润时雨，其变震惊飘骤，其病中满身重。

太宫 少商 太羽终 太角初 少徵。

少阴 太商 阳明 庚子同天符 庚午同天符 同正商。其运凉劲，其化雾露萧飋，其变肃杀凋零，其病下清。

太商 少羽终 少角初 太徵 少宫

少阴 太羽 阳明 丙子岁会 丙午，其运寒，其化凝惨凓冽，其变冰雪霜雹，其病寒下。

太羽终 太角初 少徵 太宫 少商。

凡此少阴司天之政，气化运行先天，地气肃，天气明，寒交暑，热加燥，云驰雨府，湿化乃行，时雨乃降，金火合德，上应荧惑太白。其政明，其令切，其谷丹白。水火寒热持于气交而为病始也。热病生于上，清病生于下，寒热凌犯而争于中。民病咳喘，血溢血泄，鼽嚏，目赤，眦疡，寒厥入胃，心痛，腰痛，腹大，嗌干肿上。初之气，地气迁，燥将去，寒乃始，蛰复藏，水乃冰，霜复降，风乃至，阳气郁，民反周密，关节禁固，腰脽痛，炎暑将起，中外疮疡。二之气，阳气布，风乃行，春气以正，万物应荣，寒气时至，民乃和，其病淋，目瞑目赤，气郁于上而热。三之气，天政布，大火行，庶类蕃鲜，寒气时至。民病气厥心痛，寒热更作，咳喘目赤。四之气，溽暑至，大雨时行，寒热互至。民病寒热，嗌干，黄瘅，鼽衄，饮发。五之气，畏火临，暑反至，阳乃化，万物乃生乃长乃荣，民乃康，其病温。终之气，燥令行，余火内格，肿于上，咳喘，甚则血溢。寒气数举，则霿雾翳，病生皮腠，内舍于胁，下连少腹而作寒中，地将易也。必抑其运气，资其岁胜，折其郁发，先取化源，无使暴过而生其病也。食岁谷以全真气，食间谷以辟虚邪。岁宜咸以耎之，而调其上，甚则以苦发之，以酸收之，而安其下，甚则以苦泄之。适气同异而多少之，同天气者以寒清化，同地气者以温热化。用热远热，用凉远凉，用温远温，用寒远寒，食宜同法。有假则反，此其道也，反是者病作矣。

〔**新编**〕 黄帝问：太阴司天概况我知道了。少阴轮值气候之年情况怎样？

岐伯讲：凡地支的子年与午年便是少阴轮值之年。

当壬子与壬午两年，为少阴司上半年的物生物长气候，阳明司下半年的物收物藏气候，全年中运为木运太过之太角。运气特点为大风鼓动。风的常化为风声物响，绽开新蕾嫩枝，风的灾害为振拉柔干，摧拔脆木。其病为两胁支满的肝病。客运五步：初运为木运太过的太角（主客运同步得气候正化），二运为火运不及的少徵，三运为土运太过的太宫，四运为金运不足的少商，终运为水运太过的太羽。

当戊子（中运与司天之气相会为天符）戊午（既是天符又是岁会称太一天符）两年，少阴司上半年气候，阳明司下半年气候，中运为火运太过的太徵。运气特征为炎日酷暑。火之常化为日照春夏，闷热如蒸；火的灾害为烈日炎炎气热如火。火气病人为血溢口鼻。客运五步：初运为火运太过，二运为土运不及，三运为金运太过，四运为水运不及，终运为木运不及。主运五步：初运为春木不及，二运为夏火太过，三运为长夏土不及，四运为秋金太过，终运为冬水不及。

当甲子与甲午两年，少阴相火司上半年气候，阳明燥金司下半年气候，中运为土运太过之太宫。运气特征为多阴多雨。土之常化为软润泥土，土之灾变为震雷骤雨。湿滞困脾则腹胀满身沉重。客运五步：初运为土运太过，二运为金运不及，三运为水运太过，四运为木运太过，终运为火运不及。主运五步：初运为春木太过，二运为夏火不及，三运为长夏土太过，四运为秋金不及，终运为冬水太过。

当庚子（中运与在泉气五行属性相同庚为阳年称同天符）庚午（同天符）两年，少阴相火司天气，阳明燥金司地气，中运为金运太过之太商。中运太过之金受司天之相火克制，等同于金运平年。运气特征为秋凉凄厉。金之常化为雾露气冷秋风萧瑟，金之灾变为肃杀害物惨象凋零。其病为下部清冷。异常气候的客运五步：初运为金秋太过，二运为冬水不及，三运为春木不及，四运为夏火太过，终运为土运不及。正常气候的主运五步：初运为春木不及，二运为夏火太过，三运为土运不及，四运为金运太过，终运为水运不及。

当丙子（中运之气与年支方位五行属性相同称岁会）丙午两年，少阴司天气，阳明司地气，中运为水运太过。气候特征为冬寒期长。水之常化为凝寒凄冷寒气凛冽，水之灾变为冰雪毁压霜雹成灾。其病为寒伤下部。异常气候的客运五步：初运为冬水太过，二运为春木太过，三运为夏火不足，四运为土运太过，终运为金运不及。正常气候的主运五步：初运为春木太过，二运为夏火不及，三运为长夏土太过，四运为秋金不及，终运为冬水太过。

上述十年少阴轮值天气的状况，气候转化多早于节气。地气肃杀，天气晴朗，寒转暑，热添燥，云集雨聚，湿气加重，雨水应时而降。阳明之金与少阴之火德惠利物，上应火星金星显明。天政明亮，地令劲切。年谷为赤色和白色。水寒火热之气相持于气交为成病之因，使热病生于上，寒病起于下，寒热干犯而乱于腹中。病状有咳嗽气喘，血上溢口鼻，下见二便，鼻塞喷嚏，目红睑疡。寒气入胃肠，胃痛腰痛腹胀大，咽干而肿。大寒节后的初之气，地气迁移，秋燥将过，寒气复来，蛰虫出而复藏，消溶之水又冰。春寒见霜，风来凛冽，阳气郁伏，民又防寒。关节显得僵硬，腰骶疼痛。恍如炎暑气来，上窍内外有疮疡。春分节后的二之气，阳气施布，暖风徐来，春气已经转正，植物应气而荣。寒气偶来即去，民气呈现和悦。人病外阴与目赤淋，双眼难睁，为气郁于上之火攻。小满后的三之气，司天政布，火热大行，众类蕃育有生气。寒气偶至，民病脉厥心痛，寒热阵发，咳嗽气喘，眼结膜红赤。大暑后的四之气，暑气闷热，雨后即凉，寒热交互，人病阵热，咽干，黄疸，鼻出血或流清水，或腹水足肿。秋分后的五之气，威火下临，暑热复来，阳气布施，草木更生又着花。民心康乐。人病温热。小雪后的终之气，秋燥令行，人体积热格阻不下，头面肿，咳嗽气喘，重则血溢于外。寒气频来，尘雾弥漫，天空昏暗。病生皮腠隐疹，胁肋胀痛，牵及少腹，寒胀肠鸣（此为地气将变的缘故）。

预防原则是，抑制其运气的过强，资助其不及之岁气，折减其郁气之将发，增强本真之化源。不使突至之气致人生病也。食岁谷以强健真气，食杂谷以扶御虚邪。治病用咸以软坚，以调其上热，重则佐苦以发散之；用酸味以收敛之，而平其下燥，重则佐苦以泄之。适合上下与岁气同异而制剂多少。中运与司天气同热者用寒凉剂化之，中运与在泉气同寒凉者用温热剂化之。用热药避开温天气，用寒药应该趁热服。饮食起居原则相同。病有假象者反其法。这是正确的原则。不如此即会加重病情。

〔**原文**〕 帝曰：善。厥阴之政奈何？

岐伯曰：巳亥之纪也。

厥阴　少角　少阳，清热胜复同，同正角。丁巳天符　丁亥天符　其运风清热。

少角初正　太徵　少宫　太商　少羽终

厥阴　少徵　少阳　寒雨胜复同　癸巳同岁会　癸亥同岁会　其运热寒雨。

少徵　太宫　少商　太羽终　太角初

厥阴　少宫　少阳　风清胜复同，同正角。己巳　己亥　其运雨风清。

少宫　太商　少羽终　少角初　太徵

厥阴　少商　少阳　寒热胜复同，同正角。乙巳　乙亥，其运凉热寒。

少商　太羽终　太角初　少徵　太宫

厥阴　少羽　少阳　雨风胜复同，辛巳　辛亥，其运寒雨风。

少羽终　少角初　太徵　少宫　太商

凡此厥阴司天之政，气化运行后天，诸同正岁，气化运行同天，天气扰，地气正，风生高远，炎热从之，云趋雨府，湿化乃行，风火同德，上应岁星荧惑。其政挠，其令速，其谷苍丹，间谷言太者，其耗文角品羽。风燥火热，胜复更作，蛰虫来见，流水不冰，热病行于下，风病行于上，风燥胜复形于中。初之气，寒始肃，杀气方至，民病寒于右之下。二之气，寒不去，华雪水冰，杀气施化，霜乃降，名草上焦，寒雨数至，阳复化，民病热于中。三之气，天政布，风乃时举，民病泣出耳鸣掉眩。四之气，溽暑湿热相薄，争于左之上，民病黄疸而为胕肿。五之气，燥湿更胜，沉阴乃布，寒气及体，风雨乃行。终之气，畏火司令，阳乃大化，蛰虫出见，流水不冰，地气大发，草乃生，人乃舒，其病温厉，必折其郁气，资其化源，赞其运气，无使邪胜，岁宜以辛调上，以咸调下，畏火之气，无妄犯之，用温远温，用热远热，用凉远凉，用寒远寒，食宜同法。有假反常，此之道也，反是者病。

〔**新编**〕 黄帝说：少阴司天概况讲过了。厥阴轮值气候之年情况怎样？

岐伯讲：凡地支的巳年与亥年即是厥阴司天之年。

在丁巳（中运与司天相会称天符）丁亥（天符）两年，厥阴司天空气候，少阳司地表下变化，中运为木运不及的少角。冷胜热复与前同。木运虽不及，得司天气相助，则等同于木运平气。此两年运气为风，胜气为清冷，复气为热。客运五步：少角（初为初运，正为与正常时气的主运相同）表木运不及；二运为太徵，表火运太过；三运为少宫，表土运不及；四运为太商，表金运太过；终运为少羽，表水运不及。

在癸巳同岁会癸亥同岁会（中运与在泉之五行属性相同，癸为阴年，称同岁会）两年，厥阴司天气，少阳司地气，中运为火运不足的少徵，寒胜雨复与五行生克同。其运气为火热，胜气为水寒，复气为土雨。客运五步：初运为火运不足，二运为土运太过，三运为金运不足，四运为水运太过，终运为木运太过。主运五步：初运为春木太过，二运为夏火不足，三运为长夏土太过，四运为金秋不足，终运为冬水太过。

在己巳己亥两年，厥阴司天气，少阳司地气，中运为土运不足的少宫。风胜凉复同五行生克。司天气同于正角。其运土雨，胜气为风木，复气为清金。客运五步：初运为土运不及的少宫，二运为金运太过的太商，三运为水运不及的少羽，四运为木运不及的少角，终运为火运太过的太徵。主运五步：初运为春木不及，二运为夏火太过，三运为长夏土不及，四运为秋金太过，终运为冬水不及。

在乙巳乙亥两年，厥阴司天气，少阳司地气，人所居之中运为金运不足。热胜寒复同五行生克，司天气同于木之平气。其运气为凉，胜气为热，复气为寒。客运五步：初运为金运不及，二运为水运太过，三运为木运太过，四运为火运不及，终运为土运太过。主运五步：初运为春木太过，二运为夏火不及，三运为长夏土太过，四运为秋金不及，终运为冬水太过。

在辛巳辛亥二年，厥阴司天空气候，少阳司地下土水，人所活动的中气为水运不足。雨胜风复同五行生克。其运气为水寒，胜气为土雨，复气为风木。客运五步：初运为水运不及，二运为木运不及，三运为火运太过，四运为土运不及，终运为金运太过。主运五步：初运为春木不及，二运为夏火太过，三运为长夏土不及，四运为秋金太过，终运为冬水不及。

上述十年厥阴轮值气候的气治，气候转化常延后于节气。(各同正岁之年，气候转化与节气相对应) 天气扰动，地气正常，风驰云际，热浪袭人，云朝雨区，湿气大布。风火惠物，上应木星火星。天气挠动，化育迅速。岁谷有助于青赤二色，杂谷为生命力强者。气候致昆虫耗损者为纹角众羽类。风燥火热，胜复交替。已冬蛰虫复出现，河水应冻而无冰。热气苦人行于下，风气苦人行于上，风寒燥复之气形现于人所居的气交。大寒之后的初之气，寒始肃厉，肃杀方至，民病寒于右侧胸胁。已是春分后的二之气，寒气未去，春花挂雪，水有未消之冰，新发之叶蒙冻，霜打小草，大草上半冻枯。待寒雨数伤后，暖阳普照，民病热郁于内。小满节后三之气，司天气布，经常刮风。民病迎风流泪，耳鸣，头晕摇晃。大暑后的四之气，暑湿闷热相加，疾风起于东方。民病黄疸，继发浮肿。秋分后的五之气，燥热与闷湿相蒸，浓云密布，冷风袭人，风雨相加而来。小雪节后的终之气，威火掌令，阳热大化，蛰虫复现，流水无冰。地气发动，草木重青，人觉舒畅，病发温热疫疠。

应对异常气候应折减其郁气，资助其化育之源，增强正常运气，勿使邪气胜而病人。宜用辛味药食调治其上气，用咸味药食调治其下气。威火当令时，勿妄用温热之剂干犯其气。用温、热、凉、寒之剂，宜于生活方面勿再火上加油，雪上加霜。病有假象者则反其常法，才是常理，不然病将缠绵难愈。

按：以上阴阳六政日月天地循环，气候现象，用阴阳太少六名，五行生克理论为纲领做出概括性归纳，以四季气候的正常与反常为基础，用五行理论推理其已知或未知的规律。轮值以年为期者，每年有三个有名无实的轮值官，一管天气（司天），一管地气（在泉），一管中运（以五运轮值而有盛（太过）衰（不及）。）一年气候以季节分者，因以五行轮值，故四季外增土掌四季末月或六月长夏。表正常气候者称主运五步，表异常气候者称客运五步，又有以二十四节气分为六步六气合称五运六气。以求将正常气候与灾害性气候尽行包罗。每一气政均先列其目，后述其现象要点及应对之法。

〔**原文**〕 帝曰：善。夫子之言可谓悉矣，然何以明其应乎？

岐伯曰：昭乎哉问也！夫六气者，行有次，止有位，故常以正月朔日平旦视之，睹其位而知其所在矣。运有余，其至先，运不及，其至后，此天之道，气之常也。运非有余非不足，是谓正岁，其至当其时也。

帝曰：胜复之气，其常在也，灾眚时至，候也奈何？

岐伯曰：非气化者，是谓灾也。

〔**新编**〕 黄帝说：太好了。先生所讲的可算详尽了，但是如何知道气候合于节气呢？

岐伯讲：您的问题很高明。因为六气轮换有顺序，所在有方位，所以可在正月初一日日出时察验，看其方位便可知其所在。

气运有余，其至先于节气；气运不及，其至后于节气。这是天气的规律，气候的现象。如果运气未出现有余或不及现象，便是气候与节气同步的正常气候，表明气候正应节气。

黄帝问：胜气与复气，都有必然的因果关系，但灾害性天气时常发生，该如何观察？

岐伯答：气候与节气背道而驰，便属于灾害性气候。

按：正月初一观气与《灵枢·岁露论》方法相同。《灵枢·九宫八风》要求在冬至、立夏、夏至、立秋、秋分、立冬八个节气当日观气，但俱是观察来风的方向。“风从其所居之乡来为正风，主长养万物；从其冲后来为虚风，伤人者也，主杀，主害者”。上八个节气均有规定的方向，即四正，四隅（冬至：北；立春：东北；春分：东；立夏：东南；夏至：南；立秋：西南；秋分：西；立冬：西北）与本节经文“行有次，止有位……睹其位，而知其所在矣”相通。王冰所注云与清净，是难定方位的。故王注或非是。

〔**原文**〕 帝曰：天地之数，终始奈何？

岐伯曰：悉乎哉问也！是明道也。数之始，起于上而终于下，岁半之前，天气主之，岁半之后，地气主之，上下交互，气交主之，岁纪毕矣。故曰位明，气月可知乎，所谓气也。

帝曰：余司其事，则而行之，不合其数，何也？

岐伯曰：气用有多少，化治有盛衰，衰盛多少，同其化也。

帝曰：愿闻同化何如？

岐伯曰：风温春化同，热曛昏火夏化同，胜与复同，燥清烟露秋化同，云雨昏暝埃长夏化同，寒气霜雪冰冬化同，此天地五运六气之化，更用盛衰之常也。

〔**新编**〕 黄帝问：司天和在泉气的时间，自始至终是怎样计算的？

岐伯答：您问得好全面啊。这是应该明白的道理。运气之初，起于天气而终于地气。上半年主草木的生长，须依靠天气的作用；下半年主作物的收成，主要在地气的作用。天地气相交之位，便是作物孕育的气交所在。这是全年的气候规律。（有人问：气位已明，气的作用可知吗？指的就是节气）

黄帝说：我职管观察气候，将结果用于实际，却有不合气节者是什么原因？

岐伯答：气化作用有多少，化治万物有盛衰，盛衰程度，取决于四季气候化育过程。

黄帝问：请讲六气在四季同化如何？

岐伯讲：和风与温暖在春季气化同，热与昏闷在夏季气化同，云雨与昏暗尘蒙在长夏气化同，凉燥与雾露在秋季气化同，寒气与霜雪冰在冬季气化同。胜气与复气气化如同四季，但反时出现即成灾化。此天地间五运六气之变化，轮换化用盛衰之常规也。

按：原文气月的月字，可能是气用的用误认所致。

〔**原文**〕 帝曰：五运行同天化者，命曰天符，余知之矣。愿闻同地化者何谓也？

岐伯曰：太过而同天化者三，不及而同天化者亦三，太过而同地化者三，不及而同地化者亦三，此凡二十四岁也。

帝曰：愿闻其所谓也。

岐伯曰：甲辰甲戌太宫下加太阴，壬寅壬申太角下加厥阴，庚子庚午太商下加阳明，如是者三。癸巳癸亥少徵下加少阳，辛丑辛未少羽下加太阳，癸卯癸酉少徵下加少阴，如是者三。戊子戊午太徵上临少阴，戊寅戊申太徵上临少阳，丙辰丙戌太羽上临太阳，如是者三。丁巳丁亥少角上临厥阴，乙卯乙酉少商上临阳明，己丑己未少宫上临太阴，如是者三。除此二十四岁，则不加不临也。

帝曰：加者何谓？

岐伯曰：太过而加同天符，不及而加同岁会也。

帝曰：临者何谓？

岐伯曰：太过不及，皆曰天符，而变行有多少，病形有微甚，生死有早晏耳。

〔新编〕黄帝说：五运中气与司天气同化者，称天符，我已经明白了。我想知道，五运中气与在泉气同化是什么情况？

岐伯讲：岁运太过与司天气同化者有六年，岁运不及与司天气同化者有六年，岁运太过与在泉气同化者有六年，岁运不及与在泉气同化者有六年。如此者共有二十四年。

黄帝说：请讲得具体些？

岐伯讲：甲辰年与甲戌年，年运火运太过下加在泉太阴，壬寅年与壬申年，年运木运太过下加在泉厥阴，庚子年与庚午年，年运金运太过下加在泉阳明，如此者有六年。癸巳年与癸亥年，火运不及下加在泉少阳，辛丑年与辛未年，水运不及下加在泉太阳，癸卯年与癸酉年，水运不及下加在泉少阴，如此者有六年。戊子年与戊午年，火运太过上临司天少阴，戊寅年与戊申年，火运太过上临司天太阳，如此者有六年。丁巳年与丁亥年，木运不及上临司天厥阴，乙卯年与乙未年，金运不及上临司天阳明，己丑年与己未年，土运不及上临司天太阴，如此者有六年。除此二十四年，其余三十六年，均是不下加不上临的年分。

黄帝问：下加者是什么意思？

岐伯答：年运太过下加在泉的，称同天符；年运不及下加在泉的，称同岁会。

黄帝问：上临者是什么意思？

岐伯答：无论年运太过或不及，上临司天气的，均称天符。由于年运气候有太过与不及的程度不同，当岁会年其病情轻但病程长，当天符年其病情重而危笃。

按：经文所列十二对天干与地支相配年分，每对均相隔三十年。

〔**原文**〕 帝曰：夫子言用寒远寒，用热远热，余未知其然也，愿闻何谓远？

岐伯曰：热无犯热，寒无犯寒，从者和，逆者病，不可不敬畏而远之，所谓时与六位也。

帝曰：温凉何如？

岐伯曰：司气以热，用热无犯，司气以寒，用寒无犯，司气以凉，用凉无犯，司气以温，用温无犯，间气同其主无犯，异其主则小犯之，是谓四畏，必谨察之。

帝曰：善。其犯者何如？

岐伯曰：天气反时，则可依时，及胜其主则可犯，以平为期，而不可过，是谓邪气反胜者。故曰：无失天信，无逆气宜，无翼其胜，无赞其复，是谓至治。

〔**新编**〕 黄帝问：先生讲的用寒远寒，用热远热，我还是不知其究竟，请讲远指什么？

岐伯讲：天气热不可再用热物助其热，天气寒不可再用寒品增其寒。遵守了人能和平，违反了人会加病，不可不时时小心避免之。(这是讲四季气消长与六步之气的)

黄帝问：温与凉怎样注意？

岐伯答：司气为热时，用热药勿增其热；司气当寒时，用寒剂不可再增其寒；司气在凉，用凉物勿增其凉；司气正温时，用温品不可再加其温。间气寒热同主气者绝不可犯，间气温凉异于主气者可稍犯之。此为四季气畏忌，必须细心详察之。

黄帝说：明白了。可以犯者是什么情况？

岐伯讲：天气反时气，则可依时而用；如为胜气，则可稍犯之，以脉平为止，而不可过度。(胜气指不正之气反胜过正常气)所以讲，不可不顾及反常气候的信号，不可违反正常气候所宜，不可给胜气助威，不可给复气加害。这才是最完备的治法。

②〔**原文**〕 帝曰：善。五运气行主岁之纪，其有常数乎？

岐伯曰：臣请次之。

〔**新编**〕 黄帝说：以上我懂了。五运气轮回主年之时，各有定数吗？

岐伯道：让我按次序讲述吧。

〔**原文**〕 甲子　甲午岁

上少阴火　中太宫土运　下阳明金　热化二，雨化五，燥化四，所谓正化日也。其化上咸寒，中苦热，下酸热，所谓药食宜也。

〔**新编**〕 在甲子年，甲午年，司天气为少阴火，中运为土运太过，在泉为阳明燥金。火热化的生数为二，土雨化的生数为五，金燥化的生数为四。这是正气所化的时期。因气化而致病，司天热气用咸寒，中运土湿用苦热，在泉金燥用酸温。这就是所讲的药食所宜。

〔**原文**〕 乙丑　乙未岁

上太阴土　中少商金运　下太阳水　热化寒化胜复同，所谓邪气化日也。灾七宫。湿化五，清化四，寒化六，所谓正化日也。其化上苦热，中酸和，下甘热，所谓药食宜也。

〔**新编**〕 在乙丑年，乙未年，司天气为太阴土，中运为金运不足，在泉为太阳寒水。胜气为热化，复气为寒化，同五行生克。这是邪气所化的时期。灾发在西方七区。土湿化生数为五，金清化生数为四，水寒化成数为六。这是正化的时期。因气化而致病，司天湿气用苦热，中运金燥用酸和，在泉寒水用甘热。这是讲的药食所宜。

〔**原文**〕 丙寅　丙申岁

上少阳相火　中太羽水运　下厥阴木　火化二，寒化六，风化三，所谓正化日也。其化上咸寒，中咸温，下辛温，所谓药食宜也。

〔**新编**〕在丙寅年，丙申年，司天气为少阳相火，中运为水运太过，在泉为厥阴风木。司天火的生数为二，中运寒水的成数为六，在泉风木的生数为三。这是讲的正化时期。因气化而致病，因少阳火致者用咸寒，因中运寒水致者用咸温，因在泉风木致者用辛温。这便是所讲的药食所宜。

〔**原文**〕 丁卯岁会　丁酉岁

上阳明金　中少角木运　下少阴火　清化热化胜复同，所谓邪气化日也。灾三宫。燥化九，风化三，热化七，所谓正化日也。其化上苦小温，中辛和，下咸寒，所谓药食宜也。

〔**新编**〕 在丁卯年（中运与年支五行性相同称岁会）、丁酉年，司天气为阳明燥金，中运为木运不及的少角，在泉为少阴君火。胜气清化与复气热化同五行生克。此讲邪化时期。受灾地区为东方三宫。燥化金的成数为九，风化木的生数为三，热化火的成数为七。此讲正化时期。因化气致病者，司天燥气用苦微温，中运风气用辛平，在泉火气用咸寒，此为药食所宜。

〔**原文**〕 戊辰　戊戌岁

上太阳水　中太徵火运　下太阴土　寒化六，热化七，湿化五，所谓正化日也。其化上苦温，中甘和，下甘温，所谓药食宜也。

〔**新编**〕 在戊辰年，戊戌年，司天气为太阳寒水，中运为火运太过，在泉为太阴土运。寒化水的成数为六，热化火的成数为七，湿化土的生成数均为五。此为正化时期。因化气而致病者，司天寒水用苦温，中运火热用甘平，在泉土湿用甘温。此处所讲药食均宜。

〔**原文**〕 己巳　己亥岁

上厥阴木　中少宫土运　下少阳相火　风化清化胜复同，所谓邪气化日也。灾五宫。风化三，湿化五，火化七，所谓正化日也。其化上辛凉，中甘和，下咸寒，所谓药食宜也。

〔新编〕 在己巳年，己亥年，司天气为厥阴风木，中运为土运不及的少宫，在泉为少阳相火。胜气风化复气清化同五行生克。此讲邪气所化的时期。受灾地区为中央五宫。风化三为木的生数，湿化五为土的生成数，火化七为火的成数，此讲气的正化时期，因化气致病者，司天风气用辛凉，中运土湿用甘平，在泉火热用咸寒。此处讲的药食均宜。

〔原文〕 庚午同天符　庚子岁同天符

上少阴火　中太商金运　下阳明金，热化七，清化九，燥化九，所谓正化日也。其化上咸寒，中辛温，下酸温，所谓药食宜也。

〔新编〕 在庚午年（中运与在泉气同为金，庚为阳年，故称同天符），庚子年（同天符），司天气为少阴火，中运为金运太过之太商，在泉为阳明燥金。热化七为火的成数，凉化九，燥化九均为金的成数。这是讲正化时期。因化气而致病者，司天火化用咸寒，中运凉化用辛温，在泉燥化用酸温。此处所讲药食皆宜。

〔原文〕 辛未同岁会　辛丑岁同岁会

上太阴土　中少羽水运　下太阳水　雨化风化胜复同，所谓邪气化日也。灾一宫。雨化五，寒化一，所谓正化日也。其化上苦热，中苦和，下苦热，所谓药食宜也。

〔新编〕 在辛未年（中运与在泉气同为水，辛为阴年，故称同岁会），辛丑年（同岁会），司天气为太阴土，中运为水运不及的少羽，在泉为太阳寒水。胜气雨化与复气风化同五行生克。胜复气为邪化时期。灾害地区位于北方一宫。雨化五为土的生成数，寒化一为水的生数。此讲正化时期。因化气致病者，司天湿气用苦热，中运寒湿用苦平，在泉寒水用苦热。此处所讲药食皆宜。

〔原文〕 壬申同天符　壬寅岁同天符

上少阳相火　中太角木运　下厥阴木　火化二，风化八，所谓正化日也。其化上咸寒，中酸和，下辛凉，所谓药食宜也。

〔**新编**〕在壬申（同天符），壬寅岁（同天符）司天气为少阳相火，中运为木运太过，在泉为厥阴风木。火化二为火的生数，风化八为木的成数。此讲正化时期。因气化致病者，司天火气用咸寒，中运风气用酸平，在泉风气用辛凉。此讲药食衣用所宜。

〔**原文**〕癸酉同岁会　癸卯岁同岁会

上阳明金　中少徵火运　下少阴火　寒化雨化胜复同，所谓邪气化日也。灾九宫。燥化九，热化二，所谓正化日也。其化上苦小温，中咸温，下咸寒，所谓药食宜也。

〔**新编**〕在癸酉年（同岁会），癸卯年（同岁会）司天气为阳明燥金，中运为火运不及，在泉为少阴火运。胜气寒化复气雨化同五行生克。胜复气为邪化时期。灾害地区在南方九宫。燥化九为金的成数，热化二为火的生数。此讲正化时期。因化气而致病者，司天燥气用苦味微温，中运火用咸味性温，在泉火用咸味性寒，此讲药食皆宜。

〔**原文**〕甲戌岁会同天符　甲辰岁岁会同天符

上太阳水　中太宫土运　下太阴土　寒化六，湿化五，正化日也。其化上苦热，中苦温，下苦温，药食宜也。

〔**新编**〕在甲戌年（既是岁会，又是同天符），甲辰年（岁会同天符）司天为太阳寒水，中运为土运太过之太宫，在泉为太阴土运。寒化六为水的成数，湿化五为土的生成数。此为正化时期。因化气致病者，司天寒水用苦热，中运湿土用苦温，在泉土也用苦温。药食俱宜。

〔**原文**〕乙亥　乙巳岁

上厥阴木　中少商金运　下少阳相火　热化寒化胜复同，邪气化日也。灾七宫。风化八，清化四，火化二，正化度也。其化上辛凉，中酸和，下咸寒，药食宜也。

〔新编〕 在乙亥年，乙巳年，司天气为厥阴风木，中运为金运不足，在泉为少阳相火。胜气热化复气寒化同五行生克。胜复气为邪化时期。受灾地区为西方第七宫。风化八为木的成数，清化四为金的生数，火化二为火的生数。此为正化阶段。因化气所致的病，司天风气用辛凉，中运燥气用酸平，在泉相火用咸寒。药食皆宜。

〔原文〕 丙子岁会 丙午岁

上少阴火 中太羽水运 下阳明金 热化二，寒化六，清化四，正化度也。其化上咸寒，中咸热，下酸温，药食宜也。

〔新编〕 在丙子年（岁会），丙午年，司天气为少阴火，中运为水运太过，在泉为阳明燥金。热化二为火的生数，寒化六为水的成数，清化四为金的生数。此为正化时期。因化气而致病者，司天少阴用咸寒，中运寒水用咸热，在泉燥金用甘热，药食皆宜。

〔原文〕 丁丑 丁未岁

上太阴土 中少角木运 下太阳水 清化热化胜复同，邪气化度也。灾三宫。雨化五，风化三，寒化一，正化度也。其化上苦温，中辛温，下甘热，药食宜也。

〔新编〕 在丁丑年，丁未年，司天气为太阴湿土，中运为木运不及，在泉为太阳寒水。胜气清化与复气热化同五行生克。胜复气属于邪化时期。受灾地区在东方三宫。雨化五为土的生成数，风化三为木的生数，寒化一为水的生数。此为正化时期。因化气而致病者，司天湿气用苦温，中运风气用辛平，在泉寒水用甘热。药食皆宜。

〔原文〕 戊寅天符 戊申岁天符

上少阳相火 中太徵火运 下厥阴木 火化七，风化三，正化度也。其化上咸寒，中甘和，下辛凉，药食宜也。

〔新编〕 在戊寅年（中运与司天皆属火的天符），戊申年

（天符），司天气为少阳相火，中运为火运太过，在泉为厥阴风木。火化七为火的成数，风化三为木的生数。此为正化时期。因化气致病者，司天相火用咸寒，中运火热用甘平，在泉风气用辛凉。药食均宜。

〔**原文**〕 己卯 己酉岁

上阳明金 中少宫土运 下少阴火 风化清化胜复同，邪气化度也。灾五宫。清化九，雨化五，热化七，正化度也，其化上苦小温，中甘和，下咸寒，药食宜也。

〔**新编**〕 在己卯年，己酉年，司天气为阳明燥金，中运为土运不及，在泉为少阴火。胜气风化与复气清化同五行生克。胜复气即是邪化期。受灾地区在中央五宫。清化九为金的成数。此为正化时期。因化气所致的病，司天燥气用苦小温，中运湿气用甘平，在泉火热用咸寒。治病药宜，防邪食宜。

〔**原文**〕 庚辰 庚戌岁

上太阳水 中太商金运 下太阴土 寒化一，清化九，雨化五，正化度也。其化上苦热，中辛温，下甘热，药食宜也。

〔**新编**〕 在庚辰，庚戌年，司天气为太阳寒水，中运为金运太过，在泉为太阴湿土。寒化一为水的生数，清化九为金的成数，雨化五为土的生成数。此为正化气数。因化气所致的病，司天寒气用苦热，中运燥气用辛温，在泉湿气用甘热。治病药宜，防邪食宜。

〔**原文**〕 辛巳 辛亥岁

上厥阴木 中少羽水运 下少阳相火 雨化风化胜复同，邪气化度也。灾一宫。风化三，寒化一，火化七，正化度也。其化上辛凉，中苦和，下咸寒，药食宜也。

〔**新编**〕 在辛巳年，辛亥年，司天气为厥阴风木，中运为水运不及，在泉为少阳相火。胜气为雨化，复气为风化，胜复气同五行生克规律。此属于邪化气范畴。受灾区在北方一宫。风化三为木的生数，寒化一为水的生数，火化七为火的成数。此属于正化范畴。因化气所致的病，司天风气用辛凉，中运水气用苦平，在泉火热用咸寒。药食皆宜此原则。

〔原文〕 壬午　壬子岁

上少阴火　中太角木运　下阳明金　热化二，风化八，清化四，正化度也。其化上咸寒，中酸凉，下酸温，药食宜也。

〔新编〕 每到壬子年，壬午年，在上司天气为少阴火运，气交中运为木运太过之太角，在泉地表下为阳明燥金。热化二为火的生数，风化八为木的成数，清化四为金的生数。这是正化日数。因化气致病者，司天火热气用咸寒，中运风木用酸平，在泉燥气用酸温。药食均宜此法。

〔原文〕 癸未　癸丑岁

上太阴土　中少徵火运　下太阳水　寒化雨化胜复同，邪气化度也。灾九宫。雨化五，火化二，寒化一，正化度也。其化上苦温，中咸温，下甘热，药食宜也。

〔新编〕 每到癸未年，癸丑年，在上司天气为太阴湿土，中运为水运不及的少徵，在泉地表下为太阳寒水。胜气为寒化，复气为雨化，两年相同，为邪气化的时期。受灾地区为南方九宫。雨化五为土的生成数，火化二为火的生数，寒化一为水的生数。此为正化时期。因化气而病，司天湿气用苦温，中运少火用咸温，在泉寒水用甘热。药食皆宜。

〔原文〕 甲申　甲寅岁

上少阳相火　中太宫土运　下厥阴木　火化二，雨化五，风化八，正化度也。其化上咸寒，中咸和，下辛凉，药食宜也。

〔新编〕 在甲申年，甲寅年，司天气为少阳相火，中运为土运太过，在泉为厥阴风木。火化二为火的生数，雨化五为土的生成数，风化八为木的成数。这是正化日数。因化气致病，司天热气用咸寒，中运湿气用咸平，在泉风气用辛凉。药食皆宜。

〔**原文**〕 乙酉太乙天符　乙卯岁天符

上阳明金　中少商金运　下少阴火　热化寒化胜复同，邪气化度也。灾七宫。燥化四，清化四，热化二，正化度也。其化上苦小温，中苦和，下咸寒，药食宜也。

〔**新编**〕 乙酉年（既是天符，又是岁会的太一天符）乙卯年（中运与司天气相会的天符），司天气为阳明燥金，中运为金运不及，在泉为少阴火热。胜气热化与复气寒化两年相同。这是邪气化日数。受害地区为西方七宫。燥化四为金的生数，清化四表示金气，热化二为火的生数。此属于正化日。因化气而致病，司天燥气用苦小温，中运燥气用酸平，在泉火热用咸寒。药食皆宜。

〔**原文**〕 丙戌天符　丙辰岁天符

上太阳水　中太羽水运　下太阴土　寒化六，雨化五，正化度也。其化上苦热，中咸温，下甘热，药食宜也。

〔**新编**〕 在丙戌年（天符），丙辰年（天符），司天气为太阳寒水，中运为水运太过，在泉为太阴湿土。寒化六为水的成数，雨化五为土的生成数。此为气的正常时日。因化气致病，司天寒水用苦热，中运水气用咸温，在泉湿气用甘热。药食同法。

〔**原文**〕 丁亥天符　丁巳岁天符

上厥阴木　中少角木运　下少阳相火　清化热化胜复同，邪气化度也。灾三宫。风化三，火化七，正化度也。其化上辛凉，中辛和，下咸寒，药食宜也。

〔**新编**〕 在丁亥年（天符），丁巳年（天符），司天气为厥阴风木，中运为少角木运，在泉为少阳相火。胜气为清化，复气为热化，两年相同。此为邪气化日期。灾害发于东方第三宫。风化三为木的生数，火化七为火的成数。此属正化范围。因化气而致病，司天风气用辛凉，中运风气用辛平，在泉火热用咸寒。药食同法。

〔**原文**〕 戊子天符　戊午岁太一天符

上少阴火　中太徵火运　下阳明金　热化七，清化九，正化度也。其化上咸寒，中甘寒，下酸温，药食宜也。

〔**新编**〕 在戊子年（天符），戊午年（太一天符），司天气为少阴火，中运为火运太过，在泉为阳明燥金。热化七为火的成数，清化九为金的成数。此为正化期日。因化气致病者，司天火热用咸寒，中运火运用甘平，在泉燥气用酸温。药食皆宜。

〔**原文**〕 己丑太一天符　己未岁太一天符

上太阴土　中少宫土运　下太阳水　风化清化胜复同，邪气化度也。灾五宫。雨化五，寒化一，正化度也。其化上苦热，中甘和，下甘热，药食宜也。

〔**新编**〕 在己丑年（太乙天符），己未年（太一天符），司天气为太阴湿土，土运不及，在泉为太阳寒水，胜气为风化，复气为清化，两年胜复气相同。胜复气属邪气日期。受灾区在中央五宫。雨化五为土的生成数，寒化一为水的生数。此属正化时日。因化气致病，司天湿气所致者用苦热，中运土湿所致者用甘平，在泉寒水用甘热。药食同法。

〔**原文**〕 庚寅　庚申岁

上少阳相火　中太商金运　下厥阴木　火化七，清化九，风化三，正化度也。其化上咸寒，中辛温，下辛凉，药食宜也。

〔**新编**〕 在庚寅，庚申岁，司天气为少阳相火，中运为金运太过，在泉为厥阴风木。火化七为火的成数，清化九为金的成数，风化三为木的生数。此属于正化时日。因化气而病者，司天热气用咸寒，中运凉气用辛温，在泉风气用辛凉。治病宜药，制气宜食。

〔**原文**〕 辛卯　辛酉岁

上阳明金　中少羽水运　下少阴火　雨化风化胜复同，邪气化度也。灾一宫。清化九，寒化一，热化七，正化度也。其化上苦小温，中苦和，下咸寒，药食宜也。

〔**新编**〕 在辛卯年及辛酉年，司天为阳明燥金，中运为水运不足，在泉为少阴火。胜气为雨化，复气为风化，两年相同。此属邪气范围。灾区为北方一宫。清化九为金的成数，寒化一为水的生数，热化七为火的生数。此为正化现象。因化气而病者，司天燥气用苦微温，中运水气用苦平，在泉火热用咸寒。药食皆宜。

〔**原文**〕 壬辰　壬戌岁

上太阳水　中太角木运　下太阴土　寒化六，风化八，雨化五，正化度也。其化上苦温，中酸和，下甘温，药食宜也。

〔**新编**〕 在壬辰年与壬戌年，司天气为太阳寒水，中运为风木太过，在泉为太阴湿土。寒化六为水的成数，风化八为木的成数，雨化五为土的生成数。此属正化范围。因化气致病者，司天寒气用苦温，中运风气用酸平，在泉湿气用甘温。药食皆宜。

〔**原文**〕 癸巳同岁会　癸亥岁同岁会

上厥阴木　中少徵火运　下少阳相火　寒化雨化胜复同，邪气化度也。灾九宫。风化八，火化二，正化度也。其化上辛凉，中咸和，下咸寒，药食宜也。凡此定期之纪，胜复正化，皆有常数，不可不察。故知其要者，一言而终，不知其要，流散无穷，此之谓也。

〔**新编**〕 在癸巳年（癸为阴火，中运与在泉五行属性相同，故称同岁会）、癸亥年（同岁会），司天为厥阴风木，中运为火运不及之少徵，在泉为少阳相火。胜气寒化，复气雨化两年相同。此属时气不正的邪化。灾发地区在南方九宫。风化八为木的成数，火化二为火的生数。此属正化期日。因化气致病者，司天风气用辛凉，中运火运不足用咸平，在泉相火用咸寒。药食皆宜。

以上六十年干支阴阳循环之序列，气候正化与胜复气邪化，皆有一定的规律可循。不可不细心观察和仔细考究。因此讲，得其要领者，一句话即可包罗，不得其要领者，漫无边际。就是指的此类状况。

按：上述各中运不及的灾宫，表示发生灾害的地区。即将周天3百60度分为12宫（区）。此只选取木代表的东方三宫，西方七宫，南方九宫，北方一宫，中央五宫。

各年五行所化之数字，为其生数或成数，后文有太过为成数，不及为生数，但多不符，我意不如以其数一代五行之名，一代所化之时实际。一言而终的言，当指气。因为五运六气的实质，即是气的流动速度和温度。气所呈现的状况，就是主气与客气，气的作用即有正化与邪化。主气多以正（常）化呈现，对生物有长养作用；客气多以邪（非常）化呈现，对生物可造成不同程度的灾害。一年中的气候，经文常以四季分，运气中的主运五步实际也是以四季分。因用五行代之，即木属春（气温），火属夏（气热），金属秋（气凉），水属冬（气寒）。五行中的土未得安置，便在夏季植物生长最盛之五月长夏归属于土；另一个办法是将四季各抽取后十八天归属于土，称土主四季。客运五步特指易出现灾害性气候的季节，所以配时与主运不同。还有一种气候划分法称主气六步，为的要归三阴三阳所统。用五行金木水火土分属三阴三阳不够数，所以从水中再分出一个阴精，便各有所奉了。主气六步是以一年里的二十四节气划分的，使其靠近气候转化较为准确的太阳历。运气学说的主旨，是列举气候的各种正常与反常的状况，及其对生物的影响。告诫人们适应气候的各种变化，防范反常气候，培养真气。一旦为邪气所中而致病，提出了指导性调治原则。

阴阳六气主政（统领）的六十年，主要论述气候概况及其对生物的影响和时气病。五运气行主岁的六十年，列举每年邪化正化以及致病的调治原则的提纲性论述。前属总论，后属各论，互为补充，参看方明。

〔**原文**〕 帝曰：善。五运之气，亦复岁乎？

岐伯曰：郁极乃发，待时而作也。

帝曰：请问其所谓也？

岐伯曰：五常之气，太过不及，其发异也。

帝曰：愿卒闻之。

岐伯曰：太过者暴，不及者徐，暴者为病甚，徐者为病持。

帝曰：太过不及，其数何如？

岐伯曰：太过者其数成，不及者其数生，土常以生也。

〔**新编**〕 黄帝问：五运之气，也有复气发作吗？

岐伯答：气郁积到极点，就会发作，但须待其时机。

黄帝问：请问是什么原因？

岐伯答：五运之气，太过和不及，其发作是有区别的。

黄帝说：我想全面了解！

岐伯讲：太过者发作暴烈，不及者发作徐缓。气暴烈者得病重，气徐缓者得病轻而持久。

黄帝问：气的太过不及，其数有规定吗？

岐伯答：太过者，用五行成数（多），不及者，用五行生数（少），但五行的土成数也是生数。

③〔**原文**〕 帝曰：其发也何如？

岐伯曰：土郁之发，岩谷震惊，雷殷气交，埃昏黄黑，化为白气，飘骤高深，击石飞空，洪水乃从，川流漫衍，田牧土驹。化气乃敷，善为时雨，始生始长，始化始成。故民病心腹胀，肠鸣而为数后，甚则心痛胁䐜，呕吐霍乱，饮发注下，胕肿身重。云奔雨府，霞拥朝阳，山泽埃昏。其乃发也，以其四气。云横天山，浮游生灭，怫之先兆。

〔**新编**〕 黄帝问：郁气发作时有什么现象？

岐伯答：土郁发作时，山谷震荡，雷声如在头上，兽惧鸟惊。浓云飞滚，天昏黄黑，雨至云白，急点落地，继之瓢泼缸倾，无边无际，水流奔泻，土走石移，洪水急涨，河满岸溃。水过田禾毁，土淤如驹奔。化气敷布，抢时播种。夜雨昼晴，再生再长，重化重成。感于湿，人病心腹胀，肠鸣欲便，一日数行。重者心腹痛胁胀满，呕吐心烦乱，水饮腹泻，下肢肿身困重。

云奔雨回，霞掩朝阳，山头昏暗，水泽气蒙，郁极将发也。(此郁之发多在大暑后的四之气间)，云横于山头低空，飘浮于涌动之中，为土郁将发的先兆。

按：亦复岁乎的岁，应为发。篆体发字极易误认为岁字，见说文。

〔**原文**〕 金郁之发，天洁地明，风清气切，大凉乃举，草树浮烟，燥气以行，霿雾数起，杀气来至，草木苍干，金乃有声。故民病咳逆，心胁满，引少腹善暴痛，不可反侧，嗌干面尘色恶。山泽焦枯，土凝霜卤，怫乃发也，其气五。夜零白露，林莽声凄，怫之兆也。

〔**新编**〕 金郁发作时，天洁净，地清明，风冷气急，天气大凉，草树笼烟，气燥物干，尘雾时起。秋风肃杀，草木老干，风扫有声。燥气乘脏，咳嗽气上逆，心胁胀满牵引小腹，常突发疼痛，不敢翻身，咽干，面如有尘，色晦暗。无论山泽，满眼焦枯景象，表土卤结如霜，为金郁将发也。(郁发在秋分后的五之气)夜落白露，深林草丛，秋声凄凄，为金郁欲发的先兆。

〔**原文**〕 水郁之发，阳气乃辟，阴气暴举，大寒乃至，川泽严凝，寒雰结为霜雪，甚则黄黑昏翳，流行气交，乃为霜杀，水乃见祥。故民病寒客心痛，腰脽痛，大关节不利，屈伸不便，善厥逆，痞坚腹满。阳光不治，空积沉阴，白埃昏暝，而乃发也，其气二火前后。太虚深玄，气犹麻散，微见而隐，色黑微黄，怫之先兆也。

〔**新编**〕 水郁发作时，阳热退避，阴气忽起，大寒方来。河湖冰实，寒气结为飞霜，重则天空黄黑昏蒙，游动于上下气交，凝霜而枯杀草木，水面微现冰花。人冒寒而致心腹痛，腰骶痛，大关节不灵活，屈伸困难，常有肢体寒凉，肚腹鼓胀痞满。

阳光偶露冷脸，经常沉阴连天，白气昏蒙，水郁将发也（其发当在二、三气之间）太空沉阴，浓雾时聚时散，太阳方现又隐，色呈厚黑薄黄，为水郁欲发的先兆。

〔**原文**〕 木郁之发，太虚埃昏，云物以扰，大风乃至，屋发折木，木有变。故民病胃脘当心而痛，上支两胁，鬲咽不通，食饮不下，甚则耳鸣眩转，目不识人，善暴僵仆。

太虚苍埃，天山一色，或气浊色，黄黑郁若，横云不起，雨而乃发也，其气无常。长川草偃，柔叶呈阴，松吟高山，虎啸岩岫，怫之先兆也。

〔**新编**〕 木郁发作时，天空昏蒙，云物扰动，狂风来时，屋毁树折（多因树木内有病伤也）。人病胃脘中心疼痛，向两胁放射，吞咽困难，饮食不下。病重时头晕耳鸣，目视昏花，常突然昏倒。

太空苍茫，长天与远山一色。或天气浊重，色呈黄黑，如云横低空而雨不下，为木郁将发也。气发无定期。平川草伏，柔叶背翻，高山松鸣，岩峰虎啸，为木郁发作之先兆也。

按：善暴僵仆：在此处不应认为是僵硬仆倒，而是由于不能正常进食，极度虚弱的晕厥。

〔**原文**〕 火郁之发，太虚肿翳，大明不彰，炎火行，大暑至，山泽燔燎，材木流津，广厦腾烟，土浮霜卤，止水乃减，蔓草焦黄，风行惑言，湿化乃后。故民病少气，疮疡痈肿，胁腹胸背，面首四支，䐜愤胪胀，疡痱，呕逆，瘛瘲骨痛，节乃有动，注下，温疟，腹中暴痛，血溢流注，精液乃少，目赤心热，甚则瞀闷懊憹，善暴死。刻终大温，汗濡玄府，其乃发也，其气四。动复则静，阳极反阴，湿令乃化乃成。华发水凝，山川冰雪，焰阳午泽，怫之先兆也。

有怫之应而后报也，皆观其极而乃发也，木发无时，水随火也。谨候其时，病可与期，失时反岁，五气不行，生化收藏，政无恒也。

〔**新编**〕 火郁发作时，天空热浪滚，烈日无片云，炎热似火，暑气窒人，山炽水燎，树木流津，广厦腾热浪，土膨出卤霜，池水量减，野草干黄。惑言四起，雨湿后延。干热使人少气无力，疮疡痈肿多发，遍及胁腹胸背，延及头面四肢；皮起肉胀，痱痤溃疡。恶心干呕，肌挛骨痛，关节有时活动作响。或有水泄，身热如疟，便血流注，眼干泪少，目红内热。重者神识不清，心慌烦乱，常突然死亡。

深夜气热，汗浸皮湿，火郁极而将发也，（发在大暑后的四之气。动过则静，阳极转阴，湿土布令则复化复成。）气暖花开，寒来冰凝，山川披冰雪，日午水蒸焰，火郁欲发之先兆也。

按：广厦腾烟：广厦本为避热消暑好所在，此时也是热气蒸人。膜愤胪胀：非为肚腹胀满。膜，肉胀起也；胪，皮肤。当指痱痤疮疡引起的皮起肉肿。精液乃少：不能理解为男性精液减少。精通睛，指因天气干热而致润目之液减少，眼睛干涩，正字应为睛液乃少。

有郁先兆后有郁发，均为气反节气郁极发作。木郁发作无定时，四季均有风灾。水郁在二火之间。细心观察郁发之时，便可知其病因与治则。如果错时反令，温热暑凉寒失常，则生长化收藏化治无定也。

〔**原文**〕 帝曰：水发而雹雪，土发而飘骤，木发而毁折，金发而清明，火发而曛昧，何气使然？

岐伯曰：气有多少，发有微甚，微者当其气，甚者兼其下，徵其下气，而见可知也。

帝曰：善。五气之发，不当位者何也？

岐伯曰：命其差。

帝曰：差有数乎？

岐伯曰：后皆三十度而有奇也。

帝曰：气至而先后者何？

岐伯曰：运太过则其至先。运不及则其至后，此候之常也。

帝曰：当时而至者何也？

岐伯曰：非太过，非不及，则至当时，非是者眚也。

〔**新编**〕 黄帝问：水郁发作征象为雹雪，土郁发作征象为暴雨，木郁发作征象为毁屋折树，金郁发作为天清地明，火郁发作为天膨日曛。郁气发作为什么会如此？

岐伯答：气至有太过不及的差异，郁发程度有轻重的区分，轻者发于本气当令时期，重者从本气延及下气，究其下气现象可知也。

黄帝说：明白了。五郁发作，不当其令是什么原因？

岐伯答：在时间上有差错。

黄帝问：相差有范围吗？

岐伯答：相错皆在三十天左右。

黄帝问：气至在节之先后者有什么规律？

岐伯答：运气太过时气至在节气之前，运气不及时气至迟至节后。这是气候常有的现象。

黄帝问：气候应节气而至是什么状况？

岐伯讲：无太过不及的常气，则气至应时。不如此则是非时之气，对生物易造成灾害。

〔**原文**〕 帝曰：善。气有非时而化者何也？

岐伯曰：太过者当其时，不及者归其己胜也。

帝曰：四时之气，至有早晏高下左右，其候何如？

岐伯曰：行有逆顺，至有迟速，故太过者化先天，不及者化后天。

帝曰：愿闻其行何谓也？

岐伯曰：春气西行，夏气北行，秋气东行，冬气南行。故春气始于下，秋气始于上，夏气始于中，冬气始于标，春气始于左，秋气始于右，冬气始于后，夏气始于前，此四时正化之常。故至高之地，冬气常在，至下之地，春气常在。必谨察之。

帝曰：善。

〔**新编**〕 黄帝说：好。六气有非其时而转化者是什么原因？

岐伯答：气太过者转化当其时令之内，不及者由胜己之气替代。

黄帝问：四季气候，转变有早有晚，上下左右，怎样观察？

岐伯答：气的运行，有正常有反常，有时急速有时缓慢，所以气强盛者气候早于节气，气衰弱者气候迟于节气。

黄帝问：请问气的运行有什么规律？

岐伯讲：春季的温暖气是自东向西发展，夏季的热气是由南向北进展，秋季的凉气是由西向东扩展，冬季的寒气是从北向南推进。因为春气先现于地势低下处，秋气先感于地势高起处，夏气始于地表内，冬气始于地表上。（人面南位）春气始于左东，秋气始于右西，冬气始于身后之北，夏气始于面前之南。所以地势极高区域，冬气常在，终年冰雪；地势低下区域，春气常在，虽冬不寒。应该细心观察。

黄帝说：讲得好。

按：四季气温的变化，由太阳光射于地表的角度和地形地势而决定。春气西行，因地势东低西高也；夏气北行，直射之阳光自赤道北来也；秋气东行，地势西高东低也；冬气南行，直射阳光向南远移也。

④〔**原文**〕 黄帝问曰：五运六气之应见，六化之正，六变之纪，何如？

岐伯对曰：夫六气正纪，有化有变，有胜有复，有用有病，不同其候，帝欲何乎？

帝曰：愿尽闻之。

岐伯曰：请遂言之。夫气之所至也，厥阴所至为和平，少阴所至为暄，太阴所至为埃溽，少阳所至为炎暑，阳明所至为清劲，太阳所至为寒雰，时化之常也。

〔**新编**〕 黄帝问：五运六气所应之现象，六气之正化，六气的变化都有什么表现?

岐伯答：六气循环运行期间，有气化有变化，有胜气有复气，能利物能害物。表现不同，您想问什么?

黄帝说：我想全都知道!

岐伯说：请允许我全面讲述!

凡六气之所至，气候正常者，厥阴来时气温和，少阴气来暖转热，太阴气来雨润土，少阳气来炎暑盛，太阳来时寒浮霜。此为四季的正常气候。

〔**原文**〕 厥阴所至为风府，为璺启；少阴所至为火府，为舒荣；太阴所至为雨府，为员盈；少阳所至为热府，为行出；阳明所至为司杀府，为庚苍；太阳所至为寒府，为归藏；司化之常也。

〔**新编**〕 六气正常的生化：厥阴之来风为本，作用为启发宿陈；少阴之来火为本，作用为令物欣荣；太阴来时雨为本，令物丰盈；少阳来时热为本，令物成秀；阳明来时司收杀，令物更代；太阳之来寒为本，使物归藏。此为六气正常主化规律。

〔**原文**〕 厥阴所至为生，为风摇；少阴所至为荣，为形见；太阴所至为化，为云雨；少阳所至为长，为蕃鲜；阳明所至为收，为雾露；太阳所至为藏，为周密；气化之常也。

〔**新编**〕 厥阴气来主生，现象为风摇；少阴气来主花，现象为形现；太阴气来主化，现象为兴云布雨；少阳气来主长，为物繁茂；阳明气来物收成，雾起露降；太阳气来物封藏，人居周密。此为六气正常的作用。

〔**原文**〕 厥阴所至为风生，终为肃；少阴所至为热生，中为寒；太阴所至为湿生，终为注雨；少阳所至为火生，终为蒸溽；阳明所至为燥生，终为凉；太阳所至为寒生，中为温；德化之常也。

〔**新编**〕 厥阴春来风生物，终为肃杀；少阴夏至热气生，阳极阴生；太阴气来湿气生，终转为雨；少阴气来炎火生，暑湿如蒸；阳明初秋气热燥，秋深转凉；太阳气来冬气寒，内中蕴温。此为六气内外转化。

〔**原文**〕 厥阴所至为毛化，少阴所至为羽化，太阴所至为倮化，少阳所至为羽化，阳明所至为介化，太阳所至为鳞化，德化之常也。

〔**新编**〕 六气对虫类的影响：厥阴温气益于毛虫类化育；少阴热气益于羽虫类化育；太阴湿气益于倮虫类化育；少阳热气也益于羽虫类化育；阳明燥气益于甲虫类化育；太阳寒气益于鳞类化育。此为六气对虫类的化育。

按：火热本为一气，经文只归五虫，故少阴少阳同为羽化。

〔**原文**〕 厥阴所至为生化，少阴所至为荣化，太阴所至为濡化，少阳所至为茂化，阳明所至为坚化，太阳所至为藏化，布政之常也。

〔**新编**〕 厥阴之气主化生，少阴之气化欣荣，太阴之气主柔软，少阳之气化茂盛，阳明之气化物坚，太阳之气化内藏。此为六气物化的规律。

〔**原文**〕 厥阴所至为飘怒，大凉；少阴所至为大暄，寒；太阴所至为雷霆骤注，烈风；少阳所至为飘风燔燎，霜凝；阳明所至为散落，温；太阳所至为寒雪冰雹，白埃。气变之常也。

〔**新编**〕 六气的异常：厥阴之气应温和反狂风，气大凉；少阴之气应热却温暖，倒春寒；太阴之气应润雨却疾雷骤雨，狂风；少阳之气应热却旋风缭绕，夜结严霜；阳明之气应凉却凋谢，气大温；太阳之气大寒与雪却降冰雹，天地白蒙不清。此为六气的反常现象。

〔原文〕 厥阴所至为挠动，为迎随；少阴所至为高明焰，为曛；太阴所至为沉阴，为白埃，为晦暝；少阳所至为光显，为彤云，为曛；阳明所至为烟埃，为霜，为劲切，为凄鸣；太阳所至为刚固，为坚芒，为立；令行之常也。

〔新编〕 六气应令的现象：厥阴气来物扰动，随风俯仰；少阴气至阳光高照，热烈如火，日落热蒸；太阴气来天阴沉，有浮尘，重时昏暗如暮；少阳气来天光明，或霞云映天，或天色昏暗；阳明气来尘如烟，或冷霜，木叶凋零，或凄风鸣树；太阳气来物萧条刚劲，蕾条坚挺。此为六气应令的常见现象。

〔原文〕 厥阴所至为里急；少阴所至为疡胗身热；太阴所至为积饮否隔；少阳所至为嚏呕，为疮疡；阳明所至为浮虚；太阳所至为屈伸不利。病之常也。

〔新编〕 六气所致的常见病：厥阴筋病腹挛急，少阴疡疹伴发热，太阴水积内不通，少阳嚏呕皮疮疡，阳明浮肿随指起，太阳关节难屈伸。此为六气所致常见病。

〔原文〕 厥阴所至为支痛；少阴所至为惊惑，恶寒，战慄，谵妄；太阴所至为稸满，少阳所至为惊躁，瞀昧，暴病；阳明所至为鼽，尻阴股膝髀腨䯒足病；太阳所至为腰痛；病之常也。

〔新编〕 六气所致的急性病：厥阴致者胁支痛；少阴致者为惊疑，畏冷抖战，神昏谵语；太阴所致腹胀难忍；少阳所致惊厥躁动，神识昏迷，为急暴之病；阳明所致为鼻窒不通，臀髋，大腿内侧，膝，小腿，足病痛；太阳致者腰急痛。此为六气所致的急性病。

〔原文〕 厥阴所至为緛戾；少阴所至为悲妄衄衊；太阴所至为中满霍乱吐下；少阳所至为喉痹，耳鸣呕涌；阳明所至为皴揭；太阳所至为寝汗，痉。病之常也。

〔新编〕 六气所致的外见病：厥阴为病筋脉收缩弯曲；少阴

为病悲愤狂乱，鼻出血；太阴为病腹中满，急性吐泻；少阳为病喉痹痛，耳鸣，呕，晕；阳明为病燥裂皮揭；太阳为病睡中出汗，抽搐。此为六气所致的外见病。

按：緛戾：厥阴属肝主筋，筋也指皮静脉，緛，褶皱，缩短；戾，弯曲。故緛戾似指静脉曲张，严重者内经称筋瘤。霍乱吐下：不一定指弧菌霍乱，常指急性胃肠炎。耳鸣呕涌：很象内耳性眩晕（美尼尔攸氏病）。衄衊：鼻出血及鼻中血块。

〔原文〕 厥阴所至为胁痛呕泄，少阴所至为语笑，太阴所至为重胕肿，少阳所至为暴注、瞤瘛、暴死，阳明所至为鼽嚏，太阳所至为流泄禁止。病之常也。

〔新编〕 六气所致的脏病：厥阴所致病在肝，胁痛呕泄；少阴所致病在心，自语呆笑；太阴所致病在脾，体重浮肿；少阳所致病在胆，泄如水注；瞬间因周身瘛搐而急死；阳明所致为肺病，鼻塞喷嚏；太阳所致病膀胱，尿如水泄，腰带停用。此为六气所致急性脏病。

按：暴注，瞤（瞬）瘛暴死：此颇似真霍乱。暴泻如水注，肌痉挛，短时间死亡。正是真霍乱的典型症状。流泄禁止：不一定指泻痢和便不通。流，泄，多指水的运动。本条所指为太阳之气，而太阳与膀胱相关，膀胱主尿。流泄似指尿崩症或其它原因引起的多尿。禁止也不一定指尿闭。尿闭多述为癃，闭。禁，通衿，指腰带，衣带。古人入厕须更衣。多尿者频繁入厕，束腰带太麻烦了。止，停止。可解为只提裤不用腰带了。

〔原文〕 凡此十二变者，报德以德，报化以化，报政以政，报令以令，气高则高，气下则下，气后则后，气前则前，气中则中，气外则外，位之常也。故风胜则动，热胜则肿，燥胜则干，寒胜则浮，湿胜则濡泄，甚则水闭胕肿，随气所在，以言其变耳。

〔新编〕 上述六气的正化与邪化，气施以德，则物报以丰；

气施以化，则物报以成；气施以政，则物报以从；气施以令，则物报以随。风位高则病位高；湿气下则病位下；寒在后则病在后，热在前则病在前；血在中则病在内；卫在外则病在外。这是病变部位的发病规律。所以风气胜则四肢躁动，热气胜则红肿，燥气胜则皮干揭，寒气胜则浮肿，湿气胜则水泄，病重则尿少浮肿。随六气所在之部位，以言其常其异，以因论病。

〔原文〕 帝曰：愿闻其用也。

岐伯曰：夫六气之用，各归不胜而为化。故太阴雨化，施于太阳；太阳寒化，施于少阴；少阴热化，施于阳明；阳明燥化，施于厥阴；厥阴风化，施于太阴。各命其所在以徵之也。

帝曰：自得其位何如？

岐伯曰：自得其位，常化也。

帝曰：愿闻所在也。

岐伯曰：命其位而方月可知也。

〔新编〕 黄帝说：我想听讲六气的作用。

岐伯讲：由于六气的作用，各至其所胜而施化，所以太阴之雨化，施用于太阳寒水；太阳之寒化，施用于少阴热时；少阴之热化，适用于阳明金燥时；阳明之燥化，施用于厥阴风木时；厥阴之风化，施用于太阴湿土时。各明其所在方位与时期而征其验也。

黄帝问：无相胜而自当其位是什么样？

岐伯答：自当其位，便是正常的生化。

黄帝问：请讲六气的所在？

岐伯答：明白六气的位置，化用的时段，其施用的征验便可知了。

按：厥阴风木位于东北方，当位时段为大寒、立春、雨水、惊蛰；少阴火热位于东南方，当位时段为春分、清明、谷雨、立夏；少阳火热位于南方，当位时段为小满、芒种、夏至、小暑；

太阴湿土位于西南方，当位时段为大暑、立秋、处暑、白露；阳明燥金位于西北方，当位时段为秋分、寒露、霜降、立冬；太阳寒水位于北方，当位时段为小雪、大雪、冬至、小寒。所胜，有相承，制约的关系。

〔**原文**〕帝曰：六位之气，盈虚何如？

岐伯曰：太少异也，太者之至徐而常，少者暴而亡。

帝曰：天地之气，盈虚何如？

岐伯曰：天气不足，地气随之，地气不足，天气从之，运居其中而常先也。恶所不胜，归所同和，随运归从而生其病也。故上胜则天气降而下，下胜则地气迁而上，多少而差其分，微者小差，甚者大差，甚则位易气交易，则大变生而病作矣。《大要》曰：甚纪五分，微纪七分，其差可见，此之谓也。

〔**新编**〕黄帝问：岁气的六步，其盛虚怎样？

岐伯答：有太过不及的差别。太过者本气足，无胜复之扰，故感病缓而久；不及者胜复气来报更烈，故感病急而危。

黄帝问：天气和地气，有盛有虚会怎样？

岐伯讲：天气不足时，地气随而补之；地气不足时，天气从之来就，中气居其间常先随其上下也。也随不及而受胜气之扰，遇盛气则与之相和，随气盛衰而感病或缓或急也。因为天气盛虚程度而有气的差量，程度轻者差量小，程度重者差量大，重者可形成天地气换位于气交之间，出现天气突变。此时人最易感病。《大要》上讲：不足之气差五分者，便需五分去补；不足之气有七分者，只有三分之需。其差是感觉到的。就是指此种情况而言。

⑤〔**原文**〕帝曰：善。论言热无犯热，寒无犯寒。余欲不远寒，不远热奈何？

岐伯曰：悉乎哉问也！发表不远热，攻里不远寒。

帝曰：不发不攻而犯寒犯热，何如？

岐伯曰：寒热内贼，其病益甚。

帝曰：愿闻无病者何如？

岐伯曰：无者生之，有者甚之。

帝曰：生者何如？

岐伯曰：不远热则热至，不远寒则寒至。寒至则坚否腹满，痛急下利之病生矣。热至则身热，吐下霍乱，痈疽疮疡，瞀郁注下，瞤瘛肿胀，呕，鼽衄头痛，骨节变，肉痛，血溢血泄，淋閟之病生矣。

帝曰：治之奈何？

岐伯曰：时必顺之，犯者治以胜也。

〔**新编**〕 黄帝说：天地盈虚明白了。前面讲的气热时不可用热，气寒时不可用寒。我想不忌寒，不忌热会有什么后果？

岐伯讲：您问得好彻底啊！需发表时不必忌热药，需攻里时不必忌寒药。

黄帝问：不发表不攻里，气寒用寒，气热用热会怎样？

岐伯答：寒热入里，增其同气，会加重病情。

黄帝问：请讲无病的人气寒用寒，气热用热怎样？

岐伯讲：不忌热则热病起，不忌寒则寒病生；寒病生则腹中坚结不通而胀满，滚痛下痢。热病起则身发热，上吐下泻腹气乱，痈疽疮疡热毒生，神识昏乱，水泄如注，目瞤动身抽搐，肢体肿胀，呕吐，鼻窒出血，头痛，关节变形，肌肉痛，皮肤血斑，二便下血，淋沥不通等。

黄帝说：怎样治疗？

岐伯讲：顺四时之气者可逆治，犯六气者以其胜气而用药。

（此处妇人重身段前移至《五常政大论》“无使过之，伤其正也”节下。）

〔**原文**〕 帝曰：善。郁之甚者治之奈何？

岐伯曰：木郁达之，火郁发之，土郁夺之，金郁泄之，水郁折之。然调其气，过者折之，以其畏也，所谓写之。

帝曰：假者何如？

岐伯曰：有假其气，则无禁也。所谓主气不足，客气胜也。

帝曰：至哉圣人之道！天地大化运行之节，临御之纪，阴阳之政，寒暑之令，非夫子孰能通之！请藏之灵兰之室，署曰《六元正纪》，非斋戒不敢示，慎传也。

〔**新编**〕 黄帝说：不远寒不远热的后果知道了。由郁气而致的重病，如何治疗？

岐伯讲：因木郁而致者，应舒达之；因心火郁者，可发散之；脾土郁者，可通下之；肺金郁者，宜宣泄之；肾水郁者，屈曲下利之。重要的是调和郁气，因过而折减之，因脏气畏过也，所以治郁气多用泻法。

黄帝问：病有假象者如何治？

岐伯讲：真寒假热，真热假寒，则不必忌寒忌热。这是因为主气不足，客气胜之的缘故。

黄帝说：至高至深的大圣之论，天地气化循环之期，六气上临下御，阴阳六元气治，包罗寒暑时令。若非先生谁能通晓！我要庄重地将其珍藏在灵兰书室，署名《六元正纪》，不行斋戒不敢展示。（慎于外传也。）

79. 至真要大论篇第七十四

五运六气理论的总结，重点在疾病诊治，故名极精要大论。

①〔**原文**〕 黄帝问曰：五气交合，盈虚更作，余知之矣。六气分治，司天地者，其至何如？

岐伯再拜对曰：明乎哉问也！天地之大纪，人神之通应也。

帝曰：愿闻上合昭昭，下合冥冥奈何？

岐伯曰：此道之所主，工之所疑也。帝曰：愿闻其道也。

岐伯曰：厥阴司天，其化以风；少阴司天，其化以热；太阴司天，其化以湿；少阳司天，其化以火；阳明司天，其化以燥；太阳司天，其化以寒。以所临藏位，命其病者也。帝曰：地化奈何？

岐伯曰：司天同候，间气皆然。

帝曰：间气何谓？

岐伯曰：司左右者，是谓间气也。

帝曰：何以异之？

岐伯曰：主岁者纪岁，间气者纪步也。

〔**新编**〕 黄帝说：五运的轮换状况，一虚一实相互为用的内容，我知道了。请再讲阴阳六气轮换主时，主司天地气者，其至会怎样？

岐伯施礼答道：真是英明的提问！这是天地间的气象纲纪，人与万物内外皆受其影响。

黄帝说：请讲上合天光，下合地物如何？

岐伯答：此为影响万物的主宰，而司命的医生却往往忽视。

黄帝说：请讲其道理！

岐伯讲：厥阴司天时，化生万物以风；少阴司天时，化长万物以热；太阴司天时，化育万物以湿；少阳司天时，化成万物以炎热；阳明司天时，化收生物以燥；太阳司天时，化藏众物以寒。以六气所应之脏腑，判明疾病之所因也。

黄帝问：在泉气所化如何？

岐伯答：与司天气作用相同，间气也一样。

黄帝问：什么是间气？

岐伯答：位于主气左右者，便称间气。

黄帝问：间气与主气有什么不同？

岐伯答：主岁之气司一年气候，间气司六步气中的一步之气。

〔**原文**〕帝曰：善。岁主奈何？

岐伯曰：厥阴司天为风化，在泉为酸化，司气为苍化，间气为动化。

少阴司天为热化，在泉为苦化，不司气化，居气为灼化。

太阴司天为湿化，在泉为甘化，司气为黅化，间气为柔化。

少阳司天为火化，在泉为苦化，司气为丹化，间气为明化。

阳明司天为燥化，在泉为辛化，司气为素化，间气为清化。

太阳司天为寒化，在泉为咸化，司气为玄化，间气为藏化。

故治病者，必明六化分治，五味五色所生，五藏所宜，乃可以言盈虚病生之绪也。

〔**新编**〕黄帝说：六气的作用知道了。六气所司有何表现？

岐伯讲：厥阴司天之年司风化，在泉之年司酸化，司运之年为苍化，间气之年为物动。

少阴司天之年司热化，在泉之年司苦化，君不主运，故不司气化，君不为间气，故居气灼物。

太阴司天之年司湿化，在泉之年司甘化，司运之年为黄化，居间之年使物柔软。

少阳司天之年司热化，在泉之年司苦化，司运之年为丹化，间气之年物显形。

阳明司天之年司燥化，在泉之年司辛化，司运之年为白化，居间气为光化。

太阳司天之年司寒化，在泉之年司咸化，司运之年司黑化，居间气时司伏藏。

因此，治病的医生，必须明晓阴阳六气各司所化，五味五色何气所生，五脏所宜药食，才可以辨识脉病虚实，病因所起，理出头绪。

按：六气在一年中并非各管一段，而是同在，只有主次的不同，共同完成作物的生长化收藏。由于某气的正化与灾化使作物在收成，品位，成色方面出现差异。但这只能指一个区域而言。

〔原文〕 帝曰：厥阴在泉而酸化先，余知之矣。风化之行也何如？

岐伯曰：风行于地，所谓本也，余气同法。本乎天者，天之气也，本乎地者，地之气也，天地合气，六节分而万物化生矣。故曰：谨候气宜，无失病机，此之谓也。

帝曰：其主病何如？

岐伯曰：司岁备物，则无遗主矣。

帝曰：先岁物何也？

岐伯曰：天地之专精也。

帝曰：司气者何如？

岐伯曰：司气者主岁同，然有余不足也。

帝曰：非司岁物何谓也？

岐伯曰：散也，故质同而异等也，气味有薄厚，性用有躁静，治保有多少，力化有浅深，此之谓也。

〔新编〕 黄帝说：厥阴在泉为酸化一段我知道了。风化运行是什么情况呢？

岐伯答：风行于地面，便成为影响生物的直接原因。其它五气依此类推。六气在空中形成者，称为天气，在地面活动者，便是地气。天地气共同作用，形成六气分六步而化生万物。所以讲：谨慎地观察六气宜忌，不可忽略天气对病机的影响。即是指此而讲。

黄帝问：六气对主病药物有什么作用？

岐伯讲：依六气司运之年所主植物之性味储备药物，则主治药物就不会有缺失了。

黄帝问：储备先年药物有什么好处？

岐伯答：天气地质令其品质纯粹。

黄帝问：司岁运的药物怎样呢？

岐伯答：司岁运药物与主岁气药物相同。只是有程度不同的差别。

黄帝问：不是主运年的药物怎样？

岐伯答：品质不纯也。一般而讲，物相同但品质有优劣，气味有薄厚的差异，性质功用有稳与不稳的不同，效用有长短，药力有轻重。即是此意。

〔**原文**〕 帝曰：岁主藏害何谓？

岐伯曰：以所不胜命之，则其要也。

帝曰：治之奈何？

岐伯曰：上淫于下，所胜平之，外淫于内，所胜治之。

帝曰：善。平气何如？

岐伯曰：谨察阴阳所在而调之，以平为期，正者正治，反者反治。

〔**新编**〕 黄帝问：因主岁之气损害脏气者怎样诊治？

岐伯答：以主岁气所不胜之气命名，是其要领。

黄帝问：什么治法？

岐伯答：司天气胜过在泉的，用胜于司天气之药食平和之；间气胜于运气的，用胜于间气药食治之。

黄帝说：明白了。非所胜而为平气的病该怎样治呢？

岐伯答：细心诊断脉证的阴阳虚实所在部位而调治，以平和而止。脉证相符者用常法治，脉证相反者用奇法治。

〔**原文**〕 帝曰：夫子言察阴阳所在而调之，论言人迎与寸口相应，若引绳小大齐等，命曰平，阴之所在寸口何如？

岐伯曰：视岁南北，可知之矣。

帝曰：愿卒闻之。

岐伯曰：北政之岁，少阴在泉，则寸口不应；厥阴在泉，则右不应；太阴在泉，则左不应。南政之岁，少阴司天，则寸口不应；厥阴司天，则右不应；太阴司天，则左不应。诸不应者，反其诊则见矣。

帝曰：尺候何如？

岐伯曰：北政之岁，三阴在下，则寸不应；三阴在上，则尺不应。南政之岁，三阴在天，则寸不应；三阴在泉，则尺不应，左右同。故曰：知其要者，一言而终，不知其要，流散无穷。此之谓也。

按：论言引文见《灵枢·终始》，禁服。

〔**新编**〕黄帝说：先生讲，察阴阳所在而调之。医论讲：人迎脉与寸口脉相对应，象牵引一条绳子粗细相等，称作平脉。三阴司天或在泉，寸口脉有什么反应？

岐伯答：察司岁南北，便可知晓。

黄帝说：请详细讲述！

岐伯讲：北气施政之年，少阴在泉，则寸口脉不应气；厥阴在泉，则右手寸口脉不应气；太阳在泉，则左手寸口脉不应气。南气施政之年，少阴司天，也是寸口脉不应气；厥阴司天，为右手寸口脉不应气；太阴司天，为左手寸口脉不应气。（诸脉不应气者，反手再诊脉即出现）

黄帝问：尺诊怎样？

岐伯讲：北气施政之年，三阴在泉，则寸口脉不应；三阴司天，则尺脉不应。南气施政之年，三阴司天，则寸口脉不应；三阴在泉，则尺脉不应。左右手相同。所以讲：知要领者，一句话便可讲清楚；不知要领，散漫无序。

按：一个南政北政，使后人不能定论。我意如着眼于问句，可能简单些。人迎为阳，寸口为阴。南为上，北为下。南政为热，北政为寒。而脉诊四纲即为虚实寒热。因为脉反应气候为应常不应卒。应常即是四季常脉，突然的气象变化是不会反应在脉象上的。所以六气所致的时气病是难以在脉候上寻求诊断的。最好的办法是观察六气的正化与变化，结合病状作出诊断。

〔**原文**〕 帝曰：善。天地之气，内淫而病何如？

岐伯曰：岁厥阴在泉，风淫所胜，则地气不明，平野昧，草乃早秀。民病洒洒振寒，善伸数欠，心痛支满，两胁里急，饮食不下，鬲咽不通，食则呕，腹胀善噫，得后与气，则快然如衰，身体皆重。岁少阴在泉，热淫所胜，则焰浮川泽，阴处反明。民病腹中常鸣，气上冲胸，喘不能久立，寒热皮肤痛，目瞑齿痛䪼肿，恶寒发热如疟，少腹中痛，腹大，蛰虫不藏。岁太阴在泉，草乃早荣，湿淫所胜，则埃昏岩谷，黄反见黑，至阴之交。民病饮积心痛，耳聋，浑浑焞焞，嗌肿喉痹，阴病血见，少腹痛肿，不得小便，病冲头痛，目似脱，项似拔，腰似折，髀不可以回，腘如结，腨如别。岁少阳在泉，火淫所胜，则焰明郊野，寒热更至。民病注泄赤白，少腹痛，溺赤，甚则血便，少阴同候。岁阳明在泉，燥淫所胜，则霧雾清瞑。民病喜呕，呕有苦，善太息，心胁痛不能反侧，甚则嗌干面尘，身无膏泽，足外反热。岁太阳在泉，寒淫所胜，则凝肃惨慄。民病少腹控睾，引腰脊，上冲心痛，血见，嗌痛颔肿。

〔**新编**〕 黄帝说：三阴脉应我知道了。六气司天在泉，气淫为病怎样？

岐伯讲：厥阴在泉之年，大风肆虐，地气不明净，原野昏暗，草木早抽穗。民病筛筛寒战，连打哈欠，心胃痛胀满，两胁内急，下咽困难，膈与食道不通利，食后呕出。腹胀常嗳腐气，偶得大便与排气，虽一时松快却更加虚弱，躯干四肢水肿皮干糙。

少阴在泉之年，热气肆虐，烈日照水泽水气如焰蒸腾，背阴处水无蒸气而明亮。民病腹中肠鸣，气向上冲胸胁，气喘不安不能久立。阵发性发热，皮肤痛。目肿不能睁，牙痛腮肿。发冷发热如疟，腹膨大，小腹痛。至冬蛰虫不藏。

太阴在泉之年，湿胜为邪，草木早花，尘起昏岩谷，由黄转黑。（为土之胜水也）民病水饮不化而心痛，耳聋如在水中听声。咽肿并痛，外阴有病见血，小腹部疼而肿大，不能小便。头痛如破，目胀如脱，项强如拔，腰痛如折，髋不能屈曲，膝腘如捆绑，小腿象裂开。

少阳在泉之年，火胜恣肆，郊野气热如火焰，天气时热时凉。民病痢疾脓血便，小腹部痛。尿深黄，重者血尿。其它症状与少阴相似。

阳明在泉之年，燥胜成邪，轻霜薄雾，阴沉气凉。民病频繁呕吐，呕出液有苦味，呕后出长气。上腹胁内绞痛，不敢转动身体，重者咽干面如尘灰，皮肤干燥无光泽，脚外发热。

太阳在泉之年，寒胜淫虐，天气阴森惨溧。民病少腹控睾而痛，牵连腰脊，上攻心胃，血现上下，咽痛腮肿。

按：上列民病各条，除有《五常政》、《六元正纪》之症外，多与《灵枢·经脉》相关章节之是动脉相同。

〔**原文**〕帝曰：善。治之奈何？

岐伯曰：诸气在泉，风淫于内，治以辛凉，佐以苦，以甘缓之，以辛散之。

热淫于内，治以咸寒，佐以甘苦，以酸收之，以苦发之。

湿淫于内，治以苦热，佐以酸淡，以苦燥之，以淡泄之。

火淫于内，治以咸冷，佐以苦辛，以酸收之，以苦发之。

燥淫于内，治以苦温，佐以甘辛，以苦下之，以辛润之。

寒淫于内，治以甘热，佐以苦辛，以咸写之，以苦坚之。

按：寒淫条多一分句，斟酌再三将“以辛润之”移于燥淫条下。

〔**新编**〕黄帝说：六气在泉，气淫为病我知道了。用什么治法呢？

岐伯讲：六气各在泉之气：

风气侵体致病，主治用辛凉药，辅治用苦味药，用甘缓急，用辛发散。

热邪侵体致病，主治用咸寒，辅治用甘苦，用酸敛阴，用苦泄热。

湿邪侵体致病，主治用苦热，辅治用酸淡，用苦解郁，用淡利湿。

炎热侵体致病，主治用咸寒，辅治用苦辛，用酸敛阴，用苦清热。

燥邪侵体致病，主治用苦温，辅治用甘苦，用辛润之，用苦清之。

寒邪侵体致病，主治用甘热，辅治用苦辛，用咸泻湿，用苦坚脏。

③〔**原文**〕帝曰：善。天气之变何如？

岐伯曰：厥阴司天，风淫所胜，则太虚埃昏，云物以扰，寒生春气，流水不冰，民病胃脘当心而痛，上支两胁，鬲咽不通，饮食不下，舌本强，食则呕，冷泄腹胀，溏泄，瘕水闭，蛰虫不去，病本于脾。冲阳绝，死不治。

少阴司天，热淫所胜，怫热至，火行其政，民病胸中烦热，嗌干，右胠满，皮肤痛，寒热咳喘，大雨且至，唾血血泄，鼽衄嚏呕，溺色变，甚则疮疡胕肿，肩背臂臑及缺盆中痛，心痛肺䐜，腹大满，膨膨而喘咳，病本于肺。尺泽绝，死不治。

太阴司天，湿淫所胜，则沉阴且布，雨变枯槁，胕肿骨痛，阴痹，阴痹者，按之不得，腰脊头项痛，时眩，大便难，阴气不用，饥不欲食，咳唾则有血，心如悬，病本于肾。太谿绝，死不治。

少阳司天，火淫所胜，则温气流行，金政不平，民病头痛，发热恶寒而疟，热上皮肤痛，色变黄赤，传而为水，身面胕肿，腹满仰息，泄注赤白，疮疡咳唾血，烦心，胸中热，甚则鼽衄，病本于肺。天府绝，死不治。

阳明司天，燥淫所胜，则木乃晚荣，草乃晚生，筋骨内变，民病左胠胁痛，寒清于中，感而疟，大凉革候，咳，腹中鸣，注泄鹜溏，名木敛，生菀于下，草焦上首，心胁暴痛，不可反侧，嗌干面尘，腰痛，丈夫㿗疝，妇人少腹痛，目昧眥疡，疮痤痈，蛰虫来见，病本于肝。太冲绝，死不治。

太阳司天，寒淫所胜，则寒气反至，水且冰，血变于中，发为痈疡，民病厥心痛，呕血血泄鼽衄，善悲，时眩仆，运火炎烈，雨暴乃雹，胸腹满，手热肘挛，掖肿，心澹澹大动，胸胁胃脘不安，面赤目黄，善噫嗌干，甚则色炲，渴而欲饮，病本于心。神门绝，死不治。所谓动气，知其脏也。

〔**新编**〕 黄帝说：六气在泉邪气致病我知道了。司天之气变邪气会怎样？

岐伯讲：厥阴司天之年，风胜克土，太空尘昏，云形似物涌动，天应寒而如暖春，河水不结冰，蛰虫不冬眠。民病胃脘中部痛，上撑两胁，膈咽不通利，饮食咽下困难，舌体僵硬，食入而复呕出，冷泄稀便，或泄如鸭溏，肠中有瘕块，尿少。病本在脾。如冲阳（足背动脉）绝无搏动，便为死症。

少阴司天之年，热胜克金，火热布施，热如笼蒸，大雨将至。民多病胸中闷热，咽干，右胁下饱满，腹皮痛，弛张热，咳嗽气喘，吐血或便血，鼻衄，喷嚏呕吐，尿色变深。病重者发疮疡，浮肿，肩、背、上臂内侧、锁骨下痛。心痛肺胀，腹膨隆鼓大，两肺膨膨而喘咳。病本在肺。尺泽（肘动脉）绝无搏动，为死症。

太阴司天之年，湿胜克水，则沉阴密布而无雨，田禾枯槁。人病浮肿，骨痛阴痹。（阴痹者，漫痛无痛点）腰、脊柱、后颈、头痛，经常眩晕，大便困难。阳痿阴器不用。虽饥饿但不欲食，咳嗽痰中带血。胃如空悬。病本在肾。太溪（内踝后动脉）绝不至，为死症。

少阴司天之年，火胜克金，湿热流布，金收不得成。民多病头痛，恶寒发热如疟，热升时皮肤痛，皮色由黄变深，转为水肿，身体与面部浮肿，腹部膨满须仰头呼吸。零星脓血便，皮肤疮疡。咳唾血，心慌胸内热，重则鼻出血。病本在肺。天府（肱动脉）无搏动，预后凶险。

阳明司天之年，金胜克木，树木晚花，草晚反青（枝干内部也受影响）。民多病左胁肋下疼痛。寒凉在内，感染疟疾。（为大凉改变气候所致）咳嗽，肠鸣音亢进，急泻稀溏便。大木内敛不茂，生气蕴于根下，草叶尖干。人心胁急痛，不敢转动身体，咽干，面如有尘灰。腰痛。男子阴睾肿痛，妇女小腹痛。目眦溃烂，目糊难睁。面生痤，身疮痈。蛰虫出现。病本在肝。太冲（第一跖骨背动脉）无搏动，不易治愈。

太阳司天之年，寒胜克火，寒气早来，水有薄冰。血瘀于皮下，发为痈疡。民病厥心痛，腹胀满，呕吐便血，鼻出血。时常眩晕昏倒。因恐病而时常悲哭。天热如烈焰，暴雨夹冰雹。胸腹胀满。腋下肿致肘挛手发热。自觉心跳明显，胸胁胃口烦乱不安。面红巩膜黄，常有嗳腐气，咽干，病重者面如油烟，口渴饮水多。病本在心。神门（尺动脉）无搏动，预后不良。

所讲的脉位搏动，可知其脏气有无，以断生死也。

按：穴位脉绝，多因心搏无力，不能抵达远端，但不会是一处脏位无搏动。厥阴司天或在泉，致病都在脾。主要症状都有腹胀，呕吐，两胁内急。支：有撑张义；里急：内紧狭窄也。均为胁肋胀痛也。胃脘当心而痛。此条可引《巢源·积聚候》之“脾之积，名曰痞气，在胃脘覆，大如盘，久不愈，令人四肢不收，发黄疸，饮食不为肌肤。”可证明此胃脘当心而痛是肝痛而非胃痛。阳明司天或在泉，病本于肝。主症有心胁痛不能反侧或左胠胁痛，寒清于中，感而疟。《灵枢·邪气脏腑病形》载“（肝脉）

微急为肥气在胁下，若覆杯。”《巢源·积聚候》所载更详细，“肝之积，名曰肥气，在左胁下，如覆杯。有头足，久不愈，令人发痎疟。”由此两条体征和病状足以证明，中医的脾即是西医所指的肝脏，而中医的肝正是西医所指的脾脏。

〔**原文**〕 帝曰：善。治之奈何？

岐伯曰：司天之气，风淫所胜，平以辛凉，佐以苦甘，以甘缓之，以酸写之。

热淫所胜，平以咸寒，佐以苦甘，以酸收之。

湿淫所胜，平以苦热，佐以酸辛，以苦燥之，以淡泄之。湿上甚而热，治以苦温，佐以甘辛，以汗为故而止。

火淫所胜，平以酸冷，佐以苦甘，以酸收之，以苦发之，以酸复之，热淫同。

燥淫所胜，平以苦湿，佐以酸辛，以苦下之。

寒淫所胜，平以辛热，佐以甘苦，以咸写之。

〔**新编**〕 黄帝说：六气司天为病我明白了。应如何调治？

岐伯答：六气各司天之年：

风胜致脾病，主治用辛凉，辅治用苦甘，用甘味缓里急，用酸味敛阴。

热胜致肺病，主治用咸寒，辅治用苦甘，用酸敛肺气。

湿胜致肾病，主治用苦热，辅治用酸辛，用苦燥湿，用淡渗湿。

下湿盛而上郁而发热，主治用苦温，辅治用甘辛，以微汗出而止。

火胜致肺病，主治用咸寒，辅治用苦甘，用酸味敛阴。用苦泄热，用酸恢复体气。(余用热胜法)

燥胜致肝病，主治用苦温，辅治用酸辛，用苦润燥。

寒胜致心病，主治用甘热，辅治用苦辛，用辛泻之。

按：原文燥淫平以苦湿。湿非药性，显系温字之误，故依

《类经》正以温。寒淫佐治以甘苦，是以寒治寒，姑将主治之辛与辅治之甘互易，即合去寒之意。咸泻治寒也无是理，解为辛泻，即有辣味驱寒之意。

②〔**原文**〕 帝曰：善。邪气反胜，治之奈何？

岐伯曰：风司于地，清反胜之，治以酸温，佐以苦甘，以辛平之。

热司于地，寒反胜之，治以甘热，佐以苦辛，以咸平之。

湿司于地，热反胜之，治以苦冷，佐以咸甘，以苦平之。

火司于地，寒反胜之，治以甘热，佐以苦辛，以咸平之。

燥司于地，热反胜之，治以平寒，佐以苦甘，以酸平之，以和为利。

寒司于地，热反胜之，治以咸冷，佐以甘辛，以苦平之。

〔**新编**〕 黄帝说：六气司天病治我知道了。邪气反胜，如何治疗？

岐伯讲：厥阴在泉之年，风气主司于地，清冷之气反胜之。主治用酸温，佐治用苦甘，用辛平和之。

少阴在泉之年，热气主司于地，寒气反胜之。主治用甘热，佐治用苦辛，用咸平和之。

太阴在泉之年，湿气主司于地，热气反胜之。主治用苦寒，佐治用咸甘，用苦平和之。

少阳在泉之年，火热气主司于地，寒气反胜之。主治用甘热，佐治用苦辛，用咸平和之。

阳明在泉之年，燥气主司于地，热气反胜之。主治用甘寒，佐治用苦甘，用酸敛收之。

太阳在泉之年，寒气主司于地，热气反胜克之。主治用咸凉，佐治用甘辛，用苦平和之。

上六气反胜，调治皆以和平为利。

按：燥司于地，治以平寒。平非味也，因下句有甘字，故以平代也。以和为利：利本可训为和，为不使字重，故用利字，勿须改制。又以和为利乃总上六气为言，非专为燥气设也。

〔**原文**〕 帝曰：其司天邪胜何如？

岐伯曰：风化于天，清反胜之，治以酸温，佐以甘苦。

热化于天，寒反胜之，治以甘温，佐以苦酸辛。

湿化于天，热反胜之，治以苦寒，佐以苦酸。

火化于天，寒反胜之，治以甘热，佐以苦辛。

燥化于天，热反胜之，治以辛寒，佐以苦甘。

寒化于天，热反胜之，治以咸冷，佐以苦辛。

〔**新编**〕 黄帝说：六气各司天不胜，反为客气所胜，怎样调治？

岐伯讲：厥阴司天之年，风气布化于天，客气清冷反胜为病，主治用酸温，辅治用甘苦。

少阴司天之年，热气布化于天，客气寒冷反胜为病，主治用甘温，辅治用酸辛。

太阴司天之年，湿气布化于天，客气热反胜为病，主治用苦寒，辅治用苦酸。

少阳司天之年，火热气布化于空，客气寒反胜为病，主治用甘热，辅治用苦辛。

阳明司天之年，燥气布化于天，客气热反胜为病，主治用辛寒，辅治用苦甘。

太阳司天之年，寒气布化于天，客气热反胜为病，主治用咸凉，辅治用苦辛。

③〔**原文**〕 帝曰：六气相胜奈何？

岐伯曰：厥阴之胜，耳鸣头眩，愦愦欲吐，胃鬲如寒。大风数举，倮虫不滋。胠胁气并，化而为热，小便黄赤，胃脘当心而痛，上支两胁，肠鸣飧泄，少腹痛，注下赤白，甚则呕吐，鬲咽不通。

少阴之胜，心下热，善饥，齐下反动，气游三焦，炎暑至，木乃津，草乃萎，呕逆躁烦，腹满痛，溏泄，传为赤沃。

太阴之胜，火气内郁，疮疡于中，流散于外，病在胠胁，甚则心痛，热格，头痛喉痹项强，独胜则湿气内郁，寒迫下焦，痛留顶，互引眉间，胃满。雨数至，燥化乃见。少腹满，腰脽重强，内不便，善注泄，足下温，头重，足胫胕肿，饮发于中，胕肿于上。

少阳之胜，热客于胃，烦心心痛，目赤欲呕，呕酸善饥，耳痛溺赤，善惊谵妄，暴热消烁，草萎水涸，介虫乃屈，少腹痛，下沃赤白。

阳明之胜，清发于中，左胠胁痛，溏泄，内为嗌塞，外发㿗疝，大凉肃杀，华英改容，毛虫乃殃，胸中不便，嗌塞而咳。

太阳之胜，凝溧且至，非时水冰，羽乃后化，痔疟发，寒厥入胃，则内生心痛，阴中乃疡，隐曲不利，互引阴股，筋肉拘苛，血脉凝泣，络满色变，或为血泄，皮肤否肿，腹满食减，热反上行，头项囟顶脑户中痛，目如脱，寒入下焦，传为濡写。

〔新编〕 黄帝问：六气相胜克有什么表现？

岐伯讲：厥阴气胜时，常起大风，倮虫类难以滋生。人病耳鸣，头眩晕，心烦乱欲吐，胃膈有寒凉感。（内耳性眩晕）胁肋气合，转为内热，小便深黄。胃脘中心疼痛，上撑两胁肠鸣，食后即泄。小腹痛，痢疾脓血便。病重者呕吐，咽膈不通利。

少阴气胜时，炎暑时期，树木皮溃液流，草叶蔫萎。人病心下热，常有饥饿感。脐下向上蠕动，为内气游三焦。呕吐气上逆，心烦躁。腹痛胀满，先为稀溏便，后转血水便。（肠套叠或肠扭转）

太阴气胜时，阴雨连天，湿化显现。人因热气内郁，疮疡内隐，渐发于外，多在肋胁之间，重则痛至心并发高热。（带状疱疹）。头痛喉痹，项强。单太阴气胜则湿气内郁，寒气逼压于下焦。痛留于头顶，与眉间互相牵引。（偏头痛）胃胀满。小腹胀满，腰骶部沉重而僵硬，内中不活便。常有水泻，足下发热。头沉重，足踝部浮肿，如水淫发于腹内，则浮肿向上发展（肾性浮肿）

少阳气胜时，天气骤然转热，烁物消津，草禾枯萎，池水干涸，甲虫不出。热留于胃，心烦心痛，眼红赤，呕吐酸水，常有饥饿感，耳痛、尿赤、常惊呼，谵妄乱语。小腹痛，下泻脓血便。

阳明气胜时，天气大凉而肃杀，秋花变形，毛虫多死。冷气发于内，左胁肋内痛，稀溏便。内有咽部阻塞感，外发阴睾疝痛。胸中滞闷不爽利，咽部如梗欲咳出。（咽炎）

太阳气胜时，未及冬而凝寒之气已至，非严冬水已成冰。羽类孵育期延长，痔痛如疟发，寒厥气入胃，则内发心痛。阴中生疮疡，与股阴互连，不能行房。筋肉或拘急，或麻木，血脉凝涩，皮脉充盈而色深，或为血外溢。皮肤肿胀，腹胀满，食不下。热气上走，头项、脑户、顶、囟中痛。寒入下焦时，则出现水泄。

按：对各组症状间的物候描述，均提至起句之下。

少阴之胜节，实为一组急腹症体征及症状描述。脐下反动，气游三焦，为梗阻后所见的肠型蠕动。呕逆躁烦，腹满痛：呕逆烦躁是机械性肠梗阻病人常见症状。满，盈溢也，充也。腹满痛就是腹壁鼓满内里绞痛。稀溏便为梗阻后的早期所见，转为赤沃便是已发生肠坏死的凶险之兆了。

本段各节有的病状现代亦常见。凡符合现代疾病主症的，均用小括号标出，以冀时师指教。

〔**原文**〕 帝曰：治之奈何？

岐伯曰：厥阴之胜，治以甘清，佐以苦辛，以酸写之。

少阴之胜，治以辛寒，佐以苦咸，以甘写之。

太阴之胜，治以咸热，佐以辛甘，以苦写之。

少阳之胜，治以辛寒，佐以甘咸，以甘写之。

阳明之胜，治以酸温，佐以辛甘，以苦泄之。

太阳之胜，治以甘热，佐以辛酸，以咸写之。

〔**新编**〕 黄帝问：六气之胜，怎样治疗？

岐伯讲：厥阴气胜所致诸病，主治用甘凉，佐治用苦辛，用酸敛阴。

少阴气胜所致诸病，主治用辛寒，佐治用苦咸，用甘缓之。

太阴气胜所致诸病，主治用咸热，佐治用辛甘，用苦泻火。

少阳气胜所致诸病，主治用辛寒，佐治用甘咸，用甘缓泻。

阳明气胜所致诸病，主治用酸温，佐治用辛甘，用苦清利。

太阳气胜所致诸病，主治用甘热，佐治用辛酸，用咸泻水气。

④〔**原文**〕 帝曰：六气之复何如？

岐伯曰：悉乎哉问也！厥阴之复，少腹坚满，里急暴痛，偃木飞沙，倮虫不荣，厥心痛，汗发呕吐，饮食不入，入而复出，筋骨掉眩，清厥，甚则入脾，食痹而吐。冲阳绝，死不治。

少阴之复，燠热内作，烦躁鼽嚏，少腹绞痛，火见燔焫，嗌燥，分注时止，气动于左，上行于右，咳，皮肤痛，暴瘖心痛，郁冒不知人，乃洒淅恶寒，振慄谵妄，寒已而热，渴而欲饮，少气骨痿，隔肠不便，外为浮肿，哕噫。赤气后化，流水不冰，热气大行，介虫不复。病痱胗疮疡，痈疽痤痔，甚则入肺，咳而鼻渊。天府绝，死不治。

太阴之复，湿变乃举，体重中满，食饮不化，阴气上厥，胸中不便，饮发于中，咳喘有声，大雨时行，鳞见于陆，头顶痛重，而掉瘛尤甚，呕而密默，唾吐清液，甚则入肾，窍写无度。太谿绝，死不治。

少阳之复，大热将至，枯燥燔焫，介虫乃耗。惊瘛咳衄，心热烦躁，便数憎风，厥气上行，面如浮埃，目乃瞤瘛，火气内发，上为口糜呕逆，血溢血泄，发而为疟，恶寒鼓慄，寒极反热，嗌络焦槁，渴引水浆，色变黄赤，少气脉萎，化而为水，传为胕肿，甚则入肺，咳而血泄。尺泽绝，死不治。

阳明之复，清气大举，森木苍干，毛虫乃厉。病生胠胁，气归于左，善太息，甚则心痛否满，腹胀而泄，呕苦咳哕，烦心，病在鬲中，头痛，甚则入肝，惊骇筋挛。太冲绝，死不治。

太阳之复，厥气上行，水凝雨冰，羽虫乃死。心胃生寒，胸膈不利，心痛否满，头痛善悲，时眩仆，食减，腰脽反痛，屈伸不便。地裂冰坚，阳光不治。少腹控睾，引腰脊，上冲心，唾出清水，及为哕噫，甚则入心，善忘善悲。神门绝，死不治。

〔新编〕 黄帝问：六气之复气有什么表现？

岐伯回答：您问的很全面啊！

厥阴来复时，树木倒伏，尘沙飞扬。倮虫繁育不盛。人病小腹硬满，里急而痛。心胃痛，痛剧则汗出呕吐，饮食不进，进则呕出。（肠梗阻）筋骨颤摇，眩晕难立，肢冷。病重则入脾，食不消化而吐出。如冲阳（足背动脉）绝不至，至死不愈。

少阴来复时，热化后延，河水至冬不冰，热气呈威，甲虫不收外羽。人病郁闷内热，烦躁鼻流涕，喷嚏。小腹绞痛，内火上炎，咽喉干燥，尿量减少。心之宗气动于左，上行入于右肺。肺病则咳嗽，全身酸痛，失音难语，心痛。昏蒙不识人，复恶寒战抖，鼓腮打牙，谵妄乱语，寒后发热，口渴欲饮水，乏力身软，膈肠麻痹，外现肢体浮肿。呃逆，嗳腐气（伤寒）。皮肤有白痱皮疹，疮疡，痈疽痤痔。病重则咳嗽，鼻流浊涕。如天府（腋内动脉）脉绝，为死征。

太阴来复时，大雨一场接一场，水涨田溢，鱼虾上陆。湿气为病，身肿腹膨，食不消化。阴气致上冷，胸中不畅便，水饮发于内，咳嗽气喘如锯响。头顶痛有重压感，眩摇抽搐较重，干呕，默默不欲见人，吐唾清水。病重者入肾，便频便急。（结核病）太溪（内踝后动脉）脉绝不至，不易治愈。

少阳来复时，大热将至，植物枯燥如火烤，甲虫损耗多。人病惊厥，咳嗽鼻出血，心热烦躁，便频数，怕风，厥气上行，面如有浮尘，眼目瞤动，火从内发，生为口糜烂。呕吐气上逆，皮肤血溢或便血。病发如疟疾，先发冷寒战，后发热，咽络干焦如火，口渴喝汤水。皮肤黄疸有赤斑，全身无力，脉不充，化为水病，转为下肢肿。（伤寒？肝炎？）病重则入肺，咳嗽带血。尺泽（肘动脉）脉绝不至，难以治愈。

阳明来复时，清凉气很重，林木叶落，苍干萧条，毛虫染疠。人病生于腋胁，部位在左，常出长气以求舒缓。病重时心胃痛痞塞而满，腹胀泻痢，呕吐苦水。咳嗽，呃逆，恶心。病在膈内。头痛。病重则入肝、惊叫、筋挛。太冲（第一跖骨背动脉）脉绝不至，不易治愈。

太阳来复时，寒气来早，地水冻，雨即冰，羽虫多死。心胃生寒气，胸膈不爽利，心痛滞满，常因头痛而哭叫，并经常眩晕仆倒。饭量减，腰髋痛，屈伸不活便。地裂冰硬，天晴日冷。少腹控睾而痛，上引腰脊。胃液上泛，吐唾清水，呃逆嗳腐气。病重则入心，反应迟钝，见熟人便哭。神门（尺动脉）脉绝不至，难以痊愈。

按：六气之复气所致疾病，不正确施治，多转为重笃。各经的动脉穴位脉不至，不能只认为本部脉不至，常是远端动脉均不易触知，多为气血衰竭现象。需要提出的是，《内经》中许多重症多点出死不治之语，不应一概理解为必死无疑，解为至死不能彻底治愈较为准确。更何况，这仅是两千年前的医疗水平。

〔**原文**〕 帝曰：善，治之奈何？

岐伯曰：厥阴之复，治以酸寒，佐以甘辛，以酸写之，以甘缓之。

少阴之复，治以咸寒，佐以苦辛，以甘写之，以酸收之，辛苦发之，以咸耎之。

太阴之复，治以苦热，佐以酸辛，以苦写之，燥之，泄之。

少阳之复，治以咸冷，佐以苦辛，以咸耎之，以酸收之，辛苦发之，发不远热，无犯温凉，少阴同法。

阳明之复，治以辛温，佐以苦甘，以苦泄之，以苦下之，以酸补之。

太阳之复，治以咸热，佐以甘辛，以苦坚之。

〔**新编**〕 黄帝说：六气之复致病我知道了。怎样治疗？

岐伯讲：厥阴风气报复致病，主治用酸寒，辅治用甘辛，用酸泄风，用甘缓痛。

少阴热气报复致病，主治用咸寒，辅治用苦辛，用甘缓急，用酸敛阴，用辛苦散热，用咸软坚。

太阴湿气报复致病，主治用苦热，辅治用酸辛，苦可泻水饮，燥痰湿，下呕逆。

少阳火气报复致病，主治用咸冷，辅治用苦辛，用咸软坚，用酸敛阴，辛苦散热。（发散不远热，不可犯温凉。与少阴治法相类）

阳明燥气报复致病，主治用辛温，辅治用辛甘，用苦可润燥，用苦可下气，用酸敛阴。

太阳寒气报复致病，主治用咸热，辅治用甘辛，用苦强肾气。

〔**原文**〕 治诸胜复，寒者热之，热者寒之，温者清之，清者温之，散者收之，抑者散之，燥者润之，急者缓之，坚者耎之，脆者坚之，衰者补之，强者写之，各安其气，必清必静，则病气衰去，归其所宗，此治之大体也。

〔**新编**〕 治各种胜复气，寒症用热法，热症用寒治，温症用凉法，凉症用温通。气散者用收敛法，血抑者用行散法，皮燥用滋润法，筋急用缓解法，坚硬者用柔软法，脆弱者用坚强法。气血衰者用补法，脏腑强者用通泻法。各平其气，清食静心，则病渐衰去，营卫气血各归其所在。这是治胜复气致病的基本原则。

〔**原文**〕 帝曰：善。气之上下，何谓也？

岐伯曰：身半以上，其气三矣，天之分也，天气主之。身半以下，其气三矣，地之分也，地气主之。以名命气，以气命处，而言其病。半，所谓天枢也。故上胜而下俱病者，以地名之，下胜而上俱病者，以天名之。所谓胜至，报气屈伏而未发也，复至则不以天地异名，皆如复气为法也。

〔**新编**〕 黄帝说：六气胜复证治我明白了。六气之上下是怎样分的？

岐伯讲：身半以上，有三步气作用于身，归天气之分，由天气影响；身半以下，有三步气作用于身，归地气之分，受地气影响。以阴阳命名天地，用三阴三阳之名分上下；用风、热、湿、火、燥、寒讲其病。身半，以脐旁天枢穴为分界。所以上胜连及下病者，用地气命名；下胜而牵连上病者，用天气命名。这是讲胜气来时，复气待机尚未发的情况。如复气已至，则不须分天地气区分病名，而以上述复气致病之例为名。

〔**原文**〕 帝曰：胜复之动，时有常乎？气有必乎？

岐伯曰：时有常位，而气无必也。

帝曰：愿闻其道也。

岐伯曰：初气终三气，天气主之，胜之常也。四气尽终气，地气主之，复之常也。有胜则复，无胜则否。

帝曰：善。复已而胜何如？

岐伯曰：胜至则复，无常数也，衰乃止耳。复已而胜，不复则害，此伤生也。

帝曰：复而反病何也？

岐伯曰：居非其位，不相得也，大复其胜则主胜之，故反病也，所谓火燥热也。

帝曰：治之何如?

岐伯曰：夫气之胜也，微者随之，甚者制之。气之复也，和者平之，暴者夺之，皆随胜气，安其屈伏，无问其数，以平为期，此其道也。

〔新编〕 黄帝问：胜复气的变动，时期有常规吗？气象有必然吗？

岐伯答：时期有规律，但气象无必然。

黄帝说：请讲其道理！

岐伯讲：运气六步中的初气至三气，由司天气主运，常有胜气发生；从四气至终气，由在泉主运，为复气发作之期。有胜气即有复气，无胜气便无复气。

黄帝说：明白了。复气已过去又出现胜气会怎样呢?

岐伯讲：胜气发生便会出现复气，但程度和期限并无固定规律，气衰自然停止。如果复气过后又出现胜气，未再出现复气便是害气，对生物会造成伤害。

黄帝问：胜气后出现了复气，但人却因此生了病，是什么原因?

岐伯讲：所复非其胜，不能平其亢也。再者，复气大过胜气，则复气变为胜气，所以会致人于病。这是指火，燥，热三气讲的。

黄帝问：怎样治疗?

岐伯讲：治疗胜气，轻者顺从其气，重者抑制其气。治疗复气，轻者平衡之，重者夺取之，皆随胜气为害的程度，使屈伏之气舒展之，不问疗程长短，以脉气平和为期。这是原则。

〔原文〕 帝曰：善。客主之胜复奈何?

岐伯曰：客主之气，胜而无复也。

帝曰：其逆从何如?

岐伯曰：主胜逆，客胜从，天之道也。

帝曰：其生病何如？

岐伯曰：厥阴司天，客胜则耳鸣掉眩，甚则咳；主胜则胸胁痛，舌难以言。

少阴司天，客胜则鼽嚏颈项强，肩背瞀热，头痛少气，发热耳聋目瞑，甚则胕肿血溢，疮疡咳喘；主胜则心热烦躁，甚则胁痛支满。

太阴司天，客胜则首面胕肿，呼吸气喘；主胜则胸腹满，食已而瞀。

少阳司天，客胜则丹胗外发，及为丹熛疮疡，呕逆喉痹，头痛嗌肿，耳聋血溢，内为瘛瘲；主胜则胸满咳仰息，甚而有血，手热。

阳明司天，清复内余，则咳衄嗌塞，心鬲中热，咳不止而白血出者死。

太阳司天，客胜则胸中不利，出清涕，感寒则咳；主胜则喉嗌中鸣。

厥阴在泉，客胜则大关节不利，内为痉强拘瘛，外为不便；主胜则筋骨繇并，腰腹时痛。

少阴在泉，客胜则腰痛，尻股膝髀腨胻足病，瞀热以酸，胕肿不能久立，溲便变；主胜则厥气上行，心痛发热，鬲中，众痹皆作，发于胠胁，魄汗不藏，四逆而起。

太阴在泉，客胜则足痿下重，便溲不时，湿客下焦，发而濡写，及为肿，隐曲之疾；主胜则寒气逆满，食饮不下，甚则为疝。

少阳在泉，客胜则腰腹痛而反恶寒，甚则下白溺白；主胜则热反上行而客于心，心痛发热，格中而呕。少阴同候。

阳明在泉，客胜则清气动下，少腹坚满而数便写；主胜则腰重腹痛，少腹生寒，下为鹜溏，则寒厥于肠，上冲胸中，甚则喘，不能久立。

太阳在泉，寒复内余，则腰尻痛，屈伸不利，股胫足膝中痛。

〔**新编**〕黄帝说：胜复气的时与气我知道了。客气与主气有什么不同？

岐伯讲：客气与主气，只有胜气，没有复气。

黄帝问：主气与客气的逆从怎样？

岐伯讲：主气胜为反天时气候，所以害物；客气胜为偶来之气，不会危害根本。此为气象常识。

黄帝问：主客气致病有什么病状？

岐伯讲：厥阴司天之年，客胜致病有耳鸣眩晕体摇晃，重者咳嗽；主胜致病有胸胁痛，舌痛言语困难。

少阴司天之年，客胜致病有鼻塞喷嚏，颈项强，肩木背沉，头痛，乏力，发热，呼之不应，目不能睁，重者浮肿，血外溢，疮疡，咳嗽气喘，（脑脊髓膜炎）主气胜致病多有心中热烦躁，重者胁痛撑胀。（肝炎）

太阴司天之年，客胜致病则颜面浮肿，呼吸气喘；主胜致病有胸腹胀满，饭后气闷背沉。

少阳司天之年，客胜致病有皮肤发红疹，发展为赤疹蔓延成片状，转为疮疡。（黄水疮）呕吐气上逆，喉部阻塞而痛，头痛，咽肿，耳聋，血外溢，内为抽风；主胜致病则胸腹胀满，咳嗽，端坐呼吸，重者痰中带血，两手发热。（急性左心衰竭？肺水肿？）

阳明司天之年，清复之气留内，则咳嗽血从鼻出并阻塞喉咽，心胸中觉热。咳久不止且脓血俱出者死。（肺化脓症）

太阳司天之年，客胜致病则胸中不爽利，流清涕，感受寒气则咳嗽。（伤风感冒）主胜致病则呼吸喉中有鸣音。（慢性支气管炎）

厥阴在泉之年，客胜致病则大关节运动受限，内为痉挛僵硬，拘挛变形，外为行动不便。（类风湿性关节炎）主胜致病则筋骨活动时摇晃，腰腹行走时疼痛。（骨关节炎）

少阴在泉之年，客胜致病则腰痛，臀、大腿、髋、膝、小腿、脚痛，麻热而酸，浮肿不能长时站立，尿便不方便。（坐骨神经痛）主胜致病则寒冷从足上行，心胃痛，发热，鬲中，不食，疼痛麻木齐作，聚于胁腹部难受不堪，汗出不止，四肢厥冷引起。（虚脱）

太阴在泉之年，客胜致病则脚痿软重坠，大小便次数多，水湿留于下焦，发病为水泻，下肢肿，外阴肿；主胜致病则寒湿上逆，腹胀满，饮食难下，重则为膈疝腹痛。（消化不良）

少阳在泉之年，客胜致病虽腰腹痛却恶寒发热，重则脓便脓尿。（菌痢，肾盂肾炎）主胜致病则热向上行而留于心，心痛，发热，格中呕吐。（胆囊炎）余症同少阴症。

阳明在泉之年，客胜致病则冷气动于下，小腹坚硬胀满且大便次数多；主胜致病则腰沉重疼痛，小腹有寒气，便稀如鸭屎。如寒厥由肠上冲胸中，则病重气喘，不能长时间站立。

太阳在泉之年，寒气留于内，则腰骶部痛，伸屈受限，大腿、膝、小腿、足内痛。

按：咳不止而白血出者死：指咳出脓性痰夹带血液。中医病名肺痈，现代病名肺化脓症。《金匮》桔梗甘草汤治此症有效，西医有针对性的抗菌素或外科治疗有效。

魄汗不藏，四逆而起：中医称脱症，西医名虚脱。应针对病因进行枪救。

隐曲之疾：指外生殖器疾病。

〔原文〕 帝曰：善，治之奈何？

岐伯曰：高者抑之，下者举之，有余折之，不足补之，佐以所利，和以所宜，必安其主客，适其寒温，同者逆之，异者从之。

帝曰：治寒以热，治热以寒，气相得者逆之，不相得者从之，余已知之矣。其于正味何如？

岐伯曰：木位之主，其写以酸，其补以辛。

火位之主，其写以甘，其补以咸。

土位之主，其写以苦，其补以甘。

金位之主，其写以辛，其补以酸。

水位之主，其写以咸，其补以苦。

厥阴之客，以辛补之，以酸写之，以甘缓之。

少阴之客，以咸补之，以甘写之，以咸收之。

太阴之客，以甘补之，以苦写之，以甘缓之。

少阳之客，以咸补之，以甘写之，以咸軟之。

阳明之客，以酸补之，以辛写之，以苦泄之。

太阳之客，以苦补之，以咸写之，以苦坚之，以辛润之。开发腠理，致津液，通气也。

〔**新编**〕 黄帝说：客主之胜病状我知道了。怎样治疗？

岐伯讲：对六气所病，气高者抑之使降，气下陷者举之使升，有余者折减之，不足者增补之。辅以有利之剂，和以适宜之品。必安定其主客胜气，适宜于症之寒温。主客同气者用热者寒之逆治法，主客气异者用热因热用的从治法。

黄帝说：治寒用热，治热用寒，气相同者用逆治法，气相异者用从治法，我已经知道了。具体到五味怎样应用？

岐伯讲：

木当春位致病者，气有余者泻用酸味，气不足者补用辛味。

火当夏位致病者，气有余者泻用甘寒，气不足者补用咸味。

土当长夏位致病者，气有余者泻用苦味，气不足者补用甘味。

金当秋位致病者，气有余者泻用辛味，气不足者补用酸味。

水当冬位致病者，气有余者泻用咸味，气不足者补用苦味。

厥阴为客致病者，需用补法用辛味，需用泻法用酸味，筋急者用甘缓之。

少阴为客致病者，需用补法用咸味，需用泻法用甘味，脉缓者用咸收之。

太阴为客致病者，需用补法用甘味，需用泻法用苦味，肉痛者用甘缓之。

少阳为客致病者，需用补法用咸味，需用泻法用甘味，胆坚者用咸软之。

阳明为客致病者，需用补法用酸味，需用泻法用辛味，皮热者用苦泻之。

太阳为客致病者，需用补法用苦味，需用泻法用咸味，用苦坚软，用辛润燥。

以上治法总的作用，开发腠理以通阳，补益阴液以养阴，以交通营卫之气也。

按：少阴之客，以咸收之条，前贤有改咸为酸。意谓咸之作用无收。但少阴客气应是火热。咸味不仅能泻热，尚能保阴，而酸最易敛邪。证之下少阳客气，用咸补阴，用咸软坚。少阴少阳之邪性相似。收也当汲取讲，则少阴条之咸字不误。

〔**原文**〕 帝曰：善。愿闻阴阳之三也何谓？

岐伯曰：气有多少，异用也。

帝曰：阳明何谓也？

岐伯曰：两阳合明也。

帝曰：厥阴何也？

岐伯曰：两阴交尽也。

〔**新编**〕 黄帝说：六气胜治明白了。请问阴阳各有三名是什么意思？

岐伯答：因为代表的阴阳之气多少不同，应用时有差异。

黄帝问：阳明怎么讲？

岐伯答：少阳太阳合明便称阳明。

黄帝问：厥阴是什么？

岐伯答：少阴太阴相交而尽，便称厥阴。

〔**原文**〕 帝曰：气有多少，病有盛衰，治有缓急，方有大小，愿闻其约奈何？

岐伯曰：气有高下，病有远近，证有中外，治有轻重，适其至所为故也。《大要》曰：君一臣二，奇之制也；君二臣四，偶之制也；君二臣三，奇之制也；君三臣六，偶之制也。故曰：近者奇之，远者偶之，汗者不以奇，下者不以偶，补上治上制以缓，补下治下制以急，急则气味厚，缓则气味薄，适其至所，此之谓也。病所远而中道气味之者，食而过之，无越其制度也。是故平气之道，近而奇偶，制小其服也。远而奇偶，制大其服也。大则数少，小则数多。多则九之，少则二之。奇之不去则偶之，是谓重方。偶之不去，则反佐以取之，所谓寒热温凉，反从其病也。（由后“气增而久，夭之由也”下提此）

帝曰：善。方制君臣何谓也？

岐伯曰：主病之谓君，佐君之谓臣，应臣之谓使，非上中下三品之谓也。

帝曰：三品何谓？

岐伯曰：所以明善恶之殊贯也。

〔**新编**〕 黄帝问：六气有多少，病状有盛衰，施治分缓急，制方有大小。请问有什么原则？

岐伯讲：气入有高下，病所有远近，证候分内外，论治分轻重，以药达病所为原则。总括地讲：君药一味，臣药二味，为以奇数制方；君药二味；臣药四味，为以偶数制方；君药二味，臣药三味，也属以奇数制方，君药二味，臣药六味，也属偶方。从应用讲，病位近者用奇方，病位远者用偶方。用汗法欲周身见汗，不宜奇方需用偶；用下法欲力专，不宜偶方而用奇。补上虚治上实制方宜和缓，补下虚治下实制方须急速；急方用药气烈味厚，缓方用药气薄味淡。使药力功效适达病处，方为合适。病位远，因中道气味出者，可用饭食推过之，勿使超过制方的目的。因此，平调病气的原则，病位距中焦近，无论用奇方或偶方，应制小方服之；病位距中焦远，用奇方或偶方，应制大方服用。大方量重药味少，小方量轻药味多，多者可到九味，少者可仅二味。用奇方病未除可加用偶方，称重方。加用偶方病仍未去，则用反佐法以去病，也就是寒病佐用寒药，热病佐用热药，亦即常讲的从治之法。

黄帝说：我懂了，制方分君臣是何意？

岐伯讲：主治疾病者称君药，辅助主药者称臣药，为臣先导者称使药，并非药书所区分的上中下三品的意思。

黄帝问：三品是什么意思？

岐伯答：是以药物对人体的致毒程度区分的。

按：汗者不以奇，下者不以偶。前贤对奇偶二字不以为然。但无论用奇用偶，用汗法须使效用遍，用下法务使药力专攻也。观下文远近奇偶制方之意。此处奇偶二字不错。

〔**原文**〕 帝曰：善。病生于本，余知之矣。生于标者，治之奈何？

岐伯曰：病反其本，得标之病，治反其本，得标之方。

帝曰：善。六气之胜，何以候之？

岐伯曰：乘其至也。清气大来，燥之胜也，风木受邪，肝病生焉。热气大来，火之胜也，金燥受邪，肺病生焉。寒气大来，水之胜也，火热受邪，心病生焉。湿气大来，土之胜也，寒水受邪，肾病生焉。风气大来，木之胜也，土湿受邪，脾病生焉。所谓感邪而生病也。乘年之虚，则邪甚也。失时之和，亦邪甚也。遇月之空，亦邪甚也。重感于邪，则病危矣。有胜之气，其必来复也。

〔**新编**〕 黄帝说：讲得好。病生于六气之本的治法我已经知道了。病生于六气之标者，应怎样治疗？

岐伯讲：人反六气之本，易得六气标病；医反六气而治，仅得治标之方。

黄帝说：明白了。六气之胜，怎样观察？

岐伯讲：凭其来势而观察。

清凉气来势强持续长，为燥气之胜，风木受邪，肝就易生病。

热气来势强持续长，为火气之胜，燥金受邪，肺就易生病。

湿气重时间长，为土气之胜，寒水受邪，肾就易生病。

风气来势猛次数多，为木气之胜，湿土受邪，脾就易生病。

这就是感外邪所生的病。如逢运年不及，为乘年之虚；遇四季气候异常，称失时之和；如遇无月之日，是遇月之空，所病便重；如在病中复感外邪，则病情危。有胜气，便有复气。

按：上述诸气之来，程度强时间长，固然为害气，而非时之气更易致病。可参阅《灵枢·九宫八风》。

〔**原文**〕 帝曰：其脉至何如？

岐伯曰：厥阴之至，其脉弦，少阴之至，其脉钩，太阴之至，其脉沉，少阳之至，大而浮，阳明之至，短而濇，太阳之至，大而长。至而和则平，至而甚则病，至而反者病，至而不至者病，未至而至者病，阴阳易者危。

〔**新编**〕 黄帝问：六气脉候如何？

岐伯讲：厥阴气来脉弦直，少阴气来脉钩曲，太阴气来脉沉伏，少阳气来脉粗浮，阳明气来脉短涩，少阳气来脉粗长。诸气之脉气和缓为平脉，脉象过度为病脉，脉来反时气者病，气至脉不至者病，气未至脉已至者病，气之阴阳与脉之阴阳相反者病危。

按：本节经意为：六气常气应脉，而胜气与复气则有病便应，不病则不应。

⑤〔**原文**〕 帝曰：六气标本，所从不同，奈何？

岐伯曰：气有从本者，有从标本者，有不从标本者也。

帝曰：愿卒闻之。

岐伯曰：少阳太阴从本，少阴太阳从本从标，阳明厥阴，不从标本，从乎中也。故从本者，化生于本，从标本者，有标本之化，从中者，以中气为化也。

帝曰：脉从而病反者，其诊何如？

岐伯曰：脉至而从，按之不鼓，诸阳皆然。

帝曰：诸阴之反，其脉何如？

岐伯曰：脉至而从，按之鼓甚而盛也。是故百病之起，有生于本者，有生于标者，有生于中气者。有取本而得者，有取标而得者，有取中气而得者，有取标本而得者，有逆取而得者，有从取而得者。逆，正顺也。若顺，逆也。故曰：知标与本，用之不殆，明知逆顺，正行无问。此之谓也。不知是者，不足以言诊，足以乱经。故《大要》曰：粗工嘻嘻，以为可知，言热未已，寒病复始，同气异形，迷诊乱经，此之谓也。夫标本之道，要而博，小而大，可以言一而知百病之害，言标与本，易而勿损，察本与标，气可令调，明知胜复，为万民式，天之道毕矣。

〔**新编**〕 黄帝问：六气之标本，所从者不同是什么原因？

岐伯答：六气有从本者，有从标又从本者，有不从标也不从本的不同。

黄帝说：请讲详细点！

岐伯讲：少阳和太阴从其本气，少阴和太阳从其本气也从其下之标气，阳明和厥阴，不从标不从本而从阴阳之间之中现也。由此讲，六气从本者其化育出于本，从标本者得标本之化育，从于中者，以两气之中为化也。

黄帝问：脉从六气但病反六气者，如何诊断？

岐伯答：脉来虽从其气，但按之不充盈鼓指。（此指阳气阳脉而讲）

黄帝问：诸阴脉相反者，其脉象怎样？

岐伯答：脉来从其气，但鼓指而且粗大。所以时气病的起因，有生于本气者，有符合标名者，有生于标本之间的中气者。有从本治而得效者，有从标治而得效者，有从中气治而得效者，有从标本兼治得效者，有逆取而得效者，有从取而得效者。（逆取，正是治寒以热的顺治；从取，倒是反佐从病之药的逆取）因此讲，知标知本，诊治无失误；熟知逆顺，放胆不须问。就是此意。不懂得这些道理，不能有根据地讲病理病症，还信口开河地曲解经论。所以《大要》上讲，仅一知半解的医生沾沾自喜，自以为诊治正确，刚讲是热病施治，寒病苗头又出现了。同一气有不同表现，容易迷惑诊断错乱经论。就是此种状况。须知标本的内容，重要而广博，理小而用处大，可以言一端而知百病的利害。重视标与本，则诊病易而无失误；识别本与标，即可正确调理病机；清楚胜气与复气的发生规律，指导人民及时的防范。关于气候的变化规律，致病的现象，诊治的原则就讲到此。

〔**原文**〕 帝曰：胜复之变，早晏何如？

岐伯曰：夫所胜者，胜至已病，病已愠愠，而复已萌也。夫所复者，胜尽而起，得位而甚，胜有微甚，复有少多，胜和而和，胜虚而虚，天之常也。

帝曰：胜复之作，动不当位，或后时而至，其故何也？

岐伯曰：夫气之生，与其化衰盛异也。寒暑温凉盛衰之用，其在四维。故阳之动，始于温，盛于暑；阴之动，始于清，盛于寒。春夏秋冬，各差其分。故《大要》曰：彼春之暖，为夏之暑，彼秋之忿，为冬之怒，谨按四维，斥候皆归，其终可见，其始可知。此之谓也。

帝曰：差有数乎？

岐伯曰：又凡三十度也。

帝曰：其脉应皆何如？

岐伯曰：差同正法，待时而去也。《脉要》曰：春不沉，夏不弦，冬不濇，秋不数，是谓四塞。沉甚曰病，弦甚曰病，涩甚曰病，数其曰病，参见曰病，复见曰病，未去而去曰病，去而不去曰病，反者死。故曰：气之相守司也，如权衡之不得相失也。夫阴阳之气，清静则生化治，动则苛疾起，此之谓也。

〔**新编**〕黄帝问：胜复之气致人于病，发作早晚有时间吗？

岐伯答：凡受胜气侵害的人，胜气来时就得病了，病已见好但身体沉郁不爽，便是复气致病萌生的信号。凡受复气侵害者，胜气过后便生病，复气来时病加重。胜气有轻重，复气有少多；胜气和缓，复气也和缓，胜气微弱，复气也微弱。这是自然界的规律。

黄帝问：胜复气发作，不当其时位，或是先期或是延后，是什么原因？

岐伯讲：凡气的发生，与其变化，常有盛或衰的差别。寒暑温凉，盛衰之变，皆在天地四维的立春、立夏、立秋、立冬之际。因此阳气的变换，始于温暖盛于暑热；阴气的变换，始于清凉盛于寒冷。春夏秋冬时气，各有固定的差期。所以《大要》上讲，那春天的温暖，是夏季暑热的前导；那秋气的肃杀，为迎严冬的怒号。谨按四立，已经没有报气的斥侯，由气终所现的气象，预测开始的可能。如此而已。

黄帝问：气候与节气相差有期限吗？

岐伯答：各有三十天光景。

黄帝问：气与脉相应是怎样的？

岐伯讲：时差脉亦差，时来脉亦来，时去脉亦去。《脉要》上讲，至春脉不沉，至夏脉不弦，至秋脉不数，至冬脉不涩，为人气与时气隔塞。脉春沉难触者病，夏弦顶手者病，秋数一息过六者病，冬涩无形者病，脉律不整者病，迟数交替者病，时气未去脉气已去者病，时气已去脉气未去者病，脉气与时气相反者病危。所以讲，六气轮替各司其职，犹如称干称锤求两端平衡，不可失其一也。人的阳气阴血，正常协调运行，则人体生理平安健康，外邪内气扰乱则疴疾起。即是指此而讲。

〔**原文**〕 帝曰：幽明何如？

岐伯曰：两阴交尽故曰幽，两阳合明故曰明，幽明之配，寒暑之异也。

帝曰：分至何如？

岐伯曰：气至之谓至，气分之谓分，至则气同，分则气异，所谓天地之正纪也。

帝曰：夫子言春秋气始于前，冬夏气始于后，余已知之矣。然六气往复，主岁不常也，其补写奈何？

岐伯曰：上下所主，随其攸利，正其味，则其要也，左右同法。《大要》曰：少阳之主，先甘后咸；阳明之主，先辛后酸；太阳之主，先咸后苦；厥阴之主，先酸后辛；少阴之主，先甘后咸；太阴之主，先苦后甘。佐以所利，资以所生，是谓得气。

〔**新编**〕 黄帝问：幽明是什么意思？

岐伯答：少阴和太阴相交气尽称为幽，少阳和太阳相合而明称为明。幽与明的重合度多少，便形成寒暑气差别的轻微与显著。

黄帝问：春秋二分与夏冬二至的意义何在？

岐伯答：阴阳气极称为至，阴阳气分称为分；至时阴阳气相等，分时寒热气减增。此讲天地阴阳寒热之整纪也。

黄帝说：先生讲春温是夏暑的前导，秋凉为严冬的信号。我已经明白了。但是六气轮回，主岁并无常规，它们的补泻该如何掌握呢？

岐伯讲：司天在泉，六气轮回，各随五味所利，以味平气，即是补泻要领。左右间气方法相同。《大要》上讲：少阳主气致病，先补用甘味，后泻用咸味；阳明主气致病，先补用辛味，后泻用酸味；太阳主气致病，先补用咸味，后泻用苦味；厥阴主气致病，先补用酸味，后泻用辛味；少阴主气致病，先补用苦味，后泻用咸味；太阴主气致病，先补用苦味，后泻用甘味；以上各气补泻药味，尚应辅以利于祛邪之药，资以本脏化源之剂，方可使体气和平。

⑥〔**原文**〕 帝曰：善。夫百病之生也，皆生于风寒暑湿燥火，以之化之变也。经言盛者写之，虚者补之，余錫以方士，而方士用之，尚未能十全，余欲令要道必行，桴鼓相应，犹拔刺雪汙，工巧神圣，可得闻乎？

岐伯曰：审察病机，无失气宜，此之谓也。

帝曰：愿闻病机何如？

岐伯曰：诸风掉眩，皆属于肝。诸寒收引，皆属于肾。诸气膹郁，皆属于肺。诸湿肿满，皆属于脾。诸热瞀瘛，皆属于火。诸痛痒疮，皆属于心。诸厥固泄，皆属于下。诸痿喘呕，皆属于上。诸禁鼓慄，如丧神守，皆属于火。诸痉项强，皆属于湿。诸逆冲上，皆属于火。诸胀腹大，皆属于热。诸躁狂越，皆属于火。诸暴强直，皆属于风。诸病有声，鼓之如鼓，皆属于热。诸病胕肿，痛酸惊骇，皆属于火。诸转反戾，水液浑浊，皆属于热。诸病水液，澄澈清冷，皆属于寒。诸呕吐酸，暴注下迫，皆属于热。故《大要》曰：谨守病机，各司其属，有者求之，无者求之，盛者责之，虚者责之，必先五胜，疏其血气，令其调达，而致和平，此之谓也。

〔**新编**〕 黄帝说：幽明与分至的意义我懂了。很多病的发生，皆因于风寒暑湿燥火，由其蕴育变化成病。医论所讲盛者泻之，虚者补之。我将此法尽数赐给有名气的医生，但应用后却不能全都见效。我想让此重要医法完美行世，如击鼓必响，诊断能够达到神圣工巧的高超，施治犹如拔刺雪污的灵验。可以知道吗？

岐伯答：详审病因病机，不可忽略六气所宜，如此而已。

黄帝问：请讲病机都有什么？

岐伯讲：

凡风邪引发的头晕目眩，如坐小舟，归于肝血失养。

凡寒气引发的收缩拘挛，营卫凝涩，归为肾阳不振。

凡气郁引发的喘喷憋闷，归于肺气不降。

凡水湿引起的肢肿腹鼓胀满，归为脾运不健。

凡高热表现的昏乱抽风，归为风火迷心。

辨皮痛皮痒肿疮溃疡，皆归心肺火热。

辨口噤鼓颔，颤慄寒战，难以自控，皆归高热所致。

辨逆气上冲，血溢喷呕，皆归火热逼血。

辨狂躁乱走，妄行叫骂，皆归高热神乱。

辨关节肿胀，动则剧痛，酸胀难忍，皆归火热风炽。

辨肚腹鼓大，水气充溢，多归脾胃热阻。

辨胸腹鸣响，叩诊如鼓，归于湿热不行。

辨痉挛体转，尿液浑浊，归为热阻清阳。

辨上呕吐酸，下泻如喷，归于胃肠热迫。

肺痿皮瘦，气喘呕吐，皆归上焦气逆。

厥冷逆上，肠冷便泄，皆归下焦不固。

急性周身僵直，头脚背弓，皆属督脉生风。

关节挛缩，脊项僵硬，归于筋骨湿凝。

多种病症，尿液澄澈清冷，皆归于里寒。

因而《大要》告诫，审慎地认准病机，区别病机属性。上述列举者可行归类，上述未举者求其类同。盛者审其阴阳，虚者辨其气血。察验五气之胜，疏理血气之偏，使其营卫通达，得到体气和平。即是指此而讲。

按：膹郁：严重的胸闷气喘。过敏性哮喘，急性肺水肿多有此状。瞀瘈：高热所致的神昏抽风。诸禁鼓慄，如丧神守：高热初期的恶寒表现。如丧神守为形容口噤打牙，鼓颔战抖时自己难以控制。鼓之如鼓：前鼓字为动词，后鼓字为名词，即叩诊呈鼓音。诸转反戾：状如现今所指的扭转性痉挛。五胜：似指前文所述之"六气所胜，何以候之"节，实只燥、热、寒、湿、风五气。

新编将火，热等条作一些归类性调整。原文仍其旧。

〔**原文**〕 帝曰：善，五味阴阳之用何如？

岐伯曰：辛甘发散为阳，酸苦涌泄为阴，咸味涌泄为阴，淡味渗泄为阳。六者或收或散，或缓或急，或燥或润，或軟或坚，以所利而行之，调其气，使其平也。

〔**新编**〕 黄帝说：病机我知道了。药物五味怎样分其阴阳和作用？

岐伯讲：辛味甘味结合有发散作用属阳，酸味苦味结合有催吐作用属阴，咸味有泻下作用属阴，淡味有利尿作用属阳。此六味作用能收敛，能发散，能缓慢，能急速，可热燥，可寒润，可软化，可固坚。取对病有利而用之，调其虚实寒热，使气和平。

按：涌泄：涌，上涌；泄，排出，发泄，不专指下痢。所以酸苦涌泄应指涌吐作用，而不包括泄下。咸味涌泄才指泄下作用。

〔**原文**〕 帝曰：非调气而得者，治之奈何？有毒无毒，何先何后？愿闻其道。

岐伯曰：有毒无毒，所治为主，适大小为制也。

帝曰：请言其制。

岐伯曰：君一臣二，制之小也；君一臣三佐五，制之中也；君一臣三佐九，制之大也。寒者热之，热者寒之，微者逆之，甚者从之，坚者削之，客者除之，劳者温之，结者散之，留者攻之，燥者濡之，急者缓之，散者收之，损者温之，逸者行之，惊者平之，上之下之，摩之浴之，薄之劫之，开之发之，适事为故。

帝曰：何谓逆从？

岐伯曰：逆者正治，从者反治，从少从多，观其事也。

帝曰：反治何谓？

岐伯曰：热因寒用，寒因热用，塞因塞用，通因通用，必伏其所主，而先其所因，其始则同，其终则异，可使破积，可使溃坚，可使气和，可使必已。

〔**新编**〕黄帝问：不因六气之胜而得的病，如何治疗？有毒药物和无毒药物，服用先后有无规定？请讲其方法！

岐伯答：遣用有毒或无毒药物，主要以所治疾病决定，但须考虑辅助药和牵制药的应用而决定制方大小。

黄帝问：请讲制方规格？

岐伯讲：一味主治药两味辅助药，属于小方；一味主治药三味辅助药五味协调药，属于中方；一味主药三味辅药九味配药，属于大方。寒症用热性药治，热症用寒性药治。病轻者用逆治法，病重者用从治法。有坚徵者消减之，外邪留者祛除之，烦劳者温和之，凝结者消散之，瘤积者攻破之，外燥者滋润之，内急者和缓之，气散者收聚之，虚损者温益之，安逸者行去之，惊骇者平定之，上寒下热，推而上之；上热下寒，引而下之。内瘕者按摩之，外滞者药浴之，顽麻缚肢，躁狂夺食，脉血实开决之，腹水胀外放之，适于医事为目的。

黄帝问：什么叫微者逆之，甚者从之？

岐伯答：逆治为治寒以热，治热以寒的正治，从治为热因热用，寒因寒用的反治。至于用同性药物的多少，要依据病情而定。

黄帝问：反治法适用于什么病情？

岐伯答：热久出现假寒象佐以热药，寒久出现假热象佐用寒药。满塞之症体气已虚者自可投以补剂，热结旁流肠道阻塞者何妨通下，欲制服病之主势，必先明其需治之因。病初发时症简象真，故治方多同；病至末期证繁象杂，尤宜谨慎。遣药良而制方严，则虽积可破，虽坚可溃，可致气血和平，可使百病皆愈。

按：由于君权神圣的观念，制方君药限于一味，虽古圣也未必如此。辨证施治，方为善法。

上之、下之、摩之、浴之、薄之、劫之、开之、发之：应为常治法外的杂治之法。《灵枢·官能》有"上寒下热……推而上之；上热下寒……引而下之"。薄：通缚，《灵枢·杂病》治痿厥有用带束四末，觉麻便急解开。劫：夺也。治躁狂症用减食法，对狂者强制放血，也属劫法。开：决也。脉实宜决之。发：放也。《灵枢·四时气》有放腹水法，应是发放法。

〔**原文**〕 帝曰：善。气调而得者何如？

岐伯曰：逆之从之，逆而从之，从而逆之，疏气令调，则其道也。

帝曰：善。病之中外何如？

岐伯曰：从内之外者调其内；从外之内者治其外；从内之外而盛于外者，先调其内而后治其外；从外之内而盛于内者，先治其外，而后调其内；中外不相及，则治主病。

帝曰：善。火热复，恶寒发热，有如疟状，或一日发，或间数日发，其故何也？

岐伯曰：胜复之气，会遇之时，有多少也。阴气多而阳气少，则其发日远；阳气多而阴气少，则其发日近。此胜复相薄，盛衰之节，疟亦同法。

帝曰：论言治寒以热，治热以寒，而方士不能废绳墨而更其道也。有病热者，寒之而热，有病寒者，热之而寒，二者皆在，新病复起，奈何治？

岐伯曰：诸寒之而热者取之阴，热之而寒者取之阳，所谓求其属也。

帝曰：善。服寒而反热，服热而反寒，其故何也？

岐伯曰：治其王气，是以反也。

帝曰：不治王而然者何也？

岐伯曰：悉乎哉问也！不治五味属也。夫五味入胃，各归所喜，故酸先入肝，苦先入心，甘先入脾，辛先入肺，咸先入肾，久而增气，物化之常也。气增而久，夭之由也。

〔**新编**〕 黄帝说：治疗方法我知道了。用调气取效者有什么方法？

岐伯答：有热因寒用的逆治法，有热因热用的从治法，可先用逆治后用从治，也可先用从治后用逆治。疏理气血，使其调和，便是善法。

黄帝说：明白了，病之内外如何治？

岐伯讲：病从内向外发展者先治内病，病从外向内进展者先治外病；病从内向外发展但外病较重者，先调理内病后治外病，病从外向内进展但内病较重者，先治外病再调理内病。内外病无关联者则先治主要的病。

黄帝说：我懂了。火热来复，病表现为发冷发热犹如疟疾，或一日一发，或间隔数日一发，是什么原因？

岐伯讲：胜气与复气交会的时间有多有少。如果阴气多阳气少，则发热间隔天数长；如果阳气多阴气少，则发热间隔天数短。这是由胜复气相争，阴阳气多少决定的。疟疾发作间隔期长短与此相同。

黄帝说：《医论》讲治寒症用热药，治热症用寒药。世医并没有舍弃成规改变治法。但是有的病热者用过寒药仍然发热，病寒者投用热药依然为寒。旧病仍在，又添新症，该如何处治？

岐伯讲：那些用过寒药仍然发热的应该转而滋阴；用热药仍呈寒象的即须补阳。所以讲治病必求其本。

黄帝说：这我知道了。但是服寒药反而更热，服热药反而更寒，是什么原因呢？

岐伯答：治在病势正旺之时，所以效反。

黄帝问：治非病势旺盛期却出现反状是什么原因？

岐伯讲：是未考虑药物的五味归属。因为五味进入消化道，先入具有亲和力的组织。由于酸味先入肝与筋，苦味先进心和脉，甘味先储脾主肉，辛味先窜肺及皮，咸味先渗肾连骨。服用单味药食时间久了，就会增强所作用脏的脏气。这是物理变化的常理。单个脏气持续增强，失去脏腑间的生理平衡，可能成为多病短寿的因由。

按：夭之由也，有人认为夭为反字的讹误。理由为上文有三个反字。但细读此两问答句，前问之两反，已为答句之一反结束。此夭之由也是为气增而久的潜在后果提出的警告。

（此处“方制君臣何谓也”节移前“所谓寒热温凉，反从其病也”下）

⑦〔**原文**〕 帝曰：善。病之中外何如？

岐伯曰：调气之方，必别阴阳，定其中外，各守其乡。内者内治，外者外治，微者调之，其次平之，盛者夺之，汗之下之，寒热温凉，衰之以属，随其攸利，谨道如法，万举万全，气血正平，长有天命。

帝曰：善。

〔**新编**〕 黄帝说：正治效反我明白了。请讲病的内外如何治？

岐伯讲：调气处方，先别阴阳二纲，察病在脏腑或是筋脉，施治便有方向。内病主于疏通，外症重在消散。轻者只须调理，少重即应纠偏，气盛劫夺使衰。邪在表可发汗，病入里可通下。

病药寒热温凉，对症要有主见，随治所利，慎理从法，诊治稳妥无误。气血回归和平，可得健康长寿。

按：王冰编注时将《运气七篇大论》补入，虽非《素问》所失旧卷，却开《内经》之新学，且七篇内容连贯，篇章相承，行文颇类汉文大赋，辞理俱佳，不似《内经》原篇之非一时一人所为也。

附录一　素问遗篇《刺法论篇》、《本病论篇》

说明：《素问》之《刺法篇》和《本病论篇》在王冰次注前已亡失，王冰之后，约当五代之间，复出素问遗篇《刺法论篇》及《本病论篇》。意在运气理论框架内阐述时气疫疠。《刺法论》中不见《内经》原篇引用《刺法》之文，而于预防时气病中出针刺之方，称刺疫法。复将类似巫术之法杂于其间。于《本病论篇》也未见《内经》所引本病之文，而摘取运气枝干，加以敷衍，且文辞艰涩，于用无补。未予深研，不敢妄释。前贤不弃，留待后智可也。

刺法论篇第七十二

黄帝问曰：升降不前，气交有变，即成暴郁，余已知之。何如预救生灵，可得却乎？

岐伯稽首再拜对曰：昭乎哉问！臣闻夫子言，既明天元，须穷刺法，可以折郁扶运，补弱全真，写盛蠲余，令除斯苦。

帝曰：愿卒闻之！

岐伯曰：升之不前，即有甚凶也。木欲升而天柱窒抑之，木欲发郁，亦须待时，当刺足厥阴之井。火欲升而天蓬窒抑之，火欲发郁，亦须待时。君火相火同刺包络之荥。土欲升而天冲窒抑之，土欲发郁，亦须待时。当刺足太阴之俞。金欲升而天英窒抑之，金欲发郁，亦须待时。当刺手太阴之经。水欲升而天芮窒抑之，水欲发郁，亦须待时。当刺足少阴之合。

帝曰：升之不前，可以预备，愿闻其降，可能先防。

岐伯曰：既明其升，必达其降也，升降之道，皆可先治也。木欲降而地晶窒抑之，降而不入，抑之郁发，散而可得位，降而郁发，暴如天间之待时也。降而不下，郁可速矣，降可折其所胜也，当刺手太阴之所出，刺手阳明之所入。火欲降，而地玄窒抑之，降而不入，抑之郁发，散而可矣。当折其所胜，可散其郁，当刺足少阴之所出，刺足太阳之所入。土欲降而地苍窒抑之，降而不下，抑之郁发，散而可入，当折其胜，可散其郁，当刺足厥阴之所出，刺足少阳之所入，金欲降而地彤窒抑，降而不下，抑之郁发，散而可入，当折其胜，可散其郁，当刺心包络所出，制手少阳所入也。水欲降而地阜窒抑之，降而不下，抑之郁发，散而可入，当折其土，可散其郁，当刺足太阴之所出，刺足阳明之所入。

帝曰：五运之至有前后，与升降往来，有所承抑之，可得闻乎刺法？

岐伯曰：当取其化源也。是故太过取之，不及资之，太过取之，次抑其郁，取其运之化源，令折郁气；不及扶资，以扶运气，以避虚邪也。资取之法，令出《密语》。

黄帝问曰：升降之刺，以知其要。愿闻司天未得迁正，使司化之失其常政，即万化之或其皆妄，然与民为病，可得先除，欲济群生，愿闻其说！

岐伯稽首再拜曰：悉乎哉问！言其至理，圣念慈悯，欲济群生，臣乃尽陈斯道，可申洞微。太阳复布，即厥阴不迁正，不迁正，气塞于止，当写足厥阴之所流。厥阴复布，少阴不迁正，不迁正，即气塞于上，当刺心包络脉之所流。少阴复布，太阴不迁正，不迁正，即气留于上，当刺足太阴之所流。太阴复布，少阳不迁正，不迁正，则气塞未通，当刺手少阳之所流。少阳复布，则阳明不迁正，不迁正，则气未通上，当刺手太阴之所流。阳明复布，太阳迁正，不迁正，则复塞其气，当刺足少阴之所流。

帝曰：迁正不前，以通其要。愿闻不退，欲折其余，无令过失，可得明乎？

岐伯曰：气过有余，复作布正，是名不退位也。使地气不得后化，新司天未可迁正，故复布化令如故也。巳亥之岁，天数有余，故厥阴不退位也，风行于上，木化布天，当刺足厥阴之所入。子午之岁，天数有余，故少阴不退位也，热行于上，火余化布天，当刺手厥阴之所入。丑未之岁，天数有余，故太阴不退位也，湿行于上，雨化布天，当刺足太阴之所入。寅申之岁，天数有余，故少阳不退位也，热行于上，火化布天，当刺手少阳所入。卯酉之岁，天数有余，故阳明不退位也，金行于上，燥化布天，当刺手太阴之所入。辰戌之岁，天数有余，故太阳不退位也，寒行于上，凛水化布天，当刺足少阴之所入。故天地气逆，化成民病，以法刺之，预可平疴。

黄帝问曰：刚柔二干，失守其位，使天运之气皆虚乎？与民为病，可得平乎？

岐伯曰：深乎哉问！明其奥旨，天地迭移，三年化疫，是谓根之可见，必有逃门。

假令甲子刚柔失守，刚未正，柔孤而有亏，时序不令，即音律非从，如此三年，变大疫也。详其微甚。察其浅深，欲至而可刺，刺之当先补肾俞，次三日，可刺足太阴之所注。又有下位己卯不至，而甲子孤立者，次三年作土疠，其法补写，一如甲子同法也。其刺以毕，又不须夜行及远行，令七日洁，清静斋戒，所有自来。肾有久痛者，可以寅时面向南，净神不乱思，闭气不息七遍，以引颈咽气顺之，如咽甚硬物，如此七遍后，饵舌下津令无数。

假令丙寅刚柔失守，上刚干失守，下柔不可独主之，中水运非太过，不可执法而定之。布天有余，而失守上正，天地不合，即律吕音异，如此即天运失序，后三年变疫。详其微甚，差有大小，徐至即后三年，至甚即首三年，当先补心俞，次五日，可刺肾之所入。又有下位地甲子辛已柔不附刚，亦名失守，即地运皆虚，后三年变水疠，即刺法皆如此矣。其刺如华，慎其大喜欲情于中，如不忌，即其气复散也，令静七日，心欲实，令少思。

假令庚辰刚柔失守，上位失守，下位无合，乙庚金运，故非相招，布天未退，中运胜来，上下相错，谓之失守，姑洗林钟，商音不应也。如此则天运化易，三年变大疫。详天数，差的微甚，微即微，三年至，甚即甚，三年至，当先补肝俞，次三日，可刺肺之所行。刺毕，可静神七日，慎勿大怒，怒必真气却散之。又或在下地甲子乙未失守者，即乙柔干，即上庚独治之，亦名失守者，即天运孤主之，三年变疠，名曰金疠，其至待时也。详其地数之等差，亦推其微甚，可知迟速耳。诸位乙庚失守，刺法同。肝欲平，即勿怒。

假令壬午刚柔失守，上壬未近正，下丁独然，即虽阳年，亏及不同，上下失守，相招其有期，差之微甚，各有其数也，律吕二角，失而不和，同音有日，微甚如见，三年大疫。当刺脾之俞，次三日，可刺肝之所出也。刺毕，静神七日，勿大醉歌乐，其气复散，又勿饱食，勿食生物，欲令脾实，气无滞饱，无久坐，食无太酸，无食一切生物，宜甘宜淡。又或地下甲子丁酉失守其位，未得中司，即气不当位，下不与壬奉合者，亦名失守，非名合德，故柔不附刚，即地运不合，三年变疠，其刺法亦如木疫之法。

假令戊申刚柔失守，戊癸虽火运，阳年不太过也，上失其刚，柔地独主，其气不正，故有邪干，迭移其位，差有浅深，欲至将合，音律先同，如此天运失时，三年之中，火疫至矣，当刺肺之俞。刺毕，静神七日，勿大悲伤也，悲伤即肺动，而其气复散也，人欲实肺者，要在息气也。又或地下甲子癸亥失守者，即柔失守位也，即上失其刚也。即亦名戊癸不相合德者也，即运与地虚，后三年变疠，即名火疠。

是故立地五年，以明失守，以穷法刺，于是疫之与疠，即是上下刚柔之名也，穷归一体也。即刺疫法，只有五法，即总其诸位失守，故只归五行而统之也。

黄帝曰：余闻五疫之至，皆相梁易，无问大小，病状相似，不施救疗，如何可得不相移易者？

岐伯曰：不相染者，正气存内，邪不可干，避其毒气，天牝从来，复得其往，气出于脑，即不邪干。气出于脑，即室先想心如日，欲将入于疫室，先想青气自肝而出，左行于东，化作林木；次想白气自肺而出，右行于西，化作戈甲；次想赤气自心而出，南行于上，化作焰明；次想黑气自肾而出，北行于下，化作水；次想黄气自脾而出，存于中央，化作土。五气护身之毕，以想头上如北斗之煌煌，然后可入于疫室。又一法，于春分之日，日未出而吐之。又一法，于雨水日后，三浴以药泄汗。又一法，小金丹方：辰砂二两，水磨雄黄一两，叶子雌黄一两，紫金半两，同入合中，外固，了地一尺筑地实，不用炉，不须药制，用火二十斤煅了也；七日终，候冷七日取，次日出合子埋药地中，七日取出，顺日研之三日，炼白沙蜜为丸，如梧桐子大，每日望东吸日华气一口，冰水一下丸，和气咽之，服十粒，无疫干也。

黄帝问曰：人虚即神游失守位，使鬼神外干，是致夭亡，何以全真？愿闻刺法。岐伯稽首再拜曰：昭乎哉问！谓神移失守，虽在其体，然不致死，或有邪干，故令夭寿。只如厥阴失守，天以虚，人气肝虚，感天重虚。即魂游于上，邪干，厥大气，身温犹可刺之，制其足少阳之所过，次刺肝之俞。人病心虚，又遇君相二火司天失守，感而三虚，遇火不及，黑尸鬼犯之，令人暴亡，可刺手少阳之所过，复刺心俞。人脾病，又遇太阴司天失守，感而三虚，又遇土不及，青尸鬼邪，犯之于人，令人暴亡，可刺足阳明之所过，复刺脾之俞。人肺病，遇阳明司天失守，感而三虚，又遇金不及，有赤尸鬼犯人，令人暴亡，可刺手阳明之所过，复刺肺俞。人肾病，又遇太阳司天失守，感而三虚，又遇水运不及之年，有黄尸鬼，干犯人正气，吸人神魂，致暴亡，可刺足太阳之所过，复刺肾俞。

黄帝问曰：十二藏之相使，神失位，使神彩之不圆，恐邪干犯，治之可刺？愿闻其要。

岐伯稽首再拜曰：悉乎哉问！至理道真宗，此非圣帝，焉穷斯源，是谓气神合道，契符上天。心者，君主之官，神明出焉，可刺手少阴之源。肺者，相傅之官，治节出焉，可刺手太阴之源。肝者，将军之官，谋虑出焉，可刺足厥阴之源。胆者，中正不官，决断出焉，可刺足少阳之源。膻中者，臣使之官，喜乐出焉，可刺心包络所流。脾为谏议之官，知周出焉，可刺脾之源。胃为仓廪之官，五味出焉，可刺胃之源。大肠者，传道之官，变化出焉，可刺大肠之源。小肠者，受盛之官，化物出焉，可刺小肠之源。肾者，作强之官，伎巧出焉，刺其肾之源。三焦者，决渎之官，水道出焉，刺三焦之源。膀胱者，州都之官，津液藏焉，气化则能出矣，刺膀胱之源。凡此十二官者，不得相失也。是故刺法有全神养真之旨，亦法有修真之道，非治疾也。故要修养和神也，道贵常存，补神固根，精气不散，神守不分，然即神守而虽不去，亦能全真，人神不守，非达至真，至真之要，在乎天玄，神守天息，复入本元，命曰归宗。

本病论第七十三

黄帝问曰：天元九室，余已知之，愿闻气交，何名失守？

岐伯曰：谓其上下升降，迁正退位，各有经论，上下各有不前，故名失守也。是故气交失易位，气交乃变，变易非常，即四失序，万化不安，变民病也。

帝曰：升降不前，愿闻其故，气交有变，何以明知？

岐伯曰：昭乎哉问，明乎道矣？气交有变，是谓天地机，但欲降而不得降者，地窒刑之。又有五运太过，而先天而至者，即交不前，但欲升而不得其升，中运抑之，但欲降而不得其降，中运抑之。于是有升之不前，降之不下者，有降之不下，升而至天者，有升降俱不前，作如此之分别，即气交之变。变之有异，常各各不同，灾有微甚者也。帝曰：愿闻气交遇会胜抑之由，变成民病，轻重何如？

岐伯曰：胜相会，抑伏使然。是故辰戌之岁，木气升之，主逢天柱，胜而不前；又遇庚戌，金运先天，中运胜之，忽然不前，木运升天，金乃抑之，升而不前，即清生风少，肃杀于春，露霜复降，草木乃萎。民病温疫早发，咽嗌乃干，四肢满，肢节皆痛；久而化郁，即大风摧拉，折陨鸣紊。民病卒中偏痹，手足不仁。

是故巳亥之岁，君火升天，主窒天蓬，胜之不前；又厥阴未迁正，则少阴未得升天，水运以至其中者，君火欲升，而中水运抑之，升之不前，即清寒复作，冷生旦暮。民病伏阳，而内生烦热，心神惊悸，寒热间作；日久成郁，即暴热乃至，赤风瞳翳，化疫，温疠暖作，赤气彰而化火疫，皆烦而燥渴，渴甚，治之以泄之可止。

是故子午之岁，太阴升天，主窒天冲，胜之不前；又或遇壬子，木运先天而至者，中木运抑之也，升天不前，即风埃四起，时举埃昏，雨湿不化。民病风厥涎潮，偏痹不随，胀满；久而伏郁，即黄埃化疫也。民病夭亡，脸肢府黄疸满闭。湿令弗布，雨化乃微。

是故丑未之年，少阳升天，主窒天蓬，胜之不前；又或遇太阴未迁正者，即少阴未升天也，水运以至者，升天不前，即寒冰反布，凛冽如冬，水复涸，冰再结，暄暖乍作，冷夏布之，寒暄不时。民病伏阳在内，烦热生中，心神惊骇，寒热间争；以久成郁，即暴热乃生，赤风气肿翳，化成疫疠，乃化作伏热内烦，痹而生厥，甚则血溢。

是故寅申之年，阳明升天，主窒天英，胜之不前；又或遇戊申戊寅，火运先天而至；金欲升天，火运抑之，升之不前。即时雨不降，西风数举，咸卤燥生。民病上热喘嗽，血溢；久而化郁，即白埃翳雾，清生杀气，民病胁满，悲伤，寒鼽嚏，嗌干，手拆皮肤燥。

是故卯酉之年，太阳升天，主窒天芮，胜之不前；又遇阳明未迁正者，即太阳未升天也，土运以至，水欲升天，土运抑之，升之不前，即湿而热蒸，寒生两间。民病注下，食不及化；久而成郁，冷来客热，冰雹卒至。民病厥逆而哕，热生于内，气痹于外，足胫酸疼，反生心悸，懊热，暴烦而复厥。

黄帝曰：升之不前，余已尽知其旨，愿闻降之不下，可得明乎？岐伯曰：悉乎哉问也！是之谓天地微旨，可以尽陈斯道。所谓升已必降也，至天三年，次岁必降，降而入地，始为左间也。如此升降往来，命之六纪也。

是故丑未之岁，厥阴降地，主窒地晶，胜而不前；又或遇少阴未退位，即厥阴未降下，金运以至中，金运承之，降之未下，抑之变郁，木欲降下，金运承之，降而不下，苍埃远见，白气承之，风举埃昏，清燥行杀，霜露复下，肃杀布令。久而不降，抑之化郁，即作风燥相伏，暄而反清，草木萌动，杀霜乃下，蛰虫未见，惧清伤藏。

是故寅申之岁，少阴降地，主窒地玄，胜之不入；又或遇丙申丙寅，水运太过，先天而至，君火欲降，水运承之，降而不下，即彤云才见，黑气反生，暄暖如舒，寒常布雪，凛冽复作，天云惨凄。久而不降，伏之化郁，寒胜复热，赤风化疫，民病面赤、心烦、头痛、目眩也，赤气彰而温病欲作也。

是故卯酉之岁，太阴降地，主窒地苍，胜之不入；又或少阳未退位者，即太阴未得降也；或木运以至，木运承之，降而不下，即黄云见而青霞彰，郁蒸作而大风，雾翳埃胜，折陨乃作。久而不降也，伏之化郁，天埃黄气，地布湿蒸。民病四肢不举、昏眩、肢节痛、腹满填臆。

是故辰戌之岁，少阳降地，主窒地玄，胜之不入；又或遇水运太过，先天而至也，水运承之，降而不下，即彤云才见，黑气反生，暄暖欲生，冷气卒至，甚则冰雹也。久而不降，伏之化郁，冰气复热，赤风化疫，民病面赤、心烦、头痛、目眩也，赤气彰而热病欲作也。

是故巳亥之岁，阳明降地，主窒地彤，用而不入；又或遇太阳未退位，即阳明未得降；即火运以至之，火运承之不下，即天清而肃，赤气乃彰，暄热反作。民皆错倦，夜卧不安，咽乾引饮，懊热内烦，天清朝暮，暄还复作；久而不降，伏之化郁，天清薄寒，远生白气。民病掉眩，手足直而不仁，两胁作痛，满目䀮然。

是故子午之年，太阳降地，主窒地阜胜之，降而不入；又或遇土运太过，先天而至，土运承之，降而不入，即天彰黑气，暝暗凄惨，才施黄埃而布湿，寒化令气，蒸湿复令。久而不降，伏之化郁，民病大厥，四肢重怠，阴痿少力，天布沉阴，蒸湿间作。

帝曰：升降不前，晰知其宗，愿闻迁正，可得明乎？

岐伯曰：正司中位，是谓迁正位，司天不得其迁正者，即前司天，以过交司之日，即遇司天太过有余日也，即仍旧治天数，新司天未得迁正也。

厥阴不迁正，即风暄不时，花卉萎瘁。民病淋溲，目系转，转筋，喜怒，小便赤。风欲令而寒由不去，温暄不正，春正失时。

少阴不迁正，即冷气不退，春冷后寒，暄暖不时。民病寒热，四肢烦痛，腰脊强直。木气虽有余，而位不过于君火也。

太阴不迁正，即云雨失令，万物枯焦，当生不发。民病手足肢节肿满，大腹水肿，填臆不食，飧泄胁满，四肢不举。雨化欲令，热犹治之，温煦于气，亢而不泽。

少阳不迁正，即炎灼弗令，苗莠不荣，酷暑于秋，肃杀晚至，霜露不时。民病痎疟，骨热，心悸，惊骇；甚时血溢。

阳明不迁正，则暑化于前，肃杀于后，草木反荣。民病寒热，鼽嚏，皮毛折，爪甲枯焦；甚则喘嗽息高，悲伤不乐。热化乃布，燥化未令，即清劲未行，肺金复病。

阳明不迁正，即冬清反寒，易令于春，杀霜在前，寒冰于后，阳光复治，凛冽不作，民病温疠至，喉闭嗌干，烦躁而渴，喘息而有音也。寒化待燥，犹治天气，过失序，与民作灾。

帝曰：迁正早晚，以命其旨，愿闻退位，可得明哉？

岐伯曰：所谓不退者，即天数未终，即天数有余，名曰复布政，故名曰再治天也。即天令如故，而不退位也。

厥阴不退位，即大风早举，时雨不降，湿令不化，民病温疫，疵废，风生，皆肢节痛，头目痛，伏热内烦，咽喉干引饮。

少阴不退位，即温生春冬，蛰虫早至，草木发生，民病膈热，咽干，血溢，惊骇，小便赤涩，丹瘤，疮疡留毒。

太阴不退位，而取寒暑不时，埃昏布作，湿令不去，民病四肢少力，食饮不下，泄注淋满，足胫寒，阴痿，闭塞，失溺，小便数。

少阳不退位，即热生于春，暑乃后化，冬温不冻，流水不冰，蛰虫出见，民病少气，寒热更作，便血，上热，小腹坚满，小便赤沃，甚则血溢。

阳明不退位，即春生清冷，草木晚荣，寒热间作。民病呕吐，暴注，食饮不下，大便干燥，四肢不举，目瞑掉眩。

太阳不退位，即春寒夏作，冷雹乃降，沉阴昏翳，二之气寒犹不去。民病痹厥，阴痿，失溺，腰膝皆痛，温疠晚发。

帝曰：天岁早晚，余已知之，愿闻地数，可得闻乎？

岐伯曰：地下迁正、升天及退位不前之法，即地土产化，万物失时之化也。

帝曰：余闻天地二甲子，十干十二支，上下经纬天地，数有迭移，失守其位，可得昭乎？

岐伯曰：失之迭位者，谓虽得岁正，未得正位之司，即四时不节，即生大疫。注《玄珠密语》云：阳年三十年，除六年天刑，计有太过二十四年，除此六年，皆作太过之用。令不然之旨，今言迭支迭位，皆可作其不及也。

假令甲子阳年，土运太窒，如癸亥天数有余者，年虽交得甲子，厥阴犹尚治天，地已迁正，阳明在泉，去岁少阳以作右间，即厥阴之地阳明，故不相和奉者也。癸巳相会，土运太过，虚反受木胜，故非太过也，何以言土运太过，况黄钟不应太窒，木即胜而金还复，金既复而少阴如至，即木胜如火而金复微，如此则甲已失守，后三年化成土疫，晚至丁卯，早至丙寅，土疫至也，大小善恶，推其天地，详乎太乙。又只如甲子年，如甲至子而合，应交司而治天，即下己卯未迁正，而戊寅少阳未退位者，亦甲已下有合也，即土运非太过，而木乃乘虚而胜土也，金次又行复胜之，即反邪化也。阴阳天地殊异尔，故其大小善恶，一如天地之法旨也。

假令丙寅阳年太过，如乙丑天数有余者，虽交得丙寅，太阴尚治天也。地已迁正，厥阴司地，去岁太阳以作右间，即天太阴而地厥阴，故地不奉天化也。乙辛相会，水运太虚，反受土胜，故非太过，即太簇之管，太羽不应，土胜而雨化，木复即风，此者丙辛失守其会，后三年化成水疫，晚至己巳，早至戊辰，甚即速，微即徐，水疫至也，大小善恶，推其天地数乃太乙游宫。又只如丙寅年，丙至寅且合，应交司而治天，即辛巳未得迁正，而庚辰太阳未退位者，亦丙辛不合德也，即水运亦小虚而小胜，或有复，后三年化疠，名曰水疠，其状如水疫。治法如前。假令庚辰阳年太过，如己卯天数有余者，虽交得庚辰年也，阳明犹尚治天，地已迁正，太阴司地，去岁少阴以作右间，即天阳明而地太阴也，故地不奉天也。乙巳相会，金运太虚，反受火胜，故非太过也，即姑洗之管，太商不应，火胜热化，水复寒刑，此乙庚失守，其后三年化成金疫也，速至壬午，徐至癸未，金疫至也，大小善恶，推本年天数及太乙也。又只如庚辰，如庚至辰，且应交司而治天，即下乙未得迁正者，即地甲午少阴未退位者，且乙良不合德也，即下乙未柔干失刚，亦金运小虚也，有小胜或无复，且三年化疠，名曰金疠，其状如金疫也。治法如前。

假令壬午阳年太过，如辛巳天数有余者，虽交得壬午年也，厥阴犹尚治天，地已迁正，阳明在泉，去岁丙申少阳以作右间，即天厥阴而地阳明，故地不奉天者也。丁辛相合会，木运太虚，反受金胜，故非太过也，即蕤宾之管，太角不应，金行燥胜，火化热复，甚即速，微即徐。疫至大小善恶，推疫至之年天数及太乙。又只如壬至午，且应交司而治之，即下丁酉未得迁正者，即地下丙申少阳未得退位者，见丁壬不合德也，即丁柔干失赐，亦木运小虚也，有小胜小复。后三年化疠，名曰木疠，其状如风疫也。治法如前。

假令戊申阳年太过，如丁未天数太过者，虽交得戊申年也。太阴犹尚司天，地已迁正，厥阴在泉，去岁壬戌太阳以退位作右间，即天丁未，地癸亥，故地不奉天化也。丁癸相会，火运太虚，反受水胜，故非太过也，即夷则之管，上太徵不应，此戊癸、失守其会，后三年化疫也，速至庚戌，大小善恶，推疫至之年天数及太乙。又只如戊申，如戊至申，且应交司治天，即下癸亥未得迁正者，即地下壬戌太阳未退者，见戊癸亥未合德也，即下癸柔干失刚，见火运小虚，有小胜或无复也，后三年化疠，名曰火疠也。治法如前；治之法，可寒之泄之。

黄帝曰：人气不足，天气如虚，人神失守，神光不聚，邪鬼干人，致有夭亡，可得闻乎？

岐伯曰：人之五藏，一藏不足，又会天虚，感邪之至也。人忧愁思虑即伤心，又或遇少阴司天，天数不及，太阴作接间至，即谓天虚也，此即人气天气同虚也。又遇惊而夺精，汗出于心，因而三虚，神明失守。心为群主之官，神明出焉，神失守位，即神游上丹田，在帝太一帝群泥丸宫一下。神既失守，神光不聚，却遇火不及之岁，有黑尸鬼见之，令人暴亡。

人饮食、劳倦即伤脾，又或遇太阴司天，天数不及，即少阳作接间至，即谓之虚也，此即人气虚而天气虚也。又遇饮食饱甚，汗出于胃，醉饱行房，汗出于脾，因而三虚，脾神失守，脾为谏议之官，智周出焉。神既失守，神光失位而不聚也，却遇土不及之年，或已年或甲年失守，或太阴天虚，青尸鬼见之，令人卒亡。

人久坐湿地，强力入水即伤肾，肾为作强之官，伎巧出焉。因而三虚，肾神失守，神志失位，神光不聚，却遇水不及之年，或辛不会符，或丙年失守，或太阳司天虚，有黄尸鬼至，见之令人暴亡。

人或恚怒，气逆上而不下，即伤肝也。又遇厥阴司天，天数不及，即少阴作接间至，是谓天虚也，此谓天虚人虚也。又遇疾走恐惧，汗出于肝。肝为将军之官，谋虑出焉。神位失守，神光不聚，又遇木不及年，或丁年不符，或壬年失守，或厥阴司天虚也，有白尸鬼见之，令人暴亡也。

已上五失守者，天虚而人虚也，神游失守其位，即有五尸鬼干人，令人暴亡也，谓之曰尸厥。人犯五神易位，即神光不圆也。非但尸鬼，即一切邪犯者，皆是神失守位故也。此谓得守者生，失守者死。得神者昌，失神者亡。

附录二　从内经看经络的实质

依据内经中有关经络的论述，用现代医学知识加以认识，并对经络实质提出自己的观点，这对加快经络研究，尽早对经络的实质得出共识，可能是有益的。

首先，从经络的名称进行探讨。

经络论述散见于内经许多篇章。最完整、最系统的当推《灵枢·经脉》篇。其中总论部分经脉连用，各论部分单用脉字。可见“经脉”是一个同义双音词，既可连用又可单用。单用脉字的如《经脉》篇，冠以脏腑名称的六阴阳之后的脉字和《素问·通评虚实论》的“阳明主肉，其脉血气盛……巨阳者，诸阳之属也，其脉连于风府……”文中的脉字，都是指经而言。单用经字的如《灵枢·经水》篇，在提到大地的经水“此皆内外相贯，如环无端”时，接着点明“人经亦然”。“经”即指“脉”。

在有些篇章里，经脉叹称作“经隧”。如《灵枢·脉度》篇：“手之六阳、手之六阴，足之六阳、足之六阴，蹻脉，督脉，任脉……此气之大经隧也。”《素问·调经论》：“五脏之道，皆出于经隧，以行血气。血气不和，百病乃变化而生。是故守经隧焉。”经隧也称大络。《灵枢·玉版》：“胃之所出气血者，经隧也。经隧者，五脏六腑之大络也。”

由此可知，内经里的经、脉、经脉、经隧是对同一物体的指称。“脉”为什么与“经”出现联系呢？《灵枢·经水》篇讲：“经脉十二者，外合于十二经水……夫经水者，受水而行之……经脉者，受血而营之。”经，通径，即通道。河道行水，脉道行血。故可借经为脉。

经是脉，络也是脉。经络就是经脉。内经中便有经络与经脉通用的例子。《灵枢·痈疽》：“寒邪客于经络之中，则血泣，血泣则不通，不通则卫气归之，不得复返，故痈肿。”就在同篇讲述同一问题却是这样行文：“营卫稽留于经脉之中，则血泣而不行，不行则卫气从之而不通，壅遏而不得行，故热。”两段文字大同小异，文中的“经络”与“经脉”互用，证明所指为同一组织。

经络与经脉的实质是脉。脉是什么呢？在《灵枢·决气》篇对脉有一个精确的定义：“何谓脉？壅遏营气，令无所避，是谓脉。”讲明脉是拘束血液的封闭管腔，正与现代解剖对脉管的定义相符合。

脉具有什么特性呢？《素问·举痛论》指出脉是循环的：“经脉流行不止，环周不休……”脉又是可以触知的。“问：扪而可得奈何？答：视其主病之脉，坚而血，及陷下者，皆可扪而得也。”《灵枢·刺节真邪》便把脉写作经络：“用针者，必先察其经络之虚实，切而循之，按而弹之，视其应动者，乃后取之而下之。”再看《素问·三部九候论》：“……而后各切循其脉，视其经络浮沉，以上下逆从循之。其脉疾者不病，其脉迟者病，脉不往来者死。”只看前两个分句，如不是为了文字有变化，脉与络究竟有什么不同？

下面解释几个相关问题：

关于阴经与阳经。阴经属脏，阳经属腑。这是因为脏“藏而不泻”为阴，所以连接脏的经脉属阴；腑“泻而不藏”为阳，所以连接腑的经脉属阳。六经的阴阳属性，也是依据经脉在四肢循行的内外侧及深浅层而命名的。还有，阴经与阳经因内容物的不停流动而互相转化。《灵枢·邪气脏腑病形》篇讲：“阴之与阳也，异名同类，上下相会，经络之相贯，如环无端。”六经又是相互交通的。《素问·阴阳类论》讲："（太阳、阳明、少阳、太阴、少阴、厥阴）此六脉者，乍阴乍阳，交属相并，缪通五脏，合于阴阳……"是说六经脉忽阴勿阳，相交合并，交错地通于脏腑，又会合于阴阳各经。

关于六经的气血多少，六经的气血多少，是从实际观察得来的。《灵枢·脉度》："是故视其经脉之在于身也，视其浮而坚，其见明而大者，多血，细而沉者，多气也。"讲明气血多少是以外现血管的粗细和充盈度而定的。

关于经络的感传。这是讨论经络问题必须回答的问题。经络实质研究时至今日未能取得突破性进展，这是关键问题之一。事实是，在内经中找不出直接揭示感传现象的条文。《灵枢·九针十二原》是这样讲的。"刺之而气不至，无问其数，刺之而气至，乃去之……为刺之要，气至而有效。效之信，若风之吹云，明乎若见苍天。"这里的气至，多数注家认为是针下的效应。实际并非如此。且看经文是怎么讲的。《五色》："其色下行，如云彻散者，病方已。"信，验也。气，指色气。若风吹云与如云彻散，应该同是对疾病向愈的望诊描述。除望诊外，《灵枢·终始》更明确地指出，针刺气至的效应是以脉象的转复为标志的。"所谓气至而有效者，写则益虚，虚者，脉大如其故而不坚也。坚如其故者，适虽言快，病未去也。补则益实，实者，脉大如其故而益坚也。夫如其故而不坚者，适虽言快，病未去也。故补则实，写则虚，痛虽不随针减，病必衰去。"此处的气至，指的是有胃气的脉来复，即通过针刺补泻，使虚或实的病脉转复到无病前的平脉，不能仅凭症状判定疗效。

经络就是经脉，其实质是脉，亦即现代解剖命名的血管。这一观点，除了以上所举理由外，还可从以下经文得到进一步证明：

《素问·气交变大论》："其脏心，其病内舍胸，外在经络。"

根据内经累累提到心主脉，而脉即是血管。此处的经络自当是指血管。

《素问·病能论》："阳明者常动，巨阳、少阳不动……"指明足三阳经中的足阳明经是动脉。

《灵枢·动腧》："问，经脉十二，而手太阴，足少阴，阳明独动不休，何也？答：是明胃脉也。胃为五脏六腑之海，其清气上注于肺，肺气从太阴而行之。其行也，以息往来。故人一呼脉再动，一吸脉亦再动，呼吸不已，故动而不止。"讲明从体表观察，十二经中有三条经是动脉。文中的手太阴动脉，指的是太渊穴，即腕部的桡动脉；足少阴动脉指的是太溪脉，即内踝后动脉；足阳明动脉，指的是人迎穴和冲阳穴，即颈外动脉和足背动脉。

《灵枢·经脉》篇讲得更清楚："经脉十二者，伏行分肉之间，深而不见。其常见者，足太阴过于外踝之上，无所隐故也。诸脉之浮而常见者，皆络脉也。"据同篇意义相同的文字为"经脉者，常不可见也。其虚实也，以气口知之。脉之见者，皆络脉也。"则上文之足太阴当是手太阴，即气口脉。如此，上文的意思便是，手足十二条正经的血管，均隐行于肌肉之间，深而不外现。其中有一处显现于浅表的，便是手太阴经走行于手外踝（桡骨茎突）以上的部位，因为此段脉没有肌肉遮蔽。那些显现于体表的脉，多属于络脉（皮静脉）。此处提到的手太阴脉或气口脉，便是手腕部的桡动脉，正与前举《动腧》篇所述手太阴独动不休相合。

《灵枢·脉度》又指出血管是分级的："经脉为里，支而横者为络，络之别者为孙络。"即在深部的干血管为经脉，由干血管旁出的分支为络脉，由络脉再逐渐分支者为孙脉。

经与络又是一脉相通的。《灵枢·血络论》："问：多出血而不动摇者何也？答：此为内溢于经，外注于络。如是者，阴阳俱有余，虽多出血而弗能虚也。”此讲因血容量充足，深部血管和浅表血管都处于有余状态，所以虽放血多病人也不会发生晕针等异常反应。

《素问·皮部论》还显示，经脉以分支方式形成各自的分布范围。“视其部中有浮络者，皆XX（为经名）之络也。”

结合《素问·阴阳类论》所述六经“交属相并，缪通五脏，合于阴阳”，表明经脉既有分支，又有交通支和吻合支。

证明了经脉即是血管之后，对经络的构通内外，联络上下的功能便容易解释了，因为血管在人体内是无所不通的。“夫十二经脉者，内属于脏腑，外络于肢节。”（《灵枢·海论》）血液是维持生命活动的必需物质。“人之所以成生者，血脉也。”（《灵枢·九针论》）所有组织都有赖于其提供营养。“经脉者，所以行血气而营阴阳，濡筋骨，利关节者也。”（《灵枢·本脏》）总之，人的生长发育，病的发生变化，疾病的恢复，健康的保持，都与血液系统有直接关系。“夫十二经脉者，人之所以生，病之所以成，人之所以治，病之所以起……。”（《灵枢·经别》）

那么，血管系统是否具有诊断疾病，进行治疗，判断预后的作用呢？“经脉者，所以能决死生，处百病，调虚实，不可不通。”（《灵枢·经脉》）这应该是医界的常识了。不但中医是这样，西医的很多基础诊断和治疗也是通过血液进行的。

在此，再引用中医先哲们在两千年前提出的关于血液生成过程的学说（实质是食物营养进入血循环的过程），作为经络系统即是脉管系统的另一证据。

《灵枢·痈疽》篇：“中焦出气如露，上注溪谷，而渗孙脉，津液调和，变化而赤为血。血和则孙脉先满，溢乃注于络脉，皆盈，乃注于经脉。阴阳已张，因息乃行。”

经文讲，消化道生出一种象露珠样的微细液态物质，先渗透入细血管，经过一系列生理性调节，即变化成红色的血液。成血后充盈于毛细血管，充满后再输注于小血管。小血管都充盈后，才流注于大血管。所有血管全得到灌注后，便成为随呼吸节律运行的血液循环。文中揭示的消化与吸收，食物营养进入血液循环的过程，与现代生理学讲述非常相近。撇开这一点，单就孙脉——络脉——经脉这一经络系统的循环过程，便与现代脉管学的毛细血管——小血管——干血管的分级相符合。

要证明经脉系统就是脉管系统，就应当举实例将二者加以对照。这是一项艰难的工作。因为一个是两千年以前的认识水平，一个是逐渐进展和不断完善的现代认识水平；一个是条理的详细的实验记述，一个是分散的简略的朴素理论。（经络理论的初始阶段也是有实验基础的）为节省篇幅，只将冲脉与解剖血管进行对照。

笔者认为，冲脉就是现代解剖命名的主动脉。且看冲脉与足少阴脉的联系。《灵枢·动腧》："冲脉者，十二经之海也。与少阴之大络起于肾下，出于气街。循股阴内廉，斜入腘中。循胫骨内廉，并少阴之经，下入内踝之后，入足下。其别者，斜入踝，出属跗上，入大指之间。注诸络，以温足胫。"这段经文与现代解剖描述的腹主动脉下延的下肢血管基本符合：主动脉是四肢干血管的总供应渠道。肾动脉与之并合，起于肾下之腹主动脉，出现于腹股沟处的髂外动脉，延续为股动脉下行，再延续为腘动脉，胫后动脉，内踝后动脉，入足下，分为足底内侧动脉和外侧动脉。腘动脉分出的一脉，由胫前动脉斜下为内踝前动脉，足背动脉，再延续为第一趾骨背动脉（《卫气行》述为"注足阳明以下行，至跗上，入五指之间。"）此脉发出的分支分布于下肢及足部，以温养下肢。

再有，《灵枢·逆顺肥瘦》篇还显示出主动脉有升主动脉和降主动脉。"冲脉者，五脏六腑之海也，五脏六腑皆禀焉。其上者，出于颃颡，渗诸阳，灌诸精。其下者，并少阴之经，渗三阴。其前者，伏行出跗属，入大指间。渗诸络而温肌肉。”可解释为：主动脉是五脏六腑都赖以供养的大血管。“其上者”指由升主动脉所发出的颈总动脉。“渗诸阳”是由颈内动脉和颈外动脉分支于脑与头面部的血管。“灌诸精”应是通于上七窍的诸血管。“其下者”指的是降主动脉。循行基本与《动腧》所述同。

再看冲脉的体检现象。《素问·举痛论》：“寒气客于冲脉……寒气客则脉不通，脉不通则气因之，故喘动应手矣。”此处讲，在冲脉关元以上的腹部进行触诊，便有搏动应于手。冲脉也称伏冲脉。《灵枢·百病始生》载：“其（指积）著于伏冲之脉者，揣之应手而动，发手则热气下于两股，如汤沃之状。”揣，扪也，即触诊。经文意为，将手深触至腹部冲脉，便有搏动应于手，因同时阻断了部分血流，放开手时受阻血流下泻，被检者便感到有热气下于两大腿内侧，如同热水浇注一般。

通过对内经有关经络条文的探讨，得出了经络系统就是脉管系统的认识。回答了一些相关问题，可能还有一些问题没有回答。这只是一种观点，希望能引起讨论。

附注：①小括号内之文字，系笔者据经文原意所加。

②为节省文字，引文凡托名黄帝岐伯之问答均直书为“问”、“答”。

主要参用书目

黄帝内经素问	人民卫生出版社	1963
灵枢经	商务印书馆	1955
五十二病方	文物出版社	1979
针灸甲乙经	人民卫生出版社	1982
诸病源候论	人民卫生出版社	1955
黄帝明堂经辑校　黄龙祥辑校	中国医药科技出版社	1988
金匮简明释义　河北中医学院注释	河北人民出版社	1959
针灸学讲义	北京中医学院	1975
人体解剖学　张鋆主编	人民卫生出版社	1960
生理学　周衍椒、张镜如主编	人民卫生出版社	1985
实用内科学　上海第一医学院编	人民卫生出版社	1961
实用神经病学　史玉良主编	上海科学技术出版社	1994